现代临床肿瘤治疗学

主 编 张旭霞 朱 淼 张凌云 杨艳涛

XIANDAI
LINCHUANG
ZHONGLIU
ZHILIAOXUE

科学技术文献出版社
SCIENTIFIC AND TECHNICAL DOCUMENTATION PRESS
·北 京·

图书在版编目（CIP）数据

现代临床肿瘤治疗学 / 张旭霞等主编. — 北京 : 科学技术文献出版社, 2017.9
ISBN 978-7-5189-3263-4

Ⅰ. ①现… Ⅱ. ①张… Ⅲ. ①肿瘤—治疗学 Ⅳ. ①R730.5

中国版本图书馆CIP数据核字(2017)第219237号

现代临床肿瘤治疗学

策划编辑：曹沧晔　　责任编辑：曹沧晔　　责任校对：赵　瑷　　责任出版：张志平

出 版 者　科学技术文献出版社
地　　址　北京市复兴路15号　邮编 100038
编 务 部　(010) 58882938，58882087（传真）
发 行 部　(010) 58882868，58882874（传真）
邮 购 部　(010) 58882873
官方网址　www.stdp.com.cn
发 行 者　科学技术文献出版社发行
印 刷 者　大地图文快印有限公司
版　　次　2017年9月第1版　2017年9月第1次印刷
开　　本　880 × 1230　1/16
字　　数　412千
印　　张　13
书　　号　ISBN 978-7-5189-3263-4
定　　价　148.00元

PREFACE

前　言

肿瘤至今仍是人类难以攻克的疾病之一，常规的肿瘤治疗法经过数十年的精细研究，调整与临床实践，已扭转了人们对某些恶性肿瘤治疗的悲观态度。肿瘤的治疗已经进入了综合治疗的时代，临床实践证明现阶段采用任何单一的治疗方法都常难以取得最佳的效果。有计划地、合理地应用现有的治疗手段，以期较大幅度地提高肿瘤治愈率、延长生存期、提高患者生活质量。

本书全面系统地介绍了肿瘤学基础知识和临床肿瘤常见治疗方法，如肿瘤的病理诊断、标志物检查、放化疗等内容；同时阐述了肿瘤的国内外发展现状和趋势等前沿知识。

由于参编人数较多，文笔不尽一致，加上编者时间和篇幅有限，书中不足之处在所难免，特别是现代医学发展迅速，科学技术日新月异，本书阐述的某些观点、理论可能需要修改，望广大读者提出宝贵意见和建议，以便以后修订。

编　者

2017 年 9 月

CONTENTS

目 录

第一章

肿瘤总论

第一节　概　述

（一）定义

肿瘤（tumor，neoplasm）是指机体内易感细胞在各种致瘤因子的作用下，引起的遗传物质改变，包括原癌基因突变或扩增，抑癌基因失活或缺失，基因易位或产生融合性基因等，导致细胞内基因表达失常，细胞异常增生而形成的新生物。肿瘤细胞失去正常生长调节功能，具有自主或相对自主生长能力，当致瘤因子停止后仍能继续生长。

（二）肿瘤的性质

根据肿瘤的生长特性和对身体危害程度可将肿瘤分为良性肿瘤、恶性肿瘤以及介于良、恶性肿瘤之间的交界性或中间性肿瘤 3 种类型。

1. 良性肿瘤　是指无浸润和转移能力的肿瘤，ICD－O 编码为 XXXX/0。肿瘤通常有包膜包绕，或周界清楚，多呈膨胀性生长，生长速度缓慢，瘤细胞分化成熟，对机体危害小，经局部切除后一般不会发生局部复发。少数良性肿瘤或瘤样病变所发生的局部复发多因切除不净或病变的再生所致，对局部不会造成破坏性，经完整切除后仍可获得治愈。极少数在组织学上看似良性的肿瘤可发生远处转移，但并无可靠的组织学指标来预测转移，如发生于皮肤的富于细胞性纤维组织细胞瘤。

2. 交界性或中间性肿瘤（borderline or intermediate tumor）　是指组织学形态和生物学行为介于良性和恶性肿瘤之间的肿瘤，ICD－O 编码为 XXXX/1。在临床实践中，良、恶性难以区分的肿瘤并不少见，这类肿瘤的诊断标准往往不易确定。因此，在作交界性或中间性肿瘤的诊断时，常需附以描述和说明。

交界性肿瘤又分为局部侵袭型（locally aggressive）和偶有转移型（rarely metastasizing）两种亚型。前者是指肿瘤可在局部形成侵袭性和破坏性生长，并易发生局部复发，但不具备发生转移的潜能，临床上常需作局部扩大切除以控制局部复发；后者是指肿瘤除在局部呈侵袭性生长外，还具备转移的能力，多转移至区域淋巴结和肺，但转移率多小于 2%，并无可靠的组织学指标可供来预测转移。

3. 恶性肿瘤　是指具有浸润和转移能力的肿瘤。肿瘤通常无包膜，周界不清，向周围组织浸润性生长，生长速度快，瘤细胞分化不成熟，有不同程度的异型性，对机体危害大，常可因复发或转移而导致患者死亡。ICD－O 编码有两种，XXXX/2 代表原位癌或Ⅲ级（高级别）上皮内瘤变，XXXX/3 代表恶性肿瘤。

（三）肿瘤的相关术语

1. 增生（hyperplasia）　组织中正常细胞的细胞数目异常增多称为增生。增生的细胞形态正常，无异型性。引起增生的刺激因子（物理性、化学性或生物性）一旦去除，组织可以恢复到正常状态。

2. 化生（metaplasia）　一种终末分化的细胞转化为另一种分化成熟的细胞称为化生。现已知化生的细胞实际上来自正常细胞中的储备细胞，并非是终末分化的正常细胞。在化生的基础上，化生细胞发生异型增生可进展为恶性肿瘤。

3. 分化（differentiation） 从胚胎到发育成熟过程中，原始的幼稚细胞能向各种方向演化为成熟的细胞、组织和器官，这一过程称为分化。肿瘤可以看成是细胞异常分化的结果，不同肿瘤中瘤细胞分化的水平不同。良性肿瘤细胞分化成熟，良性肿瘤在很大程度上相似于其相应的正常组织，如脂肪瘤中的瘤细胞相似于正常的脂肪细胞，有时甚至难以区别，平滑肌瘤中的瘤细胞与正常的平滑肌细胞极为相似。恶性肿瘤根据其瘤细胞分化程度的不同，与其相对应正常组织的相似程度各异，如脂肪瘤样脂肪肉瘤中的瘤细胞相似于正常的脂肪细胞，而多形性脂肪肉瘤中的瘤细胞在形态上与正常的脂肪细胞却相差甚远。一般来讲，恶性肿瘤可分为分化好（well differentiated）、中分化（moderately differentiated）和分化差（poorly differentiated），或分为Ⅰ级、Ⅱ级和Ⅲ级。少数肿瘤分化太差，以至于无法确定分化方向时，称为未分化（undifferentiated）。偶尔，部分恶性程度较低或分化良好的恶性肿瘤在发展过程中出现分化差的区域，提示肿瘤向高度恶性的肿瘤转化或发生去分化（dedifferentiation），如在原发或复发的隆突性皮纤维肉瘤中，有时可见到类似成年型纤维肉瘤的区域，发生于腹膜后的分化良好的脂肪肉瘤可发生去分化。

4. 间变（anaplasia） 恶性肿瘤细胞失去分化称为间变，相当于未分化。间变性肿瘤（anaplastic-tumor）通常用来指瘤细胞异型性非常显著，如间变性脑膜瘤、大细胞间变性淋巴瘤和间变性横纹肌肉瘤等。

5. 癌前病变（precancerous lesion） 是恶性肿瘤发生前的一个特殊阶段，所有恶性肿瘤都有癌前病变，但并非所有的癌前病变都会发展成恶性肿瘤。当致癌因素去除以后，可以恢复到正常状态。如致癌因素持续存在，可演变成恶性肿瘤。癌前病变不同于癌前疾病（precancerous disease），前者不是一个独立疾病，后者是一种独立的疾病，如黏膜白斑、慢性炎症、慢性溃疡、结节性肝硬化、未降睾丸、结肠多发性腺瘤性息肉病、色素痣和着色性干皮病等。

6. 非典型性（atypia） 指细胞学上的异常，在炎症、修复性增生和肿瘤性病变中，可出现不同程度的非典型性。

7. 异型增生（dysplasia） 一种以细胞学异常和结构异常为特征的癌前病变。细胞学异常主要体现在细胞核上，包括细胞核增大、核形不规则、核仁明显、核质比例增大和核分裂象增多；结构异常包括细胞排列紊乱，极性丧失。

8. 上皮内瘤变（intraepithelial neoplasia） 或称上皮内瘤形成，是指上皮性恶性肿瘤浸润前的肿瘤性改变，包括细胞学和结构两个方面的异常。上皮内瘤变与异型增生的含义非常近似，有时可互用，但前者更强调肿瘤形成的过程，后者强调形态学的改变。上皮内瘤变涵盖的范围也比异型增生要广些，通常还包括原位癌。

9. 原位癌（carcinoma in situ） 又称上皮内癌（intraepithelial carcinoma）或浸润性前癌，是指细胞学上具有所有恶性特点，但尚未突破上皮基膜的肿瘤。

10. 早期浸润性癌（early invasive carcinoma） 癌细胞突破上皮基底膜或黏膜腺体，但侵犯周围组织局限在一定范围内，成为早期浸润性癌。早期浸润性癌的诊断标准一般以浸润深度为准，但不同器官或部位不完全一致。早期浸润性癌发生转移的危险性小，绝大多数能完全治愈。

（1）早期宫颈癌：指浸润性鳞状细胞癌的浸润深度在距基底膜3mm以内。

（2）早期食管癌：指癌组织累及黏膜下层以上的浅表部位而未侵及肌层，无淋巴结或远处转移。

（3）早期胃癌：指癌组织仅累及黏膜层和（或）黏膜下层，不论癌的大小和有无淋巴结转移。

（4）早期大肠癌：指癌组织穿过黏膜肌层，累及黏膜下层，但尚未侵及浅肌层。仅局限于黏膜层内的黏膜内癌仍包括在高级别上皮内瘤变中，一般无淋巴结转移，但浸润至黏膜下层的早期大肠癌5%～10%可发生局部淋巴结转移。

（5）早期肝癌：单个癌结节或相邻两个癌结节直径之和<3cm。

（6）早期肺癌：经手术和病理证实的Ⅰ期（$T_1N_1M_1$ 或 $T_2N_0M_0$）肺癌。

11. 浸润性癌（invasive carcinoma） 突破上皮基膜侵犯间质的上皮性恶性肿瘤。依据浸润的深度分为早期癌、中期癌和进展期（晚期）癌。

（四）良性肿瘤和恶性肿瘤的区别

良性肿瘤和恶性肿瘤的区别主要依据于肿瘤的分化。此外，复发和转移也是重要的依据，但这些区别均具有相对性，如发生于皮肤的富于细胞性纤维组织细胞瘤和发生于唾液腺的多形性腺瘤可转移至肺，依据目前的常规组织学无法预测其转移潜能。有时良性肿瘤与恶性肿瘤的界限并非截然可分，故要判断肿瘤的良、恶性绝非易事，需要长期工作经验的积累。良性肿瘤和恶性肿瘤的一般区别点参见表1－1。

表1－1 良性肿瘤和恶性肿瘤的区别

	良性肿瘤	恶性肿瘤
生长速度	缓慢	快
生长方式	膨胀性	浸润性，破坏性
包膜	常有包膜	无包膜或包膜不完整，或为假包膜
色泽和质地	接近相应的正常组织	与相应的正常组织相差甚远
分化	好	差
细胞形态和组织结构	变异较小	有明显的异型性，排列紊乱或极性丧失
核分裂象	不易见到	明显增多
肿瘤性坏死	无	常有
复发和转移	一般无	常复发，易转移

（五）恶性肿瘤的病理分级和分期

1. 恶性肿瘤的病理分级 国际上普遍采用的是3级分级法，有些肿瘤采用4级或2级或不作进一步分级。

Broders将鳞状细胞癌分成4级，代表由低到高逐步递增的恶性程度。Ⅰ级：未分化间变细胞在25%以下。Ⅱ级：未分化间变细胞在25%～50%。Ⅲ级：未分化间变细胞在50%～75%。Ⅵ级：未分化间变细胞在75%以上。这种分级法曾被普遍应用于其他肿瘤，但由于4级法较烦琐，现已普遍采用3级法。

以皮肤鳞状细胞癌为例，Ⅰ级：癌细胞排列仍显示皮肤各层细胞的相似形态，可见到基底细胞、棘细胞和角化细胞，并有细胞间桥和角化珠；Ⅱ级：细胞分化较差，各层细胞区别不明显，仍可见到角化不良细胞；Ⅲ级：无棘细胞，无细胞间桥，无角化珠，少数细胞略具鳞状细胞癌的形态。3级法可用Ⅰ、Ⅱ和Ⅲ级表示，也可用高分化、中分化和低分化表示。

种类型的腺癌也可根据其腺管结构和细胞形态分为3级。Ⅰ级的癌细胞相似于正常的腺上皮，异型性小，且有明显的腺管形成；Ⅱ级的癌细胞显示中等程度的异型性，有少量腺管形成；Ⅲ级的癌细胞异型性大，且无腺管形成，呈巢状或条索状生长。

神经胶质瘤（星形细胞瘤、少突胶质瘤、室管膜瘤）分为4级，Ⅰ级为良性，Ⅱ、Ⅲ、Ⅳ级分别为低度、中度和高度恶性。

畸胎瘤也分为4级，0级：全部组织分化成熟；Ⅰ级：有小灶性的胚胎性或未成熟组织；Ⅱ级：中等量胚胎性或未成熟组织，可见到核分裂象；Ⅲ级：大量胚胎性或未成熟组织，核分裂象多。

法国癌症中心联合会（French Federation Nationale des Centres de Lutte Contre le Cancer，FNCLCC）根据软组织肉瘤的分化、有无肿瘤性坏死及其在肿瘤内所占的比例以及核分裂象的计数将其分为3级，详见表1－2和表1－3。

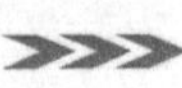

表1-2 FNCLCC评分及分级标准

组织学参数	评分
Ⅰ. 肿瘤分化	
肉瘤与正常成人组织极其相似（如分化良好的脂肪肉瘤，低度恶性的纤维肉瘤、恶性周围神经鞘膜瘤、平滑肌肉瘤和软骨肉瘤）	1
组织学类型确定的肉瘤（如黏液性脂肪肉瘤，经典型纤维肉瘤和恶性周围神经鞘膜瘤，分化良好的恶性血管外皮瘤，黏液性和席纹状恶性纤维组织细胞瘤，黏液性软骨肉瘤，经典型血管肉瘤）	2
组织学类型不能确定的肉瘤（如差分化和上皮样恶性周围神经鞘膜瘤，巨细胞和炎症型恶性纤维组织细胞瘤，横纹肌肉瘤，滑膜肉瘤，差分化平滑肌肉瘤，圆细胞、多形性及去分化性脂肪肉瘤，骨外尤因肉瘤/外周原始神经外胚瘤，骨外骨肉瘤，腺泡状软组织肉瘤，上皮样肉瘤，透明细胞肉瘤，差分化/上皮样血管肉瘤，间叶性软骨肉瘤）	3
Ⅱ. 肿瘤性坏死	
无	0
≤50%	1
>50%	2
Ⅲ. 核分裂象计数	
0~9/10高倍视野	1
10~19/高倍视野	2
≥20/高倍视野	3
组织学分级	总分
1	2，3
2	4，5
3	6，7，8

表1-3 软组织肉瘤的FNCLCC分级

组织学类型	分级
分化良好的脂肪肉瘤	1
黏液性脂肪肉瘤	2
圆细胞脂肪肉瘤	3
多形性脂肪肉瘤	3
去分化脂肪肉瘤	3
分化良好的纤维肉瘤	1
经典型纤维肉瘤	2
差分化纤维肉瘤	3
分化良好的恶性周围神经鞘膜瘤	1
经典型恶性周围神经鞘膜瘤	2
差分化恶性周围神经鞘膜瘤	3
上皮样恶性周围神经鞘膜瘤	3
恶性蝾螈瘤	3
恶性颗粒细胞瘤	3
分化良好的恶性血管外皮瘤	2
经典型恶性血管外皮瘤	3
黏液性恶性纤维组织细胞瘤	2
经典型席纹状/多形性恶性纤维组织细胞瘤	3

续 表

组织学类型	分级
巨细胞型/炎症性恶性纤维组织细胞瘤	3
分化良好的平滑肌肉瘤	1
经典型平滑肌肉瘤	2
差分化/多形性/上皮样平滑肌肉瘤	3
双相型/单相纤维型滑膜肉瘤	3
胚胎性/腺泡状/多形性横纹肌肉瘤	3
分化良好的软骨肉瘤	1
黏液性软骨肉瘤	2
间叶性软骨肉瘤	3
经典型血管肉瘤	2
差分化/上皮样血管肉瘤	3
骨外骨肉瘤	3
尤因肉瘤/原始神经外胚层瘤	3
腺泡状软组织肉瘤	3
上皮样肉瘤	3
恶性横纹肌样瘤	3
透明细胞肉瘤	3
未分化肉瘤	3

2. 恶性肿瘤的病理分期　国际抗癌联盟（Union Internationale Control Cancer，UICC）建立了一套国际上能普遍接受的分期标准，即 TNM（Tumor－Node－Metastasis）分期，其目的是：①帮助临床医师制订治疗计划；②在一定程度上提供预后指标；③协助评价治疗效果；④便于肿瘤学家之间相互交流。美国癌症联合会（American Joint Committee on Cancer，AJCC）与 UICC 在软组织肿瘤的分期上意见基本一致。

分期系统必须对所有不同部位的肿瘤都适用，且在手术后获得病理报告予以补充。为此，设立了两种分期方法：临床分期（治疗前临床分期），又称 TNM 分期；病理分期（手术后病理分期），又称 pTNM 分期。pTNM 分期是在治疗前获得的证据再加上手术和病理学检查获得新的证据予以补充和更正而成的分期。pT 能更准确地确定原发性肿瘤的范围，浸润深度和局部播散情况；pN 能更准确地确定切除的淋巴结有无转移以及淋巴结转移的数目和范围；pM 可在显微镜下确定有无远处转移（表 1－4）。

表 1－4　恶性肿瘤的 pTNM 分期

pT：原发性肿瘤

　pTx　原发性肿瘤不能评估

　pT_0　无原发性肿瘤证据

　pTis　原位癌

　pT_1、pT_2、pT_3、pT_4　组织学上原发性肿瘤体积增大和（或）局部范围扩大

pN：区域淋巴结

　pNx　区域淋巴结不能评估

　pN_0　区域淋巴结无肿瘤转移

　pN_1、pN_2、pN_3　组织学上区域淋巴结累及增多

pM：远处转移

　pMx　远处转移灶不能评估

续 表

pM_0　无远处转移
pM_1　有远处转移（根据转移部位可用下列字母表示：pul = 肺，OSS = 骨，hep = 肝，bra = 脑，lym = 淋巴结，pleu = 胸膜，per = 腹膜，ski = 皮肤，oth = 其他）
G：组织病理学分级术
Gx　分化程度不能确定
G_1　分化好
G_2　中等分化
G_3　低分化
G_4　未分化

（张旭霞）

第二节　肿瘤的病因

近年来，恶性肿瘤的总体发病情况在世界各国多呈上升趋势，估计到2015年，全世界肿瘤死亡人数可达900万，发患者数可达1 500万，其中三分之二将发生在发展中国家。在我国，恶性肿瘤在不同地区分别列入第一位、第二位死因。肿瘤是一种体细胞遗传病，其发生是一个复杂的多步骤过程，是环境因素和遗传因素相互作用的结果，不同的肿瘤，环境因素和遗传因素所起的作用大小各异。

（一）遗传因素

随着肿瘤遗传学的研究，人们逐渐认识到肿瘤是一种遗传学疾病，其实质为原癌基因的活化和抑癌基因的失活，通过改变控制和调节正常细胞生长发育的协调性，导致细胞的恶性增生。癌变的复杂性体现在它是一个多因素、多基因和多途径的过程，相关基因的改变发生在癌变的每一阶段，它促进了具有生存优势克隆的选择性扩增及其恶性程度的提高。在不同类型的癌，甚至同一种癌的独立起源癌灶间，所发生遗传学改变的基因的种类、数目和顺序都可能是不同的，因而肿瘤的发生存在多种遗传学途径。癌基因是一大类基因族，通常是以原癌基因的形式普遍存在于正常基因组内，其在生物进化过程中高度保守，编码的蛋白质介导细胞生长、信号传递和核转录，调控机体的生长、发育和组织分化。已知的原癌基因有90多种，根据其功能不同可分为：①生长因子类，如编码血小板源性生长因子的c－sis基因；②生长因子受体类，如编码上皮生长因子受体的erbB基因；③主要在生长信号的传递和细胞分裂中发挥作用的蛋白激酶类，如编码酪氨酸蛋白激酶的src、abl、yes xfgr基因等；④使G蛋白结构发生改变，不能与细胞调节因子结合导致恶性转化的，如编码p21蛋白的ras基因；⑤主要参与基因的表达或复制的调控的DNA结合蛋白，如myc基因。原癌基因的活化是一个复杂的过程，有多种诱因可导致原癌基因的活化，如：①病毒的插入或染色体重排；②抑制因子的消除；③碱基序列突变。抑癌基因是人类正常细胞中所具有的一类基因，具有促使细胞的终末分化、维持遗传的稳定性、控制衰老、调节细胞生长、抑制蛋白酶、调节组织相容抗原、调节血管生成等作用。常见的有Rb1、WT1、p53、NF、MCC、DCC、APC和MEN－1。仅在少数遗传性肿瘤和遗传性肿瘤前疾病中起作用，特异性较高，多为实体瘤，如乳腺癌、结肠癌、肝癌、骨肉瘤、视网膜母细胞瘤、肾癌、神经纤维瘤病等。目前，细胞癌基因激活和抑癌基因的失活作用理论已用于解释各种环境因素（病毒、化学、物理等）的共同致癌机制。

（二）病毒因素

1911年Rous报道了白血病鸡的无细胞滤液可于健康鸡中诱发细胞表型相同的白血病，为病毒致癌的实验性研究奠定了基础。但直到1964年Epstein等从Burkitt淋巴瘤患者的淋巴母细胞中分离出疱疹病毒样颗粒，才真正开始了人类肿瘤病毒病因学研究。近年来随着科技迅猛发展，肿瘤病毒病因的研究已深入到分子机制水平。病毒按其所含核酸不同分为两大类：DNA病毒和RNA病毒。DNA病毒一般为水平传播，病毒感染机体进入细胞后可有两种反应。一种为DNA病毒大量复制，同时细胞发生溶解死亡；另一种为DNA病毒整合于细胞内，通过编码转化蛋白，使细胞转化恶变。嗜肝DNA病毒科的乙型肝炎病毒（hepatitis B virus，HBV）感染和肝癌的发病有关；疱疹病毒科的EB病毒（Epstein-Barr virus，EBV）感染和Burkitt淋巴瘤、免疫母细胞性淋巴瘤、鼻咽癌、霍奇金淋巴瘤，平滑肌肉瘤及胃癌的发病有关，人疱疹病毒（human herpesvirus，HHV）-8感染和Kaposi肉瘤（Kaposi's sarcoma，KS）、Castleman病发病有关；乳头状病毒科的人乳头状病毒（human papillomavirus，HPV）-16，-18，-33，-39感染和肛门生殖器肿瘤、上呼吸道肿瘤的发病有关。

人类只有两类RNA病毒家族（反转录病毒科和黄病毒科）和肿瘤的发生有关，前者包括人T细胞白血病病毒（human T-lymphotropic virus，HTLV）和HIV，后者包括丙型肝炎病毒（hepatitis C virus，HCV）。RNA病毒的复制过程可简略表示为RNA→DNA→RNA→蛋白质，通过前病毒DNA整合到宿主细胞DNA，参与病毒的复制、转录，并传递其遗传信息。外源性RNA病毒以水平传播方式感染宿主相应的细胞，并有病毒的复制和颗粒形成，但不引起宿主细胞的死亡。其中HTLV-1直接介导成人T细胞白血病（adult T-cell leukemia，ATL）的发生，而HIV和HCV对肿瘤的发生只起间接作用。血清学检测证实100%的ATL患者携带HTLV-1，患者的白血病细胞中含有HTLV-1原病毒，而患者体内其他细胞却不含有此原病毒，虽然HTLV-1在ATL发生中的分子病理学机制还不明了，但是HTLV-1基因组所编码的Tax蛋白和$p12^{I}$蛋白通过和细胞蛋白的相互作用，在转录、细胞-细胞间调节、细胞增殖和凋亡中起重要作用。HIV-1和HIV-2属于反转录病毒科的慢病毒属，感染人体后都可引起获得性免疫缺乏综合征（acquired immune deficiency syndrome，AIDS），但现在绝大多数的AIDS患者是HIV-1感染者。虽然HIV感染所致的免疫缺陷和肿瘤的发生相关，但现无证据支持HIV本身可直接导致肿瘤发生。AIDS患者可伴发非霍奇金淋巴瘤（non-Hodgkin's lymphoma，NHL）、KS、宫颈癌和肛管鳞癌，但这些肿瘤也和某些DNA病毒感染有关，如HHV-8、EBV和HPV。约1%~5%的HCV患者可发展为肝癌，但有明显的地域性，在意大利、西班牙和日本，50%~70%的肝癌患者和HCV感染有关，而在中国主要和HBV感染相关。现在已可通过注射疫苗预防HCV感染，而对已感染的患者联合应用干扰素-α和利巴韦林可有效减低病毒复制，改善肝细胞的组织改变，其有效率为50%~80%。除了肝细胞，HCV也可感染造血细胞，如淋巴细胞和$CD34^+$前体细胞，感染者为B细胞NHL的高危人群。

（三）化学因素

自从1775年英国医师Pott发现扫烟囱工人的阴囊癌与多年接触煤烟灰和沥青有关，人们逐渐认识到肿瘤的发生和某些化学物质有关，并已被大量的体外实验和动物模型予以证实。化学致癌物通过引起基因的点突变、染色体易位、DNA重排、DNA缺失和DNA甲基化能力缺失，从而激活癌基因，并使抑癌基因失活，它具有明显的器官特异性。在动物和人类中已知有上百种化学致癌物。通过降低某些致癌物如己烯雌酚的摄入和特异性致癌物，例如氯乙烯、苯和芳香胺的接触，使肿瘤的发病率下降；并可通过给予某些肿瘤干预剂，如维A酸、抗雌激素药、花生四烯酸降低高危人群的肿瘤发病率。

在这中间吸烟和多种肿瘤的发病有关，如肺癌、喉癌、膀胱癌、食管癌、肾癌、口腔癌、胰腺癌和胃癌，且可能和白血病、宫颈癌、大肠癌、肝癌、前列腺癌、肾上腺癌、胆囊癌及甲状腺癌有关。吸烟者的肿瘤发生率较非吸烟者高3~10倍，在肺癌中甚至可高达20倍，且和吸烟的剂量和烟龄呈正相关，二手烟也可提高非吸烟人群肺癌的发病率。戒烟可降低肿瘤发生的危险性，在戒烟后的2年起患癌的危险度即开始下降，随着戒烟时间的延长其患癌的危险度逐渐下降。雪茄和烟斗可能要较香烟的危险性和成瘾性低，但有研究表明其也可提高肺癌、口腔癌、喉癌、肝癌、胰腺癌和膀胱癌的发病率。

（四）物理因素

物理致癌因素主要包括：电离辐射和紫外线。在自然界如土壤、岩石、植物和建筑材料中，广泛存在电离辐射，最常见的是氡。尽管理论上电离辐射可诱导各种类型的肿瘤，但某些器官、组织和细胞类型对电离辐射较敏感，最常见的为白血病、甲状腺癌、乳腺癌和肺癌，其次为唾液腺肿瘤、食管癌、胃癌、结肠癌、肝癌、卵巢癌、膀胱癌、皮肤癌和中枢神经系统肿瘤。潜伏期的长短和发病概率受多种因素影响，包括受辐射时的年龄、剂量、宿主的易感基因及肿瘤类型，如白血病在受辐射后 2 年即可发生，4 ~8 年时的发生率最高；而实体瘤的潜伏期可长达 5 ~20 年。现在低剂量射线广泛应用于医学诊疗，相关的放射学工作人员及接受放射诊疗的患者的安全性正越来越受到关注，特别是随着肿瘤放疗的发展，长期生存的患者逐渐增多，放疗后的继发肿瘤的报道逐渐增多。一组研究发现宫颈癌患者接受大剂量的放疗后其照射野区的膀胱癌、直肠癌、小肠癌、骨肿瘤的发病率较手术组的高，最早于放疗后 2 年即可发生第二原发肿瘤；另一组研究发现前列腺癌患者放疗后第 10 年起其照射野区的软组织肿瘤、膀胱癌和直肠癌的发病率较手术组提高。电离辐射致癌是由于放射线能量直接或间接通过细胞内的水分子产生自由基作用于 DNA，导致碱基损伤，DNA 链断裂。

紫外线（ultraviolet，UV）根据波长可分为 UVC（240 ~ 290nm）、UVB（290 ~ 320nm）和 UVA（320 ~400nm）。太阳产生的 UVC 在大气层中已被吸收，并没有到达地球，而导致皮肤癌的是太阳光中的 UVB 和 UVA。UVB 和 DNA 相互作用可引起一系列的分子学改变，最常见的是相邻的嘧啶形成二聚体，其中环丁烷二聚体和 6 -4 光产物具有强烈的致癌性和致突变性。UVA 很少被大气层吸收，可作用于皮肤，但 DNA 和蛋白质很少吸收 UVA，主要是通过和生色团相互作用后间接导致 DNA 损伤，但是已证明它有致癌性。因而皮肤癌常见于暴露于日光的部位，如头颈和手臂。

虽然石棉纤维是一化学物质，由于其致癌作用主要是由于它和细胞间的物理作用，而不是化学作用，所以现在将其归人物理致癌物。石棉是纤维结晶后形成的硅酮，可致间皮瘤。有石棉接触史者间皮瘤的发病率可高达 2%，且肺癌、咽部肿瘤、喉癌、肾癌、食管癌和膀胱癌的发病率亦有所上升。石棉纤维通过引起双链断裂、突变和染色体损伤导致 DNA 损伤，同时还可影响有丝分裂和染色体分离，从而形成异倍体；同时石棉还可诱导炎性反应，导致细胞因子的释放，从而促进细胞的生长和克隆的选择。

（张旭霞）

第三节　肿瘤的诊断

（一）细胞学诊断

1. 方法　正确采集肿瘤细胞是诊断的先决条件，也是提高确诊率的关键。采集样本要尽可能从疾病处直接取样方能代表主要病变。采集方法要安全、简便，患者不适感小，并不至引起严重的并发症或促进肿瘤播散。

（1）脱落细胞学检查：对体表、体腔或与体表相通的管腔内的肿瘤，利用肿瘤细胞易于脱落的特点，取其自然脱落或分泌排出物，或利用特殊器具吸取、刮取、刷取表明细胞进行涂片检查，也可在冲洗后取冲洗液或抽取胸、腹离心沉淀涂片检查。用于脱落细胞学检查的标本有痰液、尿液、乳头排液、阴道液涂片；宫颈刮片、鼻咽涂片、管拉网涂片、各种内镜片。抽取胸腔积液、腹腔积液、心包积液和脑脊液离心涂片；支气管冲洗液沉淀涂片。

（2）穿刺细胞学检查：用直径 <1mm 的细针刺入实体瘤内吸取细胞进行涂片检查。对浅表肿瘤可用手固定肿块后直接穿刺，如淋巴结、唾液腺、甲状腺、乳腺、前列腺以及体表软组织等处的肿块穿刺。对深部肿瘤则需在 B 超或 CT 扫描引导下进行穿刺，如肺、纵隔和腹腔等处的肿块穿刺。

（3）涂片制片：取材后立即涂片，操作应轻巧，避免损伤细胞，涂片须厚薄均匀。涂片后应在干燥前立即置于 95% 乙醇或乙醇乙醚（各 50%）固定 15 分钟，以保持良好的细胞形态，避免自溶变形。常用的染色方法有苏木精伊红法（HE）、巴氏法（Papanicoloau）和瑞氏法（Wright）等，应用薄层涂片和自动染色技术可获得背景清晰的高质量涂片，且可以对玻片进行自动扫描来区分出正常或异常改变。

2. 诊断报告　如下所述。

（1）三级法：分阳性、可疑和阴性。阳性为找见肯定的癌细胞，临床医师可依据细胞学报告行手术切除或化学治疗；可疑为找见难以确认的异型细胞，临床医师应重复细胞学检查或做活检，如临床表现和X线影像强烈提示恶性，也可进行治疗；阴性为仅找见正常或炎症细胞。

（2）四级法：分为阳性、可疑、非典型性和阴性。非典型性属于侠义的癌前病变中见到细胞，在细胞学诊断中还可能包括异型显著的炎症变性细胞，甚至数量很少、形态不典型的癌细胞。非典型细胞的临床意义不明确，需进一步检查，不能单独依据此结果进行治疗。

（3）五级法：Ⅰ级为无异型性或不正常细胞；Ⅱ级为细胞学有异型，但无恶性证据；Ⅲ级为细胞学怀疑为恶性，但不能肯定；Ⅳ级为细胞学高度怀疑为恶性；Ⅴ级为细胞学确定为恶性。

（4）Bethesda系统分级法：用于宫颈和阴道涂片，采用巴氏染色法的诊断报告。

WHO推荐细胞学报告应采用诊断名称，如有可能还应说明类型（鳞癌、腺癌、小细胞癌等），不宜采用数字式分级诊断。细胞学诊断报告力戒或避免诊断过头，而阴性报告决不能解释为没有肿瘤。

3. 应用　肿瘤的细胞学诊断阳性率较高，对宫颈癌、食管癌和淋巴结转移癌的诊断阳性率可高达90%以上，对乳腺癌、肺癌、肝癌和淋巴瘤的诊断阳性率也可高达80%～90%。多数病例通过细胞学检查还可确定肿瘤的组织学类型。

细胞学检查还适用于宫颈癌和食管癌的普查；也可用来观察女性内分泌激素水平的变化，指导乳腺癌患者术前化疗；以及了解癌症患者的放疗反应和食管癌癌前病变及其演变过程的前瞻性研究等。

细胞学检查取材方便，所需设备较简单，操作、制片和检查过程快速，给患者造成的痛苦小，易于推广和重复检查，是一种较为理想的肿瘤诊断方法。然而，肿瘤的细胞学诊断有一定的局限性，阴性结果并不能否定肿瘤的存在；深部肿瘤如肝癌、肺癌、胰腺癌和肾癌等，常难以取得较为理想的标本，早期食管癌、贲门癌和肺癌，尽管拉网或痰液细胞学检查为阳性，因影像学检查不能显示出肿瘤的部位，难以精确定位而影响治疗，还需进一步做内镜检查确定肿瘤的部位。

（二）病理学诊断

所有的病变组织均应送病理检查，绝对不允许将标本丢弃，以致延误病情而影响诊断。如本院或本地无病理科时，应及时将标本送外院或外地申请病理检验。路程遥远又不能很好地使标本保持在新鲜状态时，可事先将标本固定在10%的中性甲醛固定液中，以避免标本腐败或干枯。

1. 标本的获取　如下所述。

（1）空心针活检标本：空心针活检（core－needle biopsy，CNB）是采用套管类活检针采集约1mm×10mm的细长组织条，适用于位于深部的软组织肿瘤。CNB采集的组织量虽比采用FNA者多，但对病理诊断来说仍有相当大的难度，特别是在未取到肿瘤性的组织时。过去认为，空心针活检可能会引起血肿形成或导致肿瘤播散，这一观点现在看来似无根据。与开放式活检对照性研究显示，90%的病例通过空心针活检能确定组织学类型及分级。在CT引导下行CNB将会得到比较广泛的应用。

（2）切取活检标本：切取活检（incisional biopsy）是采用手术方法切取的小块肿瘤组织。切取活检适用于肿瘤体积较大或位置较深的部位，如位于躯干或四肢等部位的巨大肿瘤。切取活检的目的在于获取肿瘤组织并得到明确的病理诊断，以便选择下一步治疗方案。

（3）切除活检或摘除标本：切除活检或摘除（excisional biopsy or enucleation）是采用手术方法切除整个肿瘤组织，常附带少量正常的周边组织。切除活检或摘除适用于位置浅表、体积较小的肿瘤，对多数良性肿瘤而言，多能达到诊断和治疗的双重目的，对恶性肿瘤则根据肿瘤的病理类型决定下一步的治疗方案，如补行局部扩大切除等。

（4）咬取活检标本：咬取活检（bite biopsy）标本是采用咬检钳咬取的少量肿瘤实质。咬取活检适用于暴露、有破溃的浅表肿瘤。

（5）手术切除标本：是经外科手术切除的标本，包括局部切除标本、局部扩大切除标本、间室切除（compartmentectomy）标本、根治性切除标本和截肢（amputation）标本等多种类型。

无论选择何种活检方法，均以不导致肿瘤播散为原则，除手术中予以保护措施外，活检后如考虑肉瘤可能，应及时应用化疗药物预防。

2. 标本的处理　对于各种活检标本应全部送病理检查，其他检查可待根治性切除以后再做。对于

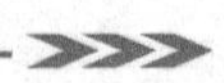

手术标本，特别是恶性肿瘤，如肿瘤的体积相对较大（如 >1cm），建议在肿瘤尚处于新鲜时，在不影响病理诊断的前提下，在无菌状态下切取少量肿瘤组织，存入组织库，以备日后所需。如需做电镜检测，则还需切取 $1mm^3$ 的组织块，并及时固定在戊二醛固定液中。然后将标本及时固定在甲醛固定液中。在标本固定前，外科医师除对标本进行拍摄外，应对标本作适当标记，特别是提供病变的解剖方向，包括上、下、内、外切缘和基底切缘，并记载于病理申请单上。

病理科医师在接受标本后，应拍摄标本的大体形态，标本旁应附带标尺。对所有的小标本应用染料（如印度墨汁或碳素墨汁）标识。对手术切除标本应标识出各个切缘，并用染料标识（如宫颈锥形切除标本和前列腺切除标本），并测量离肿瘤最近切缘的距离。观察肿瘤的外观形状，包括形状、色泽、有无包膜和周界情况，测量肿瘤的大小（长径×横径×纵径）并记录。沿肿瘤的最大径纵行切开以暴露最大切面，观察切面情况，包括色泽、质地、有无出血、坏死、囊性变、钙化和骨化，若有坏死，应估算坏死的范围在整个肿瘤中所占的百分比。

3. 标本的取材　如下所述。

（1）活检小标本：对内镜和穿刺活检的标本应全部包埋，如组织太小，可用染料标识，并用软纸或细纱布包好，以防脱水过程中丢失。对活体小组织或小标本，取其最大剖面，注意连带四周切缘，剩余部分留存备查或必要时补取材。

（2）手术大标本：依据各种脏器或组织的取材规范进行，可参考《中国常见肿瘤诊治规范》、《阿克曼外科病理学》或相关书籍，必须做好详细的记录。有条件者，可对所取材的标本进行拍摄或复印，并标明各自的取材部位。也可对标本描绘简图，并标明具体的取材部位。对取材部位较多者或附有区域淋巴结者，可采用编号，并注明各编号所代表的组织，常用者有英文字母和阿拉伯数字，例如 2012 - 1A、2012 - 1B、2012 - 1C……，或 2012 - 1（1）、2012 - 1（2）、2012 - 1（3）……。对骨化明显的组织或骨肿瘤，在取材前可经脱钙处理。对伴有坏死的肿瘤组织，在取材前应估算坏死的区域在整个肿瘤中所占的比例，取材时不仅要取肿瘤的实性区域，也要取肿瘤连带坏死的区域。

4. 病理切片的类型　如下所述。

（1）常规石蜡切片：是病理学中最常用的制片方法。各种病理标本固定后，经取材、脱水、浸蜡、包埋、切片、染色和封片后光镜下观察。全部制片过程一般 1 天左右完成，3 天内就可以做出病理诊断。石蜡切片的优点是取材广泛而全面，制片质量稳定，阅片清晰，适用于钳取、切取和切除等各种标本的组织学检查。

（2）快速石蜡切片：将上述常规切片过程简化，在加温下进行。通常用甲醛固定，丙酮脱水和软石蜡浸蜡后包埋、切片、染色和封片后光镜下观察。整个制片过程仅 20 分钟左右，约 30 分钟即可做出病理诊断。缺点是制片质量不易掌握，现多已被冷冻切片代替。

（3）冷冻切片：整个切片过程在恒冷箱内进行，制片质量稳定良好，接近于常规石蜡切片，出片速度快，仅需 15 分钟左右即可出片并做出病理诊断。

（4）印片：将玻片与肿瘤组织接触制成印片，做出快速诊断，此法可与冷冻切片同时应用，以提高确诊率，也可作为无法进行冷冻切片时的应急措施。

5. 病理诊断报告　组织学诊断应包括标本类型、大体形态、组织学类型或亚型、病理分级、浸润深度、脉管（血管和淋巴管）、神经侵犯情况及各组淋巴结转移情况，切除标本的切缘和（或）另送切缘有无肿瘤累及等情况。对于罕见或特殊类型的肿瘤、交界性肿瘤或生物学行为不明确的肿瘤，应加以备注，或提供参考文献，以供临床参考。部分病例的诊断报告中还需包括特殊检查（免疫组织化学、电镜、分子病理学等）的结果和相关解释。病理学报告还提供恶性肿瘤的预后相关性指标（癌基因、抑癌基因的表达情况和增生活性等），以及供临床进一步治疗选择的指标，如 ER、PR、c - erbB2、CD20、MUM - 1 和 CD117 等表达情况。

（三）肿瘤病理诊断的辅助技术

1. 特殊染色　①苦味酸 - 酸性品红染色（Van Gieson，VG）：用来区分胶原纤维和肌纤维，结果：胶原纤维呈鲜红色，肌纤维、细胞质和红细胞呈黄色，细胞核呈蓝褐色或棕蓝色。②Mallory 三色染色：

胶原纤维、网状纤维呈深蓝色，黏液、软骨和淀粉样物质呈淡蓝色，肌纤维呈鲜艳的红色或粉红色，胞核呈蓝黑色。③Masson 改良三色染色：主要用于鉴别胶原纤维和肌纤维，尤适用于平滑肌肿瘤的诊断，结果：平滑肌纤维染成红色，而胶原纤维呈蓝色，细胞核呈蓝褐色。④弹力纤维染色：用来显示皮肤组织中弹力纤维的变化（如增生、卷曲、变性和崩解）、观察心血管疾病中弹力纤维的变化（如异常增多、弹力板变性、增厚、崩解、断裂或发生灶性破坏等）。在软组织肿瘤中，主要用来证实弹力纤维瘤。⑤网状纤维染色：可用来鉴别癌和肉瘤，前者网状纤维围绕在癌细胞巢的周围，巢内癌细胞周围无网状纤维分布，后者则围绕在瘤细胞之间。此外，网状纤维染色还多用来显示一些特殊的排列结构（巢团状、器官样、腺泡状、血管外皮瘤样和管腔样），这些结构可分别出现在“滑膜”肉瘤、透明细胞肉瘤、副神经节瘤、腺泡状软组织肉瘤、腺泡状横纹肌肉瘤、血管外皮瘤、具有血管周上皮样细胞分化的肿瘤（PEComa）和上皮样血管肉瘤等。⑥Mallory 磷钨酸苏木素染色：也称 PTAH 染色（phosphotrichrome acid - hematoxylin），能显示骨骼肌细胞中的横纹，用于辅助诊断横纹肌瘤、横纹肌肉瘤和一些含有横纹肌母细胞分化的肿瘤。⑦黏液染色：可显示糖原和中性黏液物质。如肿瘤内含有糖原和中性黏液，过碘酸雪夫那（Periodic - acid - Schiff，PAS）染色可呈阳性反应，前者能被淀粉酶消化。软组织肿瘤中能显示 PAS 阳性的肿瘤包括横纹肌瘤、横纹肌肉瘤、间皮瘤、透明细胞肉瘤、腺泡状软组织肉瘤、骨外尤因肉瘤和具有血管周上皮样细胞分化的肿瘤等。在腺泡状软组织肉瘤的瘤细胞内可见到具有特征性的 PAS 阳性、耐淀粉酶消化的菱形或针状结晶物。在卡波西肉瘤和肝胚胎性肉瘤中，于细胞内外均可见到 PAS 阳性并耐淀粉酶消化的嗜伊红小体，恶性横纹肌样瘤中的胞质内玻璃样内含物或包涵体，PAS 染色也可呈阳性反应。⑧脂肪染色：常用油红 O、苏丹Ⅲ或苏丹黑来显示细胞内的脂质。除脂肪肉瘤中的脂肪母细胞外，纤维黄色瘤、幼年性黄色肉芽肿和黄色瘤中的泡沫样组织细胞也可呈阳性反应。⑨其他：Masson Fontana 银染色可用来区别含铁血黄素和黑色素颗粒，刚果红和甲基紫染色可显示组织和脏器中的淀粉样变性以及淀粉样瘤中的淀粉样物质，Giemsa 染色显示肥大细胞胞质内的颗粒，嗜铬细胞染色可用来显示嗜铬细胞瘤胞质内棕黄色的颗粒。

2. 电子显微镜 电子显微镜能观察到细胞的超微结构，不仅能观察到细胞质内的细胞器和分泌颗粒，还能观察到细胞膜表面特殊结构和细胞间的连接结构，对肿瘤的诊断和鉴别诊断有一定的辅助价值。主要用于：①区别分化差的鳞癌和腺癌：鳞癌有发育良好的桥粒和张力微丝，腺癌有微绒毛、连接复合体、细胞质内黏液颗粒或酶原颗粒；②区别分化差的癌和肉瘤：癌有细胞连接和基膜；③无色素性黑色素瘤：细胞质内存在黑色素小体和前黑色素小体；④区别肺腺癌和间皮瘤：间皮瘤有很大细长的微绒毛，细胞质内不含黏液颗粒或酶原颗粒；⑤神经内分泌肿瘤：细胞质内可见不同类型的神经内分泌颗粒；⑥软组织梭形细胞肿瘤和小圆形细胞肿瘤的鉴别诊断；⑦其他：如在朗格汉斯细胞组织细胞增生症中能见到特征性的 Birbeck 颗粒，精原细胞瘤中可见显著的核仁丝。

3. 免疫组织化学 依据抗原 - 抗体特异性结合原理，用已知抗体检测肿瘤组织和细胞内是否存在相应抗原的方法。在肿瘤病理学诊断中的应用主要有以下几种：①差分化恶性肿瘤的诊断和鉴别诊断：应用 cytokeratin（上皮性）、viementin 等（间叶性）、LCA（淋巴细胞性）、S100 蛋白和 HMB45 可将癌、肉瘤、淋巴瘤和恶性黑色素瘤区分开来；②确定转移性恶性肿瘤的原发部位：实际应用比较有限，目前仅限于甲状腺癌（TG）、前列腺癌（PSA）、肝癌（AFP，Hepa）和精原细胞瘤（PLAP）等少数几个恶性肿瘤；③淋巴造血系统肿瘤的分类：确定霍奇金或非霍奇金淋巴瘤，在非霍奇金淋巴瘤中，再根据相应的抗体确定 B 细胞性（CD20）、T 细胞性（CD3）、间变性（CD30，ALKl）或 NK 细胞性（CD56），并具体分出若干亚型；④协助临床进一步治疗的指标：如乳腺癌患者 ER 和 PR 阳性，应用内分泌治疗（他莫昔芬），c - cerbB2 阳性表达为 + + + 者应用赫赛汀，胃肠道间质瘤 CD117 阳性者应用格列卫，多药耐药基因产物 P170 表达提示肿瘤对化疗药物有耐药性等；⑤内分泌肿瘤的激素测定：用于诊断和分类内分泌肿瘤；⑥探讨肿瘤的分化方向：如伴有血管周上皮样细胞分化的肿瘤（PEComa），除可表达 actin 外，还表达色素性标志物；⑦探讨肿瘤与某些病毒的关系：如鼻咽癌、鼻腔 NK 细胞淋巴瘤、霍奇金淋巴瘤、Burkitt 淋巴瘤和 EBV 相关性平滑肌肉瘤与 EBV 的关系，卡波西肉瘤与人类疱疹病毒 8（HHV8）的关系，宫颈 CIN 与人类乳头状瘤病毒（HPV）的关系，肝癌与 HBV 的关系等；⑧肿瘤的预后指标：各种癌基因、抑癌基因和增殖活性指标的检测，以供参考。

4. 细胞和分子遗传学　包括：①细胞遗传学分析（cytogenetic analysis）是通过获取新鲜的肿瘤组织，经短期培养后用秋水仙碱处理，使细胞停留在有丝分裂中期，收集细胞，制片后经10% Giemsa染色显带，进行G带分析。该方法用于分析染色体核型（karyotype），可发现肿瘤细胞中染色体数目和结构异常，包括三体、单体、异倍体、环状染色体、缺失、重排、易位、倒位、重复和插入等。②荧光原位杂交（FISH）是应用荧光素标记的DNA特定探针与组织切片或细胞涂片上的肿瘤组织杂交，以DAPI（diamidino－2－phenylindole）衬染其他染色体和间期核，在荧光显微镜下能显示与之相应的染色体某个区段或整体染色体。此法可用于新鲜组织，也可用于固定组织的石蜡包埋切片，只需要很少的肿瘤细胞，而印片和细胞穿刺涂片标本尤为适宜。FISH方法可用于有丝分裂中期细胞和间期细胞，能有效地检测染色体数目和结构异常，尤其适用于证实染色体易位、缺失和基因扩增。常用的FISH检测包括乳腺癌中c－erbB2基因扩增、滑膜肉瘤中的SYT相关易位等。③光谱染色体组型分析（spectral karyotyping，SKY）是一种波谱影像分析方法，其物理原理略，检测时采用包含24种染色体的综合探针，在分裂中期相中以不同颜色标记每一个染色体，并通过抑制杂交来实现染色体的特异标记。④比较基因组杂交（comparative genomic hybridization，CGH）分别提取肿瘤细胞和正常淋巴细胞中的DNA，用不同荧光染料染色后与正常人中期染色体进行杂交，根据两种探针荧光信号的强度差异确定肿瘤细胞所有染色体整个基因组上是否存在整条染色体或染色体某些区段的增加或减少。⑤DNA印迹（southern blot）将从肿瘤细胞中提取的DNA用限制性核酸内切酶消化，凝胶电泳分出DNA片段，再使其变性，形成单链DNA片段，然后吸印在硝酸纤维素滤膜上，与已知DNA或cDNA探针杂交，检测是否存在被探针杂交的DNA片段，从而确定有无染色体易位和基因扩增。⑥聚合酶联反应（PCR）是以肿瘤组织内提取的DNA为模板，在耐热TaqDNA多聚酶的作用下，以混合的核酸（dNTPs－A，C，G，T）为底物，在引物的引导下，扩增靶基因或靶DNA片段。反转录聚合酶联反应（reverse transcription－PCR，RT－PCR）是提取肿瘤组织中的mRNA，在反转录酶的作用下，合成cDNA，再以此为模板进行聚合酶联反应。肿瘤中存在的异常mRNA，可用此法用特定的引物，扩增染色体易位断裂两端的cDNA而获得染色体易位的条带。此法敏感、快速，少量肿瘤细胞即可被检测。不仅可用于新鲜组织，也可用于甲醛固定、石蜡包埋的组织块。⑦DNA测序（DNA sequencing）检测肿瘤DNA的核苷酸序列，与正常DNA序列比较，以确定突变的类型、突变位置或基因融合点。⑧其他检测技术包括PCR单链构象多态性技术、限制性片段长度多态性分析、微卫星不稳定性分析、端粒重复扩增法、基因表达连续分析、生物芯片、蛋白组学和微切割技术等。

5. 流式细胞术　一种利用流式细胞仪对细胞定量分析和细胞分类研究的技术。主要用于：①肿瘤细胞增殖周期分析、染色体倍数测定、S期比率和染色体核型分析；②淋巴瘤和白血病的分型；③肿瘤相关基因定量分析，有助于估计肿瘤的生物学行为；④多耐药基因产物的定量，为化疗药物选择提供依据；⑤肿瘤疗效监测、残存肿瘤细胞检测以判断有无复发等；⑥判定同时性或异时性发生的肿瘤来源。

6. 图像分析技术　采用图像分析仪，将观察到的组织和细胞二维平面图像推导出三维立体定量资料，包括组织和细胞内各组分的体积、表面积、长度、平均厚度、大小、分布和数目等。

（四）肿瘤的影像学及核医学诊断

肿瘤的影像学诊断对肿瘤的早期发现、肿瘤的定位、分期、术前手术切除可能性的估计、治疗计划的制订以及治疗后的随访都有十分重要的意义。影像学的内容也从传统的X线发展到现代的超声、CT、MRI、核医学以及PET－CT的诊断。

（1）肿瘤的X线诊断：包括透视、摄片、体层摄影和造影等检查。①X线透视（目前均用高分辨率电视透视）、摄片、体层摄片等用于检查肺、纵隔肿瘤、骨肿瘤、头颈部肿瘤和某些软组织肿瘤。虽然X线检查特别是体层摄影对纵隔、肺门、支气管等检查不如CT检查而大部分为CT、MRI所取代，但常规X线检查仍有其方便、经济、实用的优点，仍然是肺、骨等肿瘤最基本的检查方法。②乳腺钼靶摄片：采用低剂量片－屏组合系统，可清晰显示乳腺肿块或结节病变、钙化影和导管影等改变，特别是钙化在早期乳腺癌诊断中有重要意义，乳腺未能扪及肿块，乳腺摄片发现小群微细钙点最后诊断为乳腺癌约为45%～50%；在术前检查可发现隐性或多发病灶；用于高危人群普查，有助于发现早期乳腺癌。对年轻妇女乳腺组织较致密而易受放射线损伤，一般不主张作乳腺摄片检查。③消化道造影：分钡餐造影和钡灌肠造影，能整体显示消化道的轮廓和黏膜，清楚显示肿瘤的部位、大小、良恶性特征，并间接显示肿瘤浸润情况，目前仍是手术前首选诊断方法之一。④泌尿道造影：分静脉肾尿路造影和逆行肾盂、输尿管、膀胱造影，是检出泌尿道肿瘤的常用方法，但对于侵犯肾盂的肾实质肿瘤则以CT或MRI为优。⑤血管造影：选择性血管造影通过向插入靶血管的导管内，注入造影剂显示肿瘤区血管图像的方法显示较小的肿瘤，能准确定位，了解肿瘤的动、静脉引流以及血管侵犯和癌栓情况，鉴于这是一种创伤性检查方法，有一定并发症，在CT、MRI广泛应用后单纯用于诊断目的的血管造影已较少应用。⑥淋巴管造影：从肢体浅表淋巴管注入造影剂可使淋巴系统显影。对淋巴系统肿瘤，生殖系统肿瘤的淋巴结转移入盆腔、腹主动脉旁、腹膜后淋巴结转移有一定的诊断价值。

（2）肿瘤的CT诊断：CT检查经过数代改进，特别是近年来螺旋CT的出现标志CT领域的重大革新，它可显示0.5cm的肿瘤，不但能准确地测出肿瘤的大小、部位及其与周围组织器官的关系，而且对肿块的定性、定位、肿瘤分期的准确性有进一步提高。对肝、胰腺、胸部肿瘤等术前评估、判断手术切除的可能性也有很大的帮助。CT检查的范围不断扩大。胸部CT对胸部早期癌变特别是肺尖、肺门、纵隔、心缘和心后区X线难以发现的小瘤灶，以及近胸膜的小结节等均易于发现，对纵隔淋巴结的显示使胸部肿瘤分期的准确性提高；腹部CT对腹腔实质性和空腔脏器均有良好的显示。对肝脏肿瘤可作动态增强扫描，观察病灶血供情况，以利于定位和鉴别诊断。胃肠道CT扫描可显示胃壁的黏膜层、肌层及浆膜层，区别腔内、外肿块以及邻近脏器有无侵犯和淋巴结转移情况，从而判断手术切除的可能性。肾和肾上腺CT可显示肾皮质、髓质，对肾实质肿瘤的诊断和肾功能的判断均较佳。CT对骨和软组织的分辨率明显优于X线平片。从而对骨和软组织肿瘤的定性和肿瘤纵向、横向浸润的范围作出诊断，为手术或放疗范围的确定提供可靠的帮助。

（3）肿瘤的MRI诊断：磁共振是20世纪80年代后应用于影像诊断的重大进展。人体不同组织无论在正常还是异常的情况下，都有各自的纵向和横向弛豫时间（T_1和T_2）以及质子密度，这是MRI区分正常与异常并以此诊断疾病的基础。MRI依赖于质子密度、弛豫时间和流空效应，应用不同的磁共振射频脉冲程序，得到各种不同的MRI图像。与CT相比，MRI具较高的对比度，特别是软组织的对比度明显高于CT，MRI多平面直接成像可直观地显示肿瘤病变范围，应用造影剂可作肿瘤与非肿瘤组织的鉴别，肿瘤内部结构的观察，显示肿瘤供血动脉、引流静脉和肿瘤邻近血管的图像，对肿瘤的定性、定位、手术方案的制订、预后的估计和术后随访观察等都有重要意义。MRI的缺点是对钙化不敏感，空间分辨率较低，体内有金属物品及装心脏起搏器者禁忌。另外，费用也较高。

（4）超声诊断：超生检查是一种无创性、方便简捷、可反复检查的诊断方法。由于采用电子计算机技术、实时灰阶成像和彩色多普勒技术以及超声探头的改进，在常规超声的基础上介入性超声、腔内超声、术中超声等的应用为肿瘤的诊断提供更为可靠的诊断技术，并广泛应用于临床。超声对浅表器官肿瘤如甲状腺、唾液腺、乳腺、睾丸、软组织、眼和眶内等肿瘤的诊断具有独特的作用，特别是利用超声的声影衰减特征正确区分肿块为囊性或实质性。对胸腔积液、胸膜增厚、胸膜肿瘤的诊断和定位；对肝、肾上腺、盆腔、子宫、卵巢、腹膜后肿瘤的诊断都能得到较为满意的效果。近年来介入性超声的应用在实时超声监视或引导下，进行穿刺活检、抽吸检查、注射造影剂等方法诊断肿瘤，被认为是一种安全、准确的诊断方法。腔内超声应用于食管、胃、直肠、膀胱、阴道内等腔内肿瘤的检查，可早期诊断相应部位的肿瘤，了解肿瘤浸润的深度、范围和术前分期；术中超声对肿瘤的显示率和定位准确率显著提高，目前已广泛应用于肝、胆囊、胰、肾、腹膜后和妇科肿瘤的术中探测。彩色多普勒超声根据血流的有无、分布与类型对良、恶性肿瘤的诊断和鉴别诊断有一定的帮助。

（5）肿瘤的核医学诊断：某些放射性药物进入人体后，能选择性浓集于某一器官或肿瘤病变区，用显像设备获得放射性分布影像，根据放射浓集的程度来诊断肿瘤。放射性浓集高于邻近正常组织时为“热区”显像，反之为“冷区”显像。常用的放射性核素有：^{131}I、^{99m}Tc、^{75}Se、^{198}Au、^{99m}Tc－DMSA、^{99m}Tc－MDP等，分别用于甲状腺、甲状旁腺、肝、肾、骨等肿瘤。近年来应用淋巴系统对放射性胶体颗粒的

运输、沉积和吞噬原理，用不同颗粒直径的^{99m}Tc硫胶体作检查显示淋巴系统，特别是前哨淋巴结显像，提高了前哨淋巴结的检测率，为乳腺癌、胃癌、大肠癌、黑色素瘤等恶性肿瘤淋巴结清除的范围提供有价值的参数。近年来放射性受体显像、放射免疫显像特别是正电子发射断层摄影（positron emission computed tomography，PET）肿瘤代谢显像，利用肿瘤和正常组织之间的物质代谢上存在的差异，将发射正电子的放射性核素标记的蛋白质合成代谢、糖类分解代谢的前体、受体配基等注入体内，用PET进行显像，可灵敏准确地定量分析肿瘤的能量代谢、蛋白质合成、DNA复制增生和受体分布等，以鉴别肿瘤的良恶性、转移灶尤其是淋巴结的定位、肿瘤治疗效果的检测、肿瘤复发与否的鉴别等，对合理制订治疗方案、评价治疗效果等有很大帮助。目前最常用的显像剂为$^{18}F-FDG$，具有葡萄糖类似的细胞转运能力，可作为肿瘤细胞所摄取，但不参与进一步代谢而滞留在肿瘤细胞内。通过PET断层和全身显像可以对肿瘤进行定性，亦可对肿瘤葡萄糖代谢进行定量分析，以此鉴别肿瘤的良恶性。

（张旭霞）

第四节　肿瘤的外科治疗

（一）术前全面检查的重要性

肿瘤外科的患者常需在术前加以正确诊断，以制订合理的治疗方案。但外科医师常在某项检查诊断后，即迫不及待安排手术，甚至排斥某些检查，认为无必要花费时间进一步详查。因此对病情的整体缺乏了解及预见性，常常因此造成手术的失误及欠缺。例如，已有胃镜检查及病理报告后，就不再行胃钡餐检查，这样对于病灶位置的判断会产生偏差，甚至行全胃或近侧、远侧胃切除的切口也难以确定。某些直肠癌已经肠镜确诊后，就不再行B超及盆腔CT检查，也就无法评估肝脏是否有转移灶，肠系膜淋巴结是否有转移，病灶是否已外侵，这些内容恰恰是采取不同手术及疗法的关键。近年来内镜超声的进展，已使术前分期更趋于正确，也使治疗的规范进一步提高，所以在许多新检查项目的应用上，应采取积极认可的态度。在以往CT及MRI的基础上，近年来的PET也显示出判断原发灶及转移灶的价值，其准确性及敏感性可达到85%～90%。有报道在应用PET检查后，已使15%～44%的结肠癌、肺癌、淋巴瘤及恶性黑色素瘤改变了治疗计划。合理先进的检查促使临床诊治更加合理。在应用高新检查项目的同时，外科医师更应亲自检查了解患者病情。如术前与超声室医师共同观察肝脏病灶大小、位置及与门静脉的关系等，使手术更加游刃有余。

（二）正确理解病理诊断的变化

随着分子病理学、免疫组化、超微结构的进展，病理诊断也随之发生了变化，许多肿瘤的诊断名称不断更新。从病理学角度理解，这些改变使诊断更加合理，但也给外科医师带来困惑。例如，胃肠间质瘤现已明确代替了平滑肌肉瘤的诊断，国内外的病理专家均已认可间质瘤的诊断。有时病理报告仅告之间质瘤而已，并未明确良、恶性。此时就需外科医师根据对肿瘤的了解及临床经验决定手术范围。例如，常难以决定胃间质瘤究竟采用何种手术，楔形切除、局部切除、扩大切除，还是胃大部切除、D_2根治术。此时应根据肿瘤大小、部位，有无坏死、浸润等决定手术范围。病理科医师认为肿瘤性坏死是恶性证据之一，外科医师仅从肿瘤外观是否为鱼肉状、是否血供丰富、是否将要破溃这些常见的直观现象就能作出正确的判别。此时按照低度恶性或恶性处理并不为过。肿瘤大小也是判断手术范围的重要指标。在无法得知病理诊断的时候，我们建议参考以下指标：直径$<3cm$可以局部切除，直径$3～5cm$可行局部切除、楔形切除或胃大部切除。直径$>5cm$均应行胃大部切除或近D_2手术。

2002年全国肿瘤大会已就大肠癌的新病理诊断标准予以讨论。根据2000年国际癌症研究机构（IARC）出版的《WHO肿瘤分类》一书已采用了大肠癌上皮内瘤变这一术语，用来表示上皮浸润前的肿瘤性改变。上皮内瘤变包括了以往的重度不典型增生、癌变、黏膜内癌，此概念已在国内开始应用。从病理学角度认为上皮内瘤变不能排除癌已存在。但临床外科医师所关心的病变究竟是瘤还是癌？良性或恶性？因为手术方式及处理截然不同。在目前病理与临床尚难以完全沟通的情况下，必须认识到上皮内瘤变也包括了以往的癌变、黏膜内癌，治疗仍采用前切除、保肛手术为主。但对于距肛3～5cm的直肠病变，则需认真对待。必要时在扩肛下行局部切除。再根据术后病理了解肿瘤或癌侵犯的层次、病理类型决定是否需行大手术。结肠的高级别上皮内瘤变因不涉及保肛的问题，所以原则上可以不必行多次活检，只要有病灶存在，行标准的结肠癌根治术即可，缩小范围的手术，无法清扫淋巴结，会造成日后再次手术的可能。胃上皮内瘤变也有70%以上为胃癌，因此在不影响功能的情况下，一般情况较好，即可采取相对积极的手术治疗。在当今病理变化的背景下，肿瘤外科医师在了解病理变化的知识后，结合自己的临床经验，做到以变制变，不失为一种选择。

（三）肿瘤手术的切缘问题

手术切缘是肿瘤外科所关注的要点，无论是皮肤、软组织、胃、肠、食管、肝、胰、肺等部位的癌肿均涉及切缘问题。因此对切缘的要求及规范已成为外科手术的重要方面。前几年曾讨论制订肝癌手术的切缘，各专家提出1cm、2cm、3cm的不同观点。也有专家认为只要完整切除了肿瘤就属根治。因此也说明制订肿瘤的规范切缘很难，也存在一定的局限性。但不可忽视的是，肿瘤切缘阴性是肿瘤手术要求达到的，而肿瘤切缘阳性则是日后复发转移的危险因素，在肿瘤外科的原则上这是不允许的。

隆突性皮肤纤维肉瘤的切缘要切除包括皮肤在内的3～5cm，国外也有1～3cm的报道。但复旦大学附属肿瘤医院资料证明，切缘不足是导致复发的重要因素。在64例复发病例中，57例有局部切除史，明显多于具广泛切除手术史者（7例）。

对于某些恶性程度较高的高分级肉瘤，如滑膜肉瘤、血管肉瘤、上皮样肉瘤、恶性神经鞘瘤，更要在首次手术时确定合理手术切缘，避免日后多次复发。肉瘤手术的切缘现更提倡三维广泛切除，即长、宽、基底的广泛切除，以往仅注重长、宽切除，忽略基底切除，这是导致复发的重要原因。近年来国外发展应用术中影像诊断技术判断骨盆肉瘤的切缘，使其更加有利于术中准确判断肿瘤确切切缘。

胃癌切缘是肿瘤外科手术更需强调的。由于癌灶的部位及病理诊断不同，切缘也应有所变化，Borrmann Ⅰ、Ⅱ型的限局型癌，距离癌切缘3cm，而Borrmann Ⅲ、Ⅳ型的浸润型癌应达到5cm的切缘。高、中分化局限性癌，切缘3cm即可，而低分化、黏液腺癌、印戒细胞癌切缘应达5cm以上。

文献报道，近侧胃大部切除和全胃切除的切缘阳性率仍可高达11%～30%，主要是经腹切除时无法切除更多的食管下端所致。因此，对于侵犯贲门及食管下端的胃癌，主张行胸、腹联合切口，这样既可保证切缘的安全性，又可切除贲门外周可能受累的膈肌，达到切缘及周围组织均根治的目的。因此，建议腹外科医师需增加开胸手术的技巧，如肺野暴露、食管床分离、对侧胸膜破损的处理及胸部淋巴结清扫概念的了解；而胸外科医师更需了解脾门部及胃左动脉根部淋巴结的解剖及清除技术，以期达到最佳疗效。

避免手术切缘阳性，除外科医师肉眼观察外，还可借助病理科术中冰冻快速切片加以证实，尤其对切缘<2cm，以及某些浅表型黏膜下浸润型癌更需注意切缘不足的可能。近年来我们在食管下端置荷包钳切断食管后即送冰冻切片检查，如为阴性，加之吻合器的另外1.0～1.5cm的切缘，达到根治的要求。也明显降低切缘阳性的发生率。

直肠癌的手术切缘以往也予以高度重视，近年来由于认识到直肠全系膜切除的概念，认为切除直肠的外周组织同样重要，因此直肠癌的远切端已由20年前的5cm减至目前国内多数学者认为的3cm的安全切缘，尽管国外也有认为1～2cm即可的报道，但对于某些浸润型癌、病灶较大者显然不适合。另外对于直肠癌切缘的概念也不能用于结肠癌，因为只有清扫了距癌5～10cm的肠旁淋巴结，才能达到根治手术范围。肿瘤外科手术的切缘应根据不同癌肿、不同病理及生物学特性制订合理安全的切缘。

（四）肿瘤医源性播散的预防

肿瘤外科必须遵循“无瘤操作”的原则，防止医源性播散。无瘤操作可视为肿瘤外科的精髓，也是最重要的原则，不恰当的手术操作可导致癌细胞的医源性播散，造成局部复发或远处转移。近年来国内外资料显示，任何肿瘤的首次治疗均极为重要，如果首次治疗不恰当，将会造成不可弥补的严重后果。例如直肠癌术后局部复发的患者，只有27%～48%还可再手术切除，但切除的病例中只有22%～

42%无肉眼残留肿瘤，但手术切除患者5年生存率仅10%左右。首次治疗的重要环节就是要严格遵循“无瘤操作”的原则，同时为造福于患者，对肿瘤外科医师提出了高水准要求。

为防止医源性播散及减少术后并发症，肿瘤外科医师在诊治过程中必须加强“无瘤观念”，其中包括肿瘤活检术与根治术衔接的时间越短越好，避免乳腺或骨肉瘤活检后等待1周左右的石蜡切片诊断。在有条件的单位，能一次性完成诊断及治疗更为理想。术中冰冻切片检查已在许多医院能够做到，并加以提倡。肢体肉瘤应在用止血带阻断血流的情况下进行活检，活检后也要重新更换所有敷料、手套及器械，然后再行根治手术。对伴有溃疡的癌肿或胃肠道癌肿浆膜层受侵者，表面应覆盖塑料薄膜或喷涂生物胶，以免术者直接接触破溃的癌瘤而污染术野。手术操作也应从肿瘤四周的正常组织向中央解剖，切忌切入肿瘤包膜内。腹腔内肿瘤探查应从远隔部位的器官开始，按照自远而近的程序，最后探查肿瘤及转移灶。切除肿瘤时，应先处理肿瘤的血管，要求先结扎静脉，再结扎动脉，以减少癌细胞血道播散的可能。行右半结肠切除治疗升结肠癌时，应先采取非接触肿瘤的方式，先行所属区动、静脉的结扎，最后再游离结肠旁沟，整个手术过程几乎不应触摸肿瘤，肿瘤手术操作时，动作要求轻柔，切忌粗暴或挤压肿瘤。手术后可用氮芥、顺铂或蒸馏水冲洗创面。近年来应用氯己定、碘附等也有杀灭残存癌细胞的作用。肿瘤手术后，创面放置引流管引流，同样可减少残留癌细胞种植及复发的机会。

（五）肿瘤外科的固有特点

近代肿瘤外科的治疗新概念是：最大限度切除肿瘤，尽最大努力保护机体及器官功能，达到提高生存率及生存质量的目的。

肿瘤外科除具有一定外科的相同点外，还有其固有特点，主要表现为：

1. 肿瘤外科必须与病理科密切结合　在制订肿瘤治疗计划前，要依据病史、体检、影像学、内镜及病理学检查做出诊治计划。其中以病理学检查最为重要，有时可称为“金标准”，但不能轻易完全依赖病理诊断，如有些胃、肠道肿瘤的重度不典型增生与早期癌常难以区分。有些软组织肉瘤常难以分类，并有时与恶性黑色素瘤难以鉴别，临床医师要了解以上情况。但多数情况下，术中依靠冰冻切片确定肿瘤良恶性的性质，然后决定手术种类及切除范围。这是肿瘤外科不同于一般外科的特殊方面。

2. 肿瘤外科是多学科治疗的重要组成部分　虽然提倡早期诊断、早期治疗肿瘤，但仍有半数以上的患者就诊时已属中晚期。以往为提高疗效，曾将手术范围扩大，并行超根治术。但手术范围的无限扩大也难以改变预后，如某些肢体骨肉瘤、软组织肉瘤、施行了大关节解脱术，可术后一年内常因肺转移而造成血行播散而告终。近十余年通过对癌肿的认识及深入研究，手术范围较前有缩小趋势，这一变化基于以下条件：①临床实践证实，恶性肿瘤并不是每例均需外科广泛切除才能根治。②现代影像学为外科治疗提供了肿瘤侵袭的确切范围，手术选择及切除更加准确有效。③多学科的综合治疗确立了以手术、放疗、化疗、生物治疗、心理治疗等有机结合应用。④外科技术改进及某些高科技产品的问世，微创外科的开展，使肿瘤治疗不单单切除，还要考虑其功能保存及外形恢复。外科手术是综合治疗的重要环节，只有将主瘤切除后，才能更有效发挥放疗和化疗的作用。为保证患者的综合治疗方式选择，应有包括各科医师的治疗前讨论及会诊，充分发挥各专科的优势，特别是软组织肿瘤、肺癌、复发性肿瘤更应力争做到此点。

3. 肿瘤外科需加强循证医学及防癌手段　与一般外科不同的是，因肿瘤具有高复发性，以及有些癌肿有遗传倾向，故术后及治疗后需认真随访病例，加强术后定期复查制度，并坚持治疗。同时对肿瘤可能复发的因素及信号要告知患者注意，避免术后一送了之的不负责任态度。近10余年发展的循证医学更加强调患者的随访、资料的累积、前瞻性及随机性的治疗方案评价等，这些均是肿瘤外科的新内涵。

（六）肿瘤外科的种类

1. 诊断性手术　肿瘤的诊治过程中，尤其对诊断要求较高，合理的诊断性手术可以避免不必要的弯路。对肿大淋巴结活检时，多主张行整个淋巴结完整切除。对于小的肿瘤，不必先取活检，后行治疗，往往活检及手术均Ⅰ期完成，只有在较大的肿瘤及风险性较高的情况下，可以行切取活检明确病理性质。在切取活检时要获取足够的标本，一般至少1cm×1cm大小，而且需避免机械性损伤，并且在病变和正常组织交界处取材，以便病理学家观察到从正常过渡到异常的变化过程。黑色素瘤的活检更要慎重，因活检过程易造成其播散，故应作切除活检。

2. 原发肿瘤切除与根治性手术 肿瘤根治性手术的原则是将原发肿瘤行广泛或彻底切除，同时连同周围区域淋巴结做整块切除。19世纪末Halsted创建的乳腺癌根治术即包括了原发灶，即全乳腺、胸大（小）肌连同腋下淋巴结、脂肪组织做整块切除。这种根治性手术的原则同样适用于胃、肠、食管癌根治术等。无远处转移的原发肿瘤理论上均可行根治术。

3. 联合脏器切除 有时肿瘤侵及邻近脏器，常需行联合脏器切除。如胃癌累及肝左叶、胰、脾等脏器可一并切除。腹膜后软组织肉瘤累及肾脏、结肠也需联合切除。施行此手术的疗效明显高于勉强剥离的病例。手术切除的范围还应根据病变的大小，受累的部位、肿瘤的生物学特性及病理类型确定。如皮肤基底细胞癌很少发生淋巴血道转移，局部切除即可，不必行区域淋巴结清扫，恶性黑色素瘤则应根据病变的大小、深度决定切除范围、植皮或区域淋巴结清扫。

根治性手术的目标虽然为“治愈”，但至少50%以上的病例术后仍可复发及转移。复发转移的时间除与外科手术的彻底性有关外，还与肿瘤生物学特性有关联。一般认为高度恶性的肿瘤，多易在术后1~2年内复发转移。而恶性程度较低，生长缓慢的癌肿，如甲状腺癌、乳腺癌的复发转移出现较晚，有时术后10年才发生复发或转移。临床多以5年或10年生存率衡量治疗效果。但5年生存与5年治愈概念不同。前者表示患者已生存5年不管有无肿瘤复发，后者除表示患者生存5年外，并无任何肿瘤复发及转移征象。

4. 保全功能性肿瘤根治术 20世纪50年代起，肿瘤外科开始从单纯切除肿瘤器官，力求生存的观点逐渐转变。有学者提出在根治肿瘤的同时，尽量保存机体功能和外形。其中最显著的进展是乳腺癌的保乳手术，以往认为患乳腺癌必须切除整个乳腺。但以后经做局部区域性切除加上放、化疗，保留了女性乳腺，又达到根治的目的。欧美国家至今已有数千例手术成功，其生存率与经典乳腺癌根治术相同。目前国内数家医院也已根据不同适应证进行保乳手术研究。根据乳腺癌保存功能手术的成功，其他器官脏器的保全功能手术不断开展。如肺癌的全肺切除改成肺叶或肺段切除术。肝癌的不规则肝切除代替了以往的规则性切除，更加适用于中国肝硬化病例的肝代偿功能，其疗效也不低于肝规则性半肝切除术。直肠癌的保肛门手术逐渐增多，以往认为难以保肛的病例，经努力也可达到保存肛门的手术。而腹会阴切除术的人工肛门术式也逐渐减少。肾癌也可用肾部分切除代替全肾切除术。四肢软组织肉瘤及骨肉瘤通过动脉热灌注及某些新治疗手段，结合手术及综合治疗，已使保肢手术成功率增加，5年生存率也由截肢的20%上升至目前保肢的60%左右。以上治疗模式的变化及疗效是在不断总结治疗的基础上实践成功。因此对肿瘤外科应采用新的手术观点及概念，既往的脏器切除及高位截肢及弃肛门的陈旧性手术需逐渐淘汰，也是其他学科所应了解的肿瘤外科的进步。

5. 姑息性手术 随着社会经济的发展，生活水平的提高，以往放弃治疗的患者都希望得到积极的救治，同时医学技术的进步也为晚期肿瘤的治疗提供了许多新途径。因此国内外的学者对患者的姑息治疗越来越重视，使姑息性治疗更为合理并逐渐走向规范化，已成为肿瘤工作的重要任务。

姑息性手术的目的主要应减轻患者的痛苦，并缓解症状。某些消化道癌肿，不论转移是否存在，均主张姑息切除，以利减少肿瘤负荷，缓解梗阻及出血等近期危及生命的情况。复旦大学附属肿瘤医院对34例直肠癌肝转移的病例行姑息性切除后应用综合治疗，有2例生存8年以上。

严格讲，姑息性手术与姑息性外科的概念不同。姑息性外科的含义更广泛，包括外科冷冻、肝动脉泵置入术、肝动脉栓塞、结扎等。姑息性外科措施后，可使癌灶缩小，再行两步切除。同样减积手术（debulking operation），也有积极治疗的意义。有些累及血管神经的软组织肉瘤，经肿瘤切除后，加之内照射残存肿瘤，也可长期生存。临床上卵巢癌、Burkitt淋巴瘤、纤维瘤病等均适合减积手术，为进一步放、化疗创造条件，均有治疗成功的病例。

姑息性手术应在放、化疗能够实行的情况下应用，而某些恶性程度高的肿瘤并不适用。如恶性神经鞘瘤、肺癌等。存在远处转移病例并非手术绝对禁忌，尤其是原发灶已控制，转移灶为单个，而全身情况较好均可考虑转移灶切除。如肺转移的病变，先期给予全身治疗后，观察一段时间可考虑手术。将肺单个病灶切除或多个病灶冷冻后，仍可长期生存。

各种肿瘤对姑息性手术疗效不同，软组织肉瘤3年生存率为26%，睾丸癌5年生存率31%，乳腺癌15%。复旦大学中山医院肝外科对无法行切除治疗的258例原发性肝癌行肝动脉结扎、插管及综合治疗后，单纯肝动脉结扎插管185例，1、3、5年生存率分别为71.33%、43.92%及29.6%。结肠癌肝转移经手术切除后，5年生存率可达25%以上。目前最新的欧洲抗癌联盟报道经乐沙定术前化疗后，此类病例5年生存率已达50%。因此对某些癌肿姑息性手术可延长生存率，也是肿瘤外科治疗的重要方面。姑息性外科的适应证应掌握以下几点：①强调外科的安全性，不增加患者的新痛苦。②解除患者的不利于生活质量的症状。③达到延长生存率的目的。

6. 淋巴结清扫术　淋巴结清扫是根治性手术的重要方面，同时也是肿瘤外科手术的重要手段。除了对放疗敏感的肿瘤（鼻咽癌、精原细胞瘤等）可用放射外，均须行淋巴结清扫术，淋巴结清除在肿瘤诊治中的作用有二：一是清除远处转移的淋巴结，避免转移淋巴结残留而提高疗效。二是根据淋巴结病理检查，便于临床及病理分期决定日后是否需进一步放疗或化疗。

淋巴结清扫的范围依解剖及淋巴结引流可分为第1、2、3站淋巴结清扫，如何选择不同范围的清扫，则根据不同癌肿的表现、分期、生物学特性决定。例如胃癌需清扫至第2、3站淋巴结。而早期胃癌有时清扫第1站即已足够。胃肠间质瘤则不需清扫至第3站，仅至第2站即足已达到治疗目的。

随着对淋巴结清扫的深入认识，近年来提出：前哨淋巴结活检。通过此方法，可做到有的放矢的选择治疗。癌细胞随引流区的淋巴管首先引流到一个或数个少数特定区域的淋巴结，即前哨淋巴结，然后再经该淋巴结进入下一站淋巴结。如果这些淋巴结无转移，则该区域发生的肿瘤转移到另外淋巴结的可能性很小，理论上不必进一步扩大手术及清扫范围，如前哨淋巴结有转移，则其他淋巴结转移的危险性很大，需扩大手术范围以准确了解区域淋巴结转移情况和控制局部复发。近年来还有通过放射免疫方法，术中γ探测仪探测有无淋巴转移，目前已在乳腺癌、胃、肠癌及恶性黑色素瘤的治疗中应用，此方法虽尚未完善，但是为今后规范清扫淋巴结范围奠定基础。

7. 综合治疗中的外科选择　20世纪60年代以前，外科医师力图单纯凭借外科手段治疗肿瘤，但由于复发性高，易远处转移的恶性行为，促使外科医师不得不面对现实，即单靠外科手术并不一定是最佳治疗手段。同时肿瘤外科医师已认识到，对于恶性肿瘤的治疗并非越快越好，而选择合适的疗法恰恰是重要的，有时由于肿瘤浸润广泛，无明确边界，如此时行手术往往会造成肿瘤的扩散，术后短期即出现复发转移。与其会发生如此不利的局面，还不如应用化疗、放疗或介入化疗，使肿瘤缩小后，或形成边界后再切除。虽然手术时间推后，但疗效却明显高于急于不规范手术者。因此，对于肿瘤的治疗更应强调“围而歼之”的战略疗法，而避免将肿瘤破溃后再加以化、放疗。实施术前的综合治疗及某些新辅助化疗后，肿瘤除能缩小外，有时甚至可达到显微镜下肿瘤完全消失的效果。某些骨肉瘤的化疗甚至可应用数月后再予以手术保肢治疗，疗效较截肢者明显提高。肝癌及进展期胃癌经介入化疗后，在缩小及控制病变的基础上，达到增加切除率的效果，使某些不能手术切除的病例成为可切除。欧洲学者报道1 680例直肠癌，术前放疗及全系膜切除的2年复发率仅2.9%，而单纯全系膜切除者为8.5%。外科医师今后的任务在治疗肿瘤时，除要了解外科手术的地位，更需选择合适的手术时机及综合治疗的合理应用。

术前综合治疗的成功，促使进一步研究乳腺癌、胃、肠道癌、恶性软组织肿瘤的治疗模式，相信今后各种癌肿的规范治疗将会进一步完善。

（七）肿瘤外科的相关新技术

随着肿瘤外科的发展与进展，许多肿瘤的新技术不断出现，并改观了外科治疗的策略及现实，使患者的生活质量得以改善，生存率增加并克服了许多临床难点，使诊治水平大大提高。

自1991年Jacobs成功报道应用腹腔镜结肠切除以来，腹腔镜手术得以发展，国内外的经验证明腹腔镜手术已成为治疗癌症的重要手段，在21世纪初以中国为首的几名院士也回应了有关腔镜的争论，认为21世纪将是腔镜外科的年代，随着时间的推移及大样本对比研究，目前腔镜已基本解决了气腹、手术根治性、穿刺孔转移、中转开腹率等问题，已逐渐成熟，全国各地区已开展此技术，并扩展到胃癌切除术，胰腺癌切除及甲状腺癌切除，肺癌切除等多种手术，适应证及病种的不断扩大，将进一步推动外科的进展。

肿瘤外科各种新的治疗手段不断问世，如对皮肤基底细胞部及鳞状细胞癌，外阴癌、阴茎癌、乳腺癌术后的局部复发结节等，可在局部麻醉下行大部切除肿瘤，再用二氯乙酸液止血，再涂以辉锑矿及氯化锌液包扎，待组织固定后再予切除。这种方法即是化学外科的应用。

冷冻方法应用治疗恶性肿瘤已有近30年历史，利用超低温快速冷冻，使癌细胞遭受不可逆的破坏。常用-196℃的液氮，冷冻外科常用控制浅表肿瘤的出血、感染、坏死，而对深部的肿瘤如直肠癌、前列腺癌、膀胱癌、肺癌也已广泛应用于临床。复旦大学肿瘤医院曾用冷冻疗法治疗转移性肺癌，有些病例可存活5年以上。复旦大学中山医院用冷冻疗法治疗235例原发性肝癌，5年生存率可达39.8%。

激光治疗具有能量密度高，定位准确等特点，经适当聚焦后，可对病灶做“无血”切除或汽化切除术。激光配置相应的光导纤维后，可通过内镜做肿瘤治疗手术。例如可应用ND：YAG激光，将石英的光纤维内镜的钳通孔送入，根据能量大小距早期胃癌的0.5~1.0cm，对准病变处，快速照射，达到治疗肿瘤的目的。也有通过激光治疗食管癌的梗阻，疗效也较佳。近几年也有通过内镜下微波凝固治疗早期胃癌者，也可以治疗结肠腺瘤。目前多采用ESD技术治疗早期胃癌。

近十余年来，外科手术从广泛根治术进入微创外科的趋向，胸腔镜或腹腔镜手术从治疗良性疾病开始，现在已能有选择性进行肿瘤的治疗。但由于肿瘤手术常不能局限性，切除范围较大，目前用腹腔镜治疗癌肿正在探索实施中。但腹腔镜下结合超声刀，具有不出血，无气雾的特点。目前已有治疗直肠癌等切除术的成功病例。目前利用结扎束能量平台的无结扎技术正在推广应用。

在微创外科的基础上，现已有许多新仪器结合高科技应用代替传统治疗肿瘤，如现在有采用聚能刀治疗肿瘤，其治疗肿瘤的基础原理是使用一绝缘针在CT引导下直接插入肿瘤内部，能量在针尖部释放产生离子振荡与摩擦产热，局部温度可达90~110℃，高热导致细胞死亡和组织凝固性坏死，每个靶区治疗时间为5~15分钟，小于3.5cm的肿块一次杀灭，大于3.5cm的肿块分多点杀灭。对杀灭范围以外的正常组织无损伤。是一种有价值的治疗方法。

另外，高强度聚焦超声是新型的无创性治疗肿瘤的新技术，通过对低能量的超声束立体外加以聚焦，使焦点高能量的超声定位到体内肿瘤内，通过高温和空化效应破坏肿瘤组织，又基本不损伤焦点以外的周围组织，该项新技术在国内数家医院开展，已成为国内所关注的治疗手段。

近年来引进的伽马刀，也为精确治疗肿瘤提供了新模式，特别位于脑、肺、肝、胰头部位等，难以手术切除的肿瘤可以试用，射频治疗肝转移瘤也提供了另一治疗模式，现多为国内外学者采用。

（张旭霞）

第五节 肿瘤介入治疗

肿瘤介入治疗是在不同医学影像的引导下利用微创的方法对肿瘤进行的物理性、化学性、生物性及机械性等的治疗，肿瘤介入治疗不仅是为了达到延长患者带瘤存活期、提高生活质量的目的，还力争实现治愈肿瘤的目标。肿瘤介入治疗属于介入放射学研究的内容之一，是近三十年发展起来的新领域，作为一门崭新的介于传统肿瘤内科学和肿瘤外科学之间的新兴的临床学科，目前已在肿瘤的治疗上发挥着重要的作用。尤其是对那些不能手术的肿瘤患者，介入治疗因其具有微创、安全、疗效好等优点，而越来越显示出在肿瘤治疗中的地位。肿瘤的介入治疗已经成为现代肿瘤综合治疗中一个非常重要而有效的方法。

1. 肿瘤介入治疗　可分为经血管的介入治疗和不经血管的介入治疗两大类。经血管入径的介入治疗主要是经血管化疗和栓塞。

（1）动脉灌注化疗（transcatheter arterial infusion，TAI）：动脉灌注化疗可使肿瘤细胞局部药物浓度提高、延长药物与病变接触时间，并且减少全身药物总剂量，达到提高疗效和减少不良反应的目的。肿

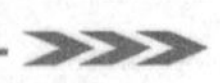

瘤所在部位的药物浓度越高，药物与肿瘤接触的时间越长，化疗药物的疗效越好。临床上有三种灌注法：①一次冲击性：指在短时间内将药物注入靶动脉，然后拔管结束治疗的方法。特点是操作迅速，并发症少，护理简单，适用于导管保留困难的部位。②动脉阻断化疗：是用阻球囊导管插入靶动脉，然后使球囊膨胀阻断动脉血流，再行化疗药物灌注的方法。目的是进一步提高药物浓度和延长药物停滞时间。③长期药物灌注：此法导管留置时间较长，灌注可为多次连续性。目前，动脉灌注疗法已经成为治疗肝癌、胃癌、肺癌、胆管癌、胰腺癌、盆腔肿瘤、头颈部肿瘤等多种恶性肿瘤的重要方法之一，它不但用于不能手术患者的姑息性治疗，而且亦可用于手术治疗，使肿瘤缩小，改善手术条件，还可以用于术后预防肿瘤的复发。

进展期胃癌作术前化疗（adjuvant chemotherapy）尤其是结合血管内介入治疗的术前化疗确有减期（down staging）的效果，能提高胃癌的手术效果，与其他疗法相比有一定优越性，但是，对未分化癌和印戒细胞癌疗效较差。

肺癌选择性支气管动脉造影和动脉内化疗药物灌注，也是目前临床上常用的方法，其中以反复多次给药较单次给药效果好，支气管动脉碘油化疗栓塞术治疗支气管肺癌近期疗效较好。

自开展肝癌肝动脉化疗栓塞术以来，显著地延长了中晚期肝癌患者的生存期和生存质量，王建华等报道 42 例小肝癌的介入治疗，采用超选择插管，进行肝段栓塞术，经过随访 1、3、5 年患者生存率分别为 88%、74% 和 50%，与外科小肝癌手术切除生存率相仿。

经皮股动脉穿刺进行髂内动脉超选择插管化疗药物灌注，是盆腔局限性肿瘤的最佳治疗方法，为不能耐受手术、丧失手术机会或者其他治疗无效的晚期肿瘤患者提供了继续治疗的机会。

脑胶质瘤采用颈内动脉和超选择颈内动脉灌注卡莫司汀治疗，有效率分别为 66% 和 83%，此两种方法均可取得较好的功效。鼻咽癌患者采用灌注化疗加放射治疗，能显著提高治疗近期疗效和有效控制率，尤其可快速改善患者的临床症状，缩小或消除局部淋巴和鼻咽部肿物。灌注放疗组近期完全缓解率明显优于单纯放疗组。

其他肿瘤的治疗：对结肠直肠癌、胰腺癌、骨肿瘤、胆管癌等恶性肿瘤的经动脉灌注抗癌药物治疗，虽然有少量的文献报道，但疗效不一，治疗例数尚少，经验不足，有待进一步观察。对于不能手术切除的晚期肿瘤患者采用动脉插管灌注化疗药物仍然不失为一种积极的治疗手段，其疗效好于全身化疗不容置疑。

（2）动脉栓塞疗法（transcatheter arterial embolization，TAE）：尽管各器官的栓塞疗法与具体操作技术各不相同，但应用最多的还是 Sildinger 技术。

1）肝癌的栓塞疗法：介入放射学治疗肝癌较好的方法是化疗加栓塞。由于肝癌的血供 90% 以上来自肝动脉，因此，经动脉插管化疗栓塞是向肿瘤供血动脉直接给药，增加了肿瘤内药物浓度，同时，使肝癌血供减少 90%，导致肿瘤坏死。化疗栓塞不但适用于晚期肝癌，亦可用于肝硬化显著及其他原因不能肝切除者，对转移性肝癌、肝癌术后复发、门脉癌栓等也有一定疗效。近年来为了解决肝动脉化疗和难以维持肿瘤局部药物浓度以及肝动脉栓塞后易形成侧支循环等问题，有人用顺铂为化疗药物，用乙基纤维素为载体，研制出顺铂乙基纤维素微囊，用来进行肝动脉化疗栓塞治疗原发性肝癌，认为疗效有明显的提高，值得进一步探索应用。

2）其他肿瘤的治疗：栓塞疗法对头颈部肿瘤、肾脏肿瘤以及盆腔肿瘤如膀胱、子宫、卵巢、前列腺等肿瘤的治疗也已有关文献报道。术前应用化疗栓塞，有减少术中出血作用，对肿瘤引起的大出血有控制作用。化疗栓塞也可以用于不能切除的肾癌和盆腔肿瘤的姑息性治疗，可以减轻症状。有人还为肾肿瘤的栓塞术疗法能增强机体抗肿瘤的免疫能力。

2. 肿瘤介入治疗的优缺点　不同方法各有其优缺点：①动脉灌注化疗比静脉化疗具有肿瘤局部化疗药物浓度高，全身不良反应小，疗效好等优点。但对于实质性脏器的肿瘤，单纯灌注化疗的疗效已远不如动脉灌注化疗结合动脉栓塞治疗的疗效好。②动脉栓塞治疗已经大大地提高了实体肿瘤如肝癌等的疗效，但对于空腔脏器如肠癌、膀胱癌等原则上不宜进行栓塞治疗，以免引起组织坏死、空腔脏器穿孔等并发症。栓塞治疗目前存在的最大问题是栓塞后肿瘤血管的再通和再生。因此，目前动脉栓塞治疗至少应进行2次以上。③通过穿刺或在内镜下对肿瘤进行直接杀灭，不论采用热（如激光、射频、微波或超声原能力）、冷（氩氦刀）、放射粒子（如^{125}I粒子）或化学方法（无水乙醇、稀盐酸）均能取得较为确切的疗效，但其仍存在许多不足。如：射频消融或超声聚能刀治疗时一般需要在B超引导下进行，而B超对肿瘤范围的判断除与B超医师的水平有关外，也与其本身的灵敏度有关。即使在CT引导下对肿瘤进行穿刺注射药物治疗，也只适合于CT能够显示的病灶，对于与正常组织等密度的病灶尚无能为力。且目前对注射药物的剂量与肿瘤大小的关系还缺乏规范化的方案。在肿瘤放射粒子介入治疗中，放射源形状上的差异，使其周围的剂量分布显示出不同的特点，同时辐射源进入人体，源周围组织对辐射的吸收和散射，也会直接影响辐射源周围的剂量分布，因此肿瘤介入治疗中的剂量分布问题是临床放射学中迫切需要解决的问题；另外，目前用于射频或氩氦刀治疗的穿刺针还比较粗，对正常脏器本身有不同程度的损伤，若病灶位于脏器边缘或大血管附近，也易导致大出血。电极形状与病灶形状吻合的也不十分完善，所有这些问题都有待进一步改进。

鉴于上述特点，有条件的大医院，应将这些不同介入治疗方法结合应用，以期达到更好的疗效。肿瘤治疗是一个复杂的工程，介入治疗是综合治疗的一个重要组成部分，而其他治疗如生物治疗、心理治疗、营养治疗等，也均是影响肿瘤治疗疗效的重要因素。

（张旭霞）

第六节　肿瘤的化疗

化疗是一门相对年轻的治疗方式，广泛应用于临床仅六十年。但是它在恶性肿瘤的治疗中特别在多学科综合治疗中起到了越来越重要的作用。

（一）化疗的方式

在化疗和手术综合治疗恶性肿瘤时，根据治疗目的和化疗进行的时间，可分为新辅助化疗、辅助化疗和术中化疗三种方式。

1. 新辅助化疗（neoadjuvant chemotherapy）　是局部治疗［手术和（或）放疗］前所给予的化疗，又称术前化疗、诱导化疗（induction chemotherapy）或初次化疗（primary chemotherapy）。新辅助化疗适用于局部晚期的患者。新辅助化疗有很多优越性：例如通过化疗可使肿瘤缩小，增加完全切除的可能性，并可减少切除范围，尽量多保存正常组织；切除肿瘤时减少肿瘤播散的机会；通过早期控制微转移灶，而增加完全消灭肿瘤的可能性；根据切除标本的病理检查，了解肿瘤对所用化疗的敏感程度。但新辅助化疗也有潜在的缺点：如毒副反应可能增加手术的并发症、感染、出血、影响伤口愈合等；如果属先天耐药性肿瘤，对化疗不敏感，化疗期间肿瘤可增大，反而失去手术机会。目前已证实，经过有效的新辅助化疗，可使乳腺癌、肛管癌、膀胱癌、喉癌、骨肉瘤和一些软组织肉瘤缩小手术范围，提高生存。以乳腺癌为例，综合文献报道局部晚期的患者经蒽环类和多西他赛联合化疗，有效率可达40%~94%。保乳手术的比例从39%增加到59%。术后腋下淋巴结转为阴性33%，乳腺病灶病理完全缓解达28%。因此因降期而提高了保乳率。在膀胱癌中新辅助化疗已证实可延长有转移患者的生存期。在Nordic I随机对照的253例患者中，接受2个疗程DDP 70mg/m^{2}和ADM 30mg/m^2，5年生存率优于对照组（57%比44%）。在另一膀胱癌的研究中，术前予以M-VAC方案使T_2/T_{3a}的病理CR率达45.7%，T_{3b}/T_4期也有8.5%病理CR。局部晚期胃癌用新辅助化疗后能明显降期，改善预后。Magic试验显示：术前后各3个疗程ECF方案化疗，可使5年生存率提高13%。对骨肉瘤，国内外都强调术前全身化疗，给予大剂量MTX或包括多柔比星的联合化疗，加放疗，可施行创伤性和范围均较少的手术，达到保存肢体的目的。初治的原发性肝癌局部肿块较大，无法I期切除时，先予肝动脉插管化疗和栓塞，待肿瘤缩小后手术治疗，复旦大学附属中山医院肝癌研究所已取得了成功。

新辅助化疗通常用3~4个疗程。2个疗程后应该评价疗效，有效时继续原方案。如果疾病进展，应视不同的肿瘤选择下一步治疗，对化疗敏感的乳腺癌可换其他非交叉耐药的二线方案。其他肿瘤二线方案有效率低，应改换治疗方式。

2. 辅助化疗（adjuvant chemotherapy） 在术后进行，目的是消灭术后体内可能存在的微小病灶，减少复发和转移，延长缓解期和生存期。辅助化疗通常在术后2~4周开始。大多用4~6个疗程。如果术后有明显残留病灶者，如切端阳性，腹腔肿瘤腹膜有散在小结节等应视为对晚期病变的治疗，疗程应增加。

辅助化疗以乳腺癌研究的时间最长，规模最大，得出最可信服的证据。意大利和美国30多年的临床经验以及20世纪90年代以来的世界各国乳腺癌辅助化疗的荟萃分析结果表明：辅助治疗可以提高10年无病生存率和10年总生存率。腋下淋巴结阴性患者单纯手术的5年生存率是70%~85%，10年生存率约70%。对其中具有高危复发因素例如：年龄<35岁、原发病灶大于2cm、细胞分化程度Ⅲ级、HER2/neu阳性，ER阴性、血管或淋巴管内有癌栓，S期细胞比例明显增高的应予以辅助化疗。化疗对腋下淋巴结阳性的绝经前和绝经后患者均有效，能降低复发率和死亡率，特别在绝经前更明显。早期乳腺癌临床试验协作组75 000例乳腺癌10年随访结果表明术后辅助化疗降低绝经前复发率37%，死亡率27%，降低绝经后复发率22%，死亡率14%。辅助内分泌治疗可以提高激素受体阳性乳腺癌的10年无病生存率和10年总生存率。最近Peto等报道一项大规模国际多中心随机试验结果，11 500例乳腺癌，59%ER阳性，41%ER不明。随机接受5年或10年他莫昔芬。结果显示在5年的基础上继续服用他莫昔芬可以降低近期复发风险。乳腺癌的死亡率和总死亡率也在这组中较低，但未达到统计学差异。AT-AC试验比较了芳香化酶抑制剂和他莫昔芬对激素受体阳性的绝经期后的乳腺癌的作用。芳香化酶抑制剂比他莫昔芬延长5年疾病复发时间2.8%，9年复发时间4.8%。芳香化酶抑制剂的子宫内膜癌发生率较他莫昔芬低。但治疗相关的骨折发生率高。结论是激素受体阳性的绝经期后乳腺癌内分泌治疗首选芳香化酶抑制剂，芳香化酶抑制剂的疗效和安全性比他莫昔芬具有优势。

大肠癌术后辅助化疗可减少Ⅱ，Ⅲ期患者的复发率，增加无病生存率。国际多中心MOSAIC试验中，2 246例Ⅱ，Ⅲ期结肠癌患者术后随机入组FOLFOX4或LV5－Fu2。FOLFOX4组3年无病生存率76.4%，3年总生存率80.2%，毒副反应轻。根据这个试验结果，FOLFOX4方案目前是大肠癌的辅助化疗标准方案。

2003年以来，多个大样本随机对照试验证实含铂化疗对Ⅰb－Ⅲ期非小细胞肺癌术后辅助化疗有益。IALT试验随访7.5年，辅助化疗组DFS持续长于对照组。JBR－10试验中位随访9.3年，N_1，T>4cm组有生存获益。CALGB9633最新结果显示辅助化疗组优于对照组，中位生存8.2年vs6.6年，8年生存率51%vs45%。

成骨肉瘤患者术后全身化疗，可明显减少肺转移的发生，无病生存率可达40%~90%。

总之随着新药的开发，包括生物靶向治疗药物在晚期肿瘤治疗中经验的累积，大规模全球多中心临床试验的开展，术后辅助治疗将在肿瘤的治疗中起到更重要的作用。

3. 术中化疗 任何使肿瘤压力增加的情况都可能使癌细胞进入血液循环，手术操作也不例外。对已侵犯浆膜层的消化道肿瘤，手术时可能已有癌细胞脱落后在腹腔内种植。术中化疗是防止医源性播散的重要手段之一。对胃肠道肿瘤，术中可予氟尿嘧啶500~1 000mg静脉滴注。日本胃癌组报道术中静脉注射MMC 20mg，第二天10mg，以后FT207维持，T_3和淋巴结阳性患者的生存率高于对照组。日本山口等认为对某些支气管肺癌，术中作支气管动脉内化疗也有裨益。对卵巢囊腺癌则更主张手术时即开始腹腔内化疗，继以术后腹腔插管化疗。有人主张在切除肿瘤后，从相应的静脉内注入化疗药物，以期杀灭进入血液循环的癌细胞。除用氮芥浸泡外，对中晚期胸腔或腹腔内恶性肿瘤患者，特别是在已有胸腹腔转移和（或）胸、腹腔积液时，于关胸或关腹前留置DDP 60~100mg、MMC 6~10mg或TSPA 20~40mg有肯定价值。

（二）化疗的适应证

化疗适合于以下的情况：

（1）对化疗敏感的表现为全身性疾病的恶性肿瘤：白血病、多发性骨髓瘤、恶性组织细胞瘤、霍奇金病和非霍奇金病。化疗作为首选。

（2）化疗疗效较好的恶性肿瘤：绒毛膜上皮癌，恶性葡萄胎、精原细胞瘤、卵巢癌、神经母细胞瘤。

（3）作为综合治疗的组成部分，实体瘤术前、放疗前的新辅助化疗，术后的辅助化疗。

（4）实体瘤广泛转移或治疗后复发转移。

（5）恶性体腔积液：胸腔、腹腔、心包腔内化疗。

（6）肿瘤急诊：上腔静脉压迫综合征、脊髓压迫、脑转移颅内高压，不宜或无法放疗时。

（7）提高局部药物浓度：介入治疗，膀胱内灌注，鞘内注射。

（三）化疗禁忌证

有以下之一情况时不能化疗。

（1）全身衰竭或恶病质，Karnofsky 生活功能指数 <60。

（2）重要脏器功能不全：严重骨髓抑制、肝肾功能异常、心脏功能失代偿、严重肺气肿、肺功能差。

（3）感染、发热、出血。水电解质紊乱，酸碱平衡失调。

（4）胃肠道梗阻。

（5）已知对该药物或赋形剂过敏。

（张旭霞）

第七节 肿瘤热疗及超声治疗

（一）肿瘤热疗

肿瘤热疗（hyperthermia）即通过加热来治疗肿瘤。传统的肿瘤热疗又称温热疗法，是通过加热人体的全身或局部，使肿瘤组织的温度上升至有效的治疗温度（42℃左右），并维持一定时间，达到使肿瘤细胞灭活、而周围正常组织完好无损的治疗目的。

肿瘤热疗可追溯到很久以前，西医鼻祖希波克拉底曾用热来治疗肿瘤，并留下其著名的格言：肿瘤药物不能治的可用手术治，手术不能治的可用热疗治，热疗不能治的那就确实没治了。1866 年德国医师 Busch 报道一例经组织学证实的小儿面部肿瘤，经过了丹毒所致的高热后肿瘤完全消失。随后又有许多关于高热使肿瘤消失的报道。Robdendury 总结了 166 例肿瘤自行消退的病例，其中有 72 例接受过热疗或有过高热。这类报道使人们开始认识到热可能作为一种治疗肿瘤的手段，于是大量学者尝试用各种手段诱发高热或加热人体来治疗肿瘤，并深入研究肿瘤组织加热后的生物学效应。虽然当时采用的物理加热装置很简陋，监测方法较粗糙，技术手段也较局限，但几乎都得出一个结论：肿瘤组织较正常组织更不耐热，即肿瘤怕热。由此催生了现代肿瘤热疗学。

1. 肿瘤热疗机制　大多数肿瘤组织和肿瘤细胞不能耐受 41.5～43℃的高温，而正常组织耐受的极限温度是 45℃，故 42℃温度左右是肿瘤热疗的关键温度。

（1）高温的选择性治癌效应：肿瘤组织血管网发育不良，结构紊乱，且缺乏神经支配，由于肿瘤内有较多的血窦而缺乏完整的动静脉系统，而肿瘤内有效血流仅为正常组织的 10% 左右。受热后，在瘤内易形成热积累，温度往往高于正常组织 3～7℃，该温度差可使肿瘤处于有效杀伤温度，而周围组织无损。

（2）热对乏氧细胞的作用：实体肿瘤组织中含有 20%～50% 的乏氧细胞，这是大部分肿瘤放、化疗失败的主要原因。大量研究表明，乏氧细胞对高热敏感，高热还可降低肿瘤微环境中的 pH 值，从而进一步增加热对肿瘤的杀伤作用。由此推断并经实验证实，热疗对放、化疗有增敏作用。

（3）加温可引起细胞核仁和膜结构的变化，使生物大分子 DNA、RNA 和蛋白质去稳定，阻止癌细胞进入分裂期。另外高温能诱导肿瘤细胞凋亡，并可通过肿瘤抗原的释放提升机体的抗肿瘤免疫功能。

2. 加热方法　按加热的区域分为全身加热和局部加热

（1）全身加热：通过升高全身体温，杀灭血流中或已转移扩散的癌细胞。①体外循环全身热灌注

法（TEMETtml1000，已通过 FDA 认证）：全身麻醉下，双侧股静脉穿刺，将血液引出体外，加热后回注入体内，使全身体温升高。升温过程中以直肠温度来反映人体中心温度。②红外加热：将患者置于加温舱内，以波长为 700～1 400μm 的红外线均匀加热皮下毛细血管，经血液循环将人体温度控制在 40～41.8℃。

（2）局部透热：肿瘤组织因上述的特性而升温较周围正常组织快，热损伤明显。①电磁波加热：微波和射频都有较强的穿透性，已应用于深部肿瘤加热，但两者均有不同程度的脂肪过热现象。②平面超声波加热：超声波也有较强的穿透性，且是一种完全绿色的治疗手段，但由于其受含气组织和骨的干扰，临床应用受限制。

局部透热是一种安全简便，近似无损的热疗方法，但由于目前缺乏有效的无损测温手段，即无法明确肿瘤的各个部分的真实温度，限制了其疗效；有创测温（插测温针）又因疼痛、感染、出血和可能针道转移等原因而难被广泛接受。

（3）体腔灌注热疗：将化疗药物和生理盐水在体外加热至 45℃，用体外循环泵将其导入体腔内，并持续循环，监测出、入水口及体腔内温度，确保体腔内水温在 42～43℃，维持一段时间。该方法可用于手术中，也可在术后连续冲灌以增强对种植病灶的杀灭作用。

（4）组织间热疗：将针状加热装置插入肿瘤内，发射射频或微波，短时间内在其周围产生较高的热场，局部可达 100℃，使该范围内肿瘤组织坏死。这种加热方法又称肿瘤消融，其治癌机制有别于传统的热疗，而更接近外科手术的“刀样效应”，故又称射频刀或微波刀。严格意义上组织间加热已不属传统的热疗范畴。

3. 临床应用　虽然高温的杀癌效应已被公认，但就目前的热疗手段和装置而言，热疗排在手术，化疗之后，大多作为化、放化疗的增敏辅助手段，而较少单独应用。对局部热疗而言，缺乏直观、无损和精确的测温技术仍是阻碍其临床推广的主要原因。

（二）肿瘤的高强度聚焦超声治疗

由于超声波兼备了穿透性和方向性，早在 20 世纪 40 年代就有国外学者设想类似太阳光经凸透镜聚集而产生高温，将超声波穿过人体，聚焦于深部的肿瘤组织，利用高温杀灭肿瘤，这就是高强度聚焦超声（high intensity focused ultrasound，HIFU）的概念。随着近年来计算机技术和高清影像学技术的快速发展，这种设想已得实现。20 世纪 90 年代中期，我国重庆、上海和北京分别研制成功 HIFU 治疗设备，于 1997 年开始临床治疗，在世界上率先系统地阐述了 HIFU 治疗肿瘤的有效性和可行性，并迅速积累了大量的成功病例，引起国际同行高度关注。目前我国在 HIFU 的临床应用方面居世界前列。

1. 机制　热能杀灭肿瘤，但不同的温度引起不可逆细胞损伤所需的时间是不同的：45℃时需 15 小时，50℃时需 180 秒，60℃时需 3 秒，70℃时仅需 0.25 秒，故提高疗效的最佳方法就是大幅度提高温度。

HIFU 系统能将超声波聚焦于体内肿瘤，形成直径 3mm、长径 8mm 的椭球形高能量密度区域，在该区域可达 3 000～10 000W/cm^2，为诊断用超声的 3 万～5 万倍，使肿瘤组织在短时间内达 70℃以上，导致瞬间凝固性坏死，而肿瘤周围的正常组织由于远离焦点而完好无损。3mm×3mm×8mm 的焦域只是一个治疗“像素”，通过点和点的叠加排列，形成线，线和线的叠加形成平面，最后由多个平面排列形成立体状，覆盖整个肿瘤。这种由点的叠加排列扫描覆盖整个肿瘤组织的治疗方式使肿瘤各部分的加热十分均匀，并能完全按肿瘤立体形状勾边治疗，是真正的适形治疗。

HIFU 治疗具有其他治疗无法比拟的优势，现以上海某科技股份有限公司研制的 HIFUNIT9000 机为例说明：①完全体外治疗，患者无明显的疼痛，不出血，不需麻醉。②不产生电离辐射损伤，安全性好，几乎无创，可重复进行。③实时监测，适形治疗：治疗过程中，操作者通过内置 B 超探头，同步监控治疗进程，并可通过灰度变化评判即时疗效。④高温封闭了肿瘤周围的小血管和淋巴管，阻断了肿瘤的转移途径。

2. 临床应用　目前 HIFU 已广泛应用于腹、盆腔实体肿瘤的治疗，如胰腺癌、肝癌、肾癌、后腹膜肿瘤、子宫肌瘤、卵巢癌、前列腺癌及腹、盆腔内转移性肿瘤，尤其对胰腺癌和后腹膜肿瘤，HIFU 治疗由于不受后腹膜复杂的血管等解剖结构的限制，在治疗中尽显优势。另外 HIFU 用于乳腺癌的保乳治疗和骨肉瘤的保肢治疗，都有成功病例报道。

由于超声波行程中受含气组织和骨组织的干扰，因此 HIFU 无法治疗肺部和颅内肿瘤；另有一部分右叶肝肿瘤因肋骨阻挡而无法用 HIFU 治疗；离皮肤 1cm 以内的肿瘤用 HIFU 治疗时，难免会损伤皮肤；空腔脏器由于壁薄，内含气体，治疗时有穿孔可能，故肠癌不作为其适应证；有时患者腹部胀气明显，肿瘤组织难以用 B 超清晰显示，同样超声波束在穿过含气组织时会有明显损耗，这种情况也会影响疗效。

作为一种安全的肿瘤适形高温消融治疗，HIFU 可单独应用。然而 HIFU 进入临床应用还不到十年，虽然其安全性和局部效应已得证实，目前还缺乏大样本的长期随访数据，尤其是缺乏和现有常规治疗方法随机对比的研究资料，因而 HIFU 的临床应用目前还限于下列情况：①无法手术切除的晚期肿瘤。②因患者高龄、体弱或并发症多而无法耐受手术的肿瘤。③术后复发、转移，不宜再次手术的肿瘤。④患者坚决拒绝手术。

3. 展望　缺乏有效的无损测温方法，同样也是影响 HIFU 疗效的主要因素。和放射线不同，超声波在穿过不同组织时有折射、反射，遇含气组织会大量衰减，最后达到靶区的剂量难以准确测算。治疗后的超声造影、彩色多普勒、增强 CT，MRI，乃至 PETCT 可客观反映肿瘤组织的灭活情况，但只有治疗时的实时测温才能真正指导治疗，从而保证疗效。国外已有应用 MRI 定位和测温的 HIFU 设备，价格昂贵，其用于子宫肌瘤的治疗已经获 FDA 认证，目前我国尚未引进。和现有的用超声引导的 HIFU 设备相比，MRI 引导的 HIFU 能从根本上确保 HIFU 治疗的有效性和安全性，这将是 21 世纪肿瘤局部治疗领域中最激动人心的一次革命。

（张旭霞）

第八节　肿瘤的急症

恶性肿瘤在进展过程中或抗肿瘤治疗过程中常可出现一系列并发症与急症。某些并发症与急症甚至严重威胁患者的生命，是导致死亡的重要原因。针对常见肿瘤急症有许多处理方法，下面代表性地介绍一些基本措施。

一、肿瘤并发感染

感染是恶性肿瘤常见的并发症。占恶性肿瘤患者死亡的第一位。癌症患者在抗肿瘤治疗中会影响细胞免疫和体液免疫，粒细胞减少症或粒细胞缺乏，局部组织防御屏障破坏（各种穿刺术、灌注术、置管术），肿瘤坏死、肿瘤相关的梗阻（肺或泌尿道）营养不良及长期卧床，诸多因素导致患者容易出现感染，尤其是粒细胞缺乏导致的感染，是癌症的常见并发症，也是癌症患者死亡的常见原因之一。

（一）病原学

病原体包括细菌、真菌、病毒及寄生虫。约有 95% 以上的感染的病原体是细菌。有 50% 的发热性中性粒细胞减少症经临床证实存在有感染，但只有 25% 有微生物学证据，历史上最常鉴别出来的危及生命的 G^- 菌为铜绿假单胞菌，大肠埃希菌，克雷伯杆菌。目前发热性中性粒细胞减少症期间的感染中，经微生物学证实有三分之二是 G^+ 菌感染，常见的 G^+ 需氧球菌（草绿色球菌，凝固酶阴性葡萄球菌，金黄色葡萄球菌）。部分 G^+ 菌感染仅对万古霉素和替考拉宁敏感。坏死性黏膜炎，直肠周围脓肿蜂窝织炎，腹腔内或盆腔感染，坏死性中性粒细胞减少性结肠炎，鼻窦或牙周脓肿，常并发厌氧菌的感染。

真菌性病原（念珠菌、曲菌）通常出现较晚，作为继发性感染出现在粒细胞减少时间长和使用抗生素的患者中。

常见的病毒性感染的病毒包括单纯疱疹病毒，带状疱疹病毒，巨细胞病毒，EB 病毒，呼吸道合胞病毒和流感 A 病毒。

肿瘤患者并发感染最常见的疾病是肺炎、败血症、腹膜炎、泌尿系炎症。口腔溃疡和带状疱疹也较常见。

（二）临床评估

1. 发热　每天三次口温超过38℃，或者超过38.3℃持续1小时2次，或超过38.5℃一次均考虑为发热（但要除外其他原因）（肿瘤坏死，输血或生物制剂的原因）。

2. 中性粒细胞减少性发热　定义为中性粒细胞绝对值少于$0.5\times10^9/L$（或者预计将要降至$0.5\times10^9/L$以下），这种血常规、常见于大剂量放化疗后，患者常表现有极度乏力，起病急骤，神志模糊、畏寒、高热、多汗、咽喉痛，头痛及全身关节疼痛。

3. 明确感染灶　在中性粒细胞减少患者中能够提示感染的临床症状和体征可能并不明显，可能因为中性粒细胞减少导致继发的炎症反应也下降有关，因此需详细询问病史记录末次化疗周期的开始第一天至出现发热的时间，以估计中性粒细胞减少的预期持续时间。原发感染病灶通常为胃肠道（继发于化放疗所致黏膜炎的细菌移位），皮肤（来自动静脉置管），也可能来自齿龈，直肠或呼吸道。故对怀疑感染的患者应仔细检查，体格检查包括皮肤（甲周）、黏膜、口咽、耳、肺、腹部、手术部位、直肠周围区域。中性粒细胞减少的患者应避免使用直肠体温计，除怀疑有直肠周围脓肿，一般避免进行直肠指检。中性粒细胞减少性发热的临床表现见表1－5。

表1－5　中性粒细胞减少性发热临床表现

主要体征	直立性低血压，脉压增大，低氧血症
皮肤及软组织	皮疹、蜂窝织炎、脓肿、皮下结节等
口腔	黏膜炎、真菌性口腔炎、疱疹、坏死性齿龈炎、齿脓肿
胸	胸部啰音、胸膜摩擦音等
腹	腹肌紧张、压痛、反跳痛等
肛周导管	溃痛红斑、硬结、脓肿等
导管外口	红斑、硬结、置入点渗出等
导管途径	红斑、皮肤硬结、通路局部触痛等

4. 病原体检查　为明确病原体类型及其对药物敏感性，应在抗生素使用前作两套血培养。需要时作革兰染色和痰、尿及可疑部位渗出液的培养。腹泻时应检测艰难梭状芽孢杆病毒素、细菌（沙门菌、志贺菌、弯曲杆菌、产气单孢菌属和耶耳森菌病素）。病毒（轮状病毒或巨细胞病毒等）。对于顽固性发热应反复做血培养，每日一次，或者初次培养后48～72小时重复做血培养。如有神经系统感染的症状，应考虑做腰穿。其他生化指标的检查也很重要（肝肾功能、电解质等）用于调整抗生素的剂量和监测药物可能的毒性反应。如影像学高度怀疑肺部真菌感染可进行支气管镜或肺穿刺检查。

（三）影像学检查

应常规做肺部X线检查，对持续存在肺部症状者应及时复查。对于顽固性发热或有感染征象的患者，据需要行B超、CT、MRI等其他影像学检查以协助诊断。

（四）治疗

需要及时有效的控制感染，重症感染的患者在未确诊或无法确定病原体时，最初的治疗应该选择高效杀菌广谱抗生素经验性治疗，一旦明确感染病原体的类型后，及时更换为敏感的窄谱抗生素，实行降阶梯治疗。

1. 经验性治疗　癌症患者的体温＞38.5℃；或一日连续3次＞38℃；超过38.3℃持续1小时2次时提示有并发感染的可能。对于轻度感染可口服头孢克洛或左氧氟沙星等，对不危及生命的中度感染可选用第三代头孢菌素。对于可能危及生命的重度感染，单药可选择碳青霉烯类（亚胺培南、美罗培南、厄他培南）或第四代头孢菌素，头孢他啶。两药联合治疗：广谱β－内酰胺类加氨基糖苷类。近期的研究提示，碳青烯类抗菌谱最广，可以杀灭院内顽固性细菌，具有良好的耐酶性，使β－内酰胺环不被细菌产生的酶分解，其耐药性最低为5%（头孢他啶为8%，头孢曲松钠为32%，头孢噻胺为38%），而且与其他β内酰胺类抗生素无交叉耐药。因此，对于高危重症患者应选单药治疗，如亚胺培南－西司地丁钠1.0g静滴，每8小时1次，或头孢吡肟（马斯平）2g静滴，每8小时1次或头孢他啶2g静滴，每8小时1次（不推荐头孢曲松，因为抗假单孢菌作用弱）直到热退后5～7天。只有革兰阳性葡萄球菌感染风险高时（静脉留置通道，重度黏膜炎，耐甲氧西林的金黄色葡萄球菌感染）可加用万古霉素。广谱抗生素连续用5～7天以上，应考虑予预防真菌感染药物，如氟康唑50g，口服，每天一次。

2. 特殊感染治疗　如下所述。

（1）粒细胞缺乏伴感染

1）保护性隔离，当中性粒细胞绝对计数 $<0.5\times10^9/L$ 时最好收住层流病房对患者进行保护性隔离，减少患者发生外源性感染机会，无条件者需简易隔离，每天对隔离病房进行紫外线消毒2～4次，每次30分钟。

2）注意皮肤，口腔，上呼吸道，泌尿道的护理，必要时应予以支持治疗。

3）抗生素的应用，对于患者中性粒细胞绝对计数 $<0.5\times10^9$ 或预计未来2天后出现 $<0.5\times10^9$ 并发体温≥38℃持续1小时，或口腔体温≥38.5℃1次，应进行风险评估。立即从血液，尿道直肠咽喉及其他可见损伤处取样进行细菌培养。常规行X线胸部检查。根据临床评价后进行初始抗生素治疗，嗜中性粒细胞减少性发热治疗原则归纳见表1－6。

表1－6　嗜中性粒细胞减少所致发热治疗原则

首程治疗：单药		
头孢他啶	2g每8小时1次	标准方案：4～5天
头孢吡肟	2g每8小时1次	对革兰阴性菌及革兰阳性菌均有作用（包括链球菌和金黄色葡萄球菌）
亚胺培南	500mg每6小时1次	广谱抗生素：革兰阳性、阴性菌、各类厌氧菌；对肠道来源致病菌效佳，但较头孢他啶毒性大
美罗培南	1g每8小时1次	广谱抗菌，较产耐药及神经毒性（如致癫痫发作）
二线治疗		
万古霉素	1g每12小时1次	对青霉素过敏患者
＋氨曲南	2g每6～8小时1次	
万古霉素	1g每12小时1次	适用于：重症血管置管感染；α溶血链球菌感染，对苯唑西林耐药的金黄色葡萄球菌或肺炎链球菌感染；单药治疗仍持续发热患者
氨基糖苷类		初治患者出现下列情况：血流动力学紊乱患者；高度怀疑多药耐革兰阴性杆菌感染者
硫酸庆大霉素	每日1次	
妥布霉素		
阿米卡星		
甲硝唑	500mg每6小时1次	与头孢他啶或头孢吡肟联用可增强抗厌氧菌疗效
解救治疗方案		
美罗培南（或亚胺培南）＋妥布霉素（庆大霉素）		病情恶化病例（如出现血压降低、新的肺部浸润灶等）、仅表现持续发热不需要更改方案
联用抗真菌类		
两性霉素B脱氧胆酸盐		应用于持续发热5～7天或给予广谱抗生素后出现新肺部浸润病灶者：标准剂量，如疑为曲霉菌感染，剂量为1mg/（kg·d）或更高
两性霉素B脂质体（ambisome）	3mg/（kg·d）	疗效相当而毒性低于两性霉素B
氟康唑	400mg/d	低危病例（如实体瘤、短期中性粒细胞减少、首次使用抗真菌药物等）

治疗3～4天后重新的临床评定，如果广谱抗生素使用3～4天后仍发热，可能存在非细菌感染，或

新的感染，原始感染未清除（脓肿、静脉留置管通路感染）抗生素量不足，药物热，肿瘤热，应针对这些可能的发热原因进行反复检查以明确病因给予最佳治疗。

4）特殊情形的治疗

a. 低血压患者，可选用广谱抗生素包括β-内酰胺类+氨基糖苷类+万古霉素。

b. 肛周蜂窝织炎，齿龈炎或可疑腹腔内感染，可使用亚胺培南或美罗培南或加甲硝唑或替硝唑或奥硝唑。

c. 肺部感染（军团菌，衣原体肺炎，可使用阿奇霉素）。

d. 院内获得耐药性革兰阴性菌感染，碳青霉烯类（亚胺培南和美罗培南）疗效优于头孢菌素（头孢他啶和头孢吡肟）。

e. 青霉素过敏患者，氨曲南+万古霉素。

5）刺激骨髓造血：粒细胞集落刺激因子（granulocyte colony - stimulating factor，G - CSF，75 ~ 150mg 皮下注射每日 1 ~ 2 次，粒 - 巨噬细胞集落刺激因子 150 ~ 300mg 皮下注射，每天 1 次，一般连续用 7 ~ 14 天。）

（2）真菌感染：长期嗜中性粒细胞减少与机体真菌感染密切相关，且死亡率较高，美国感染病协会（ID8A）出版的指导方针也推荐在持续发热 5 ~ 7 天后，开始加用经验性抗菌治疗，治疗常用方案如下：

1）无真菌感染低危患者，氟康唑 200mg/d，口服至发热停止且 ANC >500/mL 即可停用。

2）白念珠菌感染可选用氟康唑 200mg 静滴，每天 1 次，首次加倍，连续 7 天，然后在末次念珠菌感染后检查阴性后，再口服氟康唑 100mg，每天一次，用 2 周。

3）深部组织真菌感染如侵袭性肺曲霉菌病：卡泊芬净首次 70mg 静滴维持剂量 50mg/d；伏立康唑，第 1 天 6mg/kg 静滴，每 12 小时 1 次，然后 4mg/kg，每 12 小时 1 次；或两性霉素 B，首次 0.1mg/kg 静滴，每天 1 次，以后每天增加 5mg，直到 0.65mg/kg，总量 2 ~ 3g。治疗时间取决于患者机体状态及临床效果。

（3）血管内导管相关性感染：对于长期置导管患者出现不明原因发热，血管内装置周围的炎症或者化脓，不明原因的血行感染、感染性休克、心内膜炎、肺脓肿等的患者应高度警惕血管内导管相关性感染的可能。需分别通过导管和外周静脉抽取双份血培养，当出现下列情况时，应高度怀疑为导管相关性感染：导管血培养结果阳性，而外周血培养结果阴性；导管血培养和外周血培养结果具有量的差异[导管血培养菌落形成单位（CFU）比外周血培养高 5 ~ 10 倍，或者 >100CFU/mL]；导管血培养和外围血培养出现阳性结果有时间上的差异（>2 小时）；如果导管血培养和外周血培养结果均为阳性，且无其他原因，也应怀疑为导管相关性感染。如果更换或取出的导管应行导管细菌培养和菌落数定量检查。如果导管细菌半定量培养菌落数达到 15CFU 或者定量培养达到 10^2CFU，同时伴有局部或全身感染的症状，则提示导管相关性感染。

最好的治疗方法是更换或取出导管。对于局部的感染，无菌血症没有脓肿，蜂窝织炎，发热或并发症者给予拔除导管继续随访。对于局部感染并发热的患者，需拔除导管并给予静脉抗生素应用。对于脓肿或蜂窝织炎及存在菌血症的患者需要经验性静脉抗生素应用及拔除导管。据经验血管内导管相关性感染大多数为 G^+ 菌感染，少数为 G^- 菌或真菌感染，经验性治疗一般选用万古霉素 0.8g 静脉滴注，每天 2 次，或头孢哌酮 - 舒巴坦（舒普深 1.0g 静滴，每天 2 次），待导管病原菌培养的结果更换敏感抗生素。

（4）疱疹病毒感染

1）巨细胞病毒感染：更昔洛韦 5mg/kg 静脉滴注，每 12 小时一次，用 14 ~ 21 天，维持期，更昔洛韦每天 5mg/kg 静脉滴注，连续 14 天。

2）带状疱疹病毒感染：阿昔洛韦 5mg/kg 静脉滴注，每 8 小时 1 次，用 7 天。

二、出血性急腹症

（一）肝癌破裂出血

发生率约9%～14%。肝癌组织坏死液化可自发性破裂，引起出血，也在外力作用下发生破裂，如限于包膜下可有肝脏迅速增大，急骤疼痛，若破入腹腔可发生弥漫性腹膜炎，甚至失血性休克或死亡。有的患者在破裂前无任何癌症迹象，而是以破裂出血为首发症状出现，甚至手术探查才得以发现。据报道发现肝癌破裂出血在肝癌死亡原因中占第四位。

临床上，破裂之前做出诊断是很重要的一步。其临床表现与肿瘤破裂口的大小及出血速度和量的多少有关。小的出血仅局限于肝包膜下，患者仅感觉上腹疼痛，出血3～5日后可自行吸收，疼痛缓解，血液流到腹腔可以引起腹膜炎征象，易误诊为胆囊炎，阑尾炎。破裂口大，出血量多，发病一般较急，患者突感上腹剧痛，可伴腹胀、恶心、呕吐、面色苍白、脉快、冷汗、四肢湿冷、血压下降、出现休克。体查时有腹肌紧张，全腹压痛，反跳痛，以肝区最为明显，叩诊有移动性浊音，右下腹穿刺可抽出不凝固性血液。

辅助检查：血红蛋白和血细胞比容减少。一旦考虑此病时，应迅速进行超声或CT扫描。

肝癌破裂出血治疗目的是控制出血和保肝治疗，关键是迅速控制出血。控制出血的方法包括手术和非手术治疗，非手术治疗效果差，手术治疗效果确切。少量出血或肝被膜下出血，血流动力学平稳时，可严密观察病情变化，不需要急诊手术。对于晚期肝癌破裂出血，不能耐受手术及经过充分液体复苏后血流动力学不稳定者采取非手术治疗。一般采取卧床休息，取肝区部位置腹带加压包扎。静脉输注止血药，保肝治疗，对症处理。

外科手术治疗：一般认为只有手术才能可靠地止血，因此对于能耐受手术者，诊断明确的肝癌破裂出血伴失血性休克或短期内血红蛋白迅速下降者；不能除外其他原因的腹腔出血者；估计能做肝癌切除或其他有效治疗者；无明显黄疸、肝功能尚好、无大量腹腔积液、无其他器官功能障碍和远处转移者，给予急诊液体复苏后，进行剖腹术并清除血肿。根据情况采用局部填塞缝合术、微波高温固化止血术、肝动脉结扎术、肝叶切除术、无水乙醇注射法。对破口大，出血量多，不允许行肝叶切除和肝动脉结扎术者，也可考虑用纱布条填塞术。

术后的并发症包括：败血症、DIC、心肺功能问题及再出血可能。

（二）上消化道出血

上消化道出血是癌症患者中最常见也是最危险的消化道急症之一。癌症患者上消化道出血的诱因多与非甾体类抗炎药物或皮质类固醇药物，胃炎或消化性溃疡有关。仅有20%的上消化道出血是自身恶变造成的。胃癌患者多由于组织坏死，黏膜糜烂及血管破溃而出血。一般表现为隐性出血，部分能引起呕血黑便，约有5%的患者可发生大出血。可伴有循环障碍，低血压或休克症状需要紧急处理。消化道出血约占肝癌死亡原因15%，并发肝硬化或门静脉高压、肝静脉癌栓者则可因门静脉高压导致食管胃底静脉曲张破裂出血。胃肠道黏膜糜烂、凝血功能障碍也是消化道出血原因。

临床上的评估十分重要。询问患者先前的一般状况；是否有严重失血引起的贫血或低血压症状，评估患者是否需要立即复苏；癌症治疗史（化疗、放疗或手术治疗）；有无与胃十二指肠出血相关的危险因素：如是否服用非甾体类抗炎药物（阿司匹林，吲哚美辛）、皮质激素、抗凝剂（华法林）及β受体阻滞剂，该类药物有减慢心率的作用，同时也会增加发生休克危险。

1. 临床表现　上消化道出血患者的症状表现为呕血。新鲜血液呈鲜红色，如在胃内存留一段时间后呈咖啡色。对部分患者来讲唯一症状是黑便。少量缓慢出血可无症状，可有轻微头昏，乏力等症状。严重出血最敏感的指标是心动过速和体位改变（由平卧改为坐位式）引起血压下降（下降幅度大于20mmHg）。急性大量出血，一次性出血量超过800mL，可出现心悸、脉搏加快、冷汗、烦躁、面色苍白、皮肤潮湿、血压下降等症状。部分患者常以头晕、乏力、气短、多汗、贫血及低血压状态来院就诊，这时常规直肠指检对诊断尤为重要。极少部分可以无任何病史，而以上消化道出血为第一症状。

2. 处理原则　积极止血、维持血容量，必要时手术治疗。尽快止血是关键，止血措施有药物止血，胃镜下止血，三腔二囊管压迫止血，介入治疗止血及手术止血。

（1）一般治疗：立即停用诱发出血的药物；保持静脉输液通道，维持足够的血容量；但门脉高压上消化道大出血扩容、升压治疗要慎重，因为短时间大量不仅稀释血液而且使门脉压力升高，大出血加重；确保血小板计数大于 50×10^9；抗生素的应用：进展期肝硬化患者尤其是出现出血时，易并发细菌感染。出血后短期预防性应用抗生素能有效控制感染和提高生存率，大多数首选喹诺酮类抗生素，持续7～10天。

（2）止血药物的应用：生长抑素及其制剂：由于生长抑素（somatostatin）具有降低门静脉压力和减少侧支循环血流量的作用，故应用于食管胃底静脉曲张破裂出血的治疗，如思他宁首次负荷量给予25～50μg 静脉注射后，继以25～50μg/h 静脉维持；抑制胃酸分泌的药物：对消化性溃疡和急性胃黏膜损害所引起的出血，常规给予质子泵抑制剂或 H_2 受体拮抗剂如奥美拉唑40mg，每12小时1次或法莫替丁20mg 每12小时1次，静脉途径给药；静脉输入止血药如垂体后叶素20U 溶入200mL 葡萄糖液中，30分钟滴完，3～4小时可重复使用；也可用去甲肾上腺素8～16mg 溶于100～200mL0.9%氯化钠注射液，行胃腔灌注。

（3）内镜治疗：内镜治疗具有止血快、费用少、住院时间短和再出血率低等特点，已广泛应用于临床。内镜检查如见有活动性出血或暴露血管的溃疡应进行内镜止血。证明有效的方法包括高频电凝、热探头、激光、微波、止血夹、硬化剂注射法、内镜下静脉套扎（EVL），EVL 是治疗食管静脉曲张的安全有效的方法。

（4）手术治疗：术前要考虑尽量采用一次性根治切除肿瘤。如病情十分危重，又并发有并发症者，可考虑姑息性局部切除止血。

（三）宫颈癌大出血

宫颈癌晚期可发生大出血。主要是溃疡型破溃后侵犯血管所致。

1. 临床表现　阴道大出血及失血的全身表现，如面色苍白、皮肤湿冷、脉搏加快、血压下降等。对晚期患者来讲大出血可能是病情的发展的最终结果，一般都已失去手术根治的机会。

2. 处理　①局部压迫止血，选用纱布紧压宫颈病灶，或用1%肾上腺素2mL 或1%麻黄碱2mL 溶于100mL 0.9%氯化钠注射液中，将纱布浸湿后紧压宫颈病灶，24小时后更换纱布。②短距离放射治疗对于子宫和宫颈癌大出血是最好的方法。若局部压迫止血失败，在生命体征平稳下，可行 ^{60}Co 局部后装止血，剂量每次800～1 000cGy，每周一次。③动脉介入性栓塞。④髂内动脉结扎术，可使子宫血流量减少一半，是一种老式的传统止血法。⑤一般治疗包括：补充血容量，止血及抗感染等治疗。

三、恶性心包积液和心包填塞

有5%～10%癌症患者可以发生心脏及心包受侵，其中有1/2患者侵及心包，1/3患者侵及心肌，余者为两者均受侵。只有15%的恶性心包积液患者发生心包填塞，这往往代表疾病到了终末期。心脏和心包转移比原发肿瘤多40倍。

一癌症相关心包积液和心包填塞最常见病因为肺癌、乳腺癌、纵隔淋巴瘤及白血病是发生心脏和心包转移的最常见病因，其次为黑色素瘤及肉瘤，霍奇金病患者纵隔放疗后约5%的患者发生心包积液。肺癌和乳癌占所有心包积液患者的60%～75%。尸检资料证实有35%的肺癌患者；25%乳腺癌患者发生心包转移。转移通常为直接侵犯，血行播散和淋巴转移。某些化疗药物也引发心内膜纤维化但发生心脏压塞较为罕见。导致心包积液或心包填塞的药物可见于白消安、阿糖胞苷、维A 酸的治疗。

心包积液的形成与下列因素有关，毛细血管通透性增加；静脉流体静压增高；胶体渗透压降低；心包腔内负压增加；积液积累量和心包延伸性的比率决定了回流动力学改变和临床症状。往往由于肿瘤并发出血，引起心包积液可迅速增加导致心脏压塞。一旦积液量增多，对心脏直接造成的作用是舒张期无法获得有效的血液回流，尤其是限制压力较低的右心充血，心输出量减少，进而出现右心衰竭和左心功能不全的表现。

（一）临床评估

临床表现取决于积液累积的速度，急性起病即使积液量较少（<250mL）。也可出现严重的症状和体征，肿瘤患者常起病缓慢，即使大量心包积液（>1 000mL），临床仍没有明显的心脏压塞征象。

全身症状包括发热、乏力、出汗、烦躁不安、焦虑、抑郁、谵妄，甚至有濒死感。早期可有心前区疼痛，疼痛常在体位改变，深呼吸卧位或左侧卧位时加剧，坐位或前倾位时减轻，心包积液对邻近器官的压迫可引起肺瘀血，出现呼吸困难加重、咳嗽、咯血，此外还伴有吞咽困难，声音嘶哑等症状，随着病情加剧，患者出现神志不清、发绀、四肢厥冷，严重时出现休克。

急性心脏压塞主要表现为急性循环衰竭，静脉压升高，动脉压持续下降，心动过速，严重者出现休克。奇脉的出现是心包填塞的标志，表现为吸气时收缩压下降10mmHg以上。心包积液较少时，可闻及心包摩擦音。随积液的增多，心音低钝而遥远，胸前区心尖冲动减弱或消失。

亚急性或慢性心脏压塞主要表现为体静脉瘀血征，可见有颈静脉怒张、颈静脉吸气时扩张（Kussmaul征）、奇脉、肝－颈静脉回流征阳性、肝大、下肢水肿、腹腔积液。

（二）诊断

（1）X线检查：成人心包积液超过250mL时胸腔积液提示心影增宽，心缘正常轮廓消失，呈烧饼状或球形，可随体位变动，心脏搏动减弱，约有1/3的病例并发胸腔积液。

（2）心电图：肢导低电压及“心电交替”现象，伴窦性心动过速，部分患者有期前收缩和房室传导阻滞等心律失常心电图表现。

（3）超声心动图：是诊断心包积液可靠迅速的无创伤性检查方法，可以准确发现心包积液量及积液的部位。此外还可以诊断和评估左右心室功能，右心房和右心室舒张期充血减少的情况。

（4）诊断性心包穿刺术：直接明确心包积液性质，恶性肿瘤性心包积液的细胞学检查阳性率较高，尤其肺癌患者可达70%～85%。也可在B超引导下心包腔内置管抽液。

（5）纤维心包镜：可直接观察心包腔脏层和壁层病变及进行活检，此外可进行引流冲洗和心包腔内给药。

（三）治疗

（1）心包穿刺抽液：局部麻醉下行心包穿刺术或在B超引导下心包腔内置管术是判断和治疗心脏压塞的最佳处理方式，97%的患者在成功引流后，症状立即缓解。也可在B超引导下心包腔内置管局部化疗联合全身静脉化疗。

（2）化学治疗：心包抽液后，可酌情使用丝裂霉素、氟尿嘧啶、地塞米松、卡铂等药物做心包注射，同时可根据病情选择适当的方案进行全身化疗。

（3）放射治疗：恶性心包积液可行放射治疗，对放疗敏感的肿瘤有效率达50%～60%左右，剂量一般为25～35Gy/3～4W。

（4）继发性放射性心包炎者，可适当使用糖皮质激素及利尿剂治疗。

（5）对症治疗：对于心脏压塞并有心源性休克患者，可给予扩容及升压药物维持血压，吸氧、利尿剂应用通常可减少并发症的发生。不宜用α－受体兴奋剂，洋地黄类及去甲肾上腺素，禁用硝酸盐制剂。

（6）手术治疗：对于预期生存期长的患者，可行剑突下心包造口术/心包开窗术。心包造口术同时心包内注入硬化剂（博来霉素和多西环素）。对于复发性心包积液采用经胸膜腔心包开窗术或心包腹膜分流术。对于放射性狭窄心包积液，可采用心包切除术。

四、上腔静脉综合征

上腔静脉综合征（superior vena caval syndrome，SVCS）为临床上常见的肿瘤急症，呈急性或亚急性肿瘤危象。是通往右心房上的上腔静脉血流受阻引发的一系列症状。对于肿瘤患者，最常见的病因是外来压迫，通常来自右支气管旁的原发肿瘤灶，或由肿瘤转移所致的气管旁肿大淋巴结。

（一）病因

上腔静脉位于纵隔右缘，由2支无名静脉在右侧第一胸肋联合处后方汇合而成。长6～8cm，宽1.5～2cm。接受来自头颈、上肢和上胸部的血流进入右心房。上腔静脉内压力低，管壁薄，周围有较硬的胸骨、气管、动脉、肺门和气管旁淋巴结。这些部位的病变都能压迫上腔静脉导致SVCS。其常见病因见表1－7。

表1－7　导致上腔静脉综合征的病因

恶性肿瘤（78%～95%）	非恶性肿瘤（5%）
肺癌（65%～75%）	肺结核
小细胞癌（50%）	中心静脉插管或起搏引起的栓塞
鳞癌（26%）	甲状腺肿
腺癌（14%）	畸胎瘤
大细胞癌（10%）	梅毒
淋巴瘤（8%～10%）	组织胞质病
其他肿瘤（10%）	主动脉瘤
	纤维性纵隔炎

（二）临床表现

临床表现主要取决于压迫的部位、程度与肿瘤生长速度等情况，以及侧支循环形成等情况略有不同。较典型的临床表现有：颈面部和手臂肿胀，以清晨为重。晚期患者可有头痛、视觉障碍，部分患者由于主支气管被压迫可出现声嘶、咳嗽、呼吸困难。部分患者自觉胸闷，尤其是前倾或躺下时加重。

典型体征为颈内静脉和颈外静脉充盈怒张，前胸壁与外侧胸壁向下引流的静脉充盈和面部水肿。颈交感神经受压可出现霍纳综合征。晚期患者可出现视神经盘水肿。上腔静脉综合征的临床表现见表1－8。

表1－8　上腔静脉综合征的临床表现

症状	体征
呼吸困难（63%）	颈静脉怒张（66%）
面部发胀（50%）	胸壁静脉充盈（54%）
咳嗽（24%）	苍白（20%）
肩部发胀（18%）	充血（19%）
胸痛（15%）	肩部水肿（14%）
吞咽困难（9%）	

（三）实验室和其他检查

1. 影像学　X线检查多为异常。1/3～2/3患者表现为上纵隔肿块或增宽，10%～40%的患者可见右肺门的肿块影。大约25%的患者有右侧胸腔积液。20%的患者有肺门淋巴结肿大和肺部肿块。3%～15%的患者胸部X线检查正常。增强CT或MRI是SVCS诊断价值最高，最准确的影像学检查，能确定上腔静脉阻塞的位置，显示上腔静血栓，侧支循环，纵隔淋巴结肿块，支气管受压情况。上腔静脉造影可了解上腔静脉有无血栓和受压情况，准备行溶栓或支架植入术时进行。放射性核素静脉现象也能确定阻塞和侧支循环的位置。

2. 细胞学或病理学诊断　小细胞肿瘤引起的SVCS患者中2/3可依靠痰细胞学检查。纵隔镜检查，胸腔镜检查虽有一定危险，但根据需要也可积极进行，阳性率较高。病理学诊断是必需的。通常由支气管镜、细针针吸活检、锁骨上淋巴结切除活检或经胸腔纵隔针吸活检（TNB），在B超或CT引导下胸腔肿块或淋巴结穿刺活检。对获得组织学诊断和分期尤为重要。由于中心静脉压升高，使得活检时容易出血，故应谨慎或待症状缓解后再进行。

3. 其他 小细胞肺癌（SCLC）和非霍奇金淋巴瘤（NHL）累及骨髓，可行骨髓活检。静脉压测定对诊断也有一定帮助。

（四）治疗

SVCS的治疗目的是解除症状和治疗原发病。大多数情况下，治疗主要针对病因，所以治疗前必须有明确的原发病的病理学诊断和分期及放射影像学检查的结果，以决定治疗方案。对于严重气管受压或有颅内压增高出现一系列神经系统症状者，首要的治疗是缓解症状（利尿剂、糖皮质激素）。对化疗敏感的肿瘤如小细胞肺癌、淋巴瘤、生殖细胞肿瘤，可采取全身化疗；在一些研究中发现，联合放化疗能提高小细胞肺癌及淋巴瘤的局部控制率和长期生存。对大多数恶性肿瘤引起的SVCS首选治疗方法是放射治疗。对原发病不明又严重影响呼吸功能者可给予血管内支架置入术或球囊血管成形术。对于放化疗失败者，伴有严重中枢神经系统症状者可考虑手术重建。

（五）一般措施

患者取卧位，头部抬高，给氧以减少心输出量和降低静压；限制盐摄入和利尿剂应用以减轻水肿。一般处理可获得姑息性治疗效果。但应注意脱水后引起的血栓形成和电解质紊乱，故一般不主张积极脱水。皮质类固醇在SVCS中的作用尚有争议。对改善症状的作用有限，短期使用，一般使用地塞米松6～10mg，每6小时一次，口服或静脉注射。

（六）放射治疗

放射治疗对大多数恶性肿瘤所致的SVCS有效。70%支气管肺癌和95%的恶性淋巴瘤伴SVCS者均能通过放疗得到缓解。除小细胞肺癌和非霍奇金淋巴瘤首选化疗外，放疗是大部分肿瘤伴SVCS患者的标准治疗，为了使肿瘤缩小，迅速缓解症状，通常首先给予几次高剂量分割（2～4Gy）。高剂量分割（剂量>3Gy/d），同常规2Gy的剂量相比缓解率更高。2～4天后，按常规剂量（每日1.5～2Gy）分区、分次照射。照射总量应视肿瘤的病理类型而定。

（七）化学治疗

化疗适用于对化疗敏感的肿瘤［小细胞肺癌（SCLC）、淋巴瘤、生殖细胞肿瘤］，能快速缓解症状和体征。可以单纯化疗，也可同时或序贯放疗。3个疗程后应重新评价，如果病变缓解，应继续给予3个以上疗程化疗，如果病变进展，应更换化疗方案和（或）给予放射治疗。

小细胞肺癌（SCLC）化疗一般采用氮芥5～10mg/2～3天，静脉推注1～3次，使肿块缩小或再放疗。这样可缩小放射治疗野，保护更多的正常组织。目前常用的第一线化疗方案为CE（卡铂+依托泊苷）或CAV-PE交替应用治疗SCLC。方法是：CTX 700mg/m^2，ADM 40mg/m^2，VCR 1.4mg/m^2 静脉注射，第1天；DDP 60mg/m^2，第8天；VP16 100mg/m^2，第8、9天静脉滴注；每4周重复，共6个周期。疗效好的局限期患者加胸部放射（50Gy），只有获CR者行预防性脑放射（30Gy），故一般认为联合化疗或并用放疗是SCLC的标准治疗。

霍奇金病可选用MOPP或ABVD方案，乳腺癌可选用CMF、CAP或CAF方案。

（八）抗凝及溶栓治疗

通常对于肿瘤相关的SVCS，75%的患者可以在3～4天内获得改善，90%的患者在1周内明显改善。那些1周内没有改善的患者往往已经存在中心静脉血栓，但由于中心静脉压高，加之某些肿瘤组织容易破碎，不推荐溶栓治疗。如果静脉造影或增强CT发现血栓，肝素抗凝能使患者获益。

溶栓治疗对因静脉置管发生SVCS的患者有效，对肿瘤侵犯或压迫纵隔的SVCS者无效。溶栓治疗必须在症状出现后7天内开始。

（九）血管内支架和血管成形术

应用介入放射学技术（溶栓、取栓球囊、扩张、支架植入）治疗SVCS具有创伤小、技术成功率高（90%～98%），可迅速解除阻塞症状、并发症发生率低等优点。一般对于局限性上腔静脉狭窄，单纯应用球囊扩张术多能获得良好的疗效。对于节段性、处压性阻塞，则需要进行金属内支架植入。在欧美一些国家介入方法是治疗 SVCS 的首选方法。

1. 适应证　如下所述。

（1）肿瘤所致的上腔静脉狭窄，静脉回流障碍特别有呼吸困难及颅内压增高者。

（2）放疗、化疗不敏感的恶性肿瘤即规范化疗后肿瘤复发所致的症状性上腔静脉压迫。

（3）良性病变所致的 SVCS，同时存在手术治疗禁忌证者。

2. 禁忌证　如下所述。

（1）存在血管造影的禁忌证。

（2）肿瘤侵入上腔静脉是介入开通的相对禁忌证，因为在操作过程中可能使肿瘤栓脱落，导致转移及肺栓塞。

（3）上腔静脉阻塞并发广泛性血栓形成后先行介入性取栓治疗，盲目开通可导致致命的肺栓塞。阻塞发展较慢，侧支循环建立良好，无临床症状者，不需要介入治疗。

五、脊髓压迫

脊髓压迫（spinal cord compression，SCC）是肿瘤患者最严重的并发症之一，常见于原发或转移性肿瘤压迫脊髓并导致神经系统功能受损。对于有神经系统症状的患者，治疗必须尽早在数小时内开始。导致脊髓压迫最常见的肿瘤是乳腺瘤、肺癌、前列腺癌、肾癌、多发性骨髓瘤和肉瘤。偶见源于腹膜后和纵膜的肿瘤（如淋巴瘤）的直接侵犯。超过 3/4 的患者是由于椎体转移所致。椎骨旁软组织肿块的直接扩散相对少见，单纯的硬膜内或硬膜外病变也较少。不同部位椎体转移出现 SCC 的危险性不一，胸段最高，约 70%，腰段脊髓为 20%，而颈段脊髓占 10%。

（一）临床表现

早期症状最常见（约占 90%）的是局限性背痛或放射性疼痛。疼痛沿神经根或“带状”分布，因咳嗽或牵拉加剧，且不因卧床休息而缓解。晚期可有下肢肌力减弱（如果脊髓高位损伤，并发上肢肌力减弱），尿潴留，尿失禁，便秘或便失禁。体格检查时常见受累椎体的局部压痛、叩痛。根据脊髓压迫的部位不同，表现可略有不同。如脊髓完全压迫，知觉变化在受损平面之下完全丧失。损伤水平以下双侧上肢运动神经元软弱；膀胱和肠道功能紊乱；脊髓前方压迫，损伤水平以下痛觉和温觉部分缺失。损伤水平以下双侧上运动神经元软弱，膀胱和肠道功能紊乱；后方压迫，损伤水平以下振动觉和位置觉缺失、痛觉、温觉和触觉相对减弱，处于损伤水平的束带感。侧面压迫，对侧痛觉和温觉缺失（触觉相对减弱），同侧振动觉和位置觉缺失，同侧上运动神经元减弱。

（二）辅助检查

X 线片：可以显示脊髓的损伤和（或）压迫，有 15% ~20% 的病例在 X 线片上无异常。

MRI 扫描是优先选择的检查，可用于检测肿瘤压迫的部位和范围，增强 MRI 还能显示椎旁肿物和髓内肿物。由于肿瘤转移常常累及多个椎体，因此应尽可能地进行全脊椎的 MRI 扫描。

脊髓造影术：MRI 已基本取代了脊髓造影术，在没有 MRI 的地方，脊髓造影术能显示损伤的局部解剖部位和椎管的阻塞情况，计算机断层扫描（CT）可用于那些没有条件或不适宜进行 MRI 检查的患者。其敏感性和特异性均不及 MRI。

对于脊髓压迫的患者，没有神经系统功能障碍的情况下，如果需要取得病理诊断，可以进行 CT 或 MRI 引导下的活检。

骨扫描：在发现脊柱转移灶方面，骨扫描（^{99m}Tc－MDP）比 X 线片更敏感其优点是能够对整个骨骼进行扫描，并成像在一张图片上，缺点是特异性较低。

（三）治疗

根据阻塞的平面，症状发展的速度，阻塞的程度与持续时间以及原发肿瘤类型而定。由于脊髓压迫的恢复程度取决于治疗前的状况，所以开始治疗的时间是关键。

1. 皮质类固醇　如果考虑脊髓压迫的诊断，就应立即地塞米松减轻脊髓水肿。推荐剂量：地塞米松10～20mg，静脉给药。如果进行放射治疗，在放疗的最初几周内，地塞米松4～6mg口服或静脉给药，每6小时一次，继后根据病情逐渐减量。

2. 手术治疗　手术适应证包括：急性发作的截瘫，骨折错位，对激素类药物无反应，已知对放疗抗拒的肿瘤或放疗中脊髓压迫症状进展或放疗后复发的肿瘤。手术选择性用于解除椎体病变，然后固定椎体，可较好地缓解疼痛，改善功能。最常用的是椎板切除减压术。

3. 经皮椎体成形术（percutaneous vertebroplasty，PVP）　是一种微创侵入手术，其基本方法是将一些填充物（如骨水泥）注入压缩的椎体内，以达到迅速镇痛和恢复椎体强度的目的。创伤性小，并发症少，既可单独应用也可同外科手术、放疗、化疗结合使用。主要适用于骨髓瘤、侵袭性血管瘤、骨巨细胞瘤、椎体转移性肿瘤后造成的椎体压缩性骨折的患者。

4. 放射治疗　对于能行走的患者或对激素类药物有反应的轻瘫患者，放疗是和手术一样有效的治疗手段，经典剂量为单次照射为8Gy，20Gy分4～5次或30Gy分10次。对于新近不被确定具有转移性质的乳腺癌和前列腺癌应更长时间的照射。

（张旭霞）

第九节　肿瘤的心理调节及治疗

恶性肿瘤是一种严重危害人民生命健康的常见病。在我国癌症已成为导致城市居民死亡的第一病因，农村居民死亡的第二病因。确诊为癌症的患者不仅承受着疾病引起躯体的痛苦，而且还面对在诊治过程中的各种压力，这种不良的刺激可转化为不良的负性情绪，甚至发生精神心理上的问题，导致行为的改变。患者的亲属同样承受着与患者本人同等甚至更大的心理压力，面对着确诊后病情如何向患者本人的告知，治疗方案的选择，患者的护理，以及失去亲人的恐惧，社会及经济、医疗上诸多的压力，都将影响着患者治疗、预后及生活质量。根据国外文献报道34%～46%的恶性肿瘤患者有明确的心理应激反应和心理障碍，其中有15%的患者符合重症抑郁发作的诊断，这些问题得不到及时干预，将会损害患者的生活质量，加速病情的发展，对肿瘤的治疗及康复十分不利。世界卫生组织已将癌症明确划为是一种生活方式疾病（the disease of lifestyles）。近年来随着生物心理社会医学模式的发展，奠定了心理肿瘤学（psycho－oncology）。它使用医学心理学、医学社会学、心理生物学、精神病学、心理神经内分泌免疫学等相关的知识，研究患者在癌症的不同病程中的心理反应和家属的情绪反应；以及心理社会因素对癌症发病率和死亡率的影响。肿瘤的心理社会干预包括肿瘤学精神病学、心理学、社会工作者和家属进行的一系列的教育活动，对肿瘤患者的生存、疼痛、自尊、依赖、健康服务和医疗技术的探讨，旨在降低患者的孤独感和焦急，帮助患者适应诊断和治疗，对疾病增加理解和控制，同时降低由癌症治疗引起的身体症状，提高生存质量。

（一）影响癌症患者心理反应和精神问题产生的因素

癌症的心理社会因素，目前尚无直接证据表明心理社会因素应激与肿瘤的发生有直接的关系，但大量的事实和动物实验资料证明心理社会因素与肿瘤之间有密切的联系，流行病学调查提示，生活事件引起的慢性精神压力和高度的情绪应激与肿瘤的发病率增高有一定的关系。国外学者研究证实，将动物置于紧张环境中，可激发肿瘤的发生和发展。国内学者通过临床对照调查显示，在癌症患者发病史中、家庭不幸事件、工作学习紧张过度、人际关系不协调等生活事件，导致躯体的内环境的改变，使得人体的神经体液调节紊乱，导致内分泌系统功能失调，免疫系统监督失控有关。

近年的研究也逐步发现，神经系统、内分泌系统、免疫系统之间存在着物质和功能上的相互联系，从而形成中枢－下丘脑－垂体－胸腺为核心的免疫及中枢－自主神经－胸腺为核心的免疫系统两个网络。情绪和心理作用可通过神经，内分泌系统功能失调而影响免疫系统使免疫监督失控，免疫功能也可反过来影响神经内分泌系统紊乱。

个性特征及行为方式，临床、心理学研究发现个性特征与肿瘤有一定的关系。Merr，Ziegler，

Becker发现恶性肿瘤的发生与一定的人格特征人群有关。Hagnel 对2 550名瑞典又进行了为期10年的人格前瞻性研究，他将肿瘤患者在发病前出现典型性格，称为癌前期性格。其特点是丧失稳定性，当情绪抑郁时因无法表达自己的情感常常转为退缩，是人格内向的一种表现。英国学者 Greer 等人结合自己的研究总结了癌症患者人格特征，提出了癌症易感性行为特征——C 型行为特征的概念，主要表现为社会化过度，缺乏自我意识，不知道自己想干什么，要干什么。别人和家庭希望他干什么，他就干什么，所以这种人总是以满足别人的要求来作为自己的行为准则。我国学者的研究提示下列性格特征易患癌症：①多疑善感，情绪抑郁者；②易暴易怒，忍耐力差者；③沉默寡言，对事物态度冷漠者；④性格孤僻，脾气古怪者。其癌症的心理和社会及个性特征的致病假说见图1-1所示。

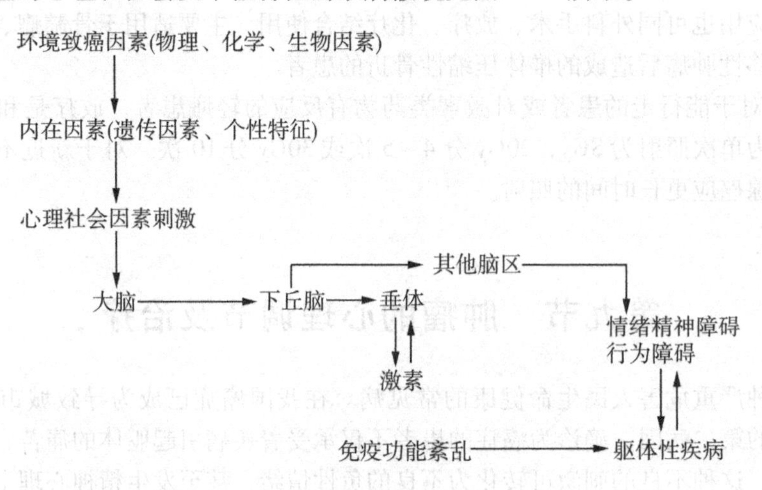

图1-1　心理社会因素的致病过程

(二) 癌症患者确诊后的反应

在确诊肿瘤的诊断后，患者接受恶性肿瘤的治疗过程中可发生情绪上的变化，其压力不仅来自于患者，也由于治疗的迁延和预后，对大多数患者而言，诊断之后的那段时间是最关键的，患者由震惊→怀疑→沮丧。患者的体验有生命受到威胁感，失去身体的舒适感，将承受逐渐加重的疼痛和其他的不适。将要实施截肢、直肠癌肛门造瘘、乳腺根治等脏器切除的患者会使其觉得身体侵蚀，完整性的不复存在，独立性丧失以至无望，15%的患者出现精神失衡，导致精神障碍出现严重的焦急及抑郁症。

库布勒-罗恩（Kulbler Ross）将患者的心理反应按阶段归纳为四期。

第1期震惊和否认期（shoch and deny stage）：震惊和否认是癌症患者最初的情绪反应，当患者得知自己身患癌症的一刹那，顿时感到惊慌、恐惧、紧张、焦虑、痛苦、不安，严重时可出现坐卧不宁、寝食俱废，有些患者出现当场晕倒，此期称为心理休克期，通常持续2~5天。

第2期愤怒期（anger stage）：当患者否认患病的事实时，表示他们的内心还存有一些希望，当希望被破灭时，很快就会转化为激烈的情绪反应——愤怒。经过一段时间的斗争以后，认为自己患病的大局已定，于是焦虑不安看到什么都不顺眼，觉得任何人都对不起他，怨天尤人，百般刁难别人，如亲人、医护人员等，持续1~2个星期。

第3期磋商期（bargaining stage）：患者经过一段时间的发泄愤怒后，慢慢接受了身患癌症这个事实。把希望寄托于医师身上，千方百计地寻求最佳方案，包括单方、密方，在接受治疗之前或治疗期，患者可能看到，听到或经历过肿瘤治疗特别是放疗、化疗的不良反应，医师的术前谈话，不可避免地涉及手术的风险和并发症。是单纯切除还是彻底的根治术，不同专业的医师对同一肿瘤的治疗意见分歧。目前采取综合治疗手术，放疗、化疗治疗法中，孰先孰后，肿瘤外科，肿瘤放疗及肿瘤内科医师间有不同的意见，以致患者家属感到左右为难，产生焦虑无助感。当得到初步治疗过程中，患者的主要心理反应仍是焦虑，每次随访之前，难免忐忑不安，唯恐得到肿瘤复发或转移的报告，有些患者甚至拒绝接受检查，以致延误后续治疗。有些患者身体若出现任何不适，都会与肿瘤联系起来，担心肿瘤复发转移。患者经历焦虑、不确定感、常伴有睡眠障碍，食欲下降，恐惧、焦虑、无望和无助感。

第4期忧郁期（depression stage）：肿瘤复发、转移，病情进入晚期的阶段，患者经常感到焦虑的问题有：当现有的治疗无效时，还有什么方法可供选择？当有效的化疗药已达到限制量时，还有其他药物代替？是接受姑息对症治疗还是冒险接受正在进行的临床试验且效果尚不肯定又需要一定代价的治疗？当得知病期已经过晚难以治愈时患者常感到前途渺茫，抑郁是这一阶段的主要特征。畏缩、悲伤、郁郁寡欢、意志消沉甚至有自杀念头。但到了病情的终末期，患者可能转而平静地面对现实，抑郁可能消失，治疗上较为被动，处于无望及无助状态。

上述各阶段的适当的心理反应是机体的保护性防御反应，只有少部分患者患有严重的焦虑症及抑郁症。患者精神心理变化可能有很大差异，但大多数都与以下三个因素有关：医学因素：（包括肿瘤诊断时的类型、部位、分期、外科手术、化疗、放疗的具体方案，疗效、不良反应，患者是否有持续疼痛症状的存在）治疗措施、康复情况、照顾患者的态度等；患者自身因素及社会支持系统（包括患者个人的人格特征、周围人员对癌症和治疗的态度，医疗政策等），临床医师了解这些因素对评估患者的精神、心理症状有很大的帮助。

（三）精神问题

肿瘤患者的精神问题以焦虑最常见，其次是抑郁，其他的精神症状也可以发生。

1. 反应性焦虑　焦虑是人在预期可能发生不良后果时出现的一种复杂的心理反应，以焦虑情绪体验为主，同时伴有明显的自主性神经系统紊乱的神经症。对于肿瘤患者，焦虑多半是反应性的，主要原因是恶性肿瘤可能带来伤残和疼痛，威胁生命、有关治疗可能带来痛苦，尊严的削弱或丧失，社会功能影响，家庭关系的影响，经济方面的损失等。焦虑症可分为急性焦虑（惊恐障碍）和慢性焦虑症（广泛性焦虑）。

急性焦虑症又称惊恐障碍（panic disorder），起病急，多发生等待确诊或初步诊断为恶性肿瘤或病情发生突然变化时。患者有难以自制的惊慌、恐惧、紧张不安、可能有濒死感，窒息感，失去控制感，大祸临头感或不真实感，且至少伴有下列症状：①心悸；②呼吸困难；③胸闷、胸痛、胸前压迫感或不适感；④喉部堵塞感；⑤头昏、头晕或失去平衡感；⑥手脚发麻或肢体异常感觉；⑦阵发性发热发冷感；⑧出汗；⑨晕厥；⑩颤抖或晃动。发作一般不超过1小时。

慢性焦虑又称广泛性焦虑（generalized anxiety）其临床表现认为精神性焦虑和躯体性焦虑，精神性焦虑有以下表现：①经常感到无明显原因和对象的紧张不安或烦躁；②经常提心吊胆会发生某些不幸，但又说不出为何具体不幸；经常处于高警觉状态，如临大敌。躯体性焦虑有以下表现：①运动性不安、如坐立不安、往复走动、唉声叹气等；②交感神经功能亢进，如出汗、心悸、胸闷、头晕等。

2. 恐惧症（phobia）　是一种对外界特定处境，物体或人交往时产生的不合理而又异乎寻常的，强烈的恐惧或紧张不安的内心体验，从而出现不必要回避反应的神经症，癌症患者恐惧手术、恐惧恶性肿瘤复发转移，恐惧死亡。恐癌症是一种特殊的焦虑症，多发生于康复期患者，在此期间，患者时刻担心复发或转移，不断地看医师，要求得到绝对无癌的保证，对于这些患者身体任何微小的不适都会引起恐慌。

3. 反应性抑郁症（depressive episode）　临床主要表现为情绪低落，思维缓慢和语言动作减少与迟缓等，“三低症状”常发生于癌症晚期，特别是伴有疼痛的肿瘤患者中，抑郁可能是主要表现，由于持续较长的悲伤、沮丧、苦闷、失望的情感，多同时伴有焦虑等症状。主要表现为心境恶劣，情绪低落，对任何事不感兴趣，对前途悲观失望，反复出现想死的念头或自杀、自伤行为，情感低落有昼重夜轻的特点。思维缓慢、联想困难、思考能力下降，对刺激反应迟钝、注意力集中困难、记忆力减退。患者还会有语言动作减少与迟缓、语言少、声音低、经常独坐一处不与他人交往，懒于料理自己的日常生活。此外，还可伴有恶心、心悸、胸闷、出汗、失眠、早醒或睡眠过少，食欲降低，体重明显减轻等症状。

部分癌症患者可能会掩饰自己的抑郁情绪，自己有意表现乐观，但活动减少；回避人际交往和社会活动、注意力不集中、兴趣丧失、早醒、情绪焦躁，易发脾气，故以抑郁自评量表（SDS）自评等，可能会有部分癌症患者漏诊，深入检查会发现患者的悲观和绝望心境，因此以汉密顿抑郁量表（HAMD）了解恶性肿瘤患者的抑郁更为可靠。

4. 自杀　有自杀的想法，但未采取行动，称为自杀意念；如已准备采取行动，称为自杀企图；有

意采取不足以导致死亡的举动，或者只做出自杀的样子，其意在警告、威胁或求助，称为自杀姿态，但有时也可导致死亡，这些患者常有绝望、无助的情绪，有些患者可能有自杀前准备的迹象，如写遗书、留遗言、准备自杀工具或拒绝进食、拒绝治疗等。

5. 其他精神症状　包括易激惹、无助感、被动依赖、记忆障碍、情感障碍、知觉障碍、谵妄、幻觉状态、投射反应、多疑、急性痴呆、类躁狂反应等。

（四）肿瘤患者精神心理问题的诊断与鉴别诊断

1. 肿瘤患者精神心理问题的诊断　诊断肿瘤患者的心理和精神问题，除了熟练而准确地掌握躯体疾病的检查外，还要注意以下问题：

（1）病史：患者精神症状及其演变情况和时间，有无促发因素，以往是否有精神病史和家族史，是否曾接受过抗精神类药物治疗，具体的药物、剂量、疗效及药物的不良反应，或是否有拟采用治疗的禁忌证等。

（2）体格检查：除了熟练而准确地掌握躯体疾病的检查外还应侧重精神的检查，对患者的一般表现、语言与思维、动作与行为、感觉与知觉、情感活动，记忆和智能进行评估。

（3）辅助检查：实验检查除外其他有关的内科疾患，适当选择脑电图、头颅 CT、MRI 等检查排除器质性脑疾患。

（4）心理量表的使用：心理诊断是对患者异常心理过程进行分析和判断，以确定患者心理异常的程度、特点、原因，为治疗提供依据。

目前国内还未见到专门用于肿瘤患者的心理量表，用于一般门诊或住院患者的症状自评量表（SCL90），医院焦虑抑郁情绪测定（HAD），抑郁自评量表（SDS），焦虑自评量表（SAS）等，对于肿瘤患者的诊断有一定的价值。对于领悟较低，身体状况较差的患者可选用较简单的症状自评量表，可考虑 HAD、SDS、SAS 等量表。

2. 肿瘤患者精神心理问题的鉴别诊断　如下所述。

（1）排除器质性病变：脑肿瘤患者中，有精神症状者国外文献报道高达 70%，国内稍低。以意识障碍为表现的多见于颅内恶性肿瘤，在部位神经定位的表现一般主侧大脑半球受累时语言功能最易受影响，可表现为词不达意，易被误诊为思维障碍；顶叶肿瘤可发生认知功能障碍；颞叶或间脑肿瘤可发生局限性遗忘综合征；额、颞部及胼胝部的精神症状较其他部位早而严重；前额区病变可影响进行深思熟虑的能力；颞叶后上方的肿瘤常伴有发作性兴奋躁动和语言杂乱，边缘系统的肿瘤早期可表现为分裂样症状。

（2）排除其他内科疾病。

（3）排除医源性因素：主要可引发精神症状的药物。

（五）肿瘤患者心理问题的干预

对肿瘤患者心理问题的干预目的，主要是降低其孤独感、焦虑、抑郁等症状，帮助适应诊断和抗肿瘤治疗，对疾病增加理解和控制，同时降低由癌症治疗引起的躯体症状。

肿瘤患者的心理问题的干预是肿瘤治疗过程中的辅助治疗，其治疗手段包括心理治疗及心理咨询。心理治疗的基本方式包括：精神分析治疗、认知治疗、行为治疗、人本主义治疗、支持治疗、婚姻治疗、家庭治疗、团体治疗、生物反馈治疗、催眠治疗等。心理咨询的内容包括：调适性心理咨询（adjustment mental counseling）、发展性心理咨询（developmental mental counseling）两大类。肿瘤患者适用于调适性心理咨询，其目的在于宣泄来访者的消极情绪，以缓解心理压力，改变来访者在认知上的错误观念，确立正确的思考方向和合理的思考方法，指导患者进行有效的自我调控，提供自我调控的方法，激发患者潜能。其心理咨询的形式包括直接心理咨询（direct mental counseling）、间接心理咨询（indirect mental counseling）、个别心理咨询（individual mental counseling）、团体咨询（group mental counseling）、通信心理咨询（correspondence mental counseling）、专栏心理咨询（column mental counseling）、电话心理咨询（telephone mental counseling）、现场心理咨询（spot mental counseling）、门诊心理咨询（outpatient mental counseling）。

心理咨询的特质要素：心理咨询的特质要素在咨询过程中体现出来直接影响以后咨询进程，包括共感（empathy）、关注（regardfulness）、尊重（respect）、真诚（genuineness）、具体化与聚焦（concreteness）、即时性（immediateness）、正视（confrontation）。其基本原则包括保密性原则、如实接受性原则、特殊性整体性相结合原则、信赖性原则、自助性原则、坚持性原则。心理咨询主要技巧包括聆听（listening）、询问（inquiry）、鼓励（encouragement）、释意（paraphrasing）、感受反应（reflection offeelings）、解释（interpretation）、引导（conduct）、指导（direction）、劝告（advising）、暗示（hint）、自我指导（self－disclosure）、反馈（feedback）、逻辑推论（logical inference）等技巧。这些年来，个体的、团体的以及家庭式的干预已经用于帮助患者，和他们的亲人面对癌症诊断和治疗，各种形式的心理干预方法已运用于肿瘤临床针对不同的肿瘤的特点采用不同的干预手段，不仅仅干预癌症患者，也将癌症患者的整个家庭作为单元进行干预，国外学者在对慢性疼痛的癌症实施教育性干预后发现这些参与者的疼痛知识明显增加，疼痛程度明显减轻。对癌症治疗反应的干预可改善癌症治疗引起的不良反应，降低预期性呕吐。

（六）精神药物治疗

抗精神病药物主要用于控制精神病性症状，如幻觉，妄想，行为障碍（包括紧张症心态冲动），肿瘤患者出现严重的精神症状，适当使用精神药物对解除患者的焦虑、抑郁等精神症状进而控制疼痛是非常有用的。

1. 焦虑治疗　具有抗焦虑作用的药物有苯二氮䓬类，巴比妥类，抗抑郁药及β受体阻滞药。其中以苯二氮䓬（BZD）类最常用。

BZD适应证：①急慢性焦虑状态；②神经症如恐惧症、焦虑症、躯体形成障碍、神经衰弱等；③应激相关障碍如急性应激障碍、创伤后应激障碍、适应障碍等；④精神疾病伴随的焦虑；⑤睡眠障碍；⑥躯体疾病所致焦虑，检查前的紧张状态；⑦手术前，麻醉前给药；⑧痉挛性疾病；⑨癫痫。

禁忌证：①药物过敏；②重症肌无力患者；③呼吸系统疾病，功能受损严重者慎用。

临床应用的注意事项：①根据病情和药物特点选用药物，急性焦虑发作（可选用时间短的药物，慢性焦虑则可选用作用时间长的药物）；②治疗睡眠障碍通常于睡前30分钟用药，从小剂量开始；③抗焦虑一般每日给药2～4次，从小剂量开始，逐渐加量，治疗剂量应视病情而定；④本类药物主要通过口服给药，严重焦虑，紧张状态，可以肌内注射，效果不好可以采用静脉给药；⑤单次或多次注射给药，症状控制后改口服给药。

BZD常见的不良反应：镇静，疲乏，操作技能损害，可使抑郁症状加重。老年患者和脑损害患者可产生异常兴奋现象。长期使用的患者有可能成瘾，停药后可出现“停药综合征”即复发，反跳现象和戒断症状。积极做好心理治疗，尽量用最低有效剂量和尽可能短的时间，长期使用后缓慢停药，合并使用抗抑郁药等措施，可减少BZD不良反应，提高疗效。

2. 抑郁的治疗　有证据表明，使用抑郁药物治疗癌症患者的抑郁，可提高患者自我的心理调节能力及生活适应能力，值得注意的是，抗抑郁药物需用10～15天才能真正发挥作用。

抗抑郁药中，三环类抗抑郁（TCA）较为常用，该类药能增高中枢神经系统中5－羟色胺（5－HT）和去甲肾上腺素（NE）的浓度，加强有效的神经递质作用，增加食欲，尤其适用于食欲减退和体重减轻的恶性肿瘤患者；其镇静作用也适用于控制激动表现的抑郁患者。

在TCA中，丙米嗪镇静作用较为弱，对抑郁的效果较好，但不宜用于治疗具有焦虑症状的抑郁症。阿米替林有强效的镇静作用，除治疗各种抑郁症外，可消除焦虑。多塞平作用比较缓和，排尿困难的发生率少于阿米替林，适用于年老，体弱伴有焦虑的抑郁症患者。

（张旭霞）

第十节　恶性肿瘤的随访

随访是指医疗卫生部门为了定期或不定期了解曾在医院做过一定医疗处理的患者的预后情况、远期

疗效及其生存质量，采用家庭访视、预约复查及通过各种通讯方式联系患者或家属，了解患者病情动态的一种手段。对于恶性肿瘤，往往需要综合治疗，是一项长期的工程，而且肿瘤具有局部复发和全身转移的生物学特性，因此随访对于肿瘤患者尤显重要。

（一）随访的意义

随访既是疾病治疗的继续，又是新治疗的开始，是医院医疗服务的延伸，具有重要的诊疗意义、科研意义和社会意义。①有利于肿瘤诊疗。通过了解患者病情变化的动态及远期的并发症，可更加全面了解某一肿瘤的发生、发展规律；通过近期或远期的随访，观察术后并发症和后遗症；肿瘤的治疗是一综合治疗的过程，随访中也可完成各项综合治疗，如术后辅助化疗；恶性肿瘤具有复发和转移的特点，还可出现第二原发癌，通过随访可及早发现和治疗肿瘤，提高患者的生活质量和生存率。随访应强调终身随访。②有利于医学研究。了解患者经某一新治疗或新技术应用后的病情转归及生存质量，更加真实地评价该治疗方案或新技术应用的疗效，推动医学科研工作的发展。③有利于发展人文关怀，改善医患关系。通过随访可了解患者和家属的心理动态，解惑释疑，是心理疏导的一种有效手段，可鼓励患者积极参与家庭或社会活动，树立其战胜疾病的信心，减轻患者及家属的精神压力，提高他们对医院的信任度。④有利于树立医院形象。根据患者需求有针对性地开展医疗服务，树立医院的品牌形象，提高医疗资源的使用率。反映某一医院肿瘤治疗水平的一项重要数据为该院治疗恶性肿瘤的三年、五年生存率。随访的病例越多，其准确性越高，少于80%的随访率就不能代表其真实性和可靠性。所以，恶性肿瘤的随访具有特殊的重要意义。

目前常用的随访有以下三种方式：①门诊随访。肿瘤专科医院设有专科随访门诊，由原经治医师负责随访，间隔的时间根据病种和病情而定。如患者感到特殊不适或发现异常肿块可以提前复查。门诊随访病史必须附有出院小结。②通讯或电话随访。对外地患者来院复查有困难可应用上述方式，医院定期向患者或家属通电话询问病情或寄随访信，要求在当地医院复查，填写后寄回，进行终身随访，如疑有复发或转移可以来院，争取进一步诊治。应坚持每年发信一次，回信后进行登记，信件归档、信息结果输入计算机。此时患者联系的准确性就显得格外重要，应从入院时就重视患者联系方式的登记，认真填写患者或家属的详细地址、工作单位、电话、手机、E-Mail 等，准确填写身份证号码。在患者出院时和患者说明留下正确地址和随访的重要性，再次核对病历各环节中填写的联系方式。③上海市已建立了完善的恶性肿瘤随访体系。利用完善的社区网络对上海市恶性肿瘤患者进行终身的系统的随访和资料收集，此有助于构建全面的肿瘤发病谱和流行病学资料。为医疗卫生系统的政策和策略的制定提供客观的数据。

（二）随访内容

了解治疗情况，包括：①睡眠、食欲、食量、生活自理程度和心理精神状态，进行卡氏评分，帮助患者及早觉察治疗后有无局部复发或远处转移。根据病种和病程的不同，督促患者定期接受全面的体格检查、根据原发肿瘤的特点做某些肿瘤标志物测定、超声、X 射线、内镜、同位素扫描等辅助检查。②帮助患者了解治疗的并发症和毒副反应。如化疗或放疗引起的不良反应，应定期作血常规、肝功能、肾功能、心电图和心功能等检查。③对患者进行生活指导和心理康复指导。包括了解患者的饮食、体力和锻炼活动、日常生活起居和工作情况，进行有针对性的指导。在心理康复指导方面主要是帮助患者确立继续生活下去的信念，保持乐观情绪，并培养与疾病斗争的精神。此外，社区医师还需及时察觉和发现患者抑郁焦虑的症状，必要时提供评定服务或督促就医。④了解患者的肿瘤家族史、存活情况、户籍和实际居住地址迁移情况等。

医学研究的目的是探索医学领域内未知事物，对于肿瘤疾病的研究重要的内容之一就是搜集资料，不断地探索，总结临床医学实践中成功的经验、失败的教训，从而对肿瘤的规律产生认识，发展新的理论，同时又能指导临床实践，推动肿瘤医学的发展。

（张旭霞）

第二章

肿瘤临床诊断与标志物检查

第一节　肿瘤临床诊断

疾病的正确诊断是临床医师应用医学基础知识和临床实践经验才智，综合多学科知识技能的分析过程，是几个世纪发展起来的技能。肿瘤的临床诊断和其他疾病的诊断相似，即包括询问病史、体格检查、常规化验和特殊检查（包括影像学、免疫学、内镜和病理等）。肿瘤的临床正确诊断，尤其是早期诊断，是施行合理治疗和治疗成功的基础，首诊医生负有重大责任。肿瘤的临床表现多种多样，临床医师要熟悉不同类型肿瘤的临床症状，尤其是早期症状，还应熟悉各种辅助诊断方法的内容及其应用的特点。在诊断过程中要与相应医技科室医师密切配合，才能尽早作出正确诊断。

一、询问病史

一切疾病的诊断必须从询问病史入手，肿瘤的诊断也一样，对于前来就诊的患者，临床医师必须首先认真、细致地询问病史，注意倾听患者主诉及其回答病史询问的要点。采集全面准确的病史是正确诊断的重要依据之一。根据病者诉述的病史、起病原因和病程发展情况进行分析、归纳、判断，以便有目的地进行全面而有重点的体格检查及其他特殊检查。综合病史和临床有关检查项目，做出正确的诊断。在询问病史时应注意下述几方面。

（一）肿瘤的临床表现

患者因肿瘤发生的部位和性质不同，其临床表现多种多样，归纳如下。

1. 局部表现　如下所述。

(1) 肿块：此为肿瘤患者常见的主诉，患者常常由于自己摸到或发现身体某部有肿块就诊。肿块可发生于身体的任何部位，位于或邻近体表者，如皮肤、软组织、乳房、睾丸、肢体、口腔、鼻腔、肛管、直肠下段均可扪及。有时可在颌下、锁骨上、腋窝、腹股沟处扪及转移淋巴结。内脏肿瘤较大时也可扪及。

(2) 肿瘤引起的阻塞症状：多见于呼吸道、消化道患者，如喉癌、舌根癌引起呼吸困难；肺癌完全或部分阻塞支气管引起肺不张和各种呼吸道症状；食管癌引起吞咽噎感、吞咽疼痛、吞咽困难；胃窦癌引起幽门梗阻，患者发生恶心、呕吐、胃胀痛；肠肿瘤阻塞肠腔时，引起肠梗阻症状（腹痛、腹胀、恶心、呕吐、肠鸣音亢进，甚至不能排便、排气）。

(3) 肿瘤引起的压迫症状：纵隔肿瘤，如恶性淋巴瘤、胸腺瘤、畸胎瘤或纵隔转移癌压迫上腔静脉时，出现头、面、颈、上胸壁肿胀，胸壁静脉怒张，呼吸困难，发绀等症状；甲状腺癌压迫气管、食管、喉返神经时，可引起呼吸困难，吞咽困难，声嘶；腹膜后原发或继发肿瘤压迫双侧输尿管时，可导致尿少、无尿和尿毒症；前列腺癌压迫尿道口时，引起尿频、尿痛、排尿困难和尿潴留。

(4) 肿瘤破坏所在器官结构和功能：骨恶性肿瘤破坏骨，导致邻近关节功能障碍，甚至引起病理性骨折，使患肢功能丧失；脑肿瘤压迫破坏患处脑组织功能，引起相应的定位症状（抽搐、偏瘫、失语等）与颅内压增高症状（头痛、呕吐、视力障碍）；肺癌、胃肠道癌、膀胱癌等破坏所在器官，患者发生咯血、呕血、便血、血尿。

（5）疼痛：亦为患者就诊时常见的主诉。肿瘤初起一般无疼痛，但发生于神经的肿瘤或肿瘤压迫邻近神经，或起源于实质器官及骨骼内肿瘤生长过速，引起所在器官的包膜或骨膜膨胀紧张，产生钝痛或隐痛；肿瘤阻塞空腔器官，如胃肠道、泌尿道，产生疼痛，甚至剧痛；晚期肿瘤，侵犯神经丛、压迫神经根可发生顽固性疼痛；腹腔肿瘤大出血，或引起胃肠穿孔发生急性腹痛；肿瘤骨转移可产生骨痛。

（6）病理性分泌物：发生于口、鼻、鼻咽腔、消化道、呼吸道、泌尿道、生殖道等器官的肿瘤，如向腔内溃破或并发感染，常有血性、脓性、黏液性或腐臭性分泌物自腔道排出，如鼻咽癌涕血、肺癌血痰、泌尿道癌血尿、直肠癌便血等。

（7）溃疡：发生于皮肤、黏膜、口腔、鼻咽腔、呼吸道、消化道、宫颈、阴道、外阴等处肿瘤，常易溃烂并发感染，有腥臭分泌物或血性液排出。皮肤癌患者多以溃疡为主诉就医。

2. 全身表现　肿瘤的早期无明显的全身症状，随着肿瘤的发展，可出现下列症状。

（1）发热：不少肿瘤患者以发热为主诉。发热常见于恶性淋巴瘤、肝癌、肺癌、骨肉瘤、胃癌、结肠癌、胰腺癌及晚期癌患者；热型不一，一般持续低热，亦有持续性高热和弛张热。恶性肿瘤并发发热的机制有：肿瘤细胞、白细胞和体内其他正常细胞产生"内源性致热原"，作用于丘脑下部，引起体温调节障碍；肿瘤内出血、坏死，产生毒性物质，使机体对异性蛋白过敏；并发感染；少见的体温调节中枢转移。

（2）进行性消瘦、贫血、乏力：为晚期癌症患者多见的症状。食管、胃、肝、胰、结肠的癌症患者，因进食、消化、吸收障碍，较多发生此类症状。凡40岁以上主诉为进行性消瘦、贫血的患者，均应细心检查。

（3）黄疸：如患者主诉为黄疸，首先应考虑胰头、胆总管下段、胆胰管或十二指肠乳头等处发生肿瘤的可能，为肿瘤压迫与阻塞胆总管末端所致。原发性肝癌、转移至肝的癌结节压迫肝门区肝管，亦可出现黄疸。

3. 肿瘤伴随综合征（paraneoplastic syndrome）　恶性肿瘤的临床表现，除了肿瘤原发和或转移性引起外，还有由肿瘤产生的异常生物学活性物质引起患者的全身临床表现，统称为肿瘤伴随综合征或副癌综合征，也称肿瘤"远隔效应"。本综合征有时可在肿瘤局部症状出现前呈现，及时发现这些征象，有助于原发肿瘤的早期诊断。

（1）皮肤与结缔组织方面表现：①瘙痒：恶性淋巴瘤，尤其是霍奇金病，常以皮肤瘙痒为首发症状。脑瘤特征性瘙痒限于鼻孔。其他伴发的有白血病、内脏肿瘤。凡40岁以上有进行性瘙痒病者，提示有恶性肿瘤可能。②黑棘皮病：本病特征是皮肤呈乳头状增殖，弥漫性色素沉着，过度角化和皮损呈对称性分布于皮肤皱褶部位（颈、腋、会阴、肛门、外生殖器、腹股沟、大腿内侧、脐部、肘与膝关节屈侧等）。多见于40岁以上患者。最常伴有胃肠道癌、肝癌、胰癌、肺癌和乳腺癌。常在癌症确诊前出现。③皮肌炎：是以对称性进行性近端肌肉软弱和典型的皮肤损伤为特征的炎症性肌病。伴发的肿瘤以乳腺癌、肺癌为多，其次为卵巢癌、宫颈癌、胃癌、大肠癌及恶性淋巴瘤，也与鼻咽癌并存，常在肿瘤有症状前出现。④匍行性回状红斑：是一种全身性皮炎，奇形怪状，斑马样或红斑块样改变，常见于食管癌、乳腺癌、肺癌、胃癌和宫颈癌。⑤带状疱疹：伴发的肿瘤以恶性淋巴瘤最多。其他有胃癌、肺癌、肠癌、前列腺癌、食管癌、阴茎癌、子宫颈癌、乳腺癌等。目前认为，这是由于免疫功能低下病毒感染的结果。

（2）肺源性骨关节增生：主要表现为杵状指、肺性关节痛、骨膜炎和男性乳房肥大。见于肺癌、胸膜间皮瘤及已发生胸内转移的恶性肿瘤（结肠癌、喉癌、乳腺癌、卵巢癌、成骨肉瘤、霍奇金病等）。此症多数出现于原发肿瘤症状前几个月。

（3）神经系统方面表现：①多发性肌炎：症状通常是近端肌进行性无力，手臂伸肌比屈肌先受累，病变肌肉有触痛但不萎缩，反射可以消失或减弱。乳腺癌、宫颈癌、胆囊癌、肺癌、肾癌、卵巢癌、胰腺癌、前列腺癌、直肠癌、甲状腺癌及白血病和淋巴瘤都可伴有此综合征。②周围神经炎：症状为四肢感觉异常及疼痛，以至丧失感觉，可伴有肌无力，最常见于肺癌，亦见于多发性骨髓瘤、霍奇金病、白血病、胰癌、胃癌、结肠癌、乳腺癌和卵巢癌。③肌无力综合征：初发症状多为肌力减退、乏力，随后出现上肢无力、口腔干燥、眼睑下垂、复视、轻度视力障碍、声音嘶哑和阳痿等症状，肌力低下以下肢近端肌群最显著。常伴发于肺癌，可在肺癌确诊前几个月至几年出现。

（4）心血管方面表现：①游走性血栓性静脉炎：其特征是静脉炎局部疼痛和压痛，可触及索状物，局部水肿，但不伴红、热等炎症表现，具有游走性，在不同的部位反复出现。任何内脏肿瘤均可出现，以胰腺癌最多。②非细菌性血栓性心内膜炎：原因不明，表现为血纤维蛋白在心瓣膜积储成疣状血栓，导致脑、冠状动脉或四肢的动脉栓塞和猝死，多见于胃癌、肺癌或胰腺癌。

（5）内分泌与代谢方面表现：①皮质醇增多症：亦称“异位促肾上腺皮质激素（ACTH）分泌综合征”。患者可有皮肤色素沉着、虚弱、肌无力、水肿、糖尿、高血压及低钾性碱中毒等症状，亦可出现精神障碍。此综合征最多见于肺癌、恶性胸腺瘤和胰腺癌，偶见于乳腺癌、胃癌、结肠癌、宫颈癌等患者。此综合征可与肿瘤其他症状同时、之前或之后出现。②高钙血症：临床表现为厌食、恶心、呕吐、便秘、嗜睡和精神错乱。最常见于肺癌、肾癌和乳腺肿瘤，也可见于肝癌和结肠癌，高血钙症是癌症患者常见的并发症。③低血糖症：功能性胰岛细胞瘤是最常见的产生低血糖的肿瘤，其次为肝癌，偶见盆、腹腔腹膜后间叶组织肿瘤。④高血糖症：以肾上腺嗜铬细胞瘤为多，次为胰腺癌。⑤低血糖症：患者可有恶心、呕吐和嗜睡，有些患者表现出水中毒症状，见于肺癌、胰腺癌、胸腺癌、十二指肠癌和恶性淋巴瘤。⑥类癌综合征：临床表现为阵发性潮红、发绀、腹痛、腹泻和哮喘样发作等。通常见于消化道（阑尾、结肠和直肠）类癌，亦见于支气管腺癌、肺癌、甲状腺髓样癌和胰腺癌等。

（6）血液方面表现：①慢性贫血：常见于内脏癌症患者。原因可能是由于出血、营养缺乏、红细胞生成障碍、红细胞寿命缩短而溶血增多等。②红细胞增多症：多见于肝癌与肾癌患者。其原因是肿瘤产生一种类似或相同于由肾、肝产生的促红细胞生成素含量增高。③类白血病反应：癌症患者可发生嗜酸细胞增多症，较常见于结肠癌、胰腺癌、胃癌和乳腺癌患者。淋巴细胞类白血病反应可发生于乳腺癌、胃肠癌和肺癌患者，可能与肿瘤的坏死或肿瘤毒性物质释放或病灶转移有关。④纤维蛋白溶解性紫癜：肺癌、前列腺癌、急性白血病、胰腺癌等患者可伴凝血因子Ⅰ缺乏引起的出血性紫癜。⑤血小板增多：多见于慢粒、霍奇金淋巴瘤及其他实体瘤，无法解释的血小板增多可能是肿瘤的早期征象。

4. 十大警告信号　根据我国特点，全国肿瘤防治研究办公室提出了我国常见肿瘤的十大警告信号，这可作为人们考虑癌症早期征兆的参考。

（1）乳腺、皮肤、舌部或者身体任何部位有可触及的或不消的肿块。

（2）疣（赘瘤）或黑痣明显变化（如颜色加深、迅速增大、瘙痒、脱毛、渗液、溃疡、出血）。

（3）持续性消化不良。

（4）吞咽食物时哽噎感、疼痛、胸骨后闷胀不适、食管内异物感或上腹疼痛。

（5）耳鸣、听力减退、鼻塞、鼻出血、抽吸咳出的鼻咽分泌物带血、头痛、颈部肿块。

（6）月经期不正常的大出血，月经期外或绝经后不规则的阴道出血，接触性出血。

（7）持续性嘶哑、干咳、痰中带血。

（8）原因不明的大便带血及黏液，或腹泻、便秘交替，原因不明的血尿。

（9）久治不愈的伤口、溃疡。

（10）原因不明的较长时间体重减轻。

（二）患者的性别、年龄

癌多发生于中年以上和老年人，但肝癌、结肠与直肠癌、甲状腺癌等亦见于青少年。肉瘤一般以青少年及儿童多见，少数亦见于中年和老年人。消化道癌、肺癌以男人为多，乳腺癌主要发生于40岁以上的妇女，极少数男性也患乳腺癌。小儿恶性肿瘤以起源于淋巴、造血组织、神经组织和间叶组织较多；肾母细胞瘤、神经母细胞瘤、视网膜母细胞瘤在4~5岁以前发生最多。

（三）病程

良性肿瘤的病程较长，可存在数年以至数十年，如在短期内迅速增大，意味着转变为恶性的可能。

恶性肿瘤发展较快，病程较短。

（四）肿瘤家族史

乳腺癌、子宫癌、胃癌、直肠癌、视网膜母细胞瘤、白血病等可能有遗传倾向。故必须询问家族成员中有无肿瘤发病情况。

二、体格检查

体格检查是肿瘤的最重要部分。通常根据患者主诉某些症状的特点，对有关器官组织进行仔细的和有目的的体格检查。为了避免误诊和漏诊，常规对所有疑为肿瘤的患者采用视诊、闻诊、触诊、叩诊和听诊五法进行全身检查和肿瘤局部检查。

（一）全身检查

全身检查的目的在于确定患者是否患肿瘤，为良性或恶性，原发性或继发性，身体其他器官组织有无转移，同时检查重要器官的功能情况，以决定能否耐受手术或放疗、化疗等措施。

1. 视诊　观察患者的精神状态、体质和营养状况，以判断肿瘤对全身的影响程度。局部视诊，需从头、面、五官、颈、胸、腹、背、脊柱、四肢、肛门和外生殖器等处观察肿瘤大小、形态和异常表现，了解肿瘤的局部概况。例如，边缘隆起、基底凹凸不平的溃疡，一般为皮肤癌。头、面、颈、胸壁皮下水肿，颈部及上胸壁静脉怒张、气促，多为纵隔肿瘤压迫上腔静脉与气管所致。

2. 闻诊　发生于皮肤、口腔、鼻咽腔、外阴、肛管、宫颈等癌症，因溃烂、感染可排出恶臭分泌物，患者就诊检查时，常可闻到腥臭气味。

3. 触诊　触诊为体表及深部肿块的重要检查方法。凡在肢体皮肤、软组织、骨骼、淋巴结、腮腺、甲状腺、乳腺、口腔、鼻咽腔、肛管、直肠、子宫及附件、阴道和腹腔等处的肿瘤，均需进行触诊检查或双合诊检查。触诊可初步确定肿瘤的发生部位、表面情况、形状、边界、活动度、硬度、大小，有无波动、压痛、搏动，局部温度是否升高，局部淋巴结与邻近器官是否受累。

4. 叩诊　叩诊常用于胸腔和腹腔器官的物理检查。肺癌并发胸腔积液时，患侧叩诊呈浊音。恶性肿瘤侵犯心包、心脏，引起心包积液，叩诊心脏浊音界加宽。腹部叩诊为实音，可能为实体性肿瘤，但在肿瘤上面覆盖有肠管时叩诊发出鼓音。

5. 听诊　喉癌破坏声带，甲状腺癌或纵隔肿瘤压迫喉返神经，引起声音嘶哑。肺癌引起肺不张，听诊时可发现呼吸音减弱或消失。结肠癌、直肠癌患者并发肠梗阻时，于腹壁可听到肠嚅动音亢进和高调气过水音。血管丰富的肿瘤，如骨肉瘤、甲状腺癌、肝癌、胰腺癌和蔓状血管瘤、动脉瘤等处，常可听到震颤性或响亮的血管杂音。

（二）局部检查

局部检查的目的在于确定肿瘤发生的部位与周围组织的关系，着重检查肿块与区域淋巴结受累情况。

1. 肿块　肿块为肿瘤患者最常有的临床表现，注意检查肿块下述几项特点。

（1）肿瘤部位：以视诊、触诊明确肿瘤发生部位及肿瘤侵袭范围。内脏肿瘤除触诊外，通常需做特殊检查（如影像学检查、内镜检查）来确定部位。

（2）肿瘤大小：肿瘤的长度、宽度和厚度以厘米记录，一般仅能测量肿瘤的长度和宽度（肿瘤的最长径和最大垂直直径）。

（3）肿瘤的形状：良性肿瘤多为圆形或椭圆形，如纤维瘤、神经纤维瘤、腺瘤，而脂肪瘤呈分叶状；恶性肿瘤多呈不规则状。

（4）肿瘤边界：良性肿瘤有完整包膜，边界清楚，恶性肿瘤浸润生长，边界不清。

（5）肿瘤的硬度：癌多坚硬或韧实，其中央坏死有囊性感；脂肪瘤质软；纤维瘤、纤维肉瘤、横纹肌肉瘤等质韧实；恶性淋巴瘤如橡皮样硬度，略带弹性；甲状腺、乳腺及卵巢囊性肿瘤呈囊性感，但囊内充满液体则韧实；骨肉瘤一般坚硬；海绵状淋巴管瘤质软有压缩性。

（6）肿瘤表面：注意肿瘤表面皮肤颜色是否正常或潮红，有无结节、平滑或凹凸不平，肿瘤与皮肤或基底有无粘连，皮肤及皮下静脉怒张情况，有无溃疡。良性肿瘤表面多平滑。恶性肿瘤表面多凹凸不平，静脉怒张明显或溃疡；皮肤基底细胞癌溃烂后多呈鼠咬状溃疡。

（7）活动度：良性肿瘤与周围组织无粘连，活动度好；恶性肿瘤早期多可活动或活动度受限，中后期活动度低或完全固定。

（8）压痛：如肿块有压痛，通常为炎症、外伤或血肿；肿瘤肿块一般无压痛，如溃烂、感染或压迫邻近神经者多有轻、中度或重度压痛。

（9）皮肤温度：肿块局部皮肤温度升高，提示为炎症或血管性肿瘤；某些富于血管的肿瘤，如骨肉瘤、血管肉瘤、妊娠哺乳期乳腺癌，其患部皮肤及皮下血管充血，局部皮肤温度多较高。

（10）搏动和血管杂音：主动脉瘤、动静脉瘘、蔓状血管瘤及富于血管的恶性肿瘤（如骨肉瘤）的患部，可触到搏动和听到血管杂音。肝癌肿块表面腹壁亦可听到血管杂音。

2. 体表淋巴结检查　体表淋巴结检查，对于区别淋巴结肿大的原因，了解肿瘤患者有无区域淋巴结转移和制订治疗方案有重要意义。体表淋巴结主要有左右侧的颈部、腋窝和腹沟六大淋巴结群，还有左右肘部和腘窝淋巴结。全身体格检查时，着重检查双颈部、腋窝和腹股沟部位淋巴结。对于肿瘤发生部位的淋巴引流区域，要仔细检查有无淋巴结肿大，淋巴结硬度、大小、数目、分散或融合等。

三、常规化验

化验主要是血、尿、粪三大常规检查，这对于肿瘤的确诊有相当大的帮助。如白细胞增多并在周围血中发现幼稚的白细胞，应考虑白血病。泌尿系统的肿瘤，常于尿中见到红细胞。骨髓瘤的患者，尿中有时出现本－周氏蛋白。尿的妊娠试验是绒毛膜上皮癌的主要诊断根据。尿液离心沉淀，可以找到泌尿系统肿瘤细胞。大便有黏液和红细胞，应考虑是直肠癌。潜血试验长期阳性提示胃肠道癌出血的可能。

红细胞沉降率、碱性磷酸酶、乳酸脱氢酶等项目已列入肿瘤患者的常规检查。

四、特殊检查

根据患者的病史和体格检查的结果，有目的地选做某些检查项目。临床医师必须熟悉各项检查的意义、指征和局限性。过多无意义的检查即延误时间、浪费钱，又增加患者的痛苦，应尽量避免。

1. 影像学检查　影像学检查包括 X 线摄片、计算机 X 线体层摄影（CT）、磁共振成像（MRI）、正电子发射型计算机断层术（PET）、超声波、放射性药物显像、放射免疫显像（RII）、发射计算机断层（ECT）。

2. 内镜检查　内镜用于临床，能及时发现受检器官、腔道肿瘤，特别是早期癌症或息肉恶变、异型增生及溃疡癌变。它包括食管、气管、胸腔、腹腔、子宫、膀胱、结肠等检查。常用的内镜有：食管镜、支气管镜、结肠镜、膀胱镜、胃镜、腹腔镜等。

五、病理检查

病理学检查是目前肿瘤诊断最为可靠的方法之一。

1. 细胞学检查　细胞学检查主要是收集胃液、痰液、胸腔积液、腹腔积液、尿液和阴道分泌物离心沉淀涂片或直接涂片，用特殊染色法在显微镜下找癌细胞。此法具有简便、安全、准确、迅速和经济等特点。

2. 组织学检查　为了明确病理组织学诊断，首先获得必要的组织做检查。常用的方法有以下几种。

（1）咬取活检：皮肤或黏膜上的肿块，用活检钳在肿瘤边缘与正常组织之间咬取标本。

（2）切取活检：在肿瘤边缘切取足够组织，淋巴结活检，要求取出有完整包膜的淋巴结。

（3）切除活检：体表肿瘤很小者，应将肿块全切除，切除时应包括肿瘤周围少许正常组织。

（4）针吸活检：用特制的针穿刺吸取组织送病理做组织学检查或做细胞涂片检查。常用于体表肿块、淋巴结、口腔、甲状腺、乳腺肿块等。

(5) 刮取活检：多用于肿块表面、瘘管、子宫颈等处的肿瘤。用刮匙在肿块表面刮下组织，做病理切片检查，也可做细胞学检查。

六、诊断性手术

位于内脏的肿块，经使用目前可以应用的各种方法检查后，仍不能确定病变的性质，同时疑有肿瘤者，为了早期诊断和及时治疗，可以考虑诊断性手术，也可同时做肿瘤切除。

七、肿瘤临床分期

对患者采用前述各种检查方法，一旦确诊为癌症，在制订治疗方案之前，必须准确地估计肿瘤扩展范围，这种估计叫作“分期”。其重要意义在于：根据分期制订合理的治疗方案，客观地评价疗效，正确地判断预后，比较各种治疗方法，促进经验交流。常用的分期法有临床发展分期、临床病理分期和TNM分期等。本文介绍国际抗癌联盟（UICC）的TNM治疗前临床分期。

TNM分期只用于未曾治疗过的患者，病变范围限于临床检查所见。

T表示原发肿瘤，T0表示未见原发肿瘤，Tis表示原位癌，T1、T2、T3和T4表示肿瘤大小和范围，Tx表示没有最低限度的临床资料判断肿瘤大小。

N表示区域淋巴结，N0表示无淋巴结转移，N1、N2和N3表示淋巴转移的程度，N4表示邻区淋巴结有转移，Nx表示对区域淋巴结不能做出估计。

M表示远处转移，M0表示未见远处转移，M1表示有远处转移，Mx表示对远处转移不能做出估计。

八、恶性肿瘤的诊断原则

1. 获得病理组织学的恶性证据　病理组织学证实恶性肿瘤的存在是个原则，诊断有怀疑时，要会诊，通常要追踪，治疗前应确定诊断。

2. 以前治疗缓解的患者，要获得复发的证据　原发肿瘤治疗缓解后发生转移时，要证明新病灶不是新原发恶性肿瘤，非恶性病变可以酷似癌，有怀疑的病灶要活检。

3. 利用临床上最可能导致诊断的征兆　体检、放射学检查或其他技术检查发现不正常和怀疑的病灶，可直接对怀疑的病灶进行检查，获得诊断证据。

4. 复查以前手术切除的恶性或非恶性组织的病理切片　如果患者的恶性或非恶性病变的临床表现是典型的，对最初的诊断产生怀疑时，要复查最初的病理切片，根据临床观察，可以提出新的见解和修改病理诊断。

5. 获得第二次鉴定　罕见的病例或临床的病例，可能有不同的诊断，通过进行会诊，进行第二次鉴定。

6. 分期　一旦病理组织学诊断完成，可以开始分期，根据分期确定治疗方案。

（郑玲玲）

第二节　内镜检查

内镜是直接观察、诊断和治疗人体体腔或管腔内疾病的重要手段，它的出现可追溯到200多年前。但内镜诊疗技术的飞速发展始于20世纪50年代光导纤维内镜的发明。半个多世纪以来内镜已从消化道、呼吸道、泌尿道、胸腹腔发展至几乎全身所有管腔，甚至心血管病的诊疗应用。由于内镜检查直观，并可通过造影、采取体液与组织标本进行生化、细胞学和病理组织学检查等，从而显著提高了疾病的诊断水平；借助内镜尚可进行各种介入治疗，不仅使一些原需手术治疗的疾病避免了手术，而且可对目前尚不能手术的疾病找到相宜的治疗途径。

一、内镜的种类

（一）根据接物镜的位置分类

1. 前视式　前视式是目前使用最广泛的一种内镜。接物镜在前端平面，镜面可弯曲 180°～210°，用于诊断和治疗食管、胃、十二指肠、小肠、结肠和胆管等多种部位的病变。

2. 侧视式　接物镜在镜身前端呈 90°的侧面，主要用来观察十二指肠乳头、插管进行逆行胰胆管造影或做 Oddi 括约肌切开术等，也可以用来观察胃部特别是胃小弯的病变。

3. 斜视式　接物镜在镜身前端呈 30°的斜面，可用于兼顾食管和胃肠的观察。

（二）根据镜体强度分类

1. 硬镜　镜身由金属＋玻璃透镜制成，光学图像质量高，不能屈转观察，如腹腔镜、关节镜。

2. 软镜　镜身由高强纤维＋导光纤维制成，光学图像质量低于硬镜，但镜体柔软可屈，如胃镜。

（三）根据成像方法分类

1. 光学内镜　光学内镜通过物镜＋导光玻璃纤维/玻璃透镜＋目镜，直接观察病灶，如纤维胃镜。

2. 电子内镜　电子内镜通过物镜＋图像传感器＋电子显示器，间接观察病灶，如电子胃镜。

（四）根据用途分类

1. 消化系统　如下所述。

（1）食管镜。

（2）胃镜。

（3）十二指肠镜。

（4）胆管镜。

（5）子母型胰胆管镜。母镜为十二指肠镜，子镜非常细，可经十二指肠镜通道插入十二指肠乳头后观察胰管及胆管。

（6）小肠镜：分为 5 种：④推进式，术者将小肠镜由口经食管、胃、十二指肠插入空肠进行检查。②导索式，患者先吞入一根细导索管。几十小时后这根导索从肛门排出，然后将它穿入内镜的活检钳通道，内镜沿着这根细索经肛门向深部小肠推进。③引锤式，内镜前端套上金属引锤。消化道的蠕动和引锤的重力作用，使其向小肠深处自然推进。④双气囊式，小肠镜前后有两个气囊交替充放气使小肠镜不断前进。⑤单气囊式，仅有一个气囊，进一步优化了内镜的操作性能。目前以双气囊式、导索式和单气囊式小肠镜比较成熟，它能对整个小肠进行观察、活检，还能对小肠液分段取样以研究小肠功能。

（7）结肠镜。分为 4 种：①短型 800mm，可观察直肠、乙状结肠；②中型 1 270mm 左右，可插至横结肠；③长型 1 700mm 左右，可插至回盲部；④中长型 1 350～1 500mm。目前临床最常用的为中长型结肠镜（约 1 300mm）。

2. 呼吸系统　如下所述。

（1）鼻窦镜。

（2）喉镜。

（3）支气管镜。

（4）胸腔镜。

（5）纵隔镜。

3. 生殖泌尿系统　如下所述。

（1）宫腔镜。

（2）阴道镜。

（3）输尿管镜。

（4）膀胱镜。

4. 腹腔镜　凡腹腔病变用其他方法未能做出诊断者，或由于某种原因患者暂不宜手术或不能耐受

手术者，均可采用此镜检查。除检查外，腹腔镜还可用于治疗，如进行胆囊切除术、阑尾切除术、绝育术等，甚至胃大部切除术、肾切除术、全子宫切除术等难度较大的手术。

其他临床上使用的尚有胸腔镜、关节镜、脑室镜、电子（纤维）乳腺导管镜和血管镜等。

（五）根据特殊结构和功能分类

1. 一般内镜　一般内镜包括纤维内镜和电子内镜。

2. 放大内镜　放大内镜主要有胃肠镜和宫腔镜。结合光学放大与电子放大，病灶甚至能够放大百倍以上。

3. 超声内镜　将微型超声探头安置在内镜顶端或通过内镜活检孔插入。插入消化道后既可通过内镜直接观察黏膜表面的病变形态，又可进行超声扫描获得消化道管壁各层的组织学特征及周围邻近重要脏器的超声影像，增加了内镜的诊断范畴。目前主要用于胰胆管疾病，如胆总管末端病变；胃肠道肿瘤在胃肠道壁的浸润深度及周边淋巴结的情况；肝门及胆胰壶腹、乳头部疾病的诊断。

4. 特殊光内镜　特殊光内镜包括荧光内镜、NBI、FICE、i－scan 等。内镜技术结合特殊光源、特殊光栅、高灵敏度摄影机及特殊图像处理系统等，使得医生能够更容易发现黏膜病变，在肿瘤的早期诊断及肿瘤筛查方面有较大价值。

5. 手术内镜　专用于治疗的内镜，称为手术式内镜或双管道内镜、双弯曲内镜，主要有消化道、呼吸道用的镜型。

二、内镜检查的适应证和禁忌证及其应用

内镜在诊断方面的适应证很广，凡诊断不清而内镜能到达的病变皆可应用内镜协助诊断。应注意内镜是一种侵入性检查，通常应在一般检查完成后再考虑。但随着内镜检查技术的提高，一些疾病甚至优先选择内镜检查，尤其是考虑到在视诊的同时有可能通过内镜进行病理活检和治疗时。例如，上消化道出血时内镜检查不仅能明确病因，同时亦能进行镜下止血治疗。严重的心肺功能不全、处于休克等危重状态者，不合作者，内镜插入途径有急性炎症和内脏穿孔者应视为内镜检查的禁忌证。

内镜不仅可用于疾病的诊断，还可用于消化道早期癌及其癌前病变的内镜下切除，晚期肿瘤的内镜下姑息性治疗等。例如，内镜下黏膜切除术（EMR）、内镜黏膜下剥离术（ESD）治疗早期食管癌、早期胃癌及早期结直肠癌的疗效，已获得公认，并被列入美国 NCCN 指南。双镜联合（内镜＋腔镜）治疗早期胃癌或胃间质瘤已见诸报道，尚有待于大样本的临床研究进一步证实其疗效。内镜下支架置入术、经皮胃造瘘术用于缓解晚期食管癌、贲门癌、胃窦癌、结直肠癌、胆管癌、胰头癌等所致的消化道梗阻，超声内镜引导下肿瘤内放射性粒子植入或化疗药物注射，内镜下光动力治疗复发性鼻咽癌、食管癌、贲门癌、结直肠癌等亦可取得较好疗效，明显提高了患者的生活质量。

（郑玲玲）

第三节　肿瘤标志物检查

一、肿瘤标志物的概念

肿瘤标志物（tumor marker，TM）是指特征性存在于恶性肿瘤细胞，或由肿瘤细胞异常产生，或是宿主对肿瘤反应产生的物质。这些物质存在于肿瘤细胞和组织中，也可进入血液和其他体液。当肿瘤发生、发展时，这些物质明显异常，标示肿瘤存在，可用于肿瘤疗效观察、复发监测、预后评价，也可作为肿瘤治疗的靶向位点。良性疾病时一些 TM 的含量也会改变，恶性肿瘤时 TM 的含量也可能正常，因此不可单独依赖 TM 做出癌症的诊断依据，而只能用于癌症的辅助诊断。

二、肿瘤标志物的来源

1. 肿瘤细胞的代谢产物　肿瘤细胞代谢旺盛，其糖酵解产物、组织多肽及核酸分解产物较多。这

些产物作为TM的特异性虽然不高，但随着测定方法的改进，在诊断和监测肿瘤中的意义也将随之提高。

2. 分化紊乱的细胞基因产物　细胞癌变，原来处于沉默的基因被激活，这些基因的产物在细胞恶化中过量表达。例如，在肺癌患者中检出的异位分泌的促肾上腺皮质激素（ACTH）片段，在小细胞肺癌中发现的神经元特异性烯醇化酶，在肝癌和某些消化道癌患者血清中检出的甲胎蛋白、癌胚抗原、胎儿型同工酶等。这类物质在成人中不表达或仅以极低水平存在，癌变后被重新合成或大量分泌，是一类特异性比较高的TM。

3. 肿瘤细胞坏死崩解产物　肿瘤细胞坏死崩解产物主要是某些细胞骨架蛋白成分，如作为角蛋白成分的CYFR21-1、血清中多胺类物质等，这些物质多在肿瘤的中晚期或治疗后肿瘤细胞坏死时出现，可作为对治疗效果动态观察的标志物。

4. 癌基因、抑癌基因、肿瘤相关微小RNA和循环肿瘤细胞　癌基因（oncogene）、抑癌基因（tumor suppressor gene）和微小RNA（microRNA，miRNA）种类繁多。在癌变组织中通常可检测到各种癌基因或突变的抑癌基因及其产物，它们是导致细胞恶变的关键。miRNA既可在组织又可在血浆中检测到，与肿瘤的发生和发展密切相关。肿瘤转移时，肿瘤细胞进入血液循环，循环肿瘤细胞检测预示肿瘤转移和复发。检测这类标志物可以为肿瘤早期诊断或肿瘤基因靶向治疗提供依据，或预示肿瘤转移和复发。

5. 宿主反应类产物　在肿瘤患者血清中还可检测到机体对肿瘤的反应性产物。例如，在鼻咽癌患者血清中可以检测到抗EB病毒衣壳抗原（VCA）、早期抗原（EA）的IgA抗体（VCA-IgA，EA-IgA）；肝癌患者血清中血清铁蛋白和转肽酶水平升高；中晚期癌患者应激性蛋白如唾液酸水平升高。这些非肿瘤细胞的特异成分可以伴随肿瘤的存在和治疗而变化，因此也被列入肿瘤标志物范畴。

从上述肿瘤标志物来源可以看出，同一种肿瘤可能有不止一种标志物，同一种标志物也可能会在不同的肿瘤中出现，即某一肿瘤特异性较高的标志物对另一肿瘤来说不一定是好的标志物，而某一组织的正常产物对另一组织来源的肿瘤却可成为较好的肿瘤标志物。这一特点为肿瘤的临床检测提供了灵活而多样化的组合方式。

三、肿瘤标志物的分类

目前对TM尚无统一公认的分类和命名标准。由于TM来源广泛，习惯按其本身性质分为以下7类：①胚胎性抗原；②蛋白类；③酶和同工酶；④糖蛋白抗原；⑤激素；⑥癌基因产物；⑦其他肿瘤标志物。

四、肿瘤标志物检测的常用技术

多种技术可用于肿瘤标志物的研究及临床检测，常用技术如下。

1. 免疫学技术　免疫学技术是目前临床最常用的TM检测技术，主要包括酶联免疫测定（ELISA）、化学发光技术（CLIA）、放射免疫技术（RIA）等。该类技术通过将抗原抗体反应的特异性与标志物的敏感性相结合，具有特异、敏感、快速等优点，且试剂标准化、操作简便、易于自动化，可定性、定量检测肿瘤细胞分泌到体液中的各种具有免疫源性的TM。

2. 其他技术　其他技术包括：①生化技术：如电泳法、酶生物学活性法等，特别适用于各种酶及同工酶的测定。②免疫组化技术：可从形态学上详细阐明细胞分化、增殖和功能变化的情况，因而有助于确定肿瘤组织类型、判断预后及分析临床特征。③基因诊断技术：如利用PCR、real-time PCR、芯片技术、PCR-测序、PCR-质谱测序技术等，分析癌基因和抑癌基因的表达水平和其DNA序列结构的改变，进行肿瘤发病机制研究和诊断的一种方法。该技术以它特有的高灵敏度和高特异性，以及能直接查明在基因水平上的变化等优点，已开始应用于肿瘤的分子诊断和肿瘤病因学的研究。④蛋白质组技术：在恶性肿瘤生长过程中，由于基因的突变、异常转录与翻译，必然导致不同程度的蛋白质异常表达与修饰。蛋白质组学主要应用高分辨率的电泳、色谱和质谱技术分析和鉴定细胞内动态变化的蛋白质组

成成分、表达水平与修饰状态，高通量地对比分析健康与疾病时蛋白质表达谱的改变，可应用于TM的筛选和鉴定、肿瘤分类、疗效评价及肿瘤发生机制等方面的研究，使得肿瘤的诊断、分类、疗效评价由过去应用单一TM进行判断发展成为现在的应用蛋白质谱或基因谱的改变来进行综合判断。

五、肿瘤标志物的应用

TM可作为肿瘤的鉴别诊断、预后判断、疗效观察和监测复发的指标。

1. TM应用于高危人群筛查　应用TM对高危人群进行筛查时应遵循下列原则：①TM对早期肿瘤的发现有较高的灵敏度，如甲胎蛋白AFP和前列腺特异性抗原PSA；②测定方法要求灵敏度、特异性高，重复性好；③筛查费用经济、合理；④对筛查时TM异常升高但无症状和体征者，必须复查和随访。但实际上没有一种TM的特异性和灵敏度均能达到100%，从而使TM用于普查受到限制。目前，可用于普查的肿瘤标志物有应用于肝癌的AFP、前列腺癌的PSA、卵巢癌的CA125和HE4、鼻咽癌的VCA－IgA和EA－IgA及宫颈癌的高危HPV亚型。

2. 肿瘤的鉴别诊断与分期　TM常用于良、恶性肿瘤的鉴别，对影像和病理确诊困难的肿瘤患者，检测其TM，往往能够提供有用的信息帮助区分良、恶性肿瘤。大多数情况下，TM浓度与肿瘤大小和临床分期之间存在着一定的关联。TM定量检测可以有助于临床分期、疾病进展的判断。但各期肿瘤的TM浓度变化范围较宽，会有互相重叠。因此，依据TM浓度高低来判断肿瘤的大小及进行临床分期仍有一定局限性。

3. TM的器官定位　由于绝大多数TM的器官特异性不强，TM不能对肿瘤进行绝对定位。但少数TM，如前列腺特异性抗原、甲胎蛋白、甲状腺球蛋白等对器官定位有一定价值。

4. 肿瘤的疗效监测　恶性肿瘤治疗后TM浓度的变化与疗效之间有一定的相关性。临床可通过对肿瘤患者治疗前后及随访中TM浓度变化的监测，了解肿瘤治疗是否有效，并判断其预后，为进一步治疗提供参考依据。为了确定何种TM适用于疗效监测，应在患者治疗前做相关TM检测，选择一种或一组TM作为疗效判断指标。治疗前后TM浓度变化，常有3种类型：①TM浓度下降到参考范围内或治疗前水平的5%，提示肿瘤治疗有效；②TM浓度下降但仍持续在参考范围以上，提示有肿瘤残留和（或）肿瘤转移；③TM浓度下降到参考范围一段时间后又重新升高，提示肿瘤复发或转移。

5. 肿瘤的预后判断　一般治疗前TM浓度明显异常，表明肿瘤较大、患病时间较长或可能已有转移，预后较差。例如，乳腺癌的雌激素受体和孕激素受体，若两者阴性，即使CA15－3不太高，预后也较差、复发机会也较高、治疗效果也不好。类似的指标如表皮生长因子受体（EGFR）、癌基因C－$erbB_2$编码蛋白（HER－2）异常，这些指标均可用于预后的评估。

6. 肿瘤复发监测　恶性肿瘤治疗结束后，应根据病情对治疗前升高的TM做定期随访监测。一般治疗后2～3月内做首次测定；年内每3月测定1次；3～5年每半年1次；5～7年每年1次。随访中如发现有明显改变，应在2周后复测1次，连续2次升高，提示复发或转移。此预示常早于临床症状和体征，有助于临床及时处理。

7. TM的联合检测原则　同一种肿瘤或不同类型的肿瘤可有一种或几种TM异常；同一种TM可在不同的肿瘤中出现。为提高TM的辅助诊断价值和确定何种TM可作为治疗后的随访检测指标，可进行TM联合检测，但联合检测的指标需经科学分析、严格筛选。在上述前提下，合理选择几项灵敏度、特异性能互补的TM组成最佳组合，进行联合检测。

8. 影响TM浓度变化的因素　如下所述。

（1）分析前影响因素：①临床诊疗措施对TM的影响：前列腺按摩和穿刺、导尿和直肠镜检查后，血液中前列腺特异性抗原（PSA）和前列腺酸性磷酸酶（PAP）可升高；某些药物会影响TM浓度，如抗雄激素治疗前列腺癌时可抑制PSA产生；丝裂霉素、顺铂等抗肿瘤药可导致PSA假性升高；一些细胞毒药物（如5－氟尿嘧啶）治疗肿瘤时，可使癌胚抗原（CEA）暂时升高；细胞毒素治疗和放疗造成大量肿瘤细胞溶解，释放大量TM入血，引起TM明显增高。②肝肾功能异常的影响：肝功能异常、胆管排泄不畅、胆汁淤滞等均可造成CEA、CA19－9、碱性磷酸酶（ALP）、γ－谷氨酰转移酶（γ－GT）、细胞因子等浓度增高；肾功能不良时细胞角蛋白19片段（Cyfra21－i）、鳞状细胞癌抗原（SCC）和β_2－微球蛋白（β_2－MG）可升高；肾功能衰竭时，多数肿瘤标志物血清浓度升高。③生物学因素的影响：随年龄的增长PSA升高，老年人CA19－9、CA15－3、CEA等可升高；部分妇女在月经期CA125和CA19－9可升高，在妊娠期AFP、CA125等明显升高；某些长期抽烟者中可见CEA升高。肿瘤血供较差，肿瘤产生的标志物不易于进入血液循环，可导致血液中标志物不升高或升高不明显。④标本采集和保存的影响：由于红细胞和血小板中也存在神经元特异性烯醇化酶（NSE），标本溶血可使血液中NSE浓度增高。酶类和激素类TM不稳定、易降解，应及时测定或分离血清，低温保存。

（2）分析中影响因素：TM测定方法有ELISA、RIA、CLIA等。每种测定方法都有自己的精密度、重复性和相应的参考值范围。同一TM用不同方法测定，结果差异较大。因此，在工作中要尽量使用同一方法、同一仪器和同一厂家试剂盒进行测定。

六、常见肿瘤标志物的检测及其临床意义

（一）胚胎性抗原

1. 甲胎蛋白（α－Fetoprotein，AFP） AFP在胚胎期是功能蛋白，合成于卵黄囊、肝和小肠，脐带血含量为1 000～5 000ng/mL，1年内降为成人水平。成人血中含量极微，几乎无法测出。AFP是由590个氨基酸组成的含糖4%的血清糖蛋白，分子质量为6.9×10^5Da。根据AFP分子糖基结构上的差异，用外源性凝集素（小扁豆凝集素，LCA）与之结合可分结合型AFP和非结合型AFP。肝癌患者血清中AFP主要为前者，而良性肝病患者血中的AFP主要为后者。血清AFP测定常用酶联免疫吸附法（ELISA）和化学发光法。用化学发光法检测，正常人血清AFP参考值为<25ng/mL；AFP≥400ng/mL可作为肝癌诊断的参考；AFP异质体（LCA结合的AFP）>25%时提示原发性肝细胞癌。

临床意义：①原发性肝细胞癌诊断，目前多数意见认为AFP>300ng/mL且持续4～8周者不排除肝癌；低浓度（50～200ng/mL）持续（>2个月）阳性的患者，应视为肝癌高危者。结合临床，如果AFP>400ng/mL即可确诊为原发性肝癌。②疗效观察和病情预后评估，原发性肝癌手术切除后，若术前无转移，手术切除彻底，血中AFP于2～4周内可降到正常水平（<50ng/mL）；若浓度不降或降后复升，提示有弥漫性肝癌或癌复发。在术后化疗过程中如AFP含量保持在术后水平，示病情稳定，下降示病情好转，持续不降则疗效不佳。尽管AFP的诊断价值已被肯定，统计表明AFP对原发性肝癌的敏感性只有70%～75%，仍有相当一部分患者可能漏诊，对转移性肝癌的诊断效果就更差。因此，对AFP指标阴性，临床疑为原发性肝癌的患者应结合其他检查资料或用多指标的联合检测互相弥补，以减少漏诊。③生殖细胞瘤，如精原细胞瘤、畸胎瘤、睾丸肿瘤、绒毛膜上皮细胞癌，AFP也会升高，可作为诊断此类肿瘤的指标。④肝炎、肝硬化、妊娠、胎儿神经管畸形、无脑儿和脊柱裂，血清AFP也显著升高。

2. 癌胚抗原（carcinoembryonic antigen，CEA） CEA是一种存在于结肠、直肠癌细胞膜和胚胎黏膜细胞上的酸性糖蛋白，胚胎期在小肠、肝脏、胰腺合成，婴儿出生后血中含量降低，成人血清中含量极低。CEA分子质量为20×10^5Da，含糖量约55%，易被癌细胞分泌或脱落至血液或其他液体中，化学发光法正常参考值为<5ng/mL。

临床意义：①恶性肿瘤的辅助诊断，大约70%的直肠癌患者CEA升高，且CEA浓度与Duke分期有关，28%的A期和45%的B期患者CEA都异常；另外，55%胰腺癌、50%胃癌、45%肺癌、40%乳腺癌、40%膀胱癌、25%卵巢癌患者CEA升高。由于CEA只在肿瘤中晚期才有较显著的升高，也不局限在某一类肿瘤，因此，CEA对多数癌症的早期发现和鉴别诊断均无帮助。②预后评估和复发监测。术前CEA水平正常的患者手术治愈率高，术后不易复发；而术前CEA已升高者则大多数已有血管壁、淋巴系统和神经周围侵犯和转移，预后都较差。术后若癌症有转移或复发者，在临床症状出现前10周至13个月，CEA已开始升高。CEA浓度变化随病情恶化而升高。对直肠癌，术后1～6周，若CEA的量由升高降至正常水平，表示肿瘤已彻底切除，预后良好；若CEA浓度短期下降后又复升示癌已转移或复发。由于某些非癌患者，如吸烟者，溃疡性结肠炎、胰腺炎、结肠息肉、活动性肝病患者中部分患

者 CEA 含量也会增高，临床应用时应排除这些非癌性的 CEA 升高。

（二）糖蛋白抗原

1. 糖蛋白抗原 CA19－9　糖蛋白抗原（carbohydrate antigen，CA）CA19－9 是分子质量为 5×10^6Da 的类黏蛋白糖蛋白，其抗原决定簇是唾液酸化Ⅱ型乳酸岩藻糖。用化学发光方法测定，健康人血清 CA19－9＜37U/mL。

临床意义：①主要用于辅助诊断胰腺癌，敏感性为 80%，特异性为 90%。胆管癌、肝癌、胃肠道肿瘤、卵巢黏液性肿瘤、宫颈腺癌等血清 CA19－9 也有较明显的升高。②疗效监测，通常术后 1 周 CA19－9 可降至正常，若持续不降或降后复升提示病灶残留或复发。急性胰腺炎、胆囊炎、胆管炎（胆汁淤积性胆管炎）、肝炎、肝硬化等疾病 CA19－9 也不同程度升高。

2. 糖蛋白抗原 CA125　CA125 是可被单克隆抗体 OC125 结合的，分子质量为 2×10^5Da 的糖蛋白。化学发光方法检测，健康女性血清 CA125＜35U/mL。

临床意义：①50% Ⅰ期和 90% Ⅱ期卵巢癌患者血清 CA125 水平明显升高，CA125 水平与肿瘤大小、分期相关。CA125 手术化疗后很快下降，复发会迅速升高，比临床发现早 1～14 个月，是一个观察疗效、有无复发的良好指标。②乳腺癌、胰腺癌、胃癌、肺癌、结直肠癌、肝癌及其他妇科癌瘤也有一定的阳性率。③子宫内膜炎、盆腔炎、卵巢囊肿、急性胰腺炎、肝炎、腹膜炎和某些孕妇血清 CA125 水平也可升高。

3. 糖蛋白抗原 CA15－3　CA15－3 属乳腺癌相关抗原，是能被 115－D8 和 DF－3 两种单抗识别，分子质量为 4×10^6Da 的糖蛋白。化学发光方法检测，健康女性血清含量＜25U/mL。

临床意义：①CA15－3 诊断中晚期乳腺癌的敏感性可达到 80%～87%。由于原位乳腺癌 CA15－3 升高不显著，常作为Ⅱ/Ⅲ期乳腺癌监测疗效和复发的指标，当 CA15－3 比治疗前水平升高 25% 预示病情进展或恶化，无变化意味病情稳定。②该标志物也是广谱的，卵巢癌、胰腺癌、肺腺癌、肝癌、直肠癌也往往升高；良性乳腺疾病、部分孕妇（约 8%）、子宫内膜异位、卵巢囊肿和肝脏疾病患者血清 CA15－3 也偶见升高。

4. 糖蛋白抗原 CA27.29（BR27.29）　CA27.29 是黏蛋白类（Mucin 1）乳腺癌肿瘤标志物家族（包括 CA15－3、CA549）的新成员。CA27.29 单克隆抗体的反应序列和用于 CA15－3 分析的 DF3 抗体的反应序列在抗原决定簇图谱中相重叠。CA27.29 的参考值＜37U/mL。

临床意义：同 CA15－3 一样，CA27.29 可用于中晚期乳腺癌患者的辅助诊断，CA27.29 比 CA15－3 灵敏度高，但特异性较低。CA27.29 的水平反映肿瘤的活性，可用于预测Ⅱ期或Ⅲ期乳腺癌患者的病情复发，在患者复发症状出现前约 5 个月 CA27.29 又升高。

5. 糖蛋白抗原 CA72－4：　CA72－4 是糖蛋白抗原，分子质量为 4×10^5Da。化学发光技术的正常参考值男性＜4U/mL，女性＜6U/mL。

临床意义：①CA72－4 主要用于胃癌的检测，是诊断胃癌的辅助标志物，对胃癌检测特异性明显高于 CA19－9 和 CEA。以＞6U/mL 为临界值，良性胃病仅＜1% 者升高，而胃癌升高者比例可达 42.6%；如与 CA19－9 同时检测，阳性率可达 56%。CA72－4 可作为胃癌分期和术后是否肿瘤残存的良好指标。②约 30% 的卵巢癌患者 CA72－4 显著升高，CA125 和 CA72－4 联合检测明显提高卵巢癌检出率；部分乳腺癌、结肠癌、胰腺癌、肺癌患者血清 CA72－4 含量也会增高。许多良性疾病如胰腺炎、肝硬化、肺病、风湿病、妇科病、卵巢良性疾病、卵巢囊肿、乳腺病、胃肠道良性功能紊乱等患者，血清 CA72－4水平也升高。

6. 糖蛋白抗原 CA242　CA242 是人直肠癌细胞株 Colo205 经杂交瘤技术免疫小鼠获得的单克隆抗体 C242 所能识别的一种抗原，是一种唾液酸化的糖链抗原，与 CA50 和 CA19－9 抗原决定簇重叠。正常人 CA242＜20U/mL。

临床意义：68%～79% 胰腺癌、55%～85% 的结直肠癌、44% 胃癌患者血清 CA242 升高。在胰腺癌与胰腺良性疾病的鉴别诊断上，CA242 具有更高的可靠性，术前 CA242 水平是一个比 CA19－9 更准确的独立预测各阶段胰腺癌预后的指标。CA242 与 CA19 - 9、CEA 联合应用可提高消化系统肿瘤的阳性检出率。良性胃肠疾病如胰腺癌、肝炎、肝硬化患者血清 CA242 会有所升高。

7. 糖蛋白抗原 CA50　CA50 是人直肠癌 Colo205 细胞株经杂交瘤技术免疫小鼠筛选出的一株单抗所能识别的一种抗原，是去岩藻糖基的 CA19 - 9，属于鞘糖脂类物质。CA50 的主要成分是糖脂，存在于结肠、直肠、胃、空回肠、肺、胰、胆囊、膀胱、子宫、肝等器官的肿瘤组织中。它对恶性肿瘤有较广泛的识别谱，在恶性肿瘤的诊断和鉴别诊断上具有重要价值。正常参考值 <20U/mL。

临床意义：CA50 是一种非特异性的广谱肿瘤标志物，与 CA19 - 9 有一定的交叉抗原性，升高主要见于消化道肿瘤。80% ~90% 胰腺癌、58% ~70% 胆管癌、53% ~73% 结肠癌、41% ~71% 胃癌和食管癌患者血清 CA50 升高。CA50 在消化系统良性疾病如胰腺炎、胆管病和肝病中，也有部分患者升高。

（三）蛋白质抗原

1. 细胞角蛋白 19 片段（Cyfa21 - 1）　细胞角蛋白（cytokeratin，CK）是一类分子质量为 40 ~ 70kDa 的细胞结构蛋白。应用双向电泳可将 CK 分离出 20 条区带，命名为 CK1 ~ CK20，肿瘤细胞中含量最丰富的是 CK18 和 CK19。CK19 是分子质量为 40kDa 的酸性蛋白，主要分布于单层上皮细胞，如肺泡、胰管、胆囊、子宫内膜等上皮细胞。当这些细胞癌变时，CK19 可溶性片段进入血液循环，能被单抗 Ks19. 1、BM19. 21 所识别，此可溶性片段称为细胞角蛋白 19 片段（Cyfra21 - 1）。化学发光法检测的参考值为 <3. 3ng/mL。

临床意义：①非小细胞肺癌患者 Cyfra21 - 1 血清中含量明显升高，灵敏度可达 60%，特异性可达 95%，明显优于 CEA、SCCA。它对非小细胞肺癌早期诊断、疗效观察有重要意义，与 CEA 联合应用，诊断非小细胞肺癌符合率可达到 78%。②对浸润性膀胱癌有一定的特异性，也可作为膀胱癌治疗、预后监测的标志物。③前列腺癌、胰腺癌、乳腺癌、肝癌、卵巢癌、子宫癌、胃癌、肠癌等血清中 Cyfra21 - 1含量也不同程度升高。血清 Cyfra21 - 1 水平升高也可见于部分肝炎、胰腺炎、肺炎、前列腺增生患者。

2. 组织多肽抗原（tissue polypeptide antigen，TPA）　TPA 是低分子质量角蛋白 8、18 和 19 的混合物。细胞增殖产生大量的角蛋白，当细胞坏死时，角蛋白可溶性部分释放入血。TPA 属肿瘤增殖的标志物，分子质量在（0. 2 ~0. 45）$\times 10^5$Da，健康人血清上限为 130U/L。

临床意义：血清 TPA 浓度升高表明细胞处于增殖转化期。TPA 主要用于鉴别诊断胆管癌（升高）和肝细胞癌（不升高）；与 CEA 和其他糖类肿瘤抗原结合判断膀胱癌、乳腺癌、胰腺癌、胃肠道肿瘤、前列腺癌及卵巢癌有无转移。如果术前 TPA 增高非常显著提示预后不良，经治疗下降后再升高提示复发。另外，一些炎症患者 TPA 也升高。

3. 鳞癌细胞相关抗原（squamous cell carcinoma antigen，SCCA）　SCCA 是从子宫颈鳞状细胞癌组织中分离出来，存在于鳞状细胞癌胞质内，分子质量为 48kDa 的糖蛋白，对鳞癌有较好的特异性。正常参考值为≤1. 5ng/mL。

临床意义：SCCA 是鳞状上皮癌的重要标志物。SCCA 升高主要见于鳞状细胞癌如子宫颈鳞癌、头颈部鳞癌、肺鳞癌、食管鳞癌；SCCA 升高还见于皮肤癌、消化道癌、卵巢癌和泌尿道肿瘤。SCCA 升高程度和肿瘤恶性程度密切相关，SCCA 一旦升高往往预示病情恶化，伴发转移，所以常用于治疗监视和预后判断。另外，肾衰竭、结核、肺炎、肝硬化、肝炎等疾病 SCCA 也有一定程度的升高。

4. β_2 - 微球蛋白（β_2 - microglobulin，β_2 - MG）　β_2 - 微球蛋白是一种单链低分子质量蛋白，分子质量仅 1. 2kDa，电泳时位于 β_2 球蛋白区带，故被命名为 β_2 - MG。人体内所有有核细胞都有 β_2 - MG，淋巴细胞表面含量特别丰富。由于相对分子质量小，所以容易由肾小球滤过且全部由肾近曲小管重吸收。正常人血、尿中 β_2 - MG 含量很低。正常参考值：血清（3. 1 ±0. 96）mg/L，尿（0. 31 ±0. 34）mg/L，脑脊液（1. 27 ±0. 11）mg/L。肿瘤患者血清 β_2 - MG 升高有以下几方面原因：①癌细胞合成 β_2 - MG 增多；②癌细胞坏死释放 β_2 - MG；③肿瘤患者免疫稳定遭破坏、免疫激活、淋巴细胞活性增高，使 β_2 - MG 分泌增加。

临床意义：①慢性淋巴细胞白血病、非霍奇金淋巴瘤、多发性骨髓瘤患者的血、尿中$β_2$－MG明显升高，其水平与肿瘤细胞数量、生长速率、预后及疾病活动性有关。例如，骨髓瘤$β_2$－MG水平高于4.0mg/L时，预示生存时间短；高于6.0mg/L时，对化疗反应不敏感。②肝癌、胃癌、肠癌、肺癌患者血、尿中$β_2$－MG含量也会升高。③肾脏疾病如肾小管炎、肾盂肾炎尿中$β_2$－MG含量也会升高。④免疫系统疾病如系统性红斑狼疮、艾滋病、类风湿等血清中$β_2$－MG含量也会升高。

5. 血清M蛋白（monoclonal immunoglobulin）　血清M蛋白是一种结构均一的免疫球蛋白，由恶性增殖的浆细胞所分泌。此蛋白在电泳中呈基底较窄而均匀的单峰，称为副蛋白、M蛋白或M成分。临床常以测定血清M蛋白或尿"本－周氏蛋白"对多发性骨髓瘤进行诊断或鉴别诊断。在这些患者的血中可检出大量结构均一的免疫球蛋白，应用血清免疫固定电泳可见异常蛋白峰；尿"本－周氏蛋白"以在pH4.9的酸性环境中加热至40～60℃凝固，温度上升到90～100℃时溶解，冷却至40～60℃又出现凝固为特征。

6. 铁蛋白（ferritin）　ferritin是一种铁结合蛋白，主要存在于网状内皮系统，其主要功能是储存和调节体内的铁代谢，正常参考值＜400μg/L。血清铁蛋白升高的原因是铁蛋白的来源增加或存在清除障碍，如患肝癌、肺癌、胰癌、白血病、霍奇金病等时，癌细胞合成的铁蛋白增加，使血清铁蛋白升高。肝癌患者治疗有效者血清铁蛋白下降，而恶化和复发者升高，持续增高则预后不良，故ferritin测定可作为监测疗效的手段之一，特别是对AFP阴性的患者尤有意义。患肝病时肝细胞受损、功能下降、清除障碍使血清铁蛋白升高，或肝细胞损害坏死，储存在肝细胞质中的铁蛋白溢入血中使血清铁蛋白升高。另外，ferritin是一种急性时相蛋白，炎症时血清ferritin也会升高。

7. HER－2/neu（c－erbB_2）肿瘤蛋白　neu基因最初从鼠神经母细胞瘤中分离得到，编码一个被命名为"p185neu"的分子质量为185kDa的膜糖蛋白。c－erb B_2的产物P185蛋白，呈酪氨酸转氨酶激酶活性，结构类似于EGF受体。c－erbB_2也称为HER－2/neu。HER－2/neu膜外部分可脱落进入血液，正常参考值＜15ng/mL。

临床意义：血清HER－2检测主要用于转移乳腺癌患者的疗效和复发监测。治疗前乳腺癌患者血清HER－2＞15ng/mL，治疗后HER－2下降（＜15ng/mL），提示治疗有效；如果治疗后HER－2变化小于15%，提示疾病稳定无进展；如果HER－2水平复又升高，升高幅度＞15%，提示疾病进展或复发。

8. 核基质蛋白22（nuclear matrix protein 22，NMP22）　NMP22系核基质蛋白，是膀胱癌的一种新的标志物，正常参考值＜10U/mL。检测尿NMP22可鉴别良恶性膀胱疾病，膀胱癌患者尿NMP22水平显著增高，联合膀胱镜检是膀胱癌排除最佳手段。尿NMP22为术后膀胱癌复发预测良好指标，术后患者尿NMP22水平升高，提示肿瘤复发。在监测过程中尿NMP22阴性的膀胱癌患者可延迟膀胱镜检。但注意化疗和其他良性疾病，患者尿NMP22水平也可升高。

9. 人附睾蛋白4（human epididymis protein 4，HE4）　人附睾蛋白4（HE4）属于乳清酸性4－二硫化中心（WFDC）蛋白家族，此蛋白大概为20～25kDa。HE4首先在附睾远端的上皮中被发现，并且最初认为它是一种与精子成熟相关的蛋白酶抑制剂。后来发现卵巢癌细胞高表达HE4，可作为卵巢癌首选标志物，尤其是可作为妇女的盆腔肿瘤是良性或恶性的鉴别标志物，恶性盆腔肿瘤患者血清HE4水平＞140U/mL，而良性盆腔肿块＜140U/mL。HE4与CA125联合使用比单独使用任一种对卵巢癌的诊断具有更为准确的预测性。血清HE4水平也可作为卵巢癌预后的指标，术后HE4水平不下降或治疗后又重升高预示预后不良或复发。另外，在子宫内膜癌早期，HE4要比CA125更敏感。HE4水平升高也见于肺腺癌，且肾衰竭、肝炎、肝硬化、肺炎等良性疾病患者血清HE4水平也升高。

10. 促胃液素释放肽前体（pro－gastrin－releasing peptide，ProGRP）　促胃液素释放肽前体（ProGRP）是小细胞肺癌的一个可靠的指标，具有很好的灵敏度和特异性，在特异性方面要优于NSE。血清ProGRP在小细胞肺癌早期就可检测到其水平升高，所以该标志物联合血清NSE和影像学检查可用于小细胞肺癌高危患者的筛查。ProGRP联合NSE可用于肺癌组织学鉴别诊断，如果血清ProGRP＞150pg/mL且NSE＞15.0ng/mL，则患者诊断为小细胞肺癌可靠性高。ProGRP可作为小细胞肺癌的预后指标，预后不良、治疗无反应或肿瘤复发者，血清ProGRP水平不下降或重新升高。另外，肾衰竭的患者血清

ProGRP 水平也升高。

（四）酶类

1. 前列腺特异抗原（prostate specific antigen，PSA） PSA 是一种由前列腺上皮细胞分泌的蛋白酶，分子质量为 3.4×10^{5}Da 的单链糖蛋白，它只表达于人前列腺导管上皮细胞，这一严格的器官定位和细胞类型特异性使之成为前列腺癌的一种有价值的诊断标志。20% 的 PSA 以未结合形式存在，称为游离 PSA（FPSA）。用化学发光法检测的参考值为：TPSA（总 PSA）<4ng/mL，FPSA<0.86ng/mL，FPSA/TPSA>0.25。

临床意义：PSA 是目前诊断前列腺癌最敏感的指标，可用于前列腺癌的早期诊断、疗效及复发监测。①前列腺癌患者可见 PSA 浓度升高，TPSA 的血清浓度随病程进展而增高，随病程好转降低，故 PSA 是前列腺癌病程变化和疗效的重要指标。②前列腺癌患者血清 FPSA/TPSA 比值低于前列腺良性疾患。因此，测定 PSA 的类型和两者比值有利于鉴定前列腺良性和恶性疾患。FPSA/TPSA 比值下降可能是由于前列腺癌恶性度较高，若 TPSA 和 FPSA 升高，而 FPSA/TPSA 比值降低，前列腺癌可能性大；FPSA/TPSA 比值<10% 提示前列腺癌，FPSA/TPSA 比值>25% 提示前列腺增生，其特异性达 90%，正确性达 80%。5% 前列腺癌患者 TPSA 在正常水平而前列腺酸性磷酸酶升高，如两者结合检测可提高前列腺癌检出率。③前列腺炎、前列腺增生、泌尿生殖系统及肾脏疾病患者血清中 TPSA 和 FPSA 含量也会轻度升高，必须注意鉴别。

2. 前列腺酸性磷酸酶（prostatic acid phosphatase，PAP） 前列腺酸性磷酸酶是一种前列腺外分泌物中能水解磷酸酯的糖蛋白。RIA 和发光法的正常参考值≤2.0μg/L。前列腺癌时，血清 PAP 浓度明显升高，其升高程度与肿瘤发展基本成平行关系。当病情好转时，PAP 复升高常提示癌症复发、转移及预后不良。但要注意前列腺增生和前列腺炎患者也可见血清 PAP 升高。

3. 神经元特异烯醇化酶（neuron specific enolase，NSE） 神经元特异烯醇化酶是神经元和神经内分泌细胞特有的酶。它在小细胞肺癌和神经内分泌肿瘤（如神经母细胞瘤、甲状腺髓质癌等）中有过量的表达而作为肿瘤标志物。用化学发光方法测定，健康人血清参考值<15.0mg/L。

临床意义：①血清 NSE 对小细胞肺癌（SCLC）的敏感度为 80%，特异性为 80%~90%，主要应用于小细胞肺癌患者的疗效观察和预报复发。经放疗或化疗后肿瘤缩小时 NSE 活性下降，完全缓解时财恢复正常；当病情恶化或复发时血清 NSE 活性又重新上升，一般在复发前 3~12 周可出现 NSE 水平升高，且早于 X 线胸透及支气管活检。②用于小细胞肺癌预后判断。在小细胞肺癌早期，血清 NSE 显著升高者预后差，治疗前 NSE 值与预后明显相关，NSE 每升高 5ng/mL 存活率大约降低 10%。由于 NSE 活性升高多见于晚期患者，故不能作为小细胞肺癌的早期诊断指标。③神经母细胞瘤 NSE 水平异常增高，可用于疗效观察、预报复发和预后评估。④嗜铬细胞瘤、胰岛细胞瘤、甲状腺髓样瘤、黑色素瘤、视网膜母细胞瘤等患者血清 NSE 也可增高。⑤精原细胞瘤的肿瘤标记，约 68.7% 转移性精原细胞瘤患者血清 NSE 水平升高。

4. 胃蛋白酶原Ⅰ、Ⅱ（PGⅠ、PGⅡ） 胃蛋白酶原（pepsinogen，PG）是胃蛋白酶的无活性前体，分子质量为 42kDa 的单链多肽。PG 依其琼脂糖电泳迁移率不同，可以分为 7 个组分，较快移向阳极的 1~5 组分的免疫原性近似，称为胃蛋白酶原Ⅰ（PGⅠ），主要由胃底腺的主细胞分泌；组分 6~7 被称为胃蛋白酶原Ⅱ（PGⅡ），由胃黏膜的腺体（包括胃底腺、胃贲门腺、胃窦幽门腺）和近端十二指肠的 Brunner 腺产生。胃蛋白酶原无活性，合成后的 PG 绝大多数释放入胃腔，在酸性胃液作用下活化成有活性的胃蛋白酶，只有少量（约 1%）PG 通过血/黏膜屏障进入血液循环。在正常人血清中的 PGⅠ浓度是 PGⅡ的 6 倍。

血清 PG 水平可反映不同部位胃黏膜的形态和功能。PGⅠ与胃酸分泌有关，可较好地反映胃壁细胞量，是检测胃泌酸细胞功能的指标。胃酸分泌增多则 PGⅠ升高，胃酸分泌减少、胃黏膜腺体萎缩或胃部分切除术后 PGⅠ降低。PGⅡ由多种腺体产生，在各种胃疾病中，血清 PGⅡ水平相对稳定。当萎缩性胃炎伴有肠化生、胃窦腺假幽门腺化生时，PGⅡ含量会随之增高。血清 PGⅠ和 PGⅠ/PGⅡ比值被认为是胃体黏膜结构和功能的重要血清学指标。

临床意义：PG主要用于萎缩性胃炎的诊断，由于萎缩性胃炎患者是胃癌高危人群，PG联合幽门螺杆菌和胃镜检查是目前胃癌早期筛查手段。①在PGⅠ<70ng/mL和PGⅠ/PGⅡ<3.0人群中，胃癌发生率远高于PGⅠ和PGⅠ/PGⅡ比值正常者，检出的胃癌有90%属于早期，远高于常规临床56.9%的早期诊断率。②血清PG含量还可以作为胃癌术后复发与转移的检测指标。胃癌术后血清PGⅠ、PGⅡ数值有助于了解残胃黏膜腺体的分泌情况。对胃癌根治术后PG变化进行追踪调查，认为PGⅠ、PGⅡ相对性升高是胃癌复发的临床指标之一。胃癌根治术后长期呈良性状态的患者，血清PGⅠ、PGⅡ无明显变化；但胃癌复发时血清PGⅠ常明显升高，因此认为血清中PGⅠ检测对诊断复发及有无转移有意义。

（五）激素类

1. 人绒毛膜促性腺激素－β亚基（β－human chorionic gonadotrophin，β－HCG）　人绒毛膜促性腺激素（HCG）是胎盘滋养层细胞分泌的一种糖蛋白激素，有α、β两个亚基，β亚基决定了免疫学和激素的特性。通常用ELISA法或化学发光法测定，参考值依检测方法不同差别很大。在非妊娠情况下正常妇女平均值<5.0IU/L；正常孕妇早期β－HCG升高，直至分娩后下降。

临床意义：100%滋养体和绒毛膜上皮癌β－HCG异常升高，可达100万IU/L，其浓度变化可以反映癌瘤的病程和疗效，在随访中也可测定β－HCG以了解是否有癌的复发和转移；中度升高见于精原细胞睾丸癌，70%的非精原细胞睾丸癌β－HCG低度升高（往往与AFP同时升高）；部分乳腺癌、卵巢癌、子宫颈癌、子宫内膜癌、肝癌、肺癌β－HCG轻度异常。

2. 降钙素（calcitonin，CT）　降钙素是甲状腺C细胞产生，由32个氨基酸组成的多肽，分子质量为3.5kDa，具有调节血钙平衡的作用，与骨代谢密切相关。正常参考值<100ng/L。

临床意义：①甲状腺髓样癌占所有甲状腺癌的9%～12%，甲状腺髓样癌CT明显升高，可达2 000～5 000ng/L，相当于正常人的650～16 000倍；CT的测定对甲状腺髓样癌有特异性诊断价值，且CT水平与肿瘤大小、浸润和转移有关，常用于监测甲状腺髓样癌的治疗。②其他部位的肿瘤如小细胞未分化型肺癌CT也升高。

3. 儿茶酚胺类物质（catecholamines，CA）　儿茶酚胺类物质是一类结构中含有儿茶酚的物质的总称，包括肾上腺素、去甲肾上腺素、香草扁桃酸（VMA）等。除了在嗜铬细胞瘤中明显升高外，70%的神经母细胞瘤中VMA升高。与儿茶酚胺有关的物质还包括促肾上腺皮质激素（ACTH）。ACTH含39个氨基酸，分子质量4.5kDa，由腺垂体促皮质细胞分泌。大约70%肺癌患者ACTH升高，部分胰腺癌、乳腺癌和胃肠道癌可见ACTH升高。

4. 激素受体　在乳腺癌患者，黄体酮和雌二醇水平并无变化，但部分患者黄体酮受体（progesterone receptor，PR）和雌二醇受体（estrogen receptor，ER）水平却增加。ASCO推荐免疫细胞化学为统一标准最佳的方法测定此类受体。PR和ER的水平可作为乳腺癌预后指标，是决定乳腺癌的治疗方案的重要依据，已成为乳腺癌诊治的常规检测项目。ER（－）/PR（－）采用内分泌治疗有效率为9%，ER（＋）/PR（－）为32%，ER（－）/PR（＋）为53%，ER（＋）/PR（＋）为71%，并且内分泌治疗有效者生存期较长、预后较好。因此，测定乳腺组织中的ER与PR对于预示内分泌治疗的效果、决定治疗方案和预后评价是极其重要的。

（六）与肿瘤相关的病毒TM和细菌TM

1. 抗EB病毒相关抗原的抗体与鼻咽癌　EB病毒（epstein－barr vinis，EBV）是传染性单核细胞增多症的病因，该病毒与非洲儿童Burkitt's淋巴瘤和鼻咽癌的关系也十分密切。Burkitt's淋巴瘤和鼻咽癌患者外周血都含有高滴度的抗EB病毒抗体，如衣壳抗原（VCA）、早期抗原（EA）和EB病毒核抗原1（EBNA1）的抗体；这些抗体不是肿瘤细胞表达的产物，而是受EB病毒感染后机体免疫系统的产物，其中对鼻咽癌具诊断价值的是IgA抗体的升高。临床应用间接酶免疫法（IEA）或ELISA法测定EBV的VCA－IgA、EA－IgA和EBNA1－IgA的水平，通常以阳性反应血清的最高稀释度作为相应抗体的血清滴度。

临床意义：①鼻咽癌诊断：正常人VCA－IgA、EBNA1－IgA阳性率约为10%，鼻咽癌患者的阳性率约90%；EA－IgA诊断鼻咽癌的特异性可达98%，敏感性50%。临床上通常以VCA－IgA和EBNA1－IgA二者联合检查提高鼻咽癌诊断灵敏度。②高危人群的筛查：在鼻咽癌高发区，以VCA－IgA和EBNA1－IgA阳性为标准划分高危人群，鼻咽癌的检出率比自然人群高40倍，且先于鼻咽癌确诊4～46个月即可出现阳性。有的报道将VCA－IgA滴度≥1：40或在定期检查中抗体水平持续上升者才列入鼻咽癌高危人群范围。无论应用哪一种方式都表明，测定血清VCA－IgA和EBNA1－IgA抗体水平已成为当前鼻咽癌流行病学监测中最有效的应用指标。③监测治疗效果：鼻咽癌患者VCA－IgA抗体维持高滴度的时间比较长，许多患者即使在治疗后仍可维持高滴度，可见对于大部分患者该标志物不适用于监测治疗效果。少数治疗后患者抗体水平上升往往提示癌的复发。

2. 血浆EBV－DNA与鼻咽癌　90%～100%的鼻咽癌患者血浆中可检测到EB病毒DNA，而健康人群血浆EB病毒DNA检出率仅为0～7%。在鼻咽癌患者接受放疗时，血浆DNA浓度迅速降低；当患者治愈时，血浆EB病毒DNA的浓度降到很低甚至检测不到。相反地，若放疗后DNA拷贝数没有降到低水平或之后又升高，则预示肿瘤对放疗不敏感或肿瘤复发、转移。real－time PCR定量检测血浆EBV－DNA能很好地反映肿瘤的消长，是诊断鼻咽癌残留、复发及远处转移的敏感指标。此外放疗前血浆EB病毒DNA拷贝数可有效预测患者的预后，血浆EB病毒DNA拷贝数高的鼻咽癌患者预后比拷贝数低的鼻咽癌患者差。

3. 高危HPV亚型与宫颈癌　人类乳头瘤病毒（human papilloma virus，HPV）是引起生殖道感染常见的病原体，HPV通过性行为进行传播，在15～25岁的女性极为普遍，在我国正常妇女HPV感染率为20%～46%不等。HPV感染的后果与HPV的类型有密切关系。HPV感染分为皮肤和黏膜感染。黏膜感染中有30余种类型可能导致生殖道感染，根据危险度将其分为低危险性HPV和高危险性HPV两类。低危险性HPV可引起尖锐湿疣，致恶变概率较小；高危险性HPV可导致男性阴茎癌和女性宫颈癌。高危险性HPV主要包括13种亚型：HPV16、18、31、33、35、39、45、51、52、56、58、59和68型。PCR技术或杂交技术可检测高危险性HPV DNA。

临床意义：由于99.8%的宫颈癌患者可以检测到高危险性HPV，高危险性HPV检测可作为宫颈癌患者的筛查指标。高危险性HPV阳性是可能患宫颈癌的一种重要警示，结合细胞学检查，可准确地评估妇女患宫颈癌的危险度。

4. 幽门螺杆菌（HP）与胃癌　HP感染是慢性活动性胃炎、消化性溃疡、胃黏膜相关淋巴组织淋巴瘤和胃癌的主要致病因素。HP的检测主要用于胃癌的筛查，HP联合胃蛋白酶原和胃镜检查是目前胃癌早期筛查的最佳手段。HP阳性的人群为胃癌高危人群。HP检查的方法有：①胃黏膜（多为胃窦黏膜）做直接涂片、染色，组织切片染色及细菌培养来检测HP；②胃活检组织尿素酶试验；③呼吸试验，^{13}C或^{14}C尿素呼气试验；④HP抗原和抗体检测。胃活检组织检测HP最可靠。

（七）癌基因、抑癌基因和肿瘤相关的miRNA

正常细胞的生长和增殖是由两大类基因调控的，一类编码正向调控信号，促进细胞生长和增生，并阻止其发生终末分化，原癌基因起这方面作用；另一类编码负调控信号，使细胞成熟、分化或凋亡，抑癌基因和凋亡基因在这方面起作用。正常情况下这两类基因的功能保持动态平衡，十分精确地调控细胞增殖和成熟，一旦这两类信号中前一类信号过强或后一类信号过弱均会使细胞生长失控而可能恶变。因此癌基因、抑癌基因及其产物都属于肿瘤标志物范畴。目前已知的癌基因和抑癌基因种类繁多，测定细胞内癌基因、抑癌基因及其表达产物的变化不仅能了解它们在肿瘤发生和发展中的作用，也可为早期监测肿瘤发生、预后评估、靶向治疗提供依据。另外，肿瘤相关miRNA与肿瘤的发生和发展密切相关。肿瘤转移时，肿瘤细胞进入血循环，循环肿瘤细胞检测预示肿瘤转移；这类标志物一般用分子生物学（如PCR、real time－PCR、FISH等）和免疫化学在组织或细胞中进行定性或定量检测。

1. 染色体易位　慢性粒细胞白血病（CML）细胞中22号染色体与9号染色体发生易位，形成的异常染色体被称为“费城染色体”（Philadelphia chromosome），是CML的标志。“费城染色体”的形成使9号染色体上abl癌基因受到外来的22号染色体中bcr癌基因的调节（产生bcr/abl融合基因）。由于abl癌基因为酪氨酸激酶，该酶活性提高使正常细胞内信号传导失控，促进了细胞不正常分裂。PCR和

FISH 检测 bcr/abl 融合基因，可作为 CML 的辅助诊断和治疗指导。另外，近 80% 的白血病有某种染色体结构和数目异常，50% 左右有某种染色体易位［如和 AML 存在的 t（11；19）、t（15；17）、t（8；21）、t（6；9）、inv（16）等］。这些染色体异常是诊断白血病的良好指标。

2. 表皮生长因子受体（epidermal growth faetor receptor，EGFR） EGFR 是上皮生长因子（EGF）细胞增生和信号传导的受体。EGFR 属于 erbB 受体家族的一种，该家族包括 EGFR（erbB－1），HER－2/c－neu（erbB－2）、HER－3（erbB－3）和 HER－4（erbB－4）。EGFR 也被称作 HER－1、erbB－1，是一种膜糖蛋白，属于酪氨酸激酶型受体，分子质量 170kDa。EGFR 位于细胞膜表面，通过与配体结合而激活，配体包括 EGF 合 TGFα（transforming growth factorα）。激活后，EGFR 由单体转化为二聚体。EGFR 形成二聚体后可以激活它位于细胞内的激酶通路，包括 Y992、Y1045、Y1068、Y1148、Y1173 等激活位点。这个自磷酸化过程可以引导下游信号通路的磷酸化，包括 MPAK、Akt 和 JNK 通路，从而诱导细胞增殖。许多实体肿瘤中存在 EGFR 的高表达或基因突变。EGFR 与肿瘤细胞的增殖、血管生成、肿瘤侵袭、转移及细胞凋亡的抑制有关。其可能机制有：EGFR 的高表达引起下游信号传导的增强；突变型 EGFR 受体或配体表达的增加导致 EGFR 的持续活化；自分泌的作用增强；受体下调机制的破坏；异常信号传导通路的激活等。突变型 EGFR 的作用可能包括：具有配体非依赖型受体的细胞持续活化；由于 EGFR 的某些结构域缺失而导致受体下调机制的破坏；异常信号传导通路的激活；细胞凋亡的抑制等。突变体的产生是由于 EGFR 基因的缺失、突变和重排。对于中、晚期肺癌患者，EGFR 基因突变常发生在编码 EGFR 酪氨酸激酶区域的 18～21 号外显子，其中以 19 号（缺失）和 21 号（L858R）突变为主。EGFR 基因突变患者对表皮生长因子受体酪氨酸激酶抑制剂（EGFR－TKI）如易瑞沙、特罗凯等敏感。EGFR19 外显子缺失的患者在疗效上比 EGFR21 外显子点突变者稍占优势，前者在症状改善方面也优于后者。对于晚期结直肠癌，EGFR 基因扩增和蛋白高表达的患者使用针对 EGFR 的单抗，如帕尼单抗和西妥昔单抗，靶向治疗有效。

3. ras 癌基因 ras 癌基因编码的酪氨酸激酶，位于人类 1 号染色体短臂，其表达产物为 188 个氨基酸，分子质量 21kDa，由 K－ras、H－ras 和 N－ras 组成。K－ras、H－ras 和 N－ras 三者高度同源，相互同源性达 85%。当 ras 癌基因的第 12、13、61 位碱基发生点突变，编码产物发生变化时，可导致 ras 癌基因活化。临床上 ras 癌基因点突变多见于胰腺癌、神经母细胞瘤、膀胱癌、急性白血病、消化道肿瘤、乳腺癌。上述肿瘤 ras 癌基因突变率为 15%～70%，突变后表达产物增高且和肿瘤浸润度、转移相关。

目前治疗结肠癌，特别是转移性结肠癌的药物有针对表皮生长因子受体（EGFR）的 panitumumab/帕尼单抗和 cetuximab/西妥昔单抗。大量临床研究表明，靶向药物（如西妥昔单抗和帕尼单抗）对于未发生 K－ras 基因突变的患者有效率可达到 60%，而对已发生 K－ras 基因突变的患者则完全无效。通过检测 K－ras 基因有没有突变，可以筛选出抗 EGFR（表皮生长因子受体）靶向药物治疗有效的大肠癌患者，实现肿瘤患者的个体化治疗。

4. BR4 癌基因 BRAF（v－Rafmurine sarcoma viral oncogene homolog B1）编码一种丝/苏氨酸特异性激酶，是 RAS/RAF/MEK/ERK/MAPK 通路重要的转导因子，参与调控细胞的生长、分化和凋亡等多种生化事件。在人类肿瘤的发生和发展过程中，BRAF 癌基因可能独立于 ras 癌基因而发挥作用。8%～12% 的结直肠癌患者可发生 BRAF V600E 突变，BRAF V600E 突变可导致部分 K－ras 基因野生型患者对 EGFR 单抗药物和 EGFR－TKI 治疗不敏感。因此检测肿瘤患者 BRAF 基因突变情况可用于指导 EGFR 的靶向用药。与 K－ras 基因突变不同，BRAF 基因突变还预示患者。预后不良。

5. myc 癌基因 myc 基因是从白血病病毒中发现的，与转录调节有关。myc 家族包括 C－myc、N－myc、L－myc 和 R－myc，其中 C－myc 研究最详细。C－myc 由 3 个外显子组成，编码 64kDa 的磷酸化蛋白，与特定的 DNA 序列结合而起转录因子作用，从而在细胞生长调控中起重要作用。最早在 B、T 淋巴细胞瘤、肉瘤中发现 myc 癌基因激活；随后又发现小细胞肺癌、幼儿神经母细胞瘤的临床进展和 myc 表达扩增有关，并且多见于转移的肿瘤组织。目前 myc 标志主要用于判断肿瘤的复发和转移。

6. erbB－2 癌基因 erbB－2 基因又称 HER－2/neu 基因，它属于 src 癌基因家族，和 EGFR 同源，

在结构和功能上与 EGFR 相似，能激活酪氨酸激酶。它编码的蛋白为 P185，分子质量 185kDa。erbB－2 通过基因扩增而激活，多见于乳腺癌、卵巢癌和胃肠道肿瘤。免疫组化检测 erbB－2 在乳腺癌中阳性率为 15%～30%。P185 过量表达的水平影响着肿瘤的分化程度及恶性行为，与肿瘤分期、扩散程度、淋巴结转移及预后有关，与临床分期呈显著正相关。对腋窝淋巴结阴性的乳腺癌患者，经单因素分析显示 erbB－2 对远处转移、无瘤生存和总生存率有明显的预后价值。研究表明，erbB－2 表达与雌激素（ER）、孕激素（PR）水平呈负相关。erbB－2 表达阳性患者无论 ER、PR 状态如何，对内分泌治疗反应均差；至少有部分 ER、PR 阳性患者对内分泌治疗不敏感。因此，erbB－2 可作为乳腺癌的分化程度、生物行为及预后的相对独立的重要指标，为临床治疗提供依据。

7. p53 抑癌基因　p53 基因是一种抑癌基因，位于 17 号染色体短臂（17p13），它在 G_1/S 期控制点起重要作用，决定细胞是否启动 DNA 合成或决定细胞是否进行程序化死亡，发挥监视细胞基因组的完整性，阻止具有癌变倾向的基因发生突变。野生型 p53 基因发生突变使这一控制作用消失，诱发肿瘤。p53 基因的产物为 P53 蛋白，是由 393 个氨基酸组成的磷酸化蛋白。p53 基因点突变常见第 175、248、273 位的碱基变异，而在肝癌细胞中 p53 基因第 249 位的碱基由 G 变成 T。突变的 P53 蛋白半衰期较长。由于许多肿瘤与 p53 基因异常有关，大部分肿瘤患者都可检测到突变的 P53 蛋白，尤其是乳腺癌、胃肠道肿瘤、肝癌和肺癌，阳性率为 15%～50%。

8. ALK（anaplastic lymphoma kinase）融合基因　EML4－ALK 融合基因是癌基因，能提高间变性淋巴瘤激酶（ALK）表达水平，激活 ALK 引起肿瘤细胞生长、增殖、抗凋亡。其存在于 3%～7% 的非小细胞肺癌中，常见于不吸烟的年轻女性腺癌患者。以该癌基因为靶点的分子靶向药物 crizotinib 可显著提高肺癌患者的生存率，因此检测 ALK 融合基因可用于指导靶向药物 crizotinib 的治疗。

9. c－Kit 酪氨酸激酶和血小板衍化生长因子受体（PDGFRA）　胃肠道间质瘤（gastrointestinal stromal tumors，GIST）占胃肠道恶性肿瘤的 1%～3%。GIST 对常规放射治疗和化学治疗均不敏感，主要采取外科手术和分子靶向药物治疗。伊马替尼（格列卫）是小分子酪氨酸激酶抑制剂，作为靶向药物用于治疗 GIST，可特异性抑制 c－Kit 酪氨酸激酶及血小板衍化生长因子受体（PDGFRA），抑制肿瘤细胞的增殖和诱导其凋亡。伊马替尼可用于治疗转移或不可切除的 GIST。临床研究表明，c－Kit 或 PDGFRA 基因特定位点突变的胃肠道间质瘤患者可从伊马替尼治疗中获益，因此在接受伊马替尼治疗前进行 c－Kit 和 PDGFRA 基因突变检测有助于帮助选择适合的个体化治疗方案。

10. 肿瘤相关 miRNA　miRNA 是一类在进化史上极为保守的内源性非编码小 RNA，它们通过诱导目标 mRNA 的降解或干扰蛋白质的翻译过程下调特异性基因的表达，在控制细胞的生长、分化和凋亡等方面起着非常重要的作用。许多 miRNA 与肿瘤的发生和发展有重要的关系，它们扮演着癌基因或抑癌基因的角色，称为肿瘤相关 miRNA。肿瘤患者的血浆或血清中也可以检测到肿瘤相关 miRNA，且较稳定、易于检测，常用定量荧光 PCR 技术检测。各种肿瘤患者血浆中存在肿瘤特异性 miRNA，因而检测循环 miRNA 可以辅助诊断肿瘤，如前列腺癌患者血浆 let－7c 和 let－7e；乳腺癌患者血浆 miR－10b、miR－21、miR－145 和 miR－155；结直肠癌患者血浆 miR－29a、miR－19a、miR－18a 等可作为这些肿瘤的辅助诊断，但是其诊断性能还需要临床大规模验证。另外，一些循环 miRNA 还可以作为肿瘤预后指标；与常规肿瘤标志物比较，循环 miRNA 具有较高的灵敏度和特异性，但其临床应用还需进一步验证。

（八）循环肿瘤细胞、白血病相关标志物

1. 循环肿瘤细胞（circulating tumour cell，CTC）　通常把从原发灶或转移灶脱落入血，并随机体血液循环一起转运的实体肿瘤细胞称为循环肿瘤细胞。循环肿瘤细胞的检测可有效地应用于肿瘤的诊断、化疗药物的快速评估，个体化治疗包括临床筛药、耐药性的检测、肿瘤复发的监测及肿瘤新药物的开发等。目前 CTC 的检测主要用于肿瘤转移和复发的诊断，如临床研究显示，CTC 可作为乳腺癌、前列腺癌和结直肠癌肿瘤转移和预后不良的标志物；如果 7.5mL 血液中≥5 个 CTC，则提示肿瘤转移、治疗效果不好和预后不良。循环肿瘤细胞还可用于个体化分子诊断，对于原发灶切除的肿瘤患者，循环肿瘤细胞无疑是靶向药分子诊断的最好检测材料，可以及时判断患者治疗后靶向基因或蛋白的变化，指导

临床及时调整治疗方案。

2. 白血病免疫分型 至今人们尚未发现白血病的特异性抗原，但基于白血病形成的分化阻断学说，即由于分化受阻于某一阶段而形成不同亚型的白血病，所以能用正常血细胞的单克隆抗体来进行白血病的免疫分型。应用已知的单克隆抗体去鉴别细胞表面或胞质中的细胞分化抗原或免疫标志，可用于分析白血病细胞的来源及分化阶段，辅助临床白血病的诊断。白血病的抗原常用一组相关抗原来确定，流式细胞仪进行检测。白血病免疫分型常用的抗体及意义罗列如下。

T 淋巴细胞白血病：CD2、CD3、CD5、CD7。

B 淋巴细胞白血病：CD10，CD19、CD20、CD22、CD79a。

髓细胞白血病：CD13、CD35、CD11b、CD15、CD66、CD14、CD117、MPO。

红白血病：GIyA（血型糖蛋白 A）。

巨核细胞白血病：CD41、CD42、CD61。

白细胞共同抗原：CD45（淋巴细胞高表达，单核细胞、粒细胞早期造血细胞依次减弱，红细胞不表达）。

白细胞非特异性抗原：CD34（早期细胞抗原）、HLA－DR。

3. 白血病微小残留物（minimal residual disease，MRD） 白血病微小残留物是指白血病经诱导化疗获完全缓解后或骨髓移植治疗后，体内仍残留的少量白血病细胞，用一般形态学方法已难以检出白血病细胞的存在，其数量少于 10^9，这些残存的细胞即成为白血病复发的根源。MRD 的检测技术有 PCR 和流式细胞仪方法。每个患者白血病细胞的特异标志不尽相同，并且白血病细胞上还带有很多正常细胞的标志，所以如何确定白血病细胞特有的标志是 MRD 的检测关键。如果白血病细胞有特异的染色体易位或融合基因，那就首选其作为 MRD 检测标志物。如果是没有染色体易位或融合基因的白血病患者，首先要在初诊时分析白血病细胞的十几种标志，然后找出几种标志的特定组合作为该白血病细胞 MRD 检测的特有标志。临床意义：①MRD 检测有利于更早地预测白血病的复发，指导白血病的临床治疗，根据体内白血病细胞多少以决定是继续化疗或停止治疗；②有利于较早发现白血病细胞是否耐药，并依此指导临床选用更敏感、更具杀伤力的治疗措施；③有助于评价自体造血干细胞移植的净化效果。白血病需要多次巩固和强化治疗以进一步减少体内白血病细胞的数量。研究表明，如果治疗第 33 天的 MRD 能达 10^4 以下，今后复发的可能性就非常小了；如果 MRD 到第 12 周还在 10^4 以上，复发的可能性就较大。

（郑玲玲）

第三章

肿瘤病理学

由于肿瘤（尤其是恶性肿瘤）治疗的特殊性（如根治性手术的创伤性、化学治疗的毒性与放射治疗的放射性损伤等）及其对患者精神、心理与经济上的影响，要求在开展治疗前，对病变尽可能做出明确的诊断。

虽然近年来，内镜、影像学、肿瘤标志物与分子基因检测等诊断技术有了突飞猛进的发展，肿瘤的早期诊断与精确定位也提高到了一个新的水平。但是，病理学诊断仍然是众多诊断方法中最为可靠的方法，它能明确病变的性质（是、否肿瘤）、判断肿瘤的性质（良性、恶性）、组织学分类、恶性度分级；它是制订肿瘤治疗方案的依据与分析疗效的基础；还有助于判断肿瘤的预后，确定有无肿瘤的复发、转移，以及进行死因的分析。因此，肿瘤病理诊断技术在肿瘤诊断中占有十分重要的地位，是其他诊断技术所不能替代的。

第一节　肿瘤病理学概念

一、良性肿瘤与恶性肿瘤

根据肿瘤的特性及其对机体的影响和危害，可将肿瘤分为良性肿瘤（benign tumor）与恶性肿瘤（malignant tumor）两大类，或包括交界性肿瘤（borderline tumor）共三类。

1. 良性、恶性肿瘤的区别　良性、恶性肿瘤的区别见表3－1。

表3－1　良性、恶性肿瘤的区别

病理特征	良性肿瘤	恶性肿瘤
肿瘤细胞的分化	好	差
细胞的异型性	小	大
核分裂	无/少	多；常伴有病理性核分裂
生长方式	外生性，膨胀性	侵袭性（浸润性）
与周围组织的关系	推开或压迫	破坏
包膜	常有	无
边界	清晰	不清晰
生长速度	较慢	快（短期内迅速生长）
继发改变	较少出血、坏死，可钙化/囊性变	出血、坏死、溃烂
复发与转移	无/极少	常见
对机体的影响	较少	较大，甚至致命

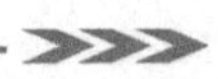

2. 肿瘤的分化　肿瘤的分化包含两方面的意思：①分化的方向；②分化的水平。

（1）分化的方向：原始的生殖细胞具有向三胚叶分化的能力，每一胚叶的细胞又进一步分化成各种不同功能的细胞，构成机体的组织与器官。遗传因素引起的生殖细胞突变或致癌因素导致正常细胞的突变，均可使正常细胞出现异常的分化（或逆分化），形成不同分化方向的肿瘤。例如，来自原始生殖细胞的畸胎瘤有向多胚叶分化的能力，肿瘤包含上皮（鳞状上皮、各种腺体）、间叶（骨、软骨、肌肉、脂肪、纤维）与神经组织（神经/神经节细胞、神经胶质）三个胚层的多种成分。上皮性肿瘤向鳞状细胞方向分化形成有不同程度角化/细胞间桥的鳞状细胞癌，向腺上皮方向分化可形成有腺腔样结构/胞质内分泌物的腺癌。

（2）分化的水平：细胞从幼稚到成熟的分化过程中，各阶段均可受致癌因素的影响而形成肿瘤。这些分化水平（成熟程度）不同的肿瘤，或多或少地保留了其分化方向成熟细胞的形态和功能特点。分化越成熟的肿瘤，与相应正常细胞及组织的形态越相似；而分化越不成熟的肿瘤，其具备相应正常细胞的形态学特点越少。例如，肝细胞性肝癌，癌细胞呈梁索状（肝细胞索）排列，细胞索间有丰富的血窦，能分泌胆汁，肝癌的这些形态和功能都与正常肝组织有相似之处。鳞状细胞乳头状瘤的上皮细胞形态、排列与正常的鳞状上皮颇相似。分化好的鳞状细胞癌具有胞质角化特点（称角化型鳞状细胞癌），但分化差的鳞状细胞癌则未见角化（称非角化型鳞状细胞癌）。良性的脂肪瘤细胞与正常脂肪组织的细胞几乎完全相同，二者的区别只是脂肪瘤有包膜，而正常脂肪组织则无。分化好的脂肪细胞性（脂肪瘤样）脂肪肉瘤，其大部分的肿瘤细胞为分化到接近成熟的脂肪细胞，与良性脂肪瘤很相似；不同之处仅仅是肉瘤性的脂肪细胞有较明显的大小不等，以及有数量不等的脂肪母细胞与深染的大核细胞。而分化差的圆形细胞脂肪肉瘤则以小圆形的瘤细胞为主，含脂滴的细胞很少。

根据肿瘤的分化方向及分化水平，可对肿瘤进行分类及分级。良性肿瘤细胞往往分化成熟，与相应的正常细胞比较相似。恶性肿瘤细胞则与相应的正常细胞有较大的差异，一般将不同分化程度的恶性肿瘤分为分化好（Ⅰ级）、分化中等（Ⅱ级）、分化差（Ⅲ级）三个级别。肿瘤分化越差，分级越高，其恶性程度越大。

3. 肿瘤的蔓延、复发与转移　如下所述。

（1）直接蔓延：肿瘤沿组织间隙、淋巴管、血管及神经束衣生长进而侵及邻近组织器官，称肿瘤的直接蔓延。例如，鼻咽癌向咽旁间隙及颅底骨生长，引起骨质破坏及脑神经损伤。

（2）复发：肿瘤经治疗后消失，过一段时间后在同一部位又发生同样组织形态的肿瘤，称肿瘤的复发。例如，真皮的隆突性皮肤纤维肉瘤常常多次复发。

（3）转移：肿瘤细胞脱离原发瘤，沿淋巴管、血管、体腔到达与原发瘤不相连续的部位，并继续生长，形成与原发瘤同样类型的肿瘤，这个过程称为转移。例如，乳腺癌转移到腋窝淋巴结，骨肉瘤转移到肺，胃癌转移到肠系膜淋巴结、网膜、卵巢或盆腔等。转移是恶性肿瘤的特征，癌以淋巴道转移为主，肉瘤则以血道转移为主。若肿瘤发生锁骨上淋巴结的转移，往往意味着有血道转移的可能。

临床在诊断转移瘤之前，还需与多原发性肿瘤鉴别。多原发性肿瘤（癌），是指同时或先后在同一患者身上的同一器官或不同器官发生两个或两个以上的原发性肿瘤。这些肿瘤的组织形态可以相同（如双侧性乳腺癌或发生在不同节段的两个结肠癌）或完全不同（如鼻咽癌伴发舌癌、肺癌等）。多原发性肿瘤（癌）与转移癌的治疗方式及疗效均有所不同，对前者往往采取较为积极的措施。

二、肿瘤的分类和命名

1. 肿瘤的分类　根据肿瘤的性质（良性、交界性、恶性）与肿瘤的分化方向（上皮性、间叶性、神经性、淋巴造血组织与其他组织如胎盘、生殖细胞及三胚叶组织），可对肿瘤进行分类。既往的肿瘤分类大都以病理形态学为主，近年分子遗传与基因检测技术的发展，使对肿瘤的本质有了更深入的了解，越来越多的肿瘤分子分类也应运而生。例如，在第4版WHO肿瘤分类中，就有通过基因检测，由基因表达谱决定乳腺癌的分子亚型，用于预测患者的治疗反应及预后；淋巴造血系统肿瘤的分类也与肿瘤的分子遗传学特性密切相关。2011年国际多学科肺腺癌分类更是首个以病理学为中心，由肿瘤学、内科学、外科学、放射影像学多个学科共同参与制定的综合性分类，新分类整合了肺腺癌的影像学、病理形态学、分子遗传学、临床治疗与预后多方面的信息，对临床诊断治疗有更大的指导意义。

2. 肿瘤的命名　肿瘤的命名（表3-2）方法与肿瘤分类的原则相似，绝大部分的肿瘤名称能反映肿瘤的性质及分化方向（或称组织起源）。例如，鳞状细胞乳头状瘤（squamous cell papilloma）、鳞状细胞癌（squamous cell carcinoma）、腺瘤（adenoma）、腺癌（adenocarcinoma）、平滑肌瘤（leiomyoma）、平滑肌肉瘤（leiomyosarcoma）、脂肪瘤（lipoma）、脂肪肉瘤（liposarcoma）、（乳腺）纤维腺瘤（腺纤维瘤）（adenofibroma）、神经纤维瘤（neurofibroma）、恶性神经鞘瘤（malignant neurilemmoma）、恶性黑色素瘤（malignant melanoma），（卵巢）浆液性交界性肿瘤（serous borderline tumor）。

表3-2　肿瘤的命名

组织分化方向/水平（或组织来源）	良性	交界性	恶性
上皮性	××瘤（-oma）	交界性××瘤	××癌（carcinoma）
间叶性	××瘤（-oma）	交界性××瘤	××肉瘤（sarcoma）
神经性	××瘤（-oma）		恶性××瘤（malignant... -oma）
淋巴造血组织			恶性淋巴瘤，白血病
三胚叶组织	成熟性畸胎瘤		未成熟性畸胎瘤

其他命名方式包括：加上形态描述的命名，如印戒细胞癌（signet-ring cell carcinoma）、（甲状腺）乳头状癌（papillary carcinoma）、滤泡癌（follicular carcinoma）、骨巨细胞瘤（giant celltumor of bone）；以人名命名，如 Ewing's sarcoma、Hodgldn's lymphoma、腮腺的 Warthin's tumor（又称淋巴瘤性乳头状囊腺瘤或淋巴乳头状囊腺瘤）。

有一些肿瘤称××母细胞瘤（-oblastoma），如神经母细胞瘤（neuroblastoma）、肾母细胞瘤（Wilms'tumor/nephroblastoma）、髓母细胞瘤（medulloblastoma）、肝母细胞瘤（hepatoblastoma）、肺母细胞瘤（pulmonary blastoma）等均为恶性肿瘤；骨母细胞瘤（osteoblastoma）、软骨母细胞瘤（chondroblastoma）、脂肪母细胞瘤（lipoblastoma）为良性肿瘤；恶性者，再冠以恶性的前提，如恶性骨母细胞瘤（malignant osteoblastoma）。而肌纤维母细胞瘤（myofibroblastoma）则是交界性或低度恶性的肿瘤。

许多肿瘤还分组织学的亚型，以便于病理形态的记忆，还有代表不同恶性程度的意义。癌常用分级来表示恶性程度（如鳞状细胞癌的Ⅰ、Ⅱ、Ⅲ级），而肉瘤往往用亚型来表示。例如，横纹肌肉瘤又分为多形性、腺泡样和胚胎性。多形性者多见于成人，而胚胎性者多见于儿童。

但是，有些肿瘤的生物学行为与形态学改变并不完全一致，因而难以从组织形态判断其性质，而有赖于临床表现或随诊的结果。例如，子宫的转移性平滑肌瘤（metastasizing leiomyoma），组织学形态为良性，但可转移到肺等器官。副神经节肿瘤的良、恶性从形态学也难以区别，而以肿瘤有无转移或血管侵犯作为判断良、恶性的依据。

因此，应熟悉各器官组织常见肿瘤的名称及其性质，从病理学诊断报告中了解肿瘤的组织起源（分化方向）、分化程度及预后。以便采取正确的治疗随诊措施。

目前对肿瘤的分类和命名多采用 WHO 的肿瘤分类法和诊断标准。每一肿瘤还有一个用于表明分类与性质的编码（ICD-O code），如乳腺肿瘤中的纤维腺瘤编码是 9010/0（/0 表示该肿瘤为良性）、导管原位癌是 8500/2（/2 表示原位癌）、浸润性癌是 8500/3（/3 表示肿瘤为恶性）；而/1 编码的肿瘤为交界性或性质未定，如软组织的肌纤维母细胞瘤的编码是 8821/1。提倡使用 WHO 的肿瘤分类法和诊断标准，在病理诊断时使用国际通用的肿瘤分类和命名。

三、名词解释

1. 原位癌（carcinoma in situ）　原位癌指黏膜上皮层内或皮肤表皮层内的异型细胞累及上皮的全层，但尚未突破基膜、未发生间质浸润生长者。例如，子宫颈、食管的鳞状细胞原位癌和腺原位癌。为了避免过度的治疗，目前在很多组织器官，有使用上皮内瘤变（intraepithelial neoplasia）的概念，把原

位癌与重度不典型增生归入高级别上皮内瘤变的趋势（如宫颈的CIN3、前列腺的PIN3和结肠的高级别上皮内瘤变）。

2. 交界性肿瘤（borderline tumor） 交界性肿瘤是指在形态学及生物学行为上介乎于良、恶性之间的肿瘤，这些肿瘤更倾向于发展为恶性。例如，鼻腔、鼻旁窦的内翻性乳头状瘤（8121/1），细胞形态良性，但向间质呈浸润性生长，半数以上的内翻性乳头状瘤切除后可复发，约20%发生恶变。卵巢的各种表面上皮－间质肿瘤均有交界性病变，可伴有腹腔、盆腔的种植，也可发展为浸润癌。软组织的韧带样型纤维瘤病（8821/1）为浸润性的胶原纤维组织增生，细胞无异型，但往往难以切除干净而经常多次复发。涎腺的多形性腺瘤（8940/0），组织学为良性形态，但往往包膜不完整，呈出芽状生长，单纯切除后易于复发。虽然多形性腺瘤被定义为良性，但临床往往将其视为交界性肿瘤而采取腺叶切除的手术方式。

3. 瘤样病变（tumor－like condition） 非肿瘤性细胞增生所形成的瘤样肿块称为瘤样病变，往往与炎性刺激相关，为自限性生长，但切除不彻底亦可复发，少数可发展为恶性。例如，瘢痕疙瘩、纤维组织的瘤样增生（结节性筋膜炎、增生性肌炎、弹力纤维瘤）、肺的炎性假瘤、多种多样的瘤样淋巴组织增生、乳腺硬化性腺病、骨纤维异常增值、皮赘（软纤维瘤）、骨囊肿、妊娠黄体瘤等。

4. 错构瘤（hamartoma） 错构瘤指由构成某一器官的组织或细胞局灶性增生并紊乱组合构成的良性肿瘤。例如，肺的错构瘤（无肿瘤编码）由不等量的间叶成分（软骨、平滑肌、脂肪、结缔组织）及凹陷进肿瘤内的支气管上皮与腺体混合而成。各种良性的脉管肿瘤，如血管瘤、淋巴管瘤，也可视为错构性肿瘤。

5. 迷离瘤（choristoma） 迷离瘤为组织异位形成的肿块。例如，甲状腺组织可迷离到包括舌盲孔、喉、纵隔、支气管壁、食管壁、心包甚至皮下等处；胸腺组织迷离到淋巴结；胰腺组织迷离到胃、肠壁；子宫内膜的迷离更是常见，可发生于阴道壁、子宫肌（腺肌病）、卵巢、输卵管、输尿管、膀胱、盆腔，甚至肺内；痣细胞可迷离到淋巴结。应注意迷离瘤与转移癌的鉴别。

（郑玲玲）

第二节 肿瘤病理诊断的方法

一、组织病理诊断

组织病理诊断（histopathology diagnosis）主要包括石蜡切片和冷冻切片。

1. 石蜡切片（paraffin－erbedded tissue section） 方法是将标本组织经脱水后包埋于石蜡中，然后切片、染色（苏木精－伊红/HE染色），显微镜观察并作出诊断。

标本的种类有以下几种。

（1）活检标本（biopsy specimen）：包括用切取/切除病灶取得的活检小标本。

1）切取活检（incisional biopsy）：是取活体病变组织中的一部分做切片检查，以明确病变的性质，以及对肿瘤进行分类、分级，指导治疗方案的选择。例如，直视下/各种内镜检时用活检钳钳取、针刺吸取、手术切取小块组织送检。

活检取材应注意：①所取组织能反映病灶的性质。避免取坏死、出血部位，避免挤压组织引起人为变态。开腹开胸手术若肿瘤未能切除，仅取活检时，应在确定已取到肿瘤组织（必要时做冷冻切片加以证实）后才关腹关胸。②取材时尽量减少创伤、出血。有的部位不宜活检，如鼻咽纤维血管瘤的血管丰富而无弹性，活检易引起大出血。皮肤恶性黑色素瘤，易因活检而促进肿瘤的转移，不宜活检，应整块一次性广泛切除肿瘤。③及时固定组织。活检后立即将组织放入足量（标本体积的10倍以上）10%中性甲醛缓冲液（即4%甲醛）中固定，以免组织自溶。从组织固定到取材的间隔时间最好为30min到24h。组织结构、细胞形态与细胞内抗原蛋白等保存良好，才能保证制片质量与分子病理学方法的有效性，有利于病理学诊断。

2）切除活检（excisional biopsy）：是将肿块连同部分周围正常组织切除送检。如肿瘤为良性，则可达到治疗的目的。

选择做切除或切取活检的主要因素是病灶的大小。如病灶体积较小，最好一次性将病灶完整切除。如怀疑为恶性淋巴瘤，也最好将一个淋巴结完整切除送捡。

（2）大体标本（gross specimen）：无论术前有无病理诊断，手术切出的标本（肿物或器官，又称大体标本）都应送病理检查。术前切取活检会因取材局限而不易诊断，甚至有误。最后诊断必须根据对大体标本的全面检查而定，更不能仅凭肉眼观察判断肿瘤的性质而将大体标本丢弃。恶性肿瘤根治术后的大体标本，应包括切出的肿瘤原发灶及所在器官、清扫出的全部淋巴结（分组送检）、切除器官组织的上下断端或基底部组织等。

对大标本固定时，要使用用足够大的容器并加入至少盖过标本的足量固定液。较大的组织要平行切开（但不能切断）后固定。

病理医生应对大体标本做全面的肉眼观察，详细记录（保存文字/与影像资料）并按照不同部位组织器官、肿瘤种类的取材规范切取组织块，做石蜡包埋切片，镜检做出病理诊断。

大体标本送检的目的是：①进一步明确肿瘤的性质、分类及分级；②明确肿瘤的大小、范围、浸润程度及与周围组织器官的关系；③了解肿瘤有无转移；④明确手术切除范围是否足够。这些均对肿瘤的诊断、临床病理分期（pTNM 分期）及决定进一步的治疗方案（是否需要补充放射治疗及化疗）有重要的意义。

2. 冷冻切片（frozen section，即术中会诊 intraoperative consultation） 方法是取新鲜组织一小块，不必固定，送病理科快速冷冻成形，切片染色诊断。一般过程需 30min。

冷冻切片的作用是：①用于术前未能诊断，术中需要了解病变性质以确定治疗方案时，如肺肿块、乳腺肿块的诊断；②术中需明确病变侵犯范围，决定手术切缘时，如乳腺癌的保乳手术要了解切缘有无肿瘤；③了解肿瘤外的一些病灶是否属肿瘤的转移；④证明有无创伤正常组织（如有无伤及输尿管等）或证实活检已取到肿瘤组织等。

由于冷冻切片的时间仓促、组织未经固定脱水等步骤的处理，导致切片染色不良等原因，其诊断准确率低于石蜡切片。因此，不应以冷冻切片来代替石蜡切片诊断，钳取/切取活检小标本不宜做冷冻切片。骨和钙化组织因组织太硬无法切片的也不宜做冷冻切片。

尽管目前病理诊断的新技术很多，但是最古老的石蜡切片仍然是最主要的病理诊断技术，下述的一些诊断技术（如组织化学技术、免疫组织化学和分子生物学技术）都是在 HE 切片诊断基础上选择使用的辅助方法。

二、细胞学诊断

细胞学诊断（diagnostic cytology）是取肿瘤组织中的细胞，进行涂片，经染色（巴氏染色或 HE 染色）后观察细胞形态，进行诊断的方法。

根据取材方法的不同，可分为脱落细胞学及穿刺细胞学。

1. 脱落细胞学 对体表、体腔或与体表相通的管道内的肿瘤，取其自然脱落或分泌排出物，或用特殊器具，刮取/吸取表面的细胞进行涂片的方法，也可在冲洗后取冲洗液离心沉淀涂片。

例如，痰液、尿液、阴道液、乳头分泌物涂片；宫颈刮片、食管拉网涂片、各种内镜下刷片；抽取胸腔积液、腹腔积液、心包液涂片；支气管肺泡灌洗液，术中腹盆腔冲洗液沉淀涂片等。

宫颈细胞学检查主要用于筛查，目的是发现早期宫颈癌与癌前病变（HSIL），预防浸润性宫颈癌的发生。

2. 穿刺细胞学 用细针（直径≤1mm）刺入肿瘤实体内吸取细胞涂片的方法。对体表可扪及的肿瘤可直接穿刺，包括淋巴结、甲状腺、涎腺、乳腺、前列腺及肢体的肿块穿刺。对深部脏器的肿瘤或体积较小难以定位的肿瘤可在影像学（B 超、X 线透视、CT）和（或）内镜协助下穿刺，如 X 线透视或 CT 引导下的纵隔、肺、肝、腹腔内甚至脑部肿瘤穿刺，B 超引导下对乳腺可疑小肿块穿刺，B 超引导下胃肠镜经胃或肠对胰腺肿块进行穿刺，B超引导下的支气管镜经支气管对肺/纵隔肿块与淋巴结进行穿刺等。

取材后，应将刮取物或穿刺物立即均匀涂于玻片上，然后（湿片）立即放入95%乙醇中固定至少15min。也可以将穿刺物直接注入固定液（液基细胞保存液）中，再用液基制片技术或细胞离心技术制片。

脱落细胞学或穿刺细胞学的标本，若有较多的细胞成分，或有小的组织碎块时，也可做成细胞块（与组织学标本的制作相同），然后做石蜡切片、HE染色或免疫组化染色观察，也可用于其他分子生物学技术的检测。

与上述组织学诊断相比，细胞学诊断因取材较少，往往缺乏组织结构，且绝大多数细胞学诊断为治疗前诊断，要达到较高的诊断准确率更为不易。

近年来，液基细胞学（liquid－based cytology）制片技术，如ThinPrep（TCT）、SurePath（LCT），以及计算机辅助细胞检测系统的应用，为提高制片质量、开展大规模细胞学筛查（如宫颈细胞学筛查）与质量控制提供了技术保证，是20世纪末细胞学技术的新进展。

三、组织化学技术

组织化学技术（histochemistry technique）是利用各种细胞及其产物与不同化学染料的亲和力，用化学反应方法显示细胞内的特殊成分或化学产物，以帮助对病变进行诊断及分类的方法。组织化学染色的方法超过100种，应用较多的几种染色技术有：①网状纤维染色；②纤维素染色；③横纹肌染色；④糖原染色；⑤黏液染色；⑥脂肪染色；⑦黑色素染色；⑧抗酸染色等。

四、免疫组织化学技术

自1976年单克隆抗体技术问世以后，大量制备多/单克隆抗体成为可能，从而为免疫组织化学技术（immuno－histochemistry technique，IHC）提供了大量可用于研究的抗体。目前已有近千种抗体问世。染色技术及设备亦不断更新。IHC在病理诊断尤其是肿瘤的诊断上有重大作用，是近百年来病理技术上的重大突破。

1. 原理　IHC是抗原－抗体反应，即利用已知抗体试剂与待测组织中的靶抗原结合，形成抗原－抗体复合物，通过对这些复合物的显色，从而证明靶抗原的存在。

2. 方法　常用的免疫组织化学染色方法有ABC、LSAB多步法与各种的二步法、多重染色法。自免疫组织化学染色方法应用以来，各种免疫组织化学试剂盒、全自动染色系统等试剂产品与设备在不断地更新，染色方法也在不断地改进。

3. IHC在肿瘤诊断、治疗中的作用　IHC提供了形态与功能变化结合的研究新方法，使对疾病尤其是对肿瘤本质的认识有了重大进展，IHC在肿瘤诊断上的用途主要有以下几点。

（1）肿瘤的诊断与鉴别诊断：由于同一肿瘤的异质性及不同肿瘤的相似性，许多肿瘤尤其是分化差的肿瘤难以从光镜形态上决定其分化方向，如小细胞性肿瘤（可以是小细胞癌、各种小细胞肉瘤、恶性淋巴瘤、恶性黑色素瘤等）、多形细胞或梭形细胞肿瘤的诊断非常困难，应用IHC技术可对这些肿瘤做出较明确的诊断和分类。例如，消化管有多种梭形细胞肿瘤，使用抗体CD117、CD34、S－100、Desmin，可将表达CD117、CD34的胃肠道间质瘤（GIST）与表达S－100蛋白的神经鞘瘤、表达Desmin的平滑肌瘤/肉瘤鉴别。

（2）确定转移性恶性肿瘤的原发部位：淋巴结或其他部位的转移性肿瘤，有时仅依光镜形态难以确定其原发部位，应用IHC可帮助确定部分肿瘤的来源。例如，用甲状腺球蛋白（TG）、前列腺特异性抗原（PSA）、甲胎蛋白（AFP）、胎盘碱性磷酸酶（PLAP）等确定甲状腺癌、前列腺癌、肝癌或生殖细胞源性肿瘤的转移。但是，类似的组织特异性抗原还很少。

（3）恶性淋巴瘤的诊断和分类：除少数形态很典型的霍奇金淋巴瘤和滤泡性淋巴瘤外，恶性淋巴瘤尤其是非霍奇金淋巴瘤的诊断和分类几乎离不开IHC。目前应用最为广泛的分类方法是2008年更新的WHO分类法，将血液和淋巴组织肿瘤以形态学改变、免疫表型、分子遗传学特征、临床表现和预后结合进行分类。其中，非霍奇金淋巴瘤可分类为前驱性B细胞和T细胞性淋巴瘤、成熟B细胞性淋巴瘤、成熟T细胞与NK细胞淋巴瘤与较少见的组织细胞和树突细胞性淋巴瘤。每一大类的非霍奇金淋巴瘤又进一步分出各种亚型。霍奇金淋巴瘤分类为结节性淋巴细胞为主型与经典型（后者包括结节硬化型、混合细胞型、淋巴细胞为主型、淋巴细胞消减型）两大类。已有100多种的CD系列抗体和其他抗体可用于淋巴瘤的诊断和分类。

（4）估计肿瘤的生物学行为并为临床提供治疗方案选择的依据：包括对各种癌基因、抑癌基因、多药耐受基因和激素受体表达的检测。例如，ER、PR、HER－2已成为乳腺癌病例的三个常规检测项目，能帮助临床医生为患者选择合适的内分泌治疗、靶向药物治疗与各种化疗的方案。2011年国际多学科肺腺癌分类方案要求在选择靶向药物治疗前，对分类未明的非小细胞肺癌病例，要通过使用TTF1、CK5/6、P63等抗体的检测（在活检肿瘤组织中进行）协助分类，并对确诊的肺腺癌做EGFR、K－ras基因突变检测。

由于IHC方法简便，可使用的试剂种类越来越多，无须昂贵的设备，可用于石蜡切片及细胞涂片的标本，因而使用广泛，已成为临床病理诊断必不可少的技术。

五、电子显微镜诊断

电子显微镜的问世，使组织形态学观察进入亚细胞水平，尤其对细胞生物学的发展作出了重大的贡献。在肿瘤病理诊断上，对小部分在常规组织切片检查未能诊断的病例，可通过电镜检查达到诊断和鉴别诊断的目的。例如，①鉴别光镜下难以区分为癌或肉瘤的未分化/低分化肿瘤；②鉴别形态学难以区分组织来源的梭形细胞肿瘤、小圆形细胞肿瘤、多形性肿瘤；③鉴别间皮瘤与腺癌；④诊断和鉴别各种神经内分泌肿瘤；⑤确定一些转移性肿瘤的来源；⑥协助淋巴瘤的分类。

但是，电镜诊断（electron microscopic diagnosis）有很大的局限性，主要是设备昂贵、要求有较高的切片染色技术。而最主要的是：①目前尚未发现恶性肿瘤有特异性的超微结构改变，且真正具有诊断性单一超微结构的肿瘤并不多，因而不能仅凭电镜观察对肿瘤做出良、恶性的诊断；②电镜能观察到的细胞数量有限，易因取材不当而漏诊；③免疫组化技术应用以来，虽然不能完全取代电镜在肿瘤鉴别诊断上的作用，但已在很大程度上降低了对电镜使用的需要。

六、尸体解剖

尸体解剖（autopsy）是病理学的重要组成部分，在病理学的发展中起着很大的作用。在肿瘤病理中，尸体解剖对于了解肿瘤的发展、转移及死因、诊断和鉴别诊断都有重要的意义。有的肿瘤诊断非常困难，如一些内脏的恶性黑色素瘤，只有在详细的尸解后才能确定是否为原发。又如肝的胆管腺癌很难与转移性腺癌区别，而有赖于尸解。有些隐性的原发瘤，也只有在尸体解剖时才能发现。

七、分子生物学技术

自20世纪70年代以来，分子生物学技术（molecular biology technique）（DNA重组的基因克隆技术、核酸杂交技术与PCR技术、DNA测序技术，以及在这些技术基础上发展起来的DNA/RNA芯片与组织芯片技术、流式细胞技术、荧光原位杂交技术等）的发展，掀起了一场生命科学的革命，其意义极为深远。这些技术也迅速广泛地应用于肿瘤的诊断、分类、治疗反应评估与预后预测，产生了病理学新的分支：分子病理学。

分子生物学技术用于肿瘤细胞与分子遗传学的研究，对人类染色体和基因的变异进行检测，为研究肿瘤的发生、发展、分类、预后、疗效的相关因素等提供有用的信息。随着研究的深入，已有越来越多的肿瘤被发现有特异的染色体基因变异。例如，慢性髓细胞性白血病的染色体异常（费城染色体）、胃肠道间质瘤的c－kit基因突变、滤泡性淋巴瘤的bcl－2基因重排、85%的Ewing's家族肉瘤有t（11；22）（q24；q12）染色体异位。在第4版的WHO淋巴造血系统肿瘤分类，依据病变出现不同的染色体异位，将急性粒细胞性白血病、B 淋巴细胞性白血病/淋巴瘤，进一步分出多个有不同临床表现与预后的亚型。

在一些疑难病例，可使用分子生物学技术协助诊断和分类。例如，组织学难以确定是否为淋巴瘤时，可通过 PCR 方法检测 IgH（B 细胞受体基因）或 TCR（T 细胞受体基因）有无克隆性重排以协助诊断。血液系统肿瘤需要将形态学、免疫组织化学、流式细胞技术等方法结合使用，才能准确诊断及分类。

分子生物学技术用于基因的检测，也可为临床分子靶向药物的选用提供相关作用靶点的信息，是肿瘤个性化诊疗的循证依据。例如，乳腺癌的 HER－2/neu 基因过表达、肺腺癌的 EGFR、K－ras 基因突变的检测均与靶向药物是否适用相关。胃肠道间质瘤 c－kit 基因在不同位点（外显子）的突变与靶向药物的疗效差异相关。分子检测，为肿瘤个性化治疗、提高治疗效果、延长患者生命、改善患者生活质量提供了保障。

（郑玲玲）

第四章

肿瘤的综合治疗

第一节 概述

恶性肿瘤是严重威胁人类生命健康、危害家庭和社会的主要疾病之一，其发病率的逐年增高，使现代医学面临严峻的挑战。近四十多年来肿瘤的治疗已进入综合治疗（multimodality therapy）时代，迄今，国际肿瘤学界专家认为大多数肿瘤综合治疗疗效优于单一治疗，多数临床肿瘤学专著有介绍肿瘤综合治疗的专章。在日本，将综合治疗称为多学科治疗或集学治疗，综合治疗的目的和意义在于，结合各学科所长，互相学习与补充，共同配合，让患者得到更好的治疗结果，符合医学伦理和医学的进步要求。我国传统医学也是最经典的综合治疗的典范，即辨证论治、扶正祛邪、治疗疾病。因此，在我国更应该发挥这一传统优势，利用现有的治疗手段，提高肿瘤综合治疗的水平，为世界医学做出更大贡献。

肿瘤的综合治疗需要多学科的共同参与和良好合作。一个成功的综合治疗团队，关键在于团队成员的心态，包括谦虚、宽容、适应性和对不同方法的接受与鉴赏力。没有一种学科和一位专家是全能的，多学科综合治疗团队成员充分信任、友爱互助是至关重要的。在临床上，通常是由综合治疗团队的首诊专家来决定治疗方案。首诊专家应当在决策之前，尤其是在造成不可逆转的后果之前，先听听团队同事及参加会诊医师的意见，再决定取舍治疗方案。一个正式的肿瘤学会议通常要使讨论规范化，从而减少个人偏见和与以往经验的冲突，应尽量争取做到针对每一个患者的个体化。

多学科肿瘤学，是综合多学科肿瘤学专家的意见，相互获认可，从而形成权威的个体化治疗方案，其特点是能兼容多学科的个人附加功能。多学科肿瘤学的重要贡献，是建立学科之间的对话关系，为处理临床问题提供科学依据。多学科肿瘤学会议有时会改变首诊专家的意见和计划，最终改变该治疗方案。因此，确诊为肿瘤后，就通过多学科肿瘤学专家共同制订治疗方案，不但能有计划地、合理地应用现有的治疗手段，而且所花费的治疗时间最短，从而减少患者的经济负担，获得最好的治疗结果。

肿瘤专科医师经常会遇到接受其他学科单一治疗后的患者，肿瘤内科或放射肿瘤科专家应当清楚，一般讲，在对患者采取完全的外科治疗之前，必须先接受多学科肿瘤专家的全面分析，了解疾病进展趋势和进行正确诊断。

多学科肿瘤学意味着各学科间相辅相成，可以达到互补。多学科肿瘤学也是肿瘤学发展的必然趋势。本章节主要讨论综合治疗的基本理念和如何更好地进行肿瘤的综合治疗。

（郑　峥）

第二节 肿瘤综合治疗的概念

临床实践告诉我们，肿瘤临床治疗的现状很难让肿瘤治疗结果取得满意疗效，总体看，大约 50% 的恶性肿瘤可以治愈，而还有约 50% 的恶性肿瘤难以治愈，特别是单一手段不能达到最佳疗效，单一放疗或化疗在肿瘤治疗中均只有 20% 左右的贡献率。因此，近年来人们越来越多地认识到多学科协作更符合肿瘤个体化治疗原则。

随着医学科学的发展和临床实践，肿瘤的治疗已经进入了肿瘤综合治疗时代，单一学科的治疗脱离了肿瘤发生发展的规律，并将肿瘤这全身性系统化疾病简单化，使其治疗尚停留在对单一疾病认识上。因此，单一治疗仅适于一些早期局限期肿瘤和个别特殊类型的肿瘤患者，绝大多数肿瘤需要综合治疗，在多学科综合治疗上，人们已认识并尝试到了综合治疗的优点，为取得更好的临床治疗结果，术前、术后放疗，术前新辅助化疗，放疗联合序贯化疗等疗法应运而生，纵观临床肿瘤学的研究进展，综合治疗在其中发挥着重要作用。肿瘤的临床治疗模式也已从单一治疗发展到多种治疗手段的联合治疗，使临床常见恶性肿瘤的治愈率不断提高。

一、肿瘤综合治疗的概念

肿瘤综合治疗的概念被学界所公认，即是根据患者的全身情况、肿瘤的病理类型、侵犯范围（病期）和发展趋势，有计划地、合理地应用现有的治疗手段，以期较大幅度地提高肿瘤治愈率、延长生存期、提高患者生活质量。综合治疗所提及的治疗手段并不是简单的各种治疗手段的叠加，综合治疗方案的制订要在全面掌握患者各种临床资料的基础上，根据患者的机体状况、肿瘤的病理类型、侵犯范围与分期，经过多学科医生的全面综合分析和充分讨论协商，共同制订出一个周密的、科学的诊疗计划，特点是各种治疗手段的先后顺序，将患者的整个治疗过程有机地联系在一起，不能脱节、停顿，更不能半途而废。同时，要求各个学科对其相关学科的成果和特长有所了解，要善于应用这些成果和特长来对本学科的治疗加以补充、完善和提高，通过学科间密切协作，来共同完成对肿瘤患者的综合治疗。

肿瘤的综合治疗不是手术治疗、化疗、放疗、生物治疗和中医药治疗等多种治疗方法的简单组合和叠加，而是一个有计划、有步骤、有顺序的个体化治疗集合体，是一个系统的治疗过程，需要手术、放疗和化疗等多学科有效地协作才能顺利完成。虽然综合治疗方案制订后不是一成不变的固定治疗模式，在具体诊治过程中可能会随着诊断的逐步完善和疗效的差异等予以适当调整，如术前制订的综合治疗方案可能会根据手术情况和术后病理检查结果予以适当调整，但每次治疗方案的调整都应有科学依据。

二、多学科综合治疗协作组

多学科综合治疗协作组（multi－disciplinary team，MDT）是肿瘤综合治疗的基础，需要多学科的参与，需要不同学科专业对肿瘤学专业的共同认识，更需要学科之间的团结协作。其基本组成包括：肿瘤外科医师、肿瘤内科医师、肿瘤放射治疗医师、病理医师、放射诊断医师、肿瘤生物学和分子生物学研究人员、普通内科医师、护士以及社会工作者等。国外倡导更多学科的人员参与，诸如心理学家、物理治疗师、语言治疗师等。MDT 的组成多数肿瘤学家能够理解和易于接受，如何开展和实施肿瘤的综合治疗是临床工作的难点。专业的偏见和对肿瘤综合治疗内涵理解的差异是影响综合治疗开展的主要因素。克服专业偏见，加强不同学科间沟通、互动和良好协作才能确保肿瘤综合治疗的有效运行。多学科综合治疗协作组是实现“有计划地，合理地应用现有治疗手段”进行肿瘤综合治疗的组织保障。

三、肿瘤综合治疗的目的

肿瘤治疗的理想目标是治愈肿瘤，恢复身心健康，使肿瘤患者回归社会。但目前针对难以治愈和对治疗反应差的患者，常是姑息治疗，以减轻症状和提高生活质量，而不是治愈。理想的姑息治疗的目标是：减慢肿瘤进展，控制疼痛和其他症状，延长生命和提高患者的生存质量。

一旦确诊为肿瘤后，需要进行系统而全面的辅助检查。如果肿瘤有治愈的可能，就应以根治为目的，采用各种有效的治疗方法予以积极治疗，争取达到治愈。但由于现阶段许多晚期肿瘤的治疗属于姑息性治疗，以延长患者的生存时间、提高生活质量为基本目标，是对所患疾病已经治疗无效的癌症患者的一种积极的、全面的医疗照顾，其中，对患者症状控制，尤其是疼痛症状，以及心理的、社会的和精神的问题处理成为首要关注。某些姑息性治疗措施可以与根治性治疗手段一起应用于疾病的早期阶段。因此，在制订综合治疗方案时不仅要重视患者的近期疗效，更要重视患者的远期疗效和生活质量。

然而，并不是所有的肿瘤都需要综合治疗，有些没有播散的早期肿瘤和转移率低的局限性肿瘤，单一治疗方法就能取得良好的治疗效果，一般就不需要进行综合治疗。如皮肤基底细胞癌的转移率很低，单一手术治疗常常能治愈，术后就不必选用放疗、化疗等进行综合治疗。胃黏膜内癌单纯手术切除的5年生存率接近100%，手术后也不必选用化疗、放疗等手段进行综合治疗。

四、肿瘤的个体化治疗

肿瘤个体化治疗对于我们来说其实并不陌生。我国传统医学在对疾病的诊断和治疗当中，“辨证论治”的理念贯穿始终，这里的“辨证论治”其实就是我们所讲的个体化医学诊疗模式。

我们现代所提倡的肿瘤的个体化诊疗，是指对于肿瘤患者的诊断和治疗要采取个体化的方案。以往的肿瘤治疗当中存在一种错误的观念，即总是把肿瘤当成一种单一病因的一般疾病来治疗，治疗效果往往不好。近年来，医学界根据患者的机体状况、病理类型、分子分型、病理分期、医疗条件等因素，将不同患者、不同肿瘤的治疗原则和方案区别开来，这与中医的同病异治和辨证论治的观点是基本一致的。肿瘤患者之间具有个体差异即异质性，因此在临床医疗实践中对每个患者进行个体化治疗是获得最佳治疗效果的关键。肿瘤的异质性包括肿瘤的空间异质性、时间异质性、解剖异质性、结构异质性、基因异质性和功能异质性等，这些个体化特性决定了我们在对肿瘤的诊疗过程中应该采取“具体问题，具体分析”的原则。

开展肿瘤的个体化治疗，一直是肿瘤学界努力的方向。实施个体化治疗，要求根据患者具体情况，不同病期、不同年龄、不同耐受、不同个体等，给予不同方案的治疗以期达到最理想的治疗效果。个体化治疗是未来肿瘤治疗的主要方式。

（郑　峥）

第三节　主要综合治疗模式

手术、放疗和化疗依然是当前治疗恶性肿瘤的主要方法；生物治疗、基因治疗、靶向治疗、中医药治疗等在肿瘤治疗中的作用也不容忽视。综合治疗已是目前肿瘤治疗的发展趋势，各种治疗手段的合理结合可以给大部分恶性肿瘤患者带来比较理想的治疗结果，相当一部分肿瘤可以达到治愈。肿瘤的综合治疗模式有多种，在临床应用时应根据患者的全身情况和所患肿瘤的具体情况，合理选用适当的综合治疗模式，以期取得最佳的治疗效果。

从历史来看，手术是第一种根治肿瘤的方法。对于某些局限性肿瘤，单用手术切除即可治愈。但很多患者单靠手术治疗不能防止肿瘤复发和远处转移，这是肿瘤疾病本身的侵袭性和转移性所决定；有些患者即使做了“超根治术”，也不能取得根治性疗效。如果手术合并放射治疗或化学治疗，即使是姑息性手术，也能使很多肿瘤取得较好效果。放射治疗目前虽已能根治多种肿瘤，但还有一定的局限性，主要由肿瘤与邻近器官组织受量比所决定，如配合其他治疗方法，在同样治疗剂量下疗效可以大大提高。化学治疗的发展历史相对较短，它对于消灭某些肿瘤的远处转移或防止复发，有其独到之处。目前单独应用在多数肿瘤中处于姑息性治疗的水平，但对于某些肿瘤已取得了相当高的治愈率。因此多数学者认为，化学治疗正在从姑息性治疗向根治水平过渡。化疗的缺点在于它对肿瘤细胞的选择性抑制作用不强，全身用药不良反应大，特别是对增生活跃的组织系统产生较大危害。中医治疗肿瘤强调“扶正祛邪”，在调动机体的抗病能力、减轻其他治疗的不良反应方面，有着独特的长处，但对肿瘤的局部控制作用一般较差。随着肿瘤免疫学的发展，多种生物反应调节剂（biological response modifiers，BRM）正进入临床试用，其作用属于0级动力学，即一定的免疫活性细胞或抗体可以杀灭一定数量的细胞。而常用化疗药物多属于一级动力学，即仅能够杀灭一定比例的肿瘤细胞。人们寄希望于通过调节免疫功能消灭残存的为数不多的肿瘤细胞，也正是手术、放疗或化疗难以解决的那些肿瘤细胞，从而在一定程度上提高治愈率。肿瘤疫苗是近年来国内外研究的热点之一，其原理是通过激活患者自身免疫系统，以达到清除或控制肿瘤的目的。随着分子生物学和基因工程的发展，目前已有许多各种高纯度的细胞因子，特别是干扰素、白细胞介素和集落刺激因子，为肿瘤治疗开拓了新途径。特别令人鼓舞的是新的靶向治疗药物的出现使得生物治疗领域发生了根本性的变化，某些靶向治疗药物的疗效已经不逊色于传统的化疗，而且毒性相对较低。传统的观念受到挑战，靶向治疗药物可以在综合治疗的早期就得到应用，或者与化疗同时使用，使患者可以更早、更多的从中获益。分子靶向治疗已不再是常规治疗手段失败后的补救手段，而应与各种常规手段有机配合，各自发挥其作用而完成综合治疗的总体任务。目前，有多种分子靶向类新药正进行临床研究，相信今后还会有大量的靶向药物出现，疗效还会进一步提高。此外，肿瘤化学预防甚至基因预防也已进入临床。

一、手术＋辅助治疗

近年来，随着器械的改进和麻醉学的进步，肿瘤的手术治疗取得了较大进步。肿瘤手术治疗的趋势是切除范围越来越小，更加注重保存器官功能和提高生存质量，术后根据手术情况和病理检查结果，合理选用化疗、放疗、生物学治疗和中医药治疗等综合治疗，以消灭体内可能存在的亚临床转移灶、巩固手术疗效，最终达到治愈目的。该模式适用于大多数早期和中期实体瘤的治疗，如乳腺癌、胃癌、食管癌、大肠癌、非小细胞肺癌、子宫颈癌等。

乳腺癌是这种治疗模式的一个成功范例，如临床确诊为早期乳腺癌，首先选用改良根治性手术，切除乳腺癌的原发灶和腋窝淋巴结等，术后根据手术情况、月经状态、激素受体测定结果和病理检查结果等合理选用内分泌治疗、化学治疗、放射治疗、分子靶向治疗和中医药治疗等进行综合治疗，以消灭体内存在的亚临床转移灶，最终达到治愈。研究表明，乳腺癌术后如果具有腋窝淋巴结转移、肿瘤直径＞1cm、低分化癌、血管癌栓和淋巴管癌栓等其中一项或多项时，就应考虑在术后使用内分泌治疗、化疗、放疗或分子靶向治疗等进行综合治疗，以减少手术后复发。正是由于有了综合治疗的理念和临床实践，Ⅱ期、Ⅲ期乳腺癌的治愈率不断提高，术后患者的生活质量也得到明显改善。

二、术前化学治疗/放射治疗＋手术

这种模式的基本治疗策略是临床确诊为肿瘤后，先进行阶段性化学治疗和（或）放射治疗后再进行手术。适用于各期骨肉瘤、中晚期乳腺癌、ⅢA期以上肺癌及以期保留器官功能的头颈部肿瘤等。对于局部肿瘤较大或是已有区域性转移的肿瘤，可先做化学治疗或放射治疗，再行手术。对有些肿瘤局部较晚但尚无远处转移的患者，一个较小的手术与放疗综合常可取得良好疗效和较佳生活质量。晚期的乳腺癌先期化学治疗，待肿瘤局限后再手术，可缩小手术范围，术后根据肿瘤边界和淋巴结转移情况进行放射治疗和（或）化学治疗，提高生存质量和治愈率。这方面的工作多年来逐渐被多数实体瘤治疗所接受，尤其是骨肉瘤、睾丸肿瘤和卵巢癌几乎已成为常规方法。骨肉瘤尽管可通过截肢局部切除，但多数学者均主张先做术前化疗，以后再手术，这样可以明显提高治愈率。不能手术，甚至已发生转移的睾丸肿瘤和卵巢肿瘤，先期化学治疗和（或）放射治疗后再手术，也已证明可以提高治愈率。美国学者通过术前化疗治疗非小细胞肺癌，5年治愈率可达44%，引起广泛兴趣。先期化疗是1980年由意大利学者Bonadonna提出的。随后欧美国家对乳腺癌、食管癌、胃癌、大肠癌和非小细胞肺癌开展了随机对照研究，使之成为热门课题，也在一定程度上代表了一种新的趋势。

此外，有的肺鳞癌患者可能伴有肺不张及感染，甚或伴有肺门和（或）纵隔淋巴结肿大，这些患者也可先放射治疗使肿瘤缩小、支气管通畅、炎症吸收后再行手术。这类患者纵隔淋巴结肿大并不一定意味着转移，因为炎症同样可以引起淋巴结炎而肿大。对少数患者开展这样的治疗，在手术后再根据情况进行纵隔淋巴区域照射及化疗，同样可以治愈。小细胞肺癌，国内外众多的经验都说明在化疗后手术能够提高治愈率，这样做的结果是化疗最大限度的杀伤肿瘤，手术切除了那些耐药的残存肿瘤细胞，会减少肿瘤的局部复发，减少放疗后放射性肺纤维变。

我们相信，随着其他治疗手段疗效的提高，肿瘤外科根治性手术的原则，将会被不断打破，肿瘤手术的适应证将扩大，而手术范围缩小，治愈率不断提高。

为解除患者放化疗后引起的并发症，如放疗后的肠狭窄、梗阻，瘢痕挛缩导致的肢体运动障碍，化疗引起的肠麻痹等，必要时亦可施行姑息性手术。

三、放疗和化疗的综合治疗

对于不能手术的患者，在放疗和化疗的安排上，多数学者主张最好先化疗，或者化疗与放疗同时进行。主要是因为放疗后的纤维化会在一定程度上引起放射靶区血管闭塞，使化疗药物很难进入。但在有些情况下，如上腔静脉压迫、颅内转移和骨转移等，为了尽快缓解情也可先放疗。

主要的放疗和化疗的综合治疗的模式有：①诱导化疗后放射治疗，如鼻咽癌；②同步放化疗，如子宫颈癌、肺癌的放射治疗；③“夹心”放射治疗，如小细胞肺癌，通常根据肿瘤的生物学特性，转移规律制定。美国国家综合癌症网（National Comprehensive Cancer Network，NCCN）指南小组在2007年已达成共识，将同步放化疗作为ⅡB期以上子宫颈癌患者的最佳选择。对于局限期小细胞肺癌，有专家称其规范治疗是化疗、放疗“夹心”疗法，即几个周期化疗后给予局部放疗，然后再进行几个周期化疗。对于仅有孤立癌瘤而无局部扩散、转移的局部期小细胞肺癌患者，可先进行化疗，之后再全面检查，若癌瘤缩小且仍未出现扩散、转移，可手术切除，然后再进行化疗，并对头颅进行预防性放疗，以避免小细胞肺癌最易出现的颅脑转移。

四、生物靶向治疗的应用

目前除个别病例外，尚无资料证明单用生物治疗可以治愈晚期癌症，所以多作为辅助应用，近年来已经取得很好的成果。

随着分子生物学技术的发展，在细胞受体与增殖调控的分子水平对肿瘤发生机制有了进一步认识，以细胞受体、关键基因和调控分子为靶点的治疗开始进入临床，称为分子靶向治疗（molecular targeted therapy）。今天，分子靶向治疗已凭其特异性、针对性和有效性，以及患者耐受性好、毒副反应轻的特点，在肿瘤治疗中取得很大成功，并逐步成为国内外肿瘤治疗领域的热点。这些领域包括表皮生长因子受体（EGFR）抑制剂、针对某些特定细胞标志物的单克隆抗体、针对某些癌基因和癌细胞遗传学标志的药物、抗肿瘤血管生成药物等，这些药物的单独应用或配合化疗，被认为是近几年的一大突破。

自美国FDA于1998年10月批准曲妥珠单抗用于治疗Her-2过表达的转移性乳腺癌以来，又有曲妥珠单抗可使约1/4的难治性乳腺癌患者得到有效治疗，并延长其生存期。术后应用赫赛汀联合紫杉类使乳腺癌复发风险下降46%~52%，死亡风险下降1/3，成为靶向治疗作为术后辅助治疗的突破。

靶向治疗最成功的范例是甲磺酸伊马替尼，该药是第一个特异定位于分子改变的抗癌药物，对慢性髓性白血病有卓越疗效。血管内皮生长因子（VEGF）人源化单克隆抗体贝伐单抗用于治疗晚期结直肠癌的疗效显著，被认为是自伊马替尼以来靶向治疗的又一重要成果，使肿瘤学研究进入了一个崭新的阶段。

西妥昔单抗是第一个获准上市的特异性表皮生长因子受体（EGFR）单抗，在EGFR阳性肿瘤中发挥出色的抗癌活性，成为第一个获准用于头颈部肿瘤治疗的药物。厄洛替尼是第一个被证实可延长患者生存期的EGFR抑制剂，2004年报告的Ⅲ期临床试验中，厄洛替尼治疗局部进展或转移性非小细胞肺癌（NSCLC），可延长患者生存期，提高生活质量，很多专家将该研究誉为里程碑式的研究。索拉非尼可改善晚期肝癌患者生存质量，这被誉为晚期肝癌治疗上的一个突破性进展和里程碑，真正开创了肝癌靶向治疗的新时代。这些都是肿瘤治疗中划时代的伟大进步。

从人参中提取的有效成分Rg3，也有提高化疗疗效的作用。此外，还有很多中药都具有对抗肿瘤新生血管的作用，包括姜黄素、青蒿琥酯、熊果酸、苦参碱、茶多酚、灵芝多糖、红素、云芝多糖等，值得进一步研究。现有的靶向药物不断在新的肿瘤中应用，新的分子靶向药物不断涌现，并不断取得令人瞩目的成果，分子靶向治疗在肿瘤治疗中扮演着越来越重要的角色。肿瘤的治疗正在进入一个崭新的时期，我们在欣喜的同时还必须注意到，生物和靶向治疗领域还有更多的问题没有解决，更多的现象有待解释，更多的基础理论需要阐明，各种新药的近期、远期不良反应也需要长期密切观察。我们面临的是一个更具挑战性的领域。

五、以循证医学为依据指导治疗

近年来，医学模式已由单纯生物医学模式转变为生物－心理－社会医学模式，由经验医学（expenence medicine）转变为以证据为基础的循证医学（evidence－based medicine，EBM）。2000 年著名流行病学家 David Sackett 教授将 EBM 定义为“谨慎、准确和明智地应用当前所能获得的最好研究证据，结合临床医生的个人专业技能和多年临床经验，考虑患者的经济承受能力和意愿，将这三者完美结合，做出治疗决策”。在肿瘤的临床诊疗过程中，由于每一个肿瘤患者除有各自特异的病情特点外，也有很多或更多与同类肿瘤患者相似的共性，处理这种共性也是个体化治疗中非常重要的一面。因此，需要将证据、临床经验及患者的价值观结合起来，综合考虑后再做出临床决策。

肿瘤基因异质性的存在，决定了肿瘤细胞的功能异质性。即使有了很完善的标准化治疗规范，对个体患者的治疗还是要根据其个体特殊性给予个体化治疗。循证医学和个体化治疗看似矛盾实际上是统一的整体，在临床医疗过程中，需根据患者的个体特点和医疗条件，应用循证医学的理念，为患者实施最佳的治疗方案，使患者得到最好的治疗效果。

21 世纪是个体化医学的时代，相信这种建立在循证医学基础上、以基因组学和蛋白质组学为依托的规范化、个体化肿瘤综合诊疗新模式，加上每个肿瘤医务工作者的共同努力，将有望实现我们攻克癌症的美好期望。

（郑　峥）

第四节　综合治疗的基本原则

恶性肿瘤是全身病变的局部表现，通常讲，肿瘤分化程度越高，恶性程度越低；反之，肿瘤分化程度越低，恶性程度越高；一些病理类型的肿瘤比较局限，播散倾向较小，而另一些病理类型的肿瘤则具有明显的播散倾向；甚至有些肿瘤，虽然病变表现比较局限，或是属于早期病变，但潜在播散的可能性却很大。

恶性肿瘤治疗失败的原因：①局部治疗不彻底，或是在不成功地治疗后局部复发；②没有被发现的远处转移播散；③机体免疫功能降低导致肿瘤复发播散转移。因此，必须要按照医学伦理学“医乃仁术”和循证医学谨慎、准确、明智地利用当前所能获得的最好研究证据，结合个人专业技能和多年的临床经验，同时要考虑患者的经济承受能力和意愿，这三者有机结合，以最优化的原则来做出具体的治疗决策。对每一个具体病例而言，科学、合理地个体化治疗方案则是较大幅度提高恶性肿瘤治愈率的前提和取得恶性肿瘤最佳治疗效果的保证。

综合治疗的基本原则主要包括治疗目的要明确，安排要合理，安排的顺序要符合肿瘤细胞生物学规律。正确处理患者与肿瘤、局限与播散、收益与负担之间的关系是综合治疗的基础。在充分衡量正邪之间、局限与播散及权衡得失的情况下，如何制订合理地、有计划地综合治疗方案也很重要，这需要通过多学科的医师充分讨论协商。多学科综合治疗组无疑是一个很好的形式，它体现了医师共同协作、一切为患者的精神。肿瘤是一类很不均一的疾病，不同部位的肿瘤，甚至同一部位肿瘤患者的生物学行为也可以存在很大差异。因此，充分了解每一个患者的机体状况（包括各种器官、内分泌和免疫功能等）、肿瘤的各种特点（包括分子生物学、受体和功能及侵犯范围），从而使治疗充分合理和个体化，最终提高治愈率。在具备各种治疗手段的肿瘤专科，医师会以肿瘤的综合治疗为原则，从患者的最大利益出发，根据患者的具体情况和医师的临床经验，采用最合理有效的一种或几种治疗手段来进行综合治疗，以达到最理想的治疗效果。

1. 患者与肿瘤　患者与肿瘤是指患者的身体状况，特别是免疫和骨髓功能，与肿瘤的病理类型、病期、发展趋势之间的对比。肿瘤患者大多身体状况差，免疫功能低下，而肿瘤的生长、发展却比较快，是一种正虚邪实的表现。所以，在决定治疗方案时就必须要遵照扶正祛邪、攻补兼施的要求，即在手术切除肿瘤或放、化疗杀灭肿瘤细胞的同时，不要忘记保护机体的免疫和骨髓功能，以及肝、肾等重要脏器的功能。祛邪是治疗肿瘤的目的，扶正则是为实现这一目的而创造条件。若单纯强调扶正而忽略了祛邪，其结果则会姑息养奸、助长邪气，促进肿瘤生长和病期进展；若单纯强调祛邪，其结果肿瘤可能被消灭了，但患者的正气严重受挫，甚至丧失了元气，这就失去了祛邪的真正意义。同时，给肿瘤患者以心理安慰、生活照顾和相关医学知识的宣教，使他们保持良好的心理状态，树立战胜疾病的信心和决心，调动患者及其周围的一切积极因素，全力支持和配合临床治疗，共同追求最佳、完美的治疗结果。

2. 局限与播散　临床上，对于比较局限、播散倾向又很小的肿瘤，一般是先手术，然后再根据手术情况和肿瘤的病理类型决定是否需要继续治疗，以及还需要什么治疗；对于比较局限，但有明显播散倾向的肿瘤，一般是在手术或局部放疗后，再进行正规的内科治疗；对于表面上局限，但潜在播散可能很大的和（或）已有区域性转移的肿瘤，一般应先给予全身和局部控制，进行术前新辅助化疗或局部照射，然后再手术，术后继续化疗或局部照射；对于已经有明确播散或暂时丧失手术时机的肿瘤，一般应以内科治疗为主。其中，有些晚期肿瘤如直肠癌、卵巢癌等，在经过化疗和（或）放疗使肿瘤得到一定程度的控制后，还可以通过手术切除来提高治疗效果。所以，既重视局部治疗，也重视全身治疗，两者有机配合才能提高总体疗效。

3. 收益与负担　利用手术、放疗、化疗、生物治疗和中医药治疗等手段治疗肿瘤，患者可以从中获得很大益处。但是，这些方法在治疗肿瘤的同时，也给患者带来程度不同的负面影响或负担。这就要求在选择治疗时，不仅要在主观上、动机上，而且要在客观上、行动效果上对患者确实有益，且不产生伤害。在获得最佳疗效的前提下，对患者的负面影响减至最小，起码应该是患者的身体和精神上能够承受和接受。同时，每项治疗都应当符合成本、效益的原则，即无论是治疗效果还是成本费用上，均应符合以最小的代价取得最大的效果这个临床诊疗过程中最普遍、最基本的要求。

（郑　峥）

第五节　实施条件和存在的问题

一、我国肿瘤治疗的现状

恶性肿瘤是威胁人类生命的第二大疾病，其死亡率约占死亡总人数的22.32%。倡导恶性肿瘤多学科综合治疗的理念已有半个世纪，得到了广大临床肿瘤学工作者的认同，但是目前我国恶性肿瘤综合治疗现状不尽如人意。目前，要提高肿瘤治愈率，只有两条路可走：一是早期发现，二是综合治疗。但时至今日历时数十载，肿瘤综合治疗发展却步履蹒跚。

我国每年新增的肿瘤患者约200万以上，且有逐年上升的趋势。与此同时，从事肿瘤治疗的专业医务人员及专业科室没有得到相应发展，很多肿瘤科医师并没有经过严格的训，没有达到肿瘤专科医师的标准，这样往往难以对肿瘤患者做出正确的诊断。即使诊断正确，也难以按照目前最科学、最合理、通过循证医学研究制订出来的肿瘤诊治指南给患者最好的治疗。这样就会延误患者病情，造成肿瘤治疗的不专业、不规范。不具备专科医师资质的医务人员在临床上的漏诊、误诊和低水平重复诊治，造成对人民健康的损害和卫生资源的极大浪费。

另外，我国城乡医院医疗水平差别大，多数医院医师没有专科医师资质。而肿瘤治疗是一个长期的、多学科综合的诊疗过程，应该由肿瘤专科医师制订诊疗计划、多个科室相互配合进行。但目前我国肿瘤治疗存在较大的随意性和不规范性，各科医师对就诊的肿瘤患者，往往不能够根据病情选择合适、规范的综合治疗手段，而多采用“先入为主”的单一的治疗手段，如单纯的放疗、化疗等。有些患者由于缺乏医学知识和肿瘤专科医师的正确指导，常被一些虚假的医药广告蒙骗，这样不仅延误了治疗时机，更大大地加重了患者的经济负担。在欧美等实行了多年专科医师制度的国家，绝大多数肿瘤患者都有机会接受标准和规范的多学科综合治疗，这些国家肿瘤患者5年生存率高达68%，而在我国则不足50%。

近年来，我国医学界逐步认识到肿瘤治疗不规范的严重性，许多专家开始呼吁肿瘤的规范化治疗，包括建立肿瘤治疗机构和肿瘤专科医师的准入制度、肿瘤专科医师规范化培训的制度和推广肿瘤规范化诊疗指南等。因此，我们强调肿瘤诊疗的规范化，强调培养合格的肿瘤专科医师、以期合理地、有计划地开展肿瘤多学科规范化综合治疗，最大幅度地提高治愈率和改善生活质量。

恶性肿瘤的综合治疗不仅仅涉及医院内部多学科、多部门的有机合作，同时涉及医院、患者、医疗保险机构（包括政府机构或商业医疗保险机构）三者利益关系，另外，医师的知识结构对其实施也起着关键性作用。所以，要走出恶性肿瘤综合治疗的困境，还有很长的路要走，其中有赖于医保制度及肿瘤专科医师培训制度的完善。另一方面随着医疗保险制度的实施和医疗保障水平的不断提高，是实施恶性肿瘤多学科综合治疗的根本保障。

二、肿瘤专科医师与肿瘤综合治疗实施

（一）合格肿瘤专科医师是肿瘤综合治疗的基础

肿瘤学作为临床二级学科，有其独特的理论体系，要实施规范的多学科综合治疗，需要有包括肿瘤外科学、肿瘤内科学、放射肿瘤学和相关基础学科等三级学科的专科团队合作，而不同的治疗手段还有不同的肿瘤专科医师实施，这样才可以在最大程度上确保治疗的专业性和有效性。

一名合格的肿瘤专科医师，需要具备普通专科的基础知识和基本技能，还应具备扎实的本专业基础理论和基本技能，因此肿瘤专科医师培训制度和准入制度很有必要。近年来，部分医学高等学校，本科起开设肿瘤学课程，肿瘤学作为独立学科越来越受到重视。

肿瘤专科医师制度在发达的欧美等国家已推行将近百年，在我国还是起步阶段。目前我国尚无规范的专科医师制度，现行的专科医师职称、职务认证和管理基本上是基于实行多年的医疗行业惯例分属于内科学、外科学领域。从整体上来看，难以使整个专科医师队伍诊疗水平得到全面提高。

随着医学技术的飞速发展和医学观念的更新，学科的划分越来越细，临床上对执业医师的要求也越来越高，要想成为一名真正地执业医师就必须具备专科医师的素质。目前，我国的专科医师培训制度才刚开始制定，还有很多需要不断完善的地方，肿瘤专科医师是培训重点。

我们需要培养相应的肿瘤专科医师，如肿瘤外科医师、肿瘤放疗医师、肿瘤内科医师、肿瘤妇科医师等，根据不同的专科要求进行有目的、有方向的针对性训练，力争使肿瘤专科医师在本专业上具有突出的专业能力和丰富的临床经验。合格的肿瘤专科医师还应对本专业以外的其他肿瘤治疗手段、技术均有一定的了解，这样才能根据患者的具体情况选择合适的治疗措施。

（二）专科医师培养和准入

专科医师培养和准入制度是国际医学界公认的医学生毕业后的医学教育制度。美国是世界上最早实施专科医师准入管理制度的国家之一。1917 年，美国组建了第一个专科医师委员会——眼科医师委员会。20 世纪中期以后，德国、英国、法国等西欧国家，以及我国台湾和香港等地区亦逐步建立并推行了专科医师准入管理制度。实践证明，建立专科医师培养和准入制度是提高医学人才素质、保障医疗服务质量的有效机制。目前，我国虽然建立了执业医师资格考试和住院医师规范化培训制度，但与之衔接的专科医师准入制度尚未建立，不具备专科医师资格的医务人员上岗行医，不利于我国医疗卫生事业的整体发展。

肿瘤治疗学是一门专业性极强的学科，有其独特的理论体系和治疗原则，作为一名肿瘤专科医师，必须具备相应的专业知识和丰富的临床经验，这是对肿瘤患者进行治疗、维护患者利益的基本保证。由于我国目前还没有相应的准入制度，许多医师没有接受肿瘤学科规范的专业培训就从事肿瘤临床工作，而一个医院内多个非肿瘤专科科室的医师都会涉及肿瘤的治疗，尤其是化疗。目前，可以说无论内科医师还是外科医师，都可以根据教科书的指导为肿瘤患者开具化疗药物的处方。但是，如果不是经过了严格的专业培训和考核、具备相应的专业知识和临床经验并达到肿瘤专科医师的标准，就难以对患者的病情做出正确的判断，并根据患者的具体情况确定最合理的化疗方案；而且由于非肿瘤专科医师经常会对

化疗毒副反应估计不足，难以对患者的不良反应及时察觉并做出相应处理，这就不仅不能达到治疗的目的，还会延误患者病情，损害患者的利益，同时也存在潜在的医疗纠纷风险。根据国外经验，一名合格的肿瘤专业医师，需培养2~5年（包括肿瘤内科、肿瘤外科和肿瘤放疗），不但需要掌握肿瘤的基础和临床相关理论，如肿瘤病因学、病理学、微生物学、肿瘤免疫学和肿瘤药理学等，同时应熟练掌握药物治疗、内分泌治疗及生物治疗等技术，并应了解当前肿瘤学研究的最新动态，同时还要求医师积极参与肿瘤的基础和临床研究。肿瘤患者是特殊群体，医师与患者的交流在诊治中亦很重要。由此可见，肿瘤专科医师准入制度的建立势在必行，不仅是肿瘤的化疗、放疗、手术治疗、微创治疗、介入治疗及生物治疗等其他治疗都必须是由接受过肿瘤专科医师培训并取得相关执业资格的医师施行，这样不仅能够为患者提供最为合理、规范的治疗，也能够减少医疗纠纷的发生。

肿瘤专科医师培训是按照“3+X”的模式进行的。对于刚毕业的医学生，计划培养肿瘤内科专科医师，在前3年应在大内科轮转，熟练掌握内科的常规处理，急症处理；肿瘤放射治疗专科医师培训要求的内容要更多一些，在内科、外科、影像科等进行前3年的基础培训，培训合格后再进行专科训练；肿瘤外科按肿瘤涉及的系统或者器官，在相应的专科进行训练。经过这样的训练，可以培养出合格的肿瘤专科医师。

肿瘤学科是一个大领域，每位医生应有分工，各展所长。外科、放疗科、内科的医师都应该做到专病专治，随着医学科学的发展，肿瘤以单病种分科和治疗已经在一些大的肿瘤中心得以实现，如肺癌专科、乳腺癌专科和鼻咽癌专科等。患者可以选择相应有专长的医师，接受专病专治，规范化治疗，减少过度治疗和治疗不足。

随着我国医学与国际接轨的进程加快，医疗体制改革和医疗模式的转变，不仅要求肿瘤专科医师有过硬的专业基础知识和基本技能，还要求肿瘤专科医师具有深厚的人文、社会和法律学基础，同时还要跟踪国际前沿，及时掌握和了解生物技术、物理学等领域的新知识、新技术和新方法。

肿瘤专科培训起步晚，涉及专业多，医师的培养周期长、难度大，也需要尽快与国际接轨和获得国家相关政策支持。

（三）明确肿瘤专科范围，强化综合治疗理念

肿瘤治疗疗效的提高，取决于多学科综合治疗的成果。目前，综合治疗已成为肿瘤治疗的必然趋势。肿瘤规范化综合治疗和疗效主要体现在肿瘤的首诊首治阶段，患者首次就诊，肿瘤科医师应该根据疾病诊治指南尽快明确诊断，并对患者的疾病的病理、分期、患者的身体体能状况做出评估，以此为根据选择最适合的治疗方法。由于肿瘤病情的特殊性，肿瘤患者的首发症状多不典型，因此很多患者初次就诊并不是在肿瘤科或肿瘤专科医院，而是在其他相关科室，如肺癌患者常就诊呼吸科、胃肠道肿瘤常就诊消化科、乳腺癌患者常就诊普外科等。患者确诊后，治疗原则应该由具有肿瘤专科医师资质的专科医师来制订。不同的治疗方法有不同的适应证和禁忌证，患者病情发展处于不同阶段需要采取不同的治疗方法，这就是肿瘤专科医师必须掌握的。

随着医学的发展，临床医学专科越分越细，肿瘤学科作为临床医学的二级学科，具有相当的特殊性。在现阶段，肿瘤的治疗手段主要包括手术、放疗、化疗、生物治疗四大类，不同的治疗应在不同的科室进行，不同的诊疗手段应由不同的肿瘤专科医师具体实施，如手术应在外科，放射治疗应在放疗科，化疗和生物治疗则多在肿瘤内科实施，这样才可以在最大程度上确保治疗的专业性和有效性，不仅保护了患者的权益，相应地也保证了医疗活动的安全。

注重肿瘤综合治疗理念的建立，一方面要坚持专科专治的原则，明确各专科的分工；另一方面也要加强合作观念，对于具体病例，经不同专科医师加以会诊后由肿瘤专科（专病）医师对肿瘤疾病做全面的评价，然后再制订规范化、个体化的治疗方案，根据疾病的分期、病理或分子分型和NCCN指南等来规范诊疗行为，在不同病期采用不同的治疗方法并在不同的科室给予实施，得到最佳合力和治疗效果。

（四）以循证医学为依据，规范肿瘤综合治疗

目前，国际医学界公认的医学发展趋势是循证医学、治疗的规范化和个体化。所谓的循证医学，指

的是“谨慎、准确和明智地应用所能获得的最好的研究依据来确定患者的治疗措施”，其核心思想是“任何的医疗决策都应基于临床科研所取得的科学的最佳证据”。尽管目前肿瘤防治的各种新理念、新方法、新技术层出不穷，但如何在临床实践中证明它们的有效性至关重要。在这种情况下为肿瘤治疗提供证据非常重要，其意义不仅在于证实某种疗法、某种新药、某种方案的有效性，还有助于发现肿瘤治疗方面的创新或突破。

循证医学则是实现这一目标的最重要手段。循证医学认为，采用大样本随机对照研究和所有相关随机研究的系统评估所得出的结论，是证明某种药物、某种疗法有效性和安全性的最可靠证据，是所谓的金标准；只有循证医学的最佳证据，才能作为临床决策的依据。随着循证医学的迅速发展，肿瘤的综合治疗在向着规范化、合理化的道路发展的同时，也得到了极大的创新。在肿瘤专科医师的培养过程中，必须时刻强调循证医学的地位，强调根据循证医学证据制订治疗方案的必要性和重要性，并指导他们在临床工作中如何确实地遵循循证医学的原则，以确保治疗的规范与合理。

此外，规范化治疗也是目前医学的一个必然发展趋势，实现肿瘤规范化治疗不仅可以大大提高治疗的有效率、患者的长期生存率，降低治疗成本和患者的经济负担，还可以提高专科治疗水平。NCCN 每年都会根据最新的临床试验数据而做出肿瘤规范化治疗指引的更新，我国也参照美国和欧洲比较成熟的肿瘤治疗的临床指南，结合我国的实际情况制订了自己的肿瘤临床治疗指南。我国中华医学会及中国抗癌协会等专业组织也相继制定各种肿瘤规范化的诊治指南，这些治疗指南是通过国内外大量的临床研究结果而得出的结论，遵循这些原则，能使肿瘤患者从目前的治疗手段中最大限度地获益。肿瘤专科医师应在全面了解患者情况、评估病情后，按照上述治疗指南制订治疗方案，力争做到肿瘤治疗的规范化。

（郑　峥）

第五章

抗肿瘤药物

第一节　烷化剂

烷化剂是一类可以与核酸、蛋白质及许多小分子物质相结合的化合物。烷化剂的亲电子基团在体内产生带正电的极性分子，这些极性分子可与大多数细胞的富含电子区域产生相互作用，而烷化剂的细胞毒作用正是其亲电子基团与DNA相互作用产生替代性反应、交链反应、链断裂反应，导致DNA分子编码发生改变，最终导致突变或细胞死亡。因此，烷化剂在抗肿瘤同时有诱发产生畸形和致癌的潜在危险。烷化剂属细胞周期非特异性药物，对G_0期细胞也有杀伤作用，但在G_1、S期更有效。烷化剂之间、烷化剂与非烷化剂之间的交叉耐药较少。

一、氮芥（Chlormethine）

1. 别名　恩比兴、双氯乙基甲胺盐酸盐、盐酸氮芥、Nitrogen Mustard、Mustin、Mustargen，简称HN2、NM。化学名为2，2'－二氯－N－甲基二乙胺。

2. 药理作用　氮芥在体内迅速转变成缺电子、具有高度活性的中间产物乙撑亚胺离子，后者与生物大分子中富含电子的基团共价结合，即烷化反应。最重要的反应是与鸟嘌呤（G）第7位氮原子（N7）发生共价结合，产生DNA的双链内交叉联结或DNA的同链内不同碱基的交叉联结，抑制DNA复制，并且对RNA和蛋白质合成也有抑制作用。G_1期和M期肿瘤细胞对氮芥最为敏感，G_1期进入S期明显延迟。大剂量时对各期细胞均有杀伤作用，属于周期非特异性药物。

氮芥进入血后迅速水解或与细胞的某些成分结合，0.5～1分钟内即清除90%以上，迅速分布到肺、小肠、肝、脾、肾及肌肉等组织中，脑中含量最少。氮芥的半衰期很短，给药后6小时与24小时血中及组织中含量很低，药物代谢物中20%以二氧化碳形式经呼吸道排出（多在6小时内），多种代谢产物从尿中排出，原形物从尿中排出不到0.01%。大鼠、小鼠口服氮芥吸收不规则，剂量较大时可引起特有的药物反应，故不能用于口服。氮芥易从皮肤吸收，故可外用。

3. 适应证　①恶性淋巴瘤：对霍奇金淋巴瘤的客观有效率为70%，缓解期1～6个月；对非霍奇金淋巴瘤的单药有效率为20%～70%；对蕈样真菌病可静脉给药，也可皮肤外涂。②小细胞肺癌：30%～40%有效。③癌性胸腔积液、腹腔积液及心包积液：尤其对恶性淋巴瘤、小细胞肺癌、乳腺癌、卵巢癌所致的恶性积液疗效更好。④恶性肿瘤所致上腔静脉综合征：常可迅速缓解症状。⑤目前很少用于其他肿瘤，但对慢性淋巴细胞白血病、卵巢癌、精原细胞瘤、鼻咽癌、乳腺癌、前列腺癌等有一定疗效。

4. 用法　①静脉注射：先以5%葡萄糖液或生理盐水静脉滴注，确认针头在静脉内、液体滴注正常后再配制氮芥。每次3～6mg/m^2（体表面积）（一般给5mg），溶于生理盐水10mL，用皮内针头从输液器胶管接近针头处穿刺推注，并用5%葡萄糖液或生理盐水冲洗血管，减轻药物对静脉的刺激，减少静脉炎的发生。每周1次，连用2次，休息1～2周重复。②动脉注射：每次5～10mg，每日或隔日1次，共2~3次，间隔2~3周。③腔内给药：每次5~10mg，溶于生理盐水20mL中，在抽液后及时腔内注入。④局部皮肤涂抹：用氮芥5mg溶于生理盐水50mL中，每日1~2次。治疗皮肤蕈样肉芽肿。

5. 不良反应　①骨髓抑制：为剂量限制性毒性，主要是白细胞、血小板减少，严重时全血细胞减少。注射本品第7~10天后白细胞下降到最低值，停药1~2周多可恢复。②胃肠道反应：恶心、呕吐常出现在注射后3~6小时，可持续24小时。③其他反应：脱发、乏力、头晕。④局部反应：药物刺激静脉可发生栓塞性静脉炎。若药物漏出血管外，可导致局部组织坏死。⑤生殖功能影响：睾丸萎缩、精子减少、精子活动能力降低、不育，妇女可致月经紊乱、闭经。⑥致畸、致癌作用：早孕妇女应用可致畸，长期应用可致第二原发肿瘤。⑦局部涂抹可产生迟发性皮肤过敏反应。

6. 注意事项　①全身用药目前只用于霍奇金淋巴瘤。②氮芥水溶液极易分散，故药物开封后应在10分钟内注入体内。③因可导致局部组织坏死，故严禁口服、皮下及肌内注射。腔内给药时务必确定注入腔内，谨防注入组织间。④药物一旦漏出血管外，应即刻停用药物，并立即用5%~10%硫代硫酸钠注射液或生理盐水局部皮下注射，冰袋局部冷敷6~12小时。及时、正确处理可减轻皮下组织损伤。⑤剂量限制性毒性为骨髓抑制，应密切监测血常规变化，每周查血常规1~2次。

7. 规格　注射剂：5mg（1mL），10mg（2mL）。

8. 贮存　密封、避光、阴凉处保存。

二、环磷酰胺（Cyclophosphamide）

1. 别名　环磷氮芥、癌得星、安道生、Endoxan、Cytoxan、Procytox、Neosar、Sendoxan，简称CTX、CYT、CAP。化学名为N，N-双-（2-氯乙基）N′-丙撑基-磷酸酯二胺。

2. 药理作用　环磷酰胺体外无抗癌活性，进入体内后在肝经微粒体酶P_{450}水解，转变为具有烷化活性的磷酰胺氮芥而发挥细胞毒作用，是第一个所谓“潜伏化”广谱抗肿瘤药物。其作用机制与氮芥相同，主要作用于DNA，属氮芥类烷化剂以及细胞周期非特异性药物。环磷酰胺可由脱氢酶转变为羧磷酰胺而失活，或以丙烯醛的形式排出，导致泌尿道毒性。

环磷酰胺可口服或静脉注射。口服后易被吸收，生物利用度为74%~97%。约1小时后达血浆峰浓度，血浆半衰期为4~6.5小时，48小时内可由肾排出50%~70%，大部分为代谢物，仅10%为原形。环磷酰胺大部分不能透过血脑屏障，脑脊液中的浓度仅为血浆的20%。

3. 适应证　①恶性淋巴瘤：单药有效率为60%，对蕈样肉芽肿有一定疗效。②急性、慢性淋巴细胞白血病。③乳腺癌：单药有效率为35%~40%。可与其他药物联合作为术后辅助治疗或晚期乳腺癌化疗。④多发骨髓瘤：单药有效率为29%，VBMCP方案有效率为72%。⑤肺癌：小细胞肺癌单药有效率为40%，是小细胞肺癌的常用药物。对非小细胞肺癌也有一定疗效（有效率为10%~15%）。⑥骨和软组织肿瘤：单药有效率在15%左右，但对尤文肉瘤和横纹肌肉瘤疗效更为突出，有效率在50%以上。⑦神经母细胞瘤：单药有效率为59%。⑧卵巢上皮癌：单药有效率为43%，与顺铂合用，疗效增加。⑨子宫颈癌：单药有效率为15%。⑩其他：对头颈部肿瘤、前列腺癌、睾丸肿瘤和膀胱癌也有较好疗效。

4. 用法　①静脉给药：单一用药，每次15~20mg/kg，加生理盐水30~40mL从输液器滴管冲入，或加5%葡萄糖液200mL静脉滴注，每周1次。联合化疗，每次500~600mg/m^2，加生理盐水30mL静脉冲入，每周1次，连用2次，休息1~2周重复。②口服：每日2~4mg/kg，分2~3次服用，连用10~14日，休息1~2周重复。

5. 不良反应　①骨髓抑制：白细胞减少最常见，最低值在用药后1~2周，多在2~3周后恢复。对血小板影响较小。严重时全血细胞减少。②胃肠道反应：食欲减退、恶心、呕吐，一般停药1~3天即可消失。③脱发：常为可逆性，皮肤色素沉着，指甲可能变黑。④中毒性肝炎。⑤出血性膀胱炎：大剂量CTX静脉注射且缺乏有效预防措施时，可致出血性膀胱炎，表现为膀胱刺激症状、少尿、血尿和蛋白尿，系其代谢产物丙烯醛刺激膀胱所致。常规剂量应用时，其发生率较低。长期严重刺激可致膀胱纤维化。⑥其他：超大剂量应用（>120mg/kg）可致心肌炎、肾毒性。长期应用可致月经紊乱、无精子、不育、肺纤维化、垂体功能低下、免疫抑制、第二原发肿瘤发生。

6. 注意事项 ①CTX 水溶液不稳定，最好现配现用。②有骨髓抑制、肝肾功能损害、恶病质者慎用或禁用。③大剂量应用时应水化、利尿，同时应用特异性尿路保护剂美司钠（Mesna），预防出血性膀胱炎。

7. 规格 注射用粉针剂：100mg，200mg。片剂：每片 50mg。

8. 贮存 避光、避高温（32℃以下）保存。

三、异环磷酰胺（Ifosfamide）

1. 别名 匹服平、和乐生、宜佛斯酰胺、Holoxan、Isophosphamide、Mitoxana，简称 IFO、ISP。化学名为 3 -（α - 氯乙基）-2 -［（2 - 氯乙基）氨基］四氢 -2H -1，3，2 - 恶吖磷 -2 氧化物。

2. 药理作用 本药是 CTX 的同分异构体，与之结构上的区别在于一个氯乙基移至环上的 N 原子上，使其溶解度增加，代谢活性增强，也较稳定。IFO 与 CTX 一样，也是一种“潜伏化”药物，体外无抗肿瘤活性，进入体内需经肝酶活化，生成异磷酰胺氮芥发挥抗肿瘤作用。IFO 有双功能烷化基团，主要作用于 DNA 鸟氨酸 N7 位置，通过与 DNA 和 RNA 交联干扰二者功能，从而发挥细胞毒作用，也具有抑制蛋白质合成作用。属氮芥类烷化剂以及细胞周期非特异性药物。

IFO 抗癌效果与在一定浓度下所持续的时间有关。一次给予大剂量 3.8 ~ 5.0g/m^2，半衰期为 15 小时，80% 从尿中排出，其中 50% ~55% 为原形。常规一次给药 1.6 ~ 2.4g/m^2，连用 3 ~ 5 天，半衰期约 7 小时，55% ~60% 从尿中排出，其中 15% 以原形排出。可见，分次给药可获得更好的生物效应，并且加快清除、减低毒性。体内 IFO 的活性代谢物仅少量可透过血脑屏障。

3. 适应证 ①各种软组织肉瘤和骨肉瘤：单药有效率为 30%，与 ADM、DDP 合用的有效率为 40% ~60%。②复发与转移性睾丸肿瘤：治疗睾丸肿瘤（多为非精原细胞瘤）单药有效率为 21% ~70%，与 DDP、VP - 16 合用的有效率超过 90%，近 70% 达完全缓解（CR）。③恶性淋巴瘤：多用于一线化疗失败的患者，ICE（IFO + CBP + VP - 16）、MINE（IFO + MIT + VP - 16）是常用解救方案。④乳腺癌：单药有效率为 48%，与 EPI 或 MIT、5 - FU 合用，有效率达 80%。⑤妇科肿瘤：卵巢癌单药有效率为 52.2%，子宫颈癌有效率为 35%，与 DDP 或 CBP 合用，疗效可进一步提高。⑥肺癌：对小细胞肺癌的单药有效率为 67%，对一线化疗（多为 CAV）失败的小细胞肺癌应用 IFO + VP - 16，有效率可达60% ~70%，其中 CR 31%。对非小细胞肺癌也较有效，单药有效率为 20% ~30%，与 DDP 和 VP - 16 或 MMC 合用，有效率可达 40% ~70%。⑦对头颈部肿瘤也相当有效，单药有效率为 53%，IFO + DDP 有效率达 60% ~70%。

4. 用法 每次 1.2 ~ 2.0g/m^2，溶于林格液或生理盐水 1 000mL，静脉滴注 3 ~ 4 小时，每天 1 次，连用 3 ~ 5 天。每 3 ~ 4 周重复。给予 IFO 的同时必须给予尿路保护剂美司钠（Mesna），一日用量为 IFO 的 60%（常用量 1 200mg），分 3 次，在开始输注 IFO 的 0、4、8 小时静脉冲入。同时注意水化、利尿。

5. 不良反应 ①骨髓抑制：白细胞下降常出现于给药后第 8 ~ 12 天，多在 3 周可恢复正常。大剂量治疗可能出现血小板减少。②出血性膀胱炎：在缺乏有效的尿路保护剂美司钠时，18% ~40% 会出现血尿。随着美司钠、水化、利尿及分次剂量应用，出血性膀胱炎显著减轻或消失。美司钠通过与 IFO 毒性代谢产物丙烯醛结合，发挥尿路保护作用，且不影响 IFO 疗效。③中枢神经系统毒性：嗜睡、昏睡、淡漠、焦躁不安、精神错乱，少见癫痫发作，甚至昏迷。与剂量相关，停药消失。一般认为是异环磷酰胺去氯乙基形成的氯乙醛引起。④胃肠道反应：食欲减退、恶心、呕吐。⑤少见一过性无症状肝肾功能异常，高剂量给药可因肾毒性发生代谢性酸中毒。儿童长期应用 IFO 可引起 Fanconi 综合征。心脏和肺毒性罕见。⑥有脱发，注射部位静脉炎。⑦长期应用可致不育症、垂体功能低下、免疫抑制、第二原发肿瘤发生。

6. 注意事项 ①缺乏有效的尿路保护剂时，泌尿道毒性是剂量限制性毒性。应用美司钠，同时水化、利尿，可减轻或预防出血性膀胱炎。②肝肾功能不良或只有一个肾脏的患者应慎用或禁用。③尽可能减少镇静药、镇痛药、抗组胺药及麻醉药与 IFO 同时应用，可减少中枢神经系统毒性。

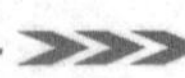

7. 规格　注射剂：每支0.5g，1.0g，2.0g。

8. 贮存　避光、阴凉处（25℃以下）保存。

四、美法仑（Melphalan）

1. 别名　苯丙氨酸氮芥、左旋苯丙氨酸氮芥、左旋溶肉瘤素、左旋溶血瘤素、米尔法兰、马尔法兰、爱克兰、癌克安、L-Sarcolysin、Alkeran、Phenylalanine mustard，简称L-PAM、MEL。化学名为L-3｛对［双（2-氯乙基）氨基］苯基｝丙氨酸。

2. 药理作用　其作用机制与氮芥相同，直接与DNA结合导致细胞死亡，亦为细胞周期非特异性药物。口服吸收充分，服药后2小时达到最高血浆浓度，在血浆中保持活性大约6小时。药物在血浆中呈双向清除，$t_{1/2\alpha}$70分钟，$t_{1/2\beta}$160分钟，服药24小时内50%的药物经尿排泄，其中10%~15%为原形，代谢产物为一羟衍生物及二羟衍生物。药物与血浆蛋白结合率约60%。脑脊液浓度不及血浆浓度的10%。

3. 适应证　①多发性骨髓瘤：单药有效率为42%，联合用药VBMCP（M2方案，VCR+BCNU+MEL+CTX+PDN）有效率达72%，5年生存率为26%。MP方案（MEL+PDN）有效率为51%，5年生存率为19%。②精原细胞瘤：单药有效率为50%。③卵巢癌：单药有效率为47%。④乳腺癌：单药有效率为25%。⑤神经母细胞瘤：单药有效率为15%。⑥对恶性淋巴瘤、慢性白血病、真红细胞增多症也有较好疗效。⑦动脉灌注对恶性黑色素瘤、软组织肉瘤和骨肉瘤有一定疗效。

4. 用法　口服：每日0.25mg/kg，连用4日，或每日0.1mg/kg，连用7日，间隔3~6周重复给药。动脉灌注：20~40mg加生理盐水。

5. 不良反应　①骨髓抑制：为剂量限制性毒性，主要表现为白细胞、血小板减少及贫血，白细胞减少可在首次用药后的第2~3周出现；有时老年患者骨髓抑制可延续5~6周。②胃肠道反应：大剂量一次用药可出现恶心、呕吐，小剂量持续给药则不明显。③长期持续给药，可引起脱皮、皮炎及肺纤维化。④静脉大剂量使用可致腹泻和口腔黏膜炎。

6. 注意事项　①孕妇、哺乳期妇女禁用。②肾功能不良者慎用。

7. 规格　片剂：每片2mg。注射剂：每支2mg。

8. 贮存　避光、阴凉、干燥处保存（建议在2~8℃环境下保存）。

五、N-甲酰溶肉瘤素（N-Forylsarcolysin）

1. 别名　Formylmerphalan，简称氮甲、N-甲、NF。化学名为N-甲酰基-对-［双（2-氯乙基）氨基］-苯丙氨酸。

2. 药理作用　本药为我国自行研制的一种烷化剂，是美法仑的衍生物，亦属细胞周期非特异性药物，能抑制肿瘤细胞DNA、RNA及蛋白质合成。其特点是在对肿瘤细胞的核酸及蛋白质生物合成有显著抑制的情况下，对小肠、淋巴组织、骨髓的核酸及蛋白质合成的影响轻微，与美法仑比较，作用强而毒性小。试验结果表明，对大鼠吉田肉瘤腹腔积液型、瓦克癌肉瘤256和小鼠网状细胞肉瘤L2等有明显抑制作用，在组织培养中亦能抑制吉田腹腔积液肉瘤细胞的生长。

本药口服吸收迅速，30~60分钟即可吸收入血，1~2小时后血浆浓度达高峰，3~4小时逐渐消失。给动物静脉注射本药后血中药物迅速消失，家兔生物半衰期为15分钟。在体内以肾脏含量最高，肝脏次之，而心、肺及脾中含量甚微。口服后30分钟可在尿中出现，1~2小时最多，8小时后即不能测出。24小时内由尿中排出量占服用量的10%，尿中代谢产物主要为羟基水解产物。

3. 适应证　①精原细胞瘤：对睾丸精原细胞瘤的疗效最突出，近期有效率可达91%，5年生存率为65%。②多发性骨髓瘤：有效率为57%~86%，骨痛好转率达97%，5年生存率为33%。③恶性淋巴瘤：单药有效率为38%~63%，但显效较慢。

4. 用法　口服：成人每日150~200mg，或3~4mg/kg，分3~4次给予，或睡前一次口服，总量6~8g为1个疗程，每次用药同服小苏打1g。

5. 不良反应 ①骨髓抑制：白细胞下降较明显，多在开始用药后2~3周出现，大多数病例在停药后2~4周即可恢复。对血小板的影响较轻。对血红蛋白的影响不大。②胃肠道反应：食欲不振、恶心，少数患者有呕吐和腹泻。③其他反应：乏力、头晕、脱发等，但多数较轻。

6. 注意事项 ①睡前一次口服时，与镇静剂、止吐药同服，可减轻不良反应。②本药可致突变、致畸，孕妇禁用。③以前曾接受过化疗或放疗、严重感染、骨髓抑制等患者慎用。④用药期间应定期复查血常规，测定血清尿酸水平。

7. 规格 片剂：每片50mg。

8. 贮存 室温下，避光干燥处保存。

六、甘磷酰芥（Glyfostin）

1. 别名 磷酰胺氮芥双甘氨酸乙酯、双甘氨酸乙酯磷酰胺氮芥、Glyciphosphoramide、Glyfosfin，简称M－25。化学名为N，N－双（B－氯乙基）－N′－N″－二－（乙氧羧甲基）－磷三酰胺。

2. 药理作用 M－25为我国学者根据用天然代谢产物为载体的设想合成的非环状甘氨酸乙酯磷酰氮芥，为环磷酰胺的衍生物，但不需要活化，可直接起烷化作用，并且本品还有代谢拮抗作用，是细胞周期非特异性药物。以^{14}C－甘磷酰芥给大鼠灌胃，8小时后血药浓度达高峰，至48小时仍维持一定浓度。在体内分布较广，以肝、肾含量最高，肿瘤组织中的含量也相当高。日服24小时，从呼吸及粪、尿中排出给药量的39%，96小时体内总回收量可达给药量的55.4%，因此，本品在体内潴留时间较长，排泄较缓慢。

3. 适应证 ①恶性淋巴瘤：对霍奇金淋巴瘤有效率为42%，对非霍奇金淋巴瘤有效率为52%。②乳腺癌：有效率为42%。③小细胞肺癌：有效率为36%。④局部外用：对乳腺癌、子宫颈癌引起的癌性溃疡有较好疗效。

4. 用法 口服：每次500mg，每日2次，连服4日，休息3日，总量20g左右为1个疗程；或每次500mg，每日2次，连续服用，总量15g为1个疗程。外用：以20% M－25二甲亚砜溶液或2% M－25软膏外涂于肿瘤溃疡表面，每日2次，连用20~30日为1个疗程。

5. 不良反应 ①骨髓抑制：于给药后期，可出现明显的骨髓抑制，表现为白细胞与血小板减少。②食欲下降、恶心、呕吐、头晕、乏力，个别患者有转氨酶升高。

6. 注意事项 因骨髓抑制发生较迟，故停药后需密切观察血常规变化。此药在二甲亚砜溶液内容易破坏，故外用制剂需在用前新鲜配制。

7. 规格 片剂：每片100mg，250mg。

8. 贮存 密闭、避光保存。

七、硝卡芥（Nitrocaphane）

1. 别名 邻丙氨酸硝卡芥，消瘤芥，简称AT－1258。化学名为2－［双（β－氯乙基）胺甲基］－5－硝基苯丙氨酸。

2. 药理作用 本药为甲基氮芥衍生物，作用于DNA，是一种细胞周期非特异性药物，对癌细胞分裂各期均有影响，其中以前期及中期的分裂象下降最为明显。抑制DNA及RNA的合成，对DNA的合成更为显著。

注射后在血中维持时间较长，24小时后减少54%。分布以胆囊和肾中最多，瘤内、肝、肺次之，脑中最少。主要通过肾脏排泄，24小时后排出53%。作用较快。可透过血脑屏障，口服吸收好。

3. 适应证 对癌性胸腔积液、腹腔积液、恶性淋巴瘤、小细胞肺癌、精原细胞瘤、子宫颈癌、多发性骨髓瘤、鼻咽癌及食管癌有效。

4. 用法 ①静脉注射或静脉滴注：每次20~40mg，加入生理盐水或5%葡萄糖液40mL静脉注射，或溶于5%葡萄糖液250mL静脉滴注，每周1~2次、连续2周、休息1~2周为1个周期。②动脉注射：剂量与静脉注射相同。③腔内注射：每次80~100mg溶于生理盐水30mL中，每周1次，根据血常规、肝肾功能及病情控制程度决定给药次数。④口服：每次20mg，每日3次，10～14日为1个疗程。⑤局部外用：用70%二甲亚砜溶液将硝卡芥溶解为20～30mg/mL，肿瘤局部外敷，每日1～2次。

5. 不良反应　①胃肠道反应为主要表现，如恶心、呕吐、食欲减退等。②骨髓抑制，多数病例有白细胞及血小板减少，少数较严重。③少见脱发、乏力、皮疹等，偶有血栓性静脉炎。

6. 注意事项　用药期间应密切随访血常规和血小板。应新鲜配制使用。一般给予静脉注射，也可用于动脉注射、腔内注射及外敷。腔内注射应尽可能抽尽积液后注射，效果较好。下列情况应慎用：骨髓抑制、严重感染、肿瘤细胞浸润骨髓、以前曾接受过化疗或放射治疗。

7. 规格　片剂：每片5mg，10mg。注射剂：每支20mg，40mg。

8. 贮存　密闭避光，阴凉处保存。

八、苯丁酸氮芥（Chlorambucil）

1. 别名　瘤可宁、留可然、流可伦、苯丁酰氮、氯氨布西、Leukeran、Chloraminophene、Amboclorin、Linfolysin，简称CB－1348、CLB。化学名为4－对－［双（2－氯乙基）氨基］苯丁酸。

2. 药理作用　本药为芳香族氮芥类衍生物，具有双功能烷化剂作用，可形成不稳定的乙撑亚胺，从而发挥细胞毒作用，能与DNA发生交叉联结，干扰DNA及RNA的功能。本药进人体内后，其丙酸侧链在β位氧化成苯乙酸氮芥，虽苯乙酸氮芥的抗肿瘤作用低于苯丁酸氮芥，但脱氯乙基作用缓慢，故作用时间较长。本药为细胞周期非特异性药物，但对M期及G_1期作用最强。对淋巴细胞有一定的选择性抑制作用。CLB口服吸收完全，生物利用度大于70%。用药后2～4小时代谢物苯乙酸氮芥在血浆内达峰值。

CLB的半衰期为92分钟，而苯乙酸氮芥则为145分钟，作用缓慢而持久。口服^{14}C标记的CIB，24小时内约50%从尿中排出，其中90%以上是CLB和苯乙酸氮芥的单羟基和双羟基水解产物。

3. 适应证　①对慢性淋巴细胞白血病有良好效果，缓解率在60%以上，为目前治疗本病的首选药之一。②对霍奇金淋巴瘤有较好疗效，有效率可达70%。非霍奇金淋巴瘤单药有效率为20%～60%。③卵巢癌：单药有效率为51%。④乳腺癌：有效率为20%。⑤对多发性骨髓瘤有一定疗效。

4. 用法　口服：成人每日0.1～0.2mg/kg（一般6～10mg），1次顿服，或分3～4次服，连用3～6周，1个疗程总量为300～500mg。疗程结束后，可给维持量每次0.4mg/kg，每2周1次。

5. 不良反应　①骨髓抑制：淋巴细胞下降明显，粒细胞与血小板减少较轻，对红细胞影响较小，大剂量可引起全血下降；血常规变化较缓慢，通常在治疗3周后出现。②胃肠道反应：可见恶心，食欲下降，少有呕吐。③其他：少数有脱发、皮疹、肝毒性；长期应用可致精子缺乏、不育、月经紊乱；少见肺纤维化、中枢神经系统毒性；致癌作用。

6. 注意事项　①长期服用有蓄积作用，应注意检查血常规，适时减量或停药。注意肝、肾功能及血清尿酸水平。②若发生高尿酸血症，可采用大量补液、碱化尿液或给予别嘌呤醇处理。③有痛风病史、尿路结石、骨髓抑制、感染及曾接受放化疗者慎用。④有致突变、致畸胎作用，妊娠早期妇女禁用。

7. 规格　片剂：每片2mg。

8. 贮存　室温下避光保存。

九、卡莫司汀（Carmustine）

1. 别名　卡氮芥、氯乙亚硝脲、双氯乙基亚硝脲、亚硝脲氮芥，简称BCNU。化学名为1，3－双（α－氯乙基）－1－亚硝基脲。

2. 药理作用　属亚硝脲类烷化剂，虽然其结构上有一个氯乙基，但化学反应与氮芥不同。在体内能与DNA起烷化作用，阻止DNA修复，改变RNA和蛋白质结构。为细胞周期非特异性药物，与一般烷化剂无完全的交叉耐药。本药注射后在血中的半衰期为1.5小时，注射后48小时有60%以降解产物形式由尿中排出。该药脂溶性高，静脉注射后有相当部分进入脑脊液中，能透过血脑屏障。

3. 适应证 ①脑胶质瘤：有效率约25%。②霍奇金淋巴瘤：有效率为47%。③小细胞肺癌：单药有效率为26%。④恶性黑色素瘤：尤其是配合干细胞移植部分患者有效。⑤脑转移瘤和中枢神经系统白血病：部分患者有效。

4. 用法 静脉注射：每次100mg/m^2（一般给125mg），每日1次，连用2~3日；或200mg/m^2，用1次，每6~8周重复。溶入5%葡萄糖液或生理盐水100mL中快速静脉滴注，半小时内滴完。

5. 不良反应 ①骨髓抑制：一次静脉注射后，骨髓抑制经常发生在用药后4~6周。白细胞最低值见于5~6周，在6~7周逐渐恢复。但多次用药，可延迟至10~12周恢复。一次静脉注射后，血小板最低值见于4~5周，在6~7周逐渐恢复，血小板下降常比白细胞严重。②胃肠道反应：恶心、呕吐、食欲不振和腹泻。③静脉注射部位可产生血栓性静脉炎。④长期应用可产生间质肺炎或肺纤维化，有时甚至1~2个疗程后即出现肺并发症，部分患者不能恢复。⑤大剂量对肝、肾有毒性。⑥可抑制睾丸或卵巢功能，引起精子缺乏或闭经。⑦本药有继发白血病的报道。

6. 注意事项 ①勿与皮肤接触，以免引起皮炎及色素沉着。②老年人易伴肾功能减退，可影响排泄，应慎用。③对诊断的干扰：本药可引起肝肾功能异常。④用药期间应注意检查血常规、血小板、肝肾功能、肺功能。⑤本药可抑制身体免疫机制，使疫苗接种不能激发身体抗体产生。化疗结束后3个月内不宜接种活疫苗。⑥既往对本药过敏的患者，妊娠及哺乳期妇女禁用。

7. 规格 注射剂：本药为卡莫司汀的聚乙二醇灭菌溶液，每支125mg（2mL）。

8. 贮存 遮光，密闭，冷处（2~8℃）保存。

十、洛莫司汀（Lomustine）

1. 别名 罗氮芥、环己亚硝脲、氯乙环己亚硝脲，简称CCNU。化学名为N－（2－氯乙基）－N′－环己基－N－亚硝基脲。

2. 药理作用 本药为细胞周期非特异性药，对处于G_1→S边界或S早期的细胞最敏感，对G_2期抑制作用强于BCNU。动物实验表明其药理机制与BCNU相似。本品进入人体后，其分子从氨甲酰胺键处断裂为两部分：一为氯乙胺部分，将氯解离，形成乙烯碳正离子，发挥烃化作用，致使DNA链断裂，RNA及蛋白质受到烃化，这些主要与抗瘤作用有关；另一为氨甲酰基部分变为异氰酸酯，或再转化为氨甲酸，以发挥氨甲酰化作用，主要与蛋白质，特别是与其中的赖氨酸末端氨基等反应。考虑这主要与骨髓毒性作用有关，氨甲酰化作用还可破坏一些酶蛋白，使DNA受烃化破坏后较难修复，有助于抗癌作用。本品虽具烷化剂作用，但与一般烷化剂无交叉耐药性，与长春新碱、甲基苄肼及抗代谢药物亦无交叉耐药性，但与BCNU有交叉耐药。

口服易吸收，在体内迅速变为代谢产物，血浆蛋白结合率为50%（代谢物）。CCNU的半衰期（$t_{1/2}$）为15分钟，但代谢产物的半衰期（$t_{1/2}$）为16~18小时，其持久存在可能引起迟发性骨髓抑制。在肝内代谢完全，胆管排泄。有肝肠循环，故药效持久。经生物转运后，药物主要经肾排泄。该药脂溶性强，口服能迅速透过血脑屏障，数分钟后脑脊液中药物浓度为血浆浓度的50%。

3. 适应证 ①脑胶质瘤：单药有效率约50%；与PCB、VCR联合用药对初治的恶性脑胶质细胞瘤有效率为84%。②霍奇金淋巴瘤：有效率为69%。③小细胞肺癌：有效率为14%。④脑转移瘤、恶性黑色素瘤：有一定疗效。

4. 用法 每日100~130mg/m^2（一般200mg），顿服，每6~8周1次，3次为1个疗程。

5. 不良反应 ①骨髓抑制：服药后3~5周可见血小板减少，白细胞降低可出现在服药后第1周及第4周，第6~8周才恢复；但骨髓抑制有累积性。②胃肠道反应：口服后6小时内可发生恶心、呕吐，可持续2~3天，预先用镇静药或甲氧氯普胺并空腹服药可减轻。③肝功能轻度损害：表现为转氨酶和碱性磷酸酶轻度升高。④偶见全身皮疹。⑤有致畸胎的可能。⑥亦可能抑制睾丸或卵巢功能，引起精子缺乏或闭经。

6. 注意事项 本药有胃肠道反应，患者可预先服用止吐药、安眠药，或于睡前服用，可防呕吐。本药宜空腹服药，用药当天不能饮酒。有溃疡病、食管静脉曲张者慎用。

7. 规格　胶囊剂：每粒40mg，50mg，100mg。

8. 贮存　密闭，避光，2～8℃保存。

十一、司莫司汀（Semustine）

1. 别名　赛氮芥、甲环亚硝脲、甲基氯乙环已亚硝脲、甲基罗氮芥、甲基-CCNU、Methyl-CCNU。简称Me-CCNU。化学名为1-（2-氯乙基）-3-（4-甲基环已基）-1-亚硝基脲。

2. 药理作用　Me-CCNU是CCNU的衍生物，为亚硝脲类抗瘤谱较广的药物，其作用机制与CCNU相似；动物实验疗效优于BCNU及CCNU，而毒性较后两者低。本品可使DNA链断裂，RNA及蛋白质烃化，还可破坏某些酶蛋白，使DNA受烃化破坏后难以修复，从而起到抗癌作用。本品亦为细胞周期非特异性药物，但对G_1晚期、S早期的细胞有较大杀伤力。Me-CCNU与一般烷化剂无交叉耐药性。

本药口服吸收迅速，服用^{14}C标记的本药，可在胃中迅速分解进入血液，并分解为氯乙基及4-甲基环已基两部分，用药后10分钟，血浆中即可出现这两种物质，1～3小时环已基部分达最高峰，6小时氯乙基部分达最高峰。本药分子量小、脂溶性强，易透过血脑屏障。体内分布以肝、胃、肠、肺、肾中浓度最大，血浆、尿中测不出药物原形，代谢产物主要经肾排泄。有活性的代谢产物明显聚集于脑中。用量大于1 500mg/m^{2}者，慢性肾衰竭发生率很高。

3. 适应证　①脑瘤：单药有效率为23%。②胃癌、肠癌：单药有效率分别为8%和18%；联合化疗的有效率约为43%。③对恶性黑色素瘤、恶性淋巴瘤、肝癌和脑转移瘤有一定疗效。

4. 用法　单药每次100～200mg/m^2，或联合用药每次75～200mg/m^2，每6～8周1次，连用2～3次为1个疗程。

5. 不良反应　①骨髓抑制：为剂量限制性毒性，呈迟发性，有累积毒性（总量>900mg）。白细胞和血小板减少最低点出现在4～6周，持续5～10日，个别可延续数周，6～8周后可恢复。②胃肠道反应：服药24小时内出现食欲减退、恶心、呕吐，一般患者均能耐受。③其他：乏力、轻度脱发，偶见肾功能受损。

6. 注意事项　以下情况慎用：孕妇及哺乳期妇女、肝肾功能不全者、骨髓抑制、感染者。用药期间应注意随访检查血常规、肝肾功能。

7. 规格　胶囊剂：每粒10mg，50mg。

8. 贮存　密闭，避光，冷处（2～8℃）保存。

十二、尼莫司汀（Nimustine）

1. 别名　尼氮芥、嘧啶亚硝脲、宁得朗、里莫斯定、Nidran，简称ACNU。化学名为1-（4-氨基-2-甲基-5-嘧啶）甲基-3-（2-氯乙基）-3-亚硝脲。

2. 药理作用　本药为亚硝脲类烷化剂，能使DNA分子烷化，抑制DNA和RNA的合成，从而发挥抗肿瘤作用。对小鼠L1210、髓性白血病C-1498、浆细胞瘤X-6563、艾氏癌、乳腺肿瘤MM-102和FM3A、脑膜肉瘤MS-147、淋巴瘤LS-1、大鼠肝癌腹腔积液型AH130和AH44有明显抗肿瘤作用。

本药为水溶性，可供静脉或动脉用药。在机体内变成适度的脂溶性游离碱并透过血脑屏障。动物实验显示，静脉注入ACNU后有7%～16%进入脑脊液，最高可达30%。脑肿瘤患者静脉注射ACNU 100～150mg，迅速分布于全身，肿瘤组织内分布也良好，于给药30分钟后脑脊液内药物浓度达高峰，约为血中浓度的30%。一项研究于开颅手术后，从颈动脉注入ACNU，迅速测定脑皮质、脑白质及肿瘤内药物浓度，结果显示肿瘤组织内药物浓度最高，而针对其他亚硝脲类抗肿瘤药物的相同实验发现，脑组织内与脑肿瘤内的药物浓度相同。

3. 适应证　治疗脑瘤单药有效率为38%～54%；对肺癌、恶性淋巴瘤有效率为12%；对恶性黑色素瘤也有一定疗效。

4. 用法　每次2～3mg/kg（100～200mg），溶于注射用水（配制浓度5mg/mL）静脉注射；或溶于生理盐水或5%葡萄糖液250mL，静脉滴注，6周后重复给药；或每次2mg/kg（100mg），每周1次，连用2~3次，疗程总剂量300~500mg。本药还可以胸腹腔注射、动脉注射、膀胱内给药。

5. 不良反应 ①迟发性骨髓抑制：主要是白细胞和血小板减少，分别于4~6周和3~6周达最低值，2~3周后恢复，治疗中根据血常规情况调整用药剂量。②消化道反应：食欲不振、恶心、呕吐。③对肝功能有一定影响，用药后1~3周转氨酶可升高，2~3周恢复，少有肾功能损害。④其他：皮疹、脱发、乏力、发热。

6. 注意事项 骨髓抑制出现迟缓，故应密切观察血常规调整用药，用药6周后方可再次用药。

7. 规格 注射剂：每支25mg，50mg。

8. 贮存 密闭，避光，常温保存。

十三、福莫司汀（Fotemustine）

1. 别名 福泰氮芥、武活龙、Muphoran，简称FTM。化学名为（R，S）-二-乙基｛1-［3-(2-氯乙基)、-3-亚硝基脲基］乙基｝磷酸酯。

2. 药理作用 福莫司汀为亚硝基脲类抗有丝分裂的细胞抑制剂，具有烷化和氨甲酰基化作用，动物实验显示其有广谱抗肿瘤活性。其化学结构中含有一个丙氨酸的生物等配物（1-氨乙基磷酸），易于穿透细胞和透过血脑屏障。在亚硝脲类药物中，其穿透力最强，但体内清除较其他药物慢。实验研究表明，福莫司汀对小鼠P388及L1210白血病、结肠癌26、Lewis肺癌、肉瘤M5076及B16黑色素瘤等均有活性。

人体静脉输注后，血浆消除动力学呈单指数或双指数消除，终末半衰期短，血浆原药浓度迅速下降，药物分子几乎完全被代谢。血浆蛋白结合率低（25%~30%）。

3. 适应证 主要用于恶性黑色素瘤或同时伴有脑转移者。对恶性黑色素瘤，单一用药客观缓解率为24%，联合用药有效率为33%。对伴脑转移者，单药有效率为25%，联合用药有效率为25%。非小细胞肺癌有效率为13%。

4. 用法 每次100mg/m^2，加入5%葡萄糖液250mL，静脉缓慢滴注（1小时以上）。依此法制备药液，输液时应避光。每周1次，连续用药3~4周，休息4~5周。若有效或病情稳定，可维持治疗：每3周1次，每次100mg/m^2，直到病情好转。

5. 不良反应 ①血液学毒性：表现为血小板减少（40.3%）和白细胞减少（46.3%），发生时间较晚，最低水平分别在首剂诱导治疗后的4~5周和5~6周出现。若在注射用福莫司汀治疗前，进行过化学治疗和（或）本药与其他可以诱导造血毒性的药物联合应用时，会增加血液系统的不良反应。②胃肠道反应：常见中度恶心及呕吐（46.7%），多出现在注射后2小时内。③可见氨基转移酶、碱性磷酸酶和血胆红素中度的、暂时性、可逆性增高（29.5%）。④少见的不良反应有发热、注射部位静脉炎、腹泻、腹痛、尿素暂时性增加、瘙痒以及暂时性、可逆性的神经功能障碍（如意识障碍、感觉异常、失味症）等。⑤与达卡巴嗪联合应用时，观察到有极少发生的肺毒性（急性成人呼吸窘迫综合征）。

6. 注意事项 不推荐将本药用于过去4周内接受过化疗（或6周内用过亚硝基脲类药物治疗）的患者。妊娠及哺乳期妇女禁用。

7. 规格 注射剂：每支200mg（4mL）。

8. 贮存 避光，2~8℃保存。

十四、雌莫司汀（Estramustine）

1. 别名 雌二醇氮芥、雌甾氮芥、磷雌氮芥、磷酸雌莫司汀、Emcyt，简称ETM。商品名为癌腺治、Emecyt、艾去适、依立适、Estracyt。化学名为雌甾二醇3-双（2-氯乙基）氨甲酸酯。

2. 药理作用 本药是以雌二醇17磷酸酯为载体的一种氮芥类烷化剂，具有烷化剂及雌激素的双重作用。该药进入体内后迅速脱磷酸，形成具有细胞毒活性的代谢物雌二醇氮芥（E_2M），进而氧化成雌酮氮芥（E_1M），发挥细胞毒作用。E_2M和E_1M可通过前列腺癌细胞中雌二醇结合蛋白（EMBP）特异

性地将药物导入前列腺组织，阻止前列腺癌细胞的有丝分裂，裂解已形成的微管，并阻止微管的再形成，同时 E_2M 促使前列腺癌细胞中谷胱甘肽的排空，增加其抗有丝分裂的作用。另外，该药还有微弱的雌激素作用和明显抗促性腺激素作用，可以减少睾酮的产生和分泌。由于本药选择性进入雌激素依赖性的癌细胞、癌组织，故可提高疗效，减轻不良反应。

给药后，本药迅速脱磷氧基成为 E_2M（口服时，脱磷氧基作用在胃肠道进行），大部分再被氧化为 E_1M（血浆半衰期为10～12小时）。部分活性代谢产物蓄积在脂肪组织内，经过进一步代谢而消除。代谢产物大部分从胆管排泄，少量从肾排泄。

3. 适应证　主要用于晚期前列腺癌，特别是激素治疗无效的患者。晚期前列腺癌用ETM治疗的客观有效率为84%，对激素耐药的前列腺癌患者，ETM治疗的客观有效率为37%。

4. 用法　口服给药，每次280～420mg，每日2次，饭前1小时或饭后2小时服用。连服3～4周后若无效，则应停药；如病情好转，应按原剂量继续服用3～4个月。必要时应根据疗程、疗效和不良反应等适当调整剂量。静脉滴注用于治疗的开始阶段，每次300mg，溶于5%葡萄糖液250mL静脉滴注不超过3小时，每日1次，3周后改为口服给药，每次280～420mg，每日2次，也可继续静脉滴注（每次300mg，每周2次）。

5. 不良反应　可出现暂时性恶心，偶有呕吐，罕见腹泻。少数患者出现白细胞和血小板减少、肝功能损害，减量或停药可完全恢复。少数患者出现皮疹、水肿、咽痛、血压升高及血栓栓塞。男性可出现乳房增大、性欲减退。

6. 注意事项　①服用本药时，不得同时服用其他含钙药物，也不得进食其他含钙食物、奶制品，以免降低本药血药浓度。②静脉注射应使用细针缓慢注射，避免外漏。③配制注射液时，予8mL稀释液（不可用氯化钠注射液）缓缓注入本药包装瓶内，不能振荡，以防产生泡沫。④对雌二醇或氮芥类药物过敏者、严重肝脏或心脏疾病患者、活动性血栓性静脉炎或血栓栓塞性疾病患者禁用。⑤心、脑血管疾病患者、消化性溃疡患者慎用。

7. 规格　胶囊剂：每粒140mg。注射剂：每支150mg，300mg，配有稀释液。

8. 贮存　25℃以下密闭保存。

十五、泼尼莫司汀（Prednimustine）

1. 别名　泼尼氮芥、松龙苯芥，简称PM。

2. 药理作用　它是苯丁酸氮芥的泼尼松龙酯。体外研究显示，其对V79中国大鼠细胞和MCF7人乳腺癌细胞的抗肿瘤作用明显强于苯丁酸氮芥加泼尼松龙。体内研究显示，对多种鼠的植入肿瘤，如大鼠乳腺癌、13762乳腺癌及Yoshida腹腔积液肉瘤细胞有杀伤作用。由于肿瘤组织含有大量糖皮质激素受体，故PM较苯丁酸氮芥更易与肿瘤组织结合而发挥作用。口服PM后，胃肠吸收率为40%～60%，进入人体后迅速分解，在动物或人血浆中检测不到完整的PM，其苯丁酸氮芥部分较泼尼松龙部分排泄更慢、更少。

3. 适应证　晚期乳腺癌，单药治疗有效率为25%，联合化疗为43%。对于难治性非霍奇金淋巴瘤的有效率在30%。

4. 用法　每日60～100mg/m^2，口服，连用3～5日，每2周重复。

5. 不良反应　轻度骨髓抑制，主要为白细胞和血小板减少。部分患者有轻、中度胃肠道反应，表现为恶心、呕吐和食欲减退。部分患者有脱发及黏膜炎。

6. 规格　片剂：每片4mg，10mg。

7. 贮存　避光，常温下保存。

十六、替莫唑胺（Temozolomide）

1. 别名　Methazolastone，商品名为泰道、蒂清（国产）、Temoclal，简称TMZ。化学名为8－氨基甲酰基－3－甲基咪唑［5，1－d］并－1，2，3，5－四氮嗪－4－（3H）－酮。

2. 药理作用 TMZ是一种第二代口服烷化剂，为咪唑四嗪类衍生物。TMZ不直接发挥作用，在生理pH下，经非酶途径快速转化为活性化合物5－（3－甲基三氮烯－1－基）咪唑－4－酰胺（MTIC）。吸收迅速可穿透中枢神经系统在内的全身所有组织。研究认为，活性代谢物MTIC的细胞毒性主要为DNA烷化作用，也是一种DNA烷化剂，对诱导突变和药物细胞毒有重要作用，最终诱导细胞凋亡。动物实验显示，小鼠腹腔接种L1210白血病细胞，每日腹腔注射TMZ 100mg/kg，连用5日，其生命延长率为74%。皮下接种M5076实体瘤小鼠，给予TMZ 10mg/kg，连用7日，其抑瘤率为92%。

口服后吸收完全，生物利用度近100%。食物可降低此药吸收速率和程度。进改良高脂早餐后服此药时，平均血浆峰浓度和AUC值分别减少32%和9%。在0.33～2.5小时血浆浓度达最大值。排泄较快，消除半衰期为1.7～1.9小时。多次连续口服后，药物在血浆中不蓄积。替莫唑胺24小时尿中回收率为4.8%～9.6%，大部分在0～4小时内排泄。1998年在欧洲上市。1999年美国FDA批准上市，用于多形性成胶质细胞瘤和退行性星形细胞瘤等神经胶质细胞瘤的二线治疗。2004年国产蒂清上市。

3. 适应证 用于复发的神经胶质瘤，如神经胶质母细胞瘤和间变性星形细胞瘤，以及转移性恶性黑色素瘤，也用于非小细胞肺癌和小细胞肺癌脑转移。

4. 用法 未接受过化疗患者，每次200mg/kg，空腹或饭前1小时服用，每日1次，连用5天，28天为1周期。对接受过化疗患者，第1周期，每日150mg/m^2，于第2周期前中性粒细胞绝对值≥1.5×10^9/L，血小板计数≥100×10^9/L时，则第2周期，每次200mg/m^{2}口服，每日1次，连用5天，28天为1周期。替莫唑胺胶囊不可咀嚼服用。

5. 不良反应 常见有恶心（43%）、呕吐（36%），多为轻、中度，严重恶心呕吐者占4%。其他不良反应包括疲乏（22%）、便秘（17%）、头痛（14%）、厌食（11%）、腹泻（8%）、皮疹（5%）、发热（5%）、嗜睡（5%）等。剂量限制性毒性为血小板减少（19%～20%）和中性粒细胞减少（17%～22%），于第3～4周最低，停药后1～2周恢复正常。罕见有过敏反应。治疗中如中性粒细胞绝对值<1.0×10^9/L，或血小板计数<50×10^9/L时应减量。

6. 规格 每粒胶囊50mg，7粒/盒；每粒100mg，5粒/盒。

7. 贮存 避光，密封，在冷处（10～20℃）保存。

8. 临床应用 如下所述。

（1）神经胶质瘤

1）替莫唑胺单药治疗：①Yung WKA等报道用替莫唑胺治疗多形性神经胶质母细胞瘤162例，给予替莫唑胺每日150～200mg/m^2，口服，连用5天，4周重复。有效率为35%，6个月无进展生存率为46%。②Newlands ES等用替莫唑胺治疗75例星形细胞瘤，组织学分级分别为：Ⅱ级1例（1%）、Ⅲ级14例（19%）、Ⅳ级58例（78%）和Ⅲ/Ⅳ级混合2例（3%）。以CT和MRI评价疗效，75例中，48例为既往放疗复发后患者，有效12例（25%），无改变18例（38%），进展14例（29%），未评价3例（6%），早期死亡1例（2%）；27例为既往脑照射手术后病例，有效8例（30%），无改变13例（48%），进展2例（7%），未评价4例（15%）。75例中总的客观有效率为20例（27%）。显示替莫唑胺对既往放疗和放疗后复发的高分级的神经胶质瘤有明显疗效。③王增光等对68例恶性胶质瘤（Ⅲ、Ⅳ级）随机分为替莫唑胺（TMZ）组和卡氮芥（BCNU）组。TMZ每日200、150或100mg/m^2，口服连用5天，28天为1周期，用2～6周期。BCNU每日125mg/m^{2}静脉注射。结果：两组的有效率为44.12%和20.59%（$P<0.01$），在第6周期末的无进展生存率为47.06%和23.53%（$P<0.05$）。显示TMZ组的有效率和无进展生存率均较BCNU组为好。④孙健等进行的15家医院多中心研究，将复发性多形性胶质母细胞瘤和间变性星形细胞瘤可分析病例144例，随机分为替莫唑胺组79例和司莫司汀（Me－CCNU）组65例。TMZ每日200mg/m^2（未用过化疗者），或150mg/m^2（用过化疗者），口服连用5天，28天为1周期；Me－CCNU每日150mg/m^2，第1天口服，28天为1周期。两组均用药2～6个月，观察半年。结果：两组完全缓解（CR）为19.4%和6.3%，部分缓解（PR）为26.4%和14.9%，6个月后的无进展生存期（PFS）为78.9个月和55.9个月（$P<0.05$），6个月后的总生存率为96.9%和97.3%。显示TMZ组的有效率和无进展生存率均优于Me－CCNU组，但生存期无差别。

2）替莫唑胺联合化疗：①替莫唑胺联合顺铂，Branrdes AA Ⅱ期研究，用TMZ联合DDP治疗复发性多形性胶质母细胞瘤。用法：DDP 75mg/m² 静脉滴注，第1天；TMZ 130mg/m² 第2天口服，70mg/m² 每日2次，第3~5天口服，28天为1周期。结果：CR 2%（1/49），PR 18.4%（9/49），有效率为20.4%，6个月无进展生存率为34%（17/50）。②替莫唑胺联合伊立替康，Gruber ML等对复发性恶性胶质瘤用常规TMZ联合IRI治疗，IRI用法：125mg/m² 静脉滴注，第6、13、20天，或350mg/m² 静脉滴注，于第6天给药。结果：18例胶质母细胞瘤的CR为11%（2例），PR为17%（3例），6个月的无进展生存率为39%（7例），中位无进展生存期为5.5个月；14例间变性胶质瘤的CR为21%（3例），PR为14%（2例），6个月的无进展生存率为71%（10例），中位无进展生存期为7.25个月。认为TMZ与IRT联合化疗优于同期TMZ或IRI单药化疗的疗效，不良反应较少。

3）放疗加替莫唑胺：①Stupp R等前瞻性随机Ⅲ期试验，治疗573例神经胶质瘤，分为两组，TMZ加放疗组（同步放疗加TMZ最长6周期）和单放组（标准放疗），TMZ每日75mg/m² 口服，同步放疗至放疗结束，在放疗结束4周后再开始后续6周期TMZ辅助化疗。中位随诊时间为28个月。结果：放疗加TMZ组与单放疗组相比，病死率降低37%，放疗加TMZ和单放组的中位无进展生存时间分别为7.2个月和5.0个月，中位生存期分别为14.6个月和12.1个月，1年生存率为61%和51%，2年生存率为26.5%和10.4%。说明TMZ加放疗可延长生存期。②邓万凯等将患者随机分为两组，TMZ同步放疗组22例和单用放疗组16例，常规分割放疗DT60Gy/30f/6周。于放疗前1~2小时单次口服TMZ75mg/m²，28天为1周期，进行4周期放化疗后给予6周期的辅助化疗，于每周期的第1~5天和第15~19天，每日1次，TMZ口服150mg/m²。结果：两组的肿瘤进展时间为（10.9±6.14）个月和（6.2±3.68）个月（$P<0.05$），总生存期为（14.9±10.08）个月和（8.3±4.8）个月（$P<0.05$），试验结束时生存时间分别为30.5个月和18.6个月，提示替莫唑胺同步放疗治疗间质瘤的疗效好于单纯放疗。

（2）脑转移瘤

1）恶性黑色素瘤脑转移：Ceresoli GL等进行的Ⅱ期研究显示，未治的恶性黑色素瘤脑转移151例，其中25%患者的脑转移灶在4个以上，用单药TMZ治疗。结果：有效率为7%，疾病控制率为36%，中位生存期为3.5个月。

2）肺癌脑转移：①非小细胞肺癌：Giorgio CG等进行的用替莫唑胺治疗非小细胞肺的Ⅱ期研究，治疗全脑放疗后和至少一线化疗的脑转移复发或进展后的患者30例。替莫唑胺用法同上。结果：客观有效3例（10%）。CR 2例，PR 1例，SD3例（10%）和进展24例（80%）。3例为长期生存病例（生存12个月以上）：2例有效，1例脑病变稳定。显示对既往全脑放疗和化疗后复发的非小细胞肺癌脑转移患者是有效和安全的。②小细胞肺癌：Pietanza MC等用替莫唑胺治疗25例，其中13例有脑转移。结果：PR 3例，SD 6例，有效率为12%。其中5例脑转移病灶缩小（有效率为38.5%），说明替莫唑胺对小细胞肺癌脑转移有效。

十七、噻替派（Thiotepa）

1. 别名　三胺硫磷、三乙烯硫代磷酰胺、乙硫磷胺、硫替派、Thiophosphoramide、Triethylene、TESPAMIN，简称TSPA。化学名为1，1′，1″-硫次膦基三氮丙啶。

2. 药理作用　该药是乙撑亚胺类烷化剂，能和参与细胞内DNA组成的核碱基如鸟嘌呤结合，影响核酸合成，从而改变DNA的功能，抑制癌细胞分裂。为细胞周期非特异性药物，对多种动物肿瘤有效。

本药在酸中不稳定，故不能口服，静脉注射后各组织均有分布，1~4小时内血浆浓度降低90%，24小时内大部分随尿排出。

3. 适应证　乳腺癌单药有效率为30%。卵巢癌单药有效率为40%~60%。霍奇金淋巴瘤单药有效率为53%，非霍奇金淋巴瘤单药有效率为29%。慢性淋巴细胞白血病单药有效率为30%。膀胱癌行膀胱内灌注治疗，约1/3可达CR。也可用于癌性体腔积液的腔内注射。

4. 用法　静脉注射或肌内注射：每次6mg/m² 或0.2mg/kg，成人一般每次10mg，每日1次，连用

5天后改为每周3次。目前多采用每次20～30mg，每1～2周注射1次。总量200～300mg为1个疗程，最多可给400mg。配制时，TSPA加生理盐水4mL溶解后肌内注射；或将TSPA溶解在2mL注射用水中，再稀释在500mL生理盐水中，或5%葡萄糖液或林格液中静脉滴注。

腔内注射：每次10～50mg，每周1～2次。注射前应尽量抽出积液。

动脉注射：每次10～20mg，用法同静脉注射。

膀胱内注射：每次30～60mg，溶于生理盐水或注射用水30～60mL中，将尿排空后经导尿管注入，变换体位，保留2小时，每周1次，4周后改为每月1次，共10次。

5. 不良反应　①骨髓抑制：可引起白细胞及血小板下降，多在用药后1～6周发生，有些患者在疗程结束时开始下降，多数患者在停药后可自行恢量，但也有少数患者抑制时间较久，需给以适当措施。用药期间应检查血常规。②胃肠道反应：一般较轻，可有食欲减退，少数有恶心、呕吐，个别患者有腹泻。少数伴发热、皮疹。

6. 注意事项　本药可引起无精子、无月经。临用前用灭菌注射用水稀释后使用、稀释后如发现混浊，即不得使用。

7. 规格　注射剂：每支5mg，10mg。

8. 贮存　避光，干燥，12℃以下贮存。

十八、白消安（Busulfan）

1. 别名　马利兰、马礼冷、马利南、买勒兰、麦里浪、白消妥、白血福恩、米埃罗生、二甲磺酸丁酯、Myleran、Mysulban、Busulphan，简称BSF、BUS。化学名为1，4－丁二醇二甲磺酸酯。

2. 药理作用　属于甲烷磺酸类烷化剂，在体内可解离出甲烷磺酸基团，而余下的丁烷基团联结到DNA的鸟嘌呤上，例如，生成7－羟丁基鸟嘌呤及1，4－双嘌呤基丁烷。说明本药可与DNA双开链形成交叉联结。是细胞周期非特异性药物，主要作用于G_1期及G_0期细胞，对非增殖细胞也有效。BUS对多种动物肿瘤有抑制作用，在较低剂量时主要影响骨髓粒细胞的生成，对淋巴细胞几乎无影响。如增大剂量，也可引起全血细胞抑制。

口服吸收良好，可迅速分布到各组织中，$t_{1/2}$为2～3小时。BUS主要随尿排出，2小时内可排出1/3，主要为甲烷磺酸盐。

3. 适应证　对慢性粒细胞白血病有选择性作用，疗效显著，缓解率为80%～90%。对急性白血病和慢性粒细胞白血病急变无效。对32P抗药的真性红细胞增多症也有较好疗效。

4. 用法　成人常用量：①慢性粒细胞白血病，开始每日2～4mg，连用3日后改为每日6～8mg，早饭前1次服或分3次服，直至白细胞降至（10～20）$\times 10^9$/L后停药；或改为维持量每次1～3mg，每日1次，或每周2次。如服药3周，白细胞计数仍不见下降，可适当增加剂量。②真性红细胞增多症，每日4～6mg，分3次服，150～250mg为1个疗程。

小儿常用量：每日0.05mg/kg口服。

5. 不良反应　①骨髓抑制：常见粒细胞缺乏、血小板减少，长期用药或剂量过大可致骨髓再生障碍。胃肠道反应较轻。②其他：色素沉着，伴有进行性呼吸困难与持续性干咳的广泛性肺部纤维化，脱发，男性乳房女性化，女性闭经，肾上腺皮质功能低下。

6. 注意事项　慢性粒细胞白血病有急性变时应停用。急性白血病和再生障碍性贫血或其他出血性疾病患者忌用。肾上腺皮质功能不全患者慎用。毒性反应明显以及有出血倾向者应立即停药，观察处理。

7. 规格　片剂：每片0.5mg，2mg。

8. 贮存　避光，密闭，室温保存。

十九、二溴卫矛醇（Mitolactol）

1. 别名　二溴去氧己六醇、Dibromodulcitol、D－galactitol，简称DBD。化学名为1，6－二溴－1，

6-二脱氧卫矛醇。

2. 药理作用　本药为二溴甘露醇的异构体，虽然通常被认为是烷化剂，但其作用不能完全用烷化理论来解释，考虑可能是在体内变成双氢化合物而起抗癌作用。其对DNA合成抑制较RNA合成抑制强，为细胞周期非特异性药物。药物在体内半衰期4~5小时，能进入脑脊液，6~8小时达高峰浓度。

3. 适应证　①对慢性粒细胞白血病疗效显著，缓解率为80%。②对真性红细胞增多症，可获得60%的缓解率。

4. 用法　口服：每次250mg，每日1次，以后减为每次125mg，每日1次；或18mg/kg，每周1次。

5. 不良反应　①骨髓抑制：为剂量限制性毒性，表现为白细胞、血小板减少，可持续3~4周。②胃肠道反应：食欲减退、恶心、呕吐。③其他：呼吸困难、肝功能异常、眩晕、瘙痒、脱发、无尿、出血、肿瘤局部疼痛。

6. 注意事项　肾功能不全及出血体质者忌用。该药骨髓抑制明显，用药过程中白细胞及血小板两者均下降者约占60%，用药期间，应密切监测血常规及肝肾功能。

7. 规格　片剂：每片125mg，250mg。

8. 贮存　避光，阴凉处保存。

二十、去水卫矛醇（Dianhydrodulcitol）

1. 别名　二乙酰环氧乳醇、卫康醇，简称DAG。化学名为1，2，5，6-二脱水半乳糖醇。

2. 药理作用　DAG为抗肿瘤药物二溴卫矛醇的转化产物，对多种动物肿瘤有效，能抑制DNA合成并易与DNA形成交联，具有阻止细胞增生的作用。DAG易溶于水，抗肿瘤活性高，能透过血脑屏障，疗效出现快，对心、肝、肾等脏器无明显损害。

3. 适应证　①对慢性粒细胞白血病有较好的近期疗效，缓解率为86%，与白消安相似而略高于靛玉红，但完全缓解率较白消安低，与靛玉红相近。显效快，降低白细胞、缩小脾脏以及出现最佳疗效的时间均较白消安、靛玉红早，且与白消安无交叉耐药。②对肺癌、多发性骨髓瘤、头颈部肿瘤、乳腺癌、卵巢癌及子宫颈癌等有一定疗效。

4. 用法　静脉注射或静脉滴注：用生理盐水20mL溶解后缓慢静脉注射，或溶于5%葡萄糖液250~500mL中静脉滴注。慢性白血病，成人每次50mg，小儿每次0.6~1mg/kg，连用5~7天为1周期，间隔2周后重复下一周期；病情缓解后，每月连用5天维持治疗，维持时间6个月以上，成人剂量每日20~50mg，小儿每日0.3~0.5mg/kg。其他实体瘤，剂量同上。

5. 不良反应　①骨髓抑制：主要为白细胞与血小板减少。②胃肠道反应：食欲下降、恶心、呕吐、稀便。③全身反应：头昏、乏力，一般停药后可自行消失。

（张凌云）

第二节　抗代谢药

一、甲氨蝶呤（Methotrexate）

1. 别名　氨甲蝶呤、氨甲基叶酸，简称MTX。

2. 药理作用　化学合成的抗叶酸类抗肿瘤药物。甲氨蝶呤能与二氢叶酸还原酶结合，使二氢叶酸还原成四氢叶酸受阻，导致嘌呤和胸腺嘧啶核苷酸合成障碍，干扰和抑制脱氧核糖核酸、核糖核酸和蛋白质合成。主要作用于细胞周期的核酸合成期，属于细胞周期特异性药物。高剂量对非增殖细胞也有细胞毒作用。

口服吸收好，高剂量（$>30mg/m^2$）时吸收不完全。肌内或静脉注射血浓度与药物剂量相关。甲氨蝶呤与血浆蛋白结合率在50%~60%，药物代谢半衰期为3.5小时，以肝代谢为主，绝大多数在给药后48小时内以原形从肾排泄，少量从粪便排出。可少量透过血脑屏障，高剂量时，脑脊液浓度明显增加。甲氨蝶呤在胸、腹腔积液中可存留数周，应注意蓄积毒性。

3. 适应证　骨肉瘤、急性白血病、中枢神经系统白血病（作为鞘内注射）、非霍奇金淋巴瘤、伯基特淋巴瘤、蕈样肉芽肿、绒毛膜上皮癌、恶性葡萄胎、小细胞肺癌、乳腺癌、头颈部癌、消化道癌。

4. 用法　甲氨蝶呤的剂量、用法及疗程多种多样。低剂量用法：每次 $20mg/m^2$，口服，每周2次，连用5周，治疗淋巴母细胞淋巴瘤或急性淋巴细胞白血病；或每次 $20mg/m^2$，加生理盐水3～5mL，肌内注射，每周2次；或每次30～$40mg/m^2$，加5%葡萄糖液250mL，静脉滴注，每周1次，连用2周或每3周1次，治疗乳腺癌。高剂量用法：1～$12g/m^2$，静脉滴注，加亚叶酸钙解救，每1～3周1次；鞘内注射（成人急性白细胞治疗），5～$10mg/m^2$（一次最多15mg），每3～7天重复，共4～6次，此后，每隔4～6周重复1次。

5. 不良反应　口腔黏膜炎、口腔溃疡、骨髓抑制是最常见的不良反应，也是其使用的剂量限制性毒性。临床上可出现不同程度的白细胞和（或）血小板减少、口腔黏膜炎或口腔溃疡、腹泻、胃肠道溃疡（严重时可导致出血或穿孔）、皮肤红斑、药物性肝炎甚至肝硬化。长期用药可致骨质疏松、肺纤维化，尤其是既往放疗野内出现。高剂量可引起肾功能损伤。其他可有脱发、皮肤色素沉着、月经延迟、生育功能减退等。鞘内注射可致神经根刺激症状或痉挛。极少数情况下可见过敏反应，表现为皮疹、红皮病样改变、脱皮，或伴肝肾功能异常。

6. 注意事项　妊娠和哺乳期妇女、肾功能损害者禁用。心功能不全、水肿、肝功能损害者慎用。损害肝肾功能的药物慎与本药合用。胸、腹腔大量积液时可延缓甲氨蝶呤的排泄，多次重复使用时应注意。鞘内注射后少数患者可出现严重神经毒性。应用高剂量甲氨蝶呤治疗时，应监测甲氨蝶呤的血药浓度和肾功能等指标，及时采用亚叶酸钙解救治疗。

7. 规格　甲氨蝶呤片：每片2.5mg。注射用甲氨蝶呤：每支5mg，100mg，500mg，1 000mg。

8. 贮存　避光，密闭，在阴凉处保存。

9. 临床应用　如下所述。

（1）骨肉瘤：采用甲氨蝶呤高剂量治疗，成人8～$12g/m^2$，溶于5%葡萄糖液500～1 000mL中静脉滴注4小时，2～6小时后给予亚叶酸钙6～12mg肌内注射或口服，每6小时1次，共3天或通过监测甲氨蝶呤的血药浓度指导亚叶酸钙的解救治疗。

（2）非霍奇金淋巴瘤与急性淋巴细胞性白血病：甲氨蝶呤常用于治疗非霍奇金淋巴瘤，一般以高剂量甲氨蝶呤作为联合化疗方案的一部分，其剂量多为 $1g/m^2$，连续静脉注射24小时，甲氨蝶呤输注结束后开始口服亚叶酸钙50mg，此后，每6小时1次口服25mg，共48小时；或高剂量甲氨蝶呤 $1.2g/m^2$ 静脉注射1小时，每小时 $240mg/m^2$，连续静脉注射23小时，第36小时开始应用亚叶酸钙 $192mg/m^2$，此后每6小时1次，剂量为 $12mg/m^2$ 直至甲氨蝶呤血液浓度 $<10^{-8}mol/L$。甲氨蝶呤治疗急性淋巴细胞性白血病，可采用口服，成人每次 $20mg/m^2$，每周1次，连续4次，用于缓解后的中期及长期维持治疗的一部分。临床研究显示，在急性淋巴细胞白细胞的巩固治疗阶段间歇应用中、大剂量（1～$3g/m^2$）甲氨蝶呤可明显改善成人患者的长期生存结果。鞘内注射甲氨蝶呤主要用于防治非霍奇金淋巴瘤或急性淋巴细胞性白血病的脑脊髓膜浸润，一般每次12.5～15mg，每3～7天重复，一般4～6次。甲氨蝶呤治疗绒毛膜上皮癌疗效较好。对预后较好或无转移的绒毛膜上皮癌患者，可采用甲氨蝶呤每次0.4mg/kg，肌内注射，每日1次，连用5天，休息10～14天后重复用药。对预后不良或已有远处转移患者，可采用甲氨蝶呤与更生霉素或氟尿嘧啶或加环磷酰胺二药或三药联合治疗。甲氨蝶呤用法为：每次0.4～0.5mg/kg，肌内注射，每天1次，连用5天，休息14天后重复用药。

二、巯嘌呤（Mercaptopurine）

1. 别名　6-巯基嘌呤、乐疾宁，简称6-MP。

2. 药理作用　抗嘌呤类药物，经体内活化成6-巯基嘌呤核苷酸，干扰和抑制脱氧核糖核酸和核糖核酸的合成。主要作用于细胞周期合成期，属于细胞周期特异性药物。口服吸收后广泛分布于各组织，经肝代谢后，大部分代谢产物由肾排出。

3. 适应证　用于儿童急性淋巴细胞白血病，用药1~4周后才起效，可作为维持治疗。也可用于成人急性和慢性粒细胞白血病。治疗绒毛膜癌和慢性粒细胞白血病时，需要较大剂量。

4. 用法　白血病：成人每日60mg/m^2，分成2~3次，空腹口服，连用2周或2个月，用于淋巴母细胞淋巴瘤或急性白细胞的早期强化、中期维持、晚期强化以及长期维持治疗阶段的联合化疗一部分，作为维持治疗。如果同时口服别嘌呤醇或肝肾功能不全时，降低剂量给予50%~75%。

5. 不良反应　主要是骨髓抑制。胃肠道反应包括恶心、呕吐、食欲不振、腹泻、胆汁淤积、口腔炎，可因胆汁淤积而出现黄疸。偶见皮疹、间质性肺炎和高尿酸血症。

6. 注意事项　妊娠和哺乳期妇女禁用。

7. 规格　巯基嘌呤片：每片25mg，50mg，100mg，每瓶100片。

8. 贮存　避光，密封保存。

9. 临床应用　目前，6-巯基嘌呤主要用于急性白血病联合治疗的一部分。

三、硫鸟嘌呤（Thioguanine）

1. 别名　6-硫鸟嘌呤，简称6-TC。化学名为2-氨基-6-巯基嘌呤。

2. 药理作用　硫鸟嘌呤在体内经次黄嘌呤-鸟苷酸转移酶活化代谢为6-硫代鸟嘌呤核苷酸，抑制嘌呤合成代谢，干扰细胞的核酸代谢，属于细胞周期特异性药物。口服吸收率为30%，主要经肝代谢与活化后，大部分代谢产物由肾排出。

3. 适应证　用于急性淋巴细胞白血病及急性髓性血病的诱导缓解期及维持治疗。

4. 用法　口服，开始时每日2mg/kg直至有效或见到毒性，也可慎重地将每日剂量增至3mg/kg。在淋巴母细胞淋巴瘤或急性淋巴细胞白血病的联合化疗中剂量为60mg/m^2，每日1次或分次服用。连用12天或28天。

5. 不良反应　骨髓抑制、肝功能损害伴黄疸、口腔黏膜炎。恶心、呕吐、食欲减退等胃肠道反应比6-MP轻。高尿酸血症。

6. 注意事项　对本药过敏者禁用。妊娠及哺乳期妇女、肝肾功能不全者、胆管疾病或痛风者慎用。

7. 规格　片剂：每片25mg，50mg，100mg。

8. 贮存　避光，密封保存。

9. 临床应用　硫鸟嘌呤是治疗急性白血病的常用药物，单药治疗的有效率约为20%，常与阿糖胞苷或加蒽环类药物联合化疗，诱导治疗急性粒细胞白细胞的完全缓解率高达60%~80%。

四、氟尿嘧啶（Fluorouracil）

1. 别名　5-氟尿嘧啶，简称5-FU。

2. 药理作用　嘧啶类抗代谢药物，氟尿嘧啶在体内活化成氟尿嘧啶脱氧核苷酸，与胸苷酸酶、5，10-甲酰四氢叶酸形成不易解聚的三联复合物，阻碍胸苷酸酶发挥功能的同时阻断脱氧胸苷酸合成，最终导致脱氧核糖核酸的合成，作用于细胞周期合成期，属于细胞周期特异性药物。外源性增加甲酰四氢叶酸可增加氟尿嘧啶的疗效。氟尿嘧啶口服吸收不完全。主要经肝代谢，大部分分解为CO_2由呼吸道排出。

3. 适应证　结肠癌、直肠癌、胃癌、胰腺癌、乳腺癌、头颈部癌、肾癌、前列腺癌、卵巢癌、食管癌、皮肤基底细胞癌和鳞癌、原发性肝癌等。

4. 用法　氟尿嘧啶的剂量和用法多种多样。负荷剂量：350~500mg/m^2；或12mg/kg，加5%葡萄糖液或生理盐水1 000mL，静脉滴注，每日1次，连用3~5天，3周为1周期。连续静脉滴注：20~25mg/kg，24小时连续静脉滴注，连用4~5天，每4周重复。与奥沙利铂或依立替康联合应用治疗晚期大肠癌化疗，氟尿嘧啶400mg/m^2，每天1次，连用2天，同时氟尿嘧啶连续静脉注射，1 200mg/m^{2}输注44小时，每2周可重复。氟尿嘧啶用于癌性胸腹腔注射，每次500~750mg，每周1~2次。治疗皮肤癌或癌性溃疡，外用5%~10%软膏，局部涂抹，每日1~2次。

5. 不良反应　口腔黏膜炎或口腔溃疡、胃肠道溃疡（连续静脉滴注时易发生）、骨髓抑制（静脉注射时易发生）、腹泻、恶心、呕吐、食管炎、咽炎、小脑共济失调、放射增敏作用。其他有肝毒性、脱发、静脉炎，皮肤毒性如指甲、皮肤色素沉着等。

6. 注意事项　妊娠、水痘或带状疱疹患者禁用。当患者用药后出现腹泻次数超过5次或出现血性腹泻、血白细胞降低达Ⅳ度，或出现口腔溃疡和神经症状时，应立即停药，并进行相关的对症支持治疗。

7. 规格　氟尿嘧啶注射液：每支250mg（10mL），每支125mg（5mL），每盒5支。氟尿嘧啶乳膏：每支合20mg，100mg。

8. 贮存　遮光，密闭，在阴凉处保存。

9. 临床应用　氟尿嘧啶虽是最古老的化疗药物之一，但抗瘤谱广，对多种实体瘤有较好疗效。氟尿嘧啶单药治疗晚期大肠癌有效率约为10%，加入化学调节剂亚叶酸钙联合应用的有效率提高到大约20%。氟尿嘧啶联合亚叶酸钙作为淋巴结转移性结肠癌根治术后的辅助治疗，明显改善了长期无病生存率，降低了相对死亡率。随着氟尿嘧啶/亚叶酸钙与奥沙利铂（FOLFOX4方案）或与伊立替康（FOLFIR方案）联合应用治疗晚期结直肠癌，疗效得到了进一步改善。这些方案用于结直肠癌术后辅助治疗进一步显著降低了术后复发率。氟尿嘧啶/亚叶酸钙联合伊立替康治疗转移性结直肠癌，有效率明显提高（超过40%），中位生存期达到17个月。严重腹泻发生减少。氟尿嘧啶除用于静脉化疗外，还可用于敏感肿瘤的腹腔内化疗以及原发性肝癌的肝动脉灌注化疗。

五、替加氟（Tegafur）

1. 别名　喃氟啶、呋喃氟尿嘧啶、方克注射液、君瑞清，简称FT-207。化学名为四氢呋喃氟尿嘧啶。

2. 药理作用　为化学合成的氟尿嘧啶衍生物，在体内经肝脏活化成氟尿嘧啶及氟尿嘧啶脱氧核苷酸，抑制胸苷酸合成酶，干扰和阻断脱氧核糖核酸、核糖核酸和蛋白质合成而发挥抗肿瘤作用。抗瘤谱与氟尿嘧啶相同，毒性较轻。替加氟口服或直肠给药均易吸收，广泛分布于肝肾、小肠、肺组织。半衰期长，在5~18.6小时。主要经肝代谢，主要代谢物由肾排泄。

3. 适应证　晚期胃癌、大肠癌、食管癌、原发性肝癌、头颈部癌及乳腺癌等。

4. 用法　成人每日800~1 200mg，分3~4次口服，连续用药3~4周，休息1~2周为1周期，由医生根据病情需要决定用药疗程。也可连续用药3~6个月。替加氟注射剂可静脉滴注，每次15~20mg/kg（一般每次1 000mg），溶于5%葡萄糖液500mL，静脉滴注，每天1次，连用5天，3周为1周期；或每次60mg/kg，每周2次，用药2周，3周为1周期。

5. 不良反应　常见头疼、眩晕、共济失调等神经毒性以及恶心、呕吐、腹泻等胃肠道反应。骨髓抑制比较轻，注射局部可出现静脉炎、肿胀和疼痛，偶见发热、瘙痒、色素沉着等。

6. 注意事项　妊娠或哺乳期妇女禁用。

7. 规格　替加氟片：每片50mg，每瓶100片；每片100mg，每瓶60片。替加氟注射液（方克）：每支200mg（5mL），每盒5支。替加氟胶囊：每粒胶囊0.1g，0.2g，君瑞清：每支1.0克。

8. 贮存　避光、密封保存。

9. 临床应用　替加氟属于氟尿嘧啶衍生物，特点是口服或静脉注射后，血液中可缓慢释放氟尿嘧啶，毒性降低，较氟尿嘧啶改善治疗指数。

六、优福定（UFT）

1. 别名　复方尿嘧啶替加氟片、Uracil&Ftorafur Tables，简称UFT。

2. 药理作用　优福定是由喃氟啶与尿嘧啶以1∶4摩尔分子比例构成的复合制剂。可在体内逐渐转变为氟尿嘧啶而起干扰、阻断脱氧核糖核酸、核糖核酸及蛋白质的合成，发挥抗肿瘤作用。因尿嘧啶可阻断替加氟在体内的降解作用，特异性地提高肿瘤组织中氟尿嘧啶及其活性代谢物质的浓度，使得肿

瘤组织中氟尿嘧啶的浓度明显高于血液及肿瘤相邻正常组织中的药物浓度，提高了抗肿瘤效果。优福定口服后吸收良好，在体内持续时间较长。以肝、肾中的浓度较高。给药后24小时，23%的药物以原形由尿排出，55%由呼吸道以 CO_2 形式排出。

3. 适应证　晚期胃癌、结直肠癌、乳腺癌、卵巢癌和头颈部癌等。

4. 用法　每次2~4片，口服，每天3~4次，连续用药4~8周、休息1~2周为1周期，根据病情需要决定治疗疗程。

5. 不良反应　恶心、呕吐、食欲不振、腹泻等消化道反应较替加氟略重。骨髓抑制较轻，主要为白细胞轻度下降。个别患者可出现皮炎、脱发及瘙痒。

6. 注意事项　肝肾功能障碍者及孕妇慎用。

7. 规格　每片162mg（含喃氟啶50mg，尿嘧啶112mg），每盒20片。

8. 贮存　密封，避光，阴凉处保存。

9. 临床应用　优福定特点是喃氟啶中加入尿嘧啶，提高了喃氟啶疗效，不良反应则低于喃氟啶。

七、替吉奥（S-1）

1. 别名　简称S-1、TS-1，商品名为爱斯万。替吉奥胶囊为三药的复方制剂，由替加氟、吉美嘧啶（CDHP）和奥替拉西钾（Oxo）三药，按1∶0.4∶1的摩尔分子比例组成。

2. 药理作用　替吉奥为抗代谢药物。两种生化调节剂吉美嘧啶和奥替拉西钾，通过发挥对酶的抑制作用，使替加氟在血浆和肿瘤组织内生成的5-FU有效浓度保持更长时间，并减少5-FU对胃肠道的毒性作用。吉美嘧啶通过抑制5-FU的代谢酶二氢嘧啶脱氢酶（DPD）的活性，从而抑制替加氟分解，增加血中5-FU浓度。奥替拉西钾对5-FU的代谢酶具有选择性5-FU抑制作用，它在消化道中的浓度远高于肿瘤和血清中的浓度，因此，抑制5-FU在胃肠道中的磷酸化，降低胃肠道毒性，同时对5-FU的抗肿瘤作用没有明显影响。

3. 适应证　用于治疗晚期胃癌、非小细胞肺癌和头颈部癌等。

4. 用法　每次口服40~60mg（体表面积小于1.25m^2时给予40mg，体表面积在1.25~1.5m^2时给50mg，体表面积大于1.5m^2时给予60mg），每日2次，连服4周，休息2周，6周为1周期；或连用2周，休息1周，3周为1周期。可根据情况增减剂量。

5. 不良反应　常见有白细胞减少、血红蛋白减少、中性粒细胞减少、血小板减少，还有食欲不振、恶心、呕吐、腹泻、色素沉着、黏膜炎、皮疹和蛋白尿等。S-1单药的Ⅲ、Ⅳ度血液学毒性，血红蛋白减少为6.3%，中性粒细胞减少为3.8%，血小板减少为0；Ⅲ、Ⅳ度非血液学毒性，呕吐为1.3%，腹泻为3.8%，食欲下降为2.5%。

6. 规格　每粒胶囊20mg，25mg，每板14粒，每盒10板。

7. 贮存　15~30℃避光保存。

8. 临床应用　如下所述。

（1）胃癌

1）单药治疗：Shitara K等8篇报告中共368例进展期胃癌，用S-1每日80mg/m^2，连服4周，休息2周为1周期。有效率为44%（24%~54%），中位总生存期为10个月。Koizumi W等用S-1单药治疗胃癌101例，S-1每日80mg/m^2，分2次口服，用药28天，休息14天为1周期。结果：CR 1例，PR 44例，NC 27例，PD 26例，未评价3例，总有效率为44.6%，其中原发灶的有效率为33.8%，肝转移的有效率为36.4%，肺转移的有效率为13.7%，淋巴结转移的有效率为51.5%。用法为患者体表面积低于1.25m^2者，每日给予80mg；1.25~1.5m^2者，每日给予100mg；大于1.5m^2者，每日给予120mg，用药4周，休息2周为1周期。Johira H等单用S-1作为一线治疗44例极晚期和复发胃癌，每日给予S-1 80mg/m^2，连用28天，休息14天为1周期。疗效：可评价36例，有效率为30.6%，中位生存时间10.7月，1年生存率为43.2%，2年生存率为20.5%，其结果是好的。不良反应的发生率为84.1%，但Ⅲ度以上不良反应较低，发生率13.6%。认为对晚期胃癌S-1有效，安全性较好，口服剂型使用方便。JCOG 9912 研究：入组 704 例晚期胃癌，对 S－1 与 5－FU 进行疗效比较。结果：中位生存时间，S－1 治疗为 11.4 个月，5－FU 治疗为 10.8 个月（$P<0.001$），S－1 的生存期优于 5－FU；中位无进展生存时间，S－1 组为 4.2 个月，5－FU 组为 2.9 个月（$P<0.001$）。

2）替吉奥联合化疗：主要有以下 3 种化疗方案。

a. S－1 与顺铂联合：多项研究显示，多用 S－1 每日 80mg/m^2，分为 2 次，连用 14～21 天；顺铂 80mg/m^2，第 8 天，28 天或 35 天为 1 周期。客观有效率为 50%～74%。Wasahurn K 等Ⅲ期试验，对既往未化疗和不能切除的进展期胃癌，分为替吉奥联合顺铂组 148 例（替吉奥 40～60mg/m^2 口服，每日 2 次，给药 3 周＋DDP 每日 60mg/m^2 静脉注射，4 周重复）和单用替吉奥组 150 例治疗对比（S－1 40～60mg/m^2 口服，每日 2 次，给药 4 周，6 周重复）。结果：两组有效率分别为 54.0% 和 31.1%（$P<0.001$），中位无进展生存时间为 6.0 个月和 4.0 个月（$P<0.001$），总生存期分别为 13.0 个月和 11.0 个月（$P<0.036$）。显示 S－1＋DDP 组的疗效和生存期明显延长。曾湖等对老年进展期胃癌 85 例分为观察组（用替吉奥＋DDP）和对照组（用 5－FU＋DDP）。结果：有效率分别为 67.4% 和 52.4%（$P<0.05$），疾病控制率分别为 90.0% 和 81.0%（$P<0.05$），1 年生存率分别为 60.5%（26/43）和 52.4%（22/42）（$P>0.05$）。显示 S－1＋DDP 对老年胃癌的疗效较好，不良反应可耐受。Jin M 等 SC－101 多中心Ⅲ期临床研究，国内 15 家医院治疗晚期胃癌。随机分为三组：S－1 单药组：每次 40～60mg，口服，每日 2 次，给药 4 周，停药 2 周，治疗 77 例；SP 组：S－1 用法同上＋DDP 60mg/m^2，静脉滴注 3 小时，第 8 天用药，治疗 74 例；FP 组：5－FU 600mg/m^2，静脉滴注 24 小时，第 1～5 天给药＋DDP 20mg/m^2，静脉滴注 0.5 小时，第 1～5 天给药，治疗 73 例。结果显示，缓解率 S－1 单药组为 24.7%，SP 组为 37.6%，FP 组为 19.2%（$P=0.021$）。中位失败时间 SP 联用组、S－1 单药组和 FP 联用组分别为 159 天、126 天和 85 天（$P=0.008$）。总生存期分别为 433 天、267 天和 309 天（$P=0.038$），SP 联用组比 S－1 单药和 FP 对照组的疗缓解期和生存期显著为优。

b. 替吉奥联合奥沙利铂：Koizurrii W 等Ⅱ期研究，对进展期胃癌 55 例，用替吉奥联合奥沙利铂一线治疗。结果：有效率为 59%，疾病控制率为 84%，中位无进展生存时间为 6.5 个月，1 年生存率为 71%。刘福银等对老年晚期胃癌 56 例，分为治疗组 30 例和对照组 26 例。治疗组用 SO 方案，S－1 每次 40mg 或 50mg，每日 2 次，连用 14 天，3 周重复＋0XA 85mg/m^2 静脉注射，第 1 天，3 周重复；对照组用 XO 方案，卡培他滨 1 250mg/m^2，口服，每日 2 次，连用 14 天，3 周重复＋OXA，用法同上。结果：治疗组部分缓解（PR）12 例，疾病稳定（SD）5 例，疾病进展（PD）13 例；对照组，PR 11 例，SD 5 例，PD 10 例，两组有效率分别为 40.0% 和 42.3%（$P=1.000$），肿瘤控制率分别为 56.7% 和 61.5%（$P=0.789$），中位无进展时间分别为 6.0 个月或 6.3 个月，中位生存期分别为 11.5 个月和 11.9 个月。显示两组对老年胃癌均有效，疗效相似，耐受性较好。

c. 替吉奥联合多西他赛：Jeung H 等Ⅱ期试验，对 80 例进展期胃癌一线化疗，分为 DS 组（多西他赛 35mg/m^2 静脉注射，第 1、8 天＋S－1 每日 70mg/m^2 口服，第 1～14 天，3 周重复）39 例和 DC 组（多西他赛 35mg/m^2 静脉注射，第 1、8 天＋DDP 35mg/m^2 静脉注射，第 1、8 天，3 周重复）41 例。结果：两组客观缓解率分别为 43.6% 和 24.3%，中位无进展生存时间分别为 198 天和 143 天。提示多西他赛加 S－1 方案具有明显疗效。Kuni－saki C 等Ⅱ期研究，对未治的进展期胃癌 45 例，用双周多西他赛联合替吉奥一线治疗，多西他赛 40mg/m^2 静脉注射，第 1 天＋替吉奥 40mg/m^2，每日 2 次，口服，第 1～7 天，2 周重复。结果：完全缓解（CR）1 例，PR 25 例，有效率为 57.8%，中位无进展生存时间为 6.9 个月，中位生存期为 15.3 个月。

3）替吉奥辅助化疗：Sakuramoto S 等报道用 S－1 对局部晚期胃癌术后辅助化疗，S－1 40mg，每日 2 次，用药 28 天，每 6 周重复，给药 1 年。结果：3 年生存率 S－1 辅助治疗组（529 例）为 80.1%，而单手术组（530 例）为 70.1%（$P<0.003$）。3 年无复发生存率两组分别为 72.2% 和 59.6%（$P<0.001$），显示 S－1 术后辅助化疗对 D2 手术的局部晚期胃癌有效。

（2）非小细胞肺癌

1）替吉奥单药：Yumine K 等Ⅱ期研究，对未治的进展期胃癌Ⅲ、Ⅳ患者，可评价 59 例，用 S－1

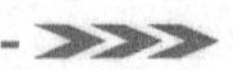

单药一线治疗，S－180mg/m² po，连服4周，休息2周，6周为1周期，用4周期。结果PR 13例（22.0%）中位生存期为10.2个月，1年生存率为41.1%。

2）替吉奥联合化疗：①替吉奥联合顺铂：Ichinose Y等Ⅱ期研究，对进展期非小细胞肺癌，用替吉奥联合顺铂一线治疗，S－1每次40mg/m²，口服，连服2周，3周为1周期＋DDP 60mg/m²静脉注射，3周重复，可评价55例。结果：CR 1例，PR 25例，总缓解率为47%，中位生存期为11个月，1年生存率为45.0%。②替吉奥联合伊立替康：Okamoto I等Ⅱ期研究，对进展期非小细胞肺癌，给予S－1联合，每日80mg/m²，口服，第1～l4天，3周为1周期，用5周期＋IRI 150mg/m²静脉注射，3周为1周期，用5周期（1～15周期）。结果：PR 16例，SD 24例，PD 12例，缓解率为28.6%，疾病控制率为71.4%，中位无进展生存时间为4.9个月，中位生存期为15个月。

八、卡莫氟（Carmofur）

1. 别名　嘧福禄、Mifurol，简称MCFU。

2. 药理作用　为化学合成的氟尿嘧啶衍生物。卡莫氟在体内代谢，缓慢释放出氟尿嘧啶，干扰或阻断DNL、RNA和蛋白质合成。基础研究显示，卡莫氟的抗瘤谱较氟尿嘧啶和呋喃氟尿嘧啶广，而且治疗指数也更高。卡莫氟口服易于吸收，以胃、膀胱、肝、肾及小肠的浓度较高，主要经肾随尿排泄。卡莫氟脂溶性强，可进入中枢神经系统。卡莫氟在体内的代谢产物之一可刺激中枢神经系统引起热感和尿频症状。

3. 适应证　晚期胃癌、结直肠癌和肝癌等消化道肿瘤的治疗，晚期乳腺癌。

4. 用法　单药化疗，成人每日12～18mg/kg，分3次口服。联合化疗，成人每次200mg，每日3～4次口服，连用药2周，休息1周，3周为1周期。治疗疗程根据患者病情需要、有效性和耐受性等因素，由医生决定。

5. 不良反应　食欲不振、恶心、呕吐、腹泻等胃肠道反应较常见。骨髓抑制所致的白细胞和血小板减少发生率低，程度也轻。肝肾功能受损少见，且较轻。偶可见言语、步态和意识变化等神经系统反应。热感和尿频属卡莫氟特有不良反应，发生率约为10%，常规剂量下，一般症状出现持续0.5～4个小时，之后可自行消失。症状不能耐受时，可减少剂量或停药，症状可消失。有时每日口服药物总剂量不变，通过减少单次剂量，增加服药次数可以减少不良反应的发生。

6. 注意事项　妊娠和哺乳期妇女禁用。肝肾功能不全者和老年人慎用。服药后不宜饮用含酒精的饮料。

7. 规格　卡莫氟片：每片50mg，每盒24片。

8. 贮存　避光，密封保存。

9. 临床应用　卡莫氟属于氟尿嘧啶类药物，常用于晚期大肠癌的化疗，以肝外代谢为特点，尤其适用于肝功能异常患者的使用。

九、阿糖胞苷（Cytarabine）

1. 别名　阿糖胞嘧啶核苷、爱力生、赛德萨、Cytosar、Cytosine arabinoside、Alexan，简称Ara－C。化学名为1－β－D－阿拉伯呋喃糖胞嘧啶。

2. 药理作用　阿糖胞苷在体内经活化转化成阿糖胞苷二磷酸及阿糖胞苷三磷酸，抑制脱氧核糖核酸多聚酶，干扰脱氧核糖核酸合成，阻滞肿瘤细胞增生，属于细胞周期特异性药物。阿糖胞苷口服吸收不良，易被胃肠黏膜或肝脏的胞嘧啶脱氨酶作用而灭活。阿糖胞苷静脉注射在体内分布广泛，可进入脑脊液。半衰期2～3小时，主要在肝组织内代谢，经胞苷脱氨酶作用脱氨，转化成无活性阿糖尿苷，绝大多数在给药后24小时经肾排出。

3. 适应证　急性髓性白血病、急性淋巴细胞白血病、慢性髓性白血病、非霍奇金淋巴瘤、中枢神经系统白血病（作为鞘内注射）。

4. 用法　①急性髓性白血病的诱导治疗（与柔红霉素联合应用）：阿糖胞苷100mg/m²，每日连续静脉滴注，连续用药1~7天；或100mg/m²，每12小时1次，连续用药1~7天。②复发性急性淋巴细胞白血病：阿糖胞苷3g/m²，静脉滴注1~3小时，每12小时1次，连续用药4次，每3~4周用药1天。③非霍奇金淋巴瘤的治疗：ESHAP方案，阿糖胞苷2.0g/m²，静脉滴注，每3周1次；DHAP方案，阿糖胞苷2.0g/m²，静脉滴注，每12小时1次，每3~4周用药1天。④高度侵袭性淋巴瘤的治疗：阿糖胞苷2.0~3.0g/m²，静脉滴注，每12小时1次，连续用药1~2天，每3~4周重复。

5. 不良反应　骨髓抑制［各种程度白细胞和（或）血小板减少］、恶心、呕吐、腹泻、口腔黏膜炎或口腔溃疡、肝功能异常、发热、结膜炎、精神错乱或意识模糊、失眠、小脑毒性。其他包括脱发、高尿酸血症、肌痛、皮疹、生殖功能异常等。

6. 注意事项　妊娠和哺乳期妇女禁用。骨髓抑制、肝肾功能不全、痛风、尿酸结石、近期化疗或放疗者慎用。老年人剂量酌减。

7. 规格　注射用盐酸阿糖胞苷：力诺，每支0.3g；赛德萨，50mg，500mg。

8. 贮存　避光，密闭，于阴凉处保存。

9. 临床应用　阿糖胞苷治疗急性白血病效果较好，是治疗急性髓性白血病最有效药物之一，疗效与剂量呈正相关，常常以高剂量（超过1 000mg/m²）与蒽环类药物联合应用，肿瘤完全缓解率高达85%。阿糖胞苷治疗急性淋巴细胞白血病疗效也很突出。阿糖胞苷对非霍奇金淋巴瘤也有效，可用于复发淋巴瘤的治疗。阿糖胞苷低剂量使用时，骨髓毒性可耐受，大剂量应用时，骨髓抑制严重，应予注意。

十、氟尿苷（Floxuridine）

1. 别名　5-氟尿嘧啶脱氧核苷、氟苷，简称FUDR。

2. 药理作用　为氟尿嘧啶脱氧核苷衍生物，作用机制与氟尿嘧啶类似。在体内转化为有活性的氟苷单磷酸盐和氟尿嘧啶，抑制脱氧核糖核酸合成，控制肿瘤细胞分裂、增生，为细胞周期特异性药物。口服吸收差，持续静脉给药效果好。

3. 适应证　晚期消化道肿瘤的全身静脉化疗，包括口腔癌、胰腺癌、胆管癌、胃癌、结肠癌、肝细胞癌。对转移性乳腺癌也有较好效果。动脉插管给药治疗不能手术的原发肝癌、消化道癌及乳腺癌的肝转移癌也有较好的疗效。

4. 用法　单药化疗：每次500~1 000mg，静脉滴注4~8小时，每天1次，连续5~10天，此后，根据不良反应耐受情况调整剂量，隔日1次，15~20g为1个疗程。肝动脉灌注：每次750~1 250mg，每4周1次，用8~10mL注射用水溶解缓慢给药。

5. 不良反应　主要有消化道反应与骨髓抑制，表现为口腔黏膜炎、恶心、呕吐、腹泻、腹痛，严重时可出现胃肠道溃疡、白细胞及血小板减少，也可有一过性肝功能损伤、脱发等。常规剂量下，一般反应不严重。

6. 注意事项　同氟尿嘧啶。

7. 规格　注射剂：每支250mg。

8. 贮存　遮光，密闭保存。

9. 临床应用　因氟尿嘧啶类药物种类众多，氟尿苷注射剂应用并不广泛。

十一、去氧氟尿苷（Doxiflviridline）

1. 别名　脱氧氟尿苷、氟铁龙、克托、奇诺必通、艾丰、Fortulon，简称5′-DFUR。化学名为5′-脱氧-5-氟尿嘧啶核苷。

2. 药理作用　去氧氟尿苷在体内经过嘧啶磷酸化酶活化成氟尿嘧啶发挥抗肿瘤作用。实验研究显示，肿瘤组织中嘧啶磷酸化酶的含量高于正常组织，因此，去氧氟尿苷更容易在肿瘤组织中活化，氟尿嘧啶浓度更高。故去氧氟尿苷的治疗指数高于氟尿嘧啶及其他氟尿嘧啶类药物。去氧氟尿苷口服后胃肠道吸收良好，血药浓度较高，代谢物经肾脏排出。

3. 适应证　晚期胃癌、结直肠癌等消化道肿瘤的化疗。晚期头颈部癌、乳腺癌、膀胱癌、子宫颈癌等。

4. 用法　成人每日 800～1 200mg，分 3～4 次，餐后口服，单药连用 4～8 周、休息 1～2 周为 1 周期，或遵医嘱使用。

5. 不良反应　不良反应较轻，主要有食欲不振、腹泻、恶心、呕吐、口腔炎、腹部不适、腹胀、腹痛等消化道反应。白细胞降低和血小板减少轻微。偶有肝功能异常。可出现脱发、皮肤色素沉着、皮疹、定向障碍、感觉异常、舌发麻、过敏、乏力等。

6. 注意事项　对本药过敏和正在使用呋啶类抗病毒药物（如索立呋啶）者禁用。

7. 规格　片剂：每片 100mg，200mg，每盒 100 片。

8. 贮存　避光、密闭保存。去氧氟尿苷与氟尿嘧啶为同类药物，以口服方便、肿瘤组织内药物浓度较高为特点。

十二、培美曲塞（Pemetrexed）

1. 别名　商品名为力比泰、阿灵达、Alimta，简称 MTA、PMX。化学名为 L－谷氨酸，N－［4－2（2－氨基－4，7－二氢－4－氧－1H－吡咯［2，3－d］嘧啶－5－yl）乙基苯甲酰］－二钠盐，七水混合物。

2. 药理作用　为合成的新型多靶位抗叶酸类抗肿瘤药物，它和它的多聚谷氨酸盐能竞争性抑制多种酶，包括胸腺嘧啶核苷酸合成酶（T）、二氢叶酸还原酶（DHFR）以及甘氨酰胺核苷酸甲基转移酶（CSRFT）等叶酸依赖性酶，造成叶酸代谢和核苷酸合成过程的异常，从而抑制肿瘤细胞的生长繁殖。本药作用时间长。本药的蛋白结合率约为 81%，表观分布容积约 16L。主要以原形经肾排出，总清除率为 91.8mL/min，肾功能正常时的消除半衰期约 3.5 小时。随着肾功能降低，机体的清除率下降、曲线下面积（AUC）增加。本药的 Gmax（峰浓度）和 AUC 随着剂量的增加而成比例增加，未见明显的性别和种族差异。培美曲塞 2004 年批准用于不能手术切除的胸膜间皮瘤和局部晚期或转移性非小细胞肺癌，国内已上市。

3. 适应证　用于治疗不能切除或不能行根治性手术的恶性胸膜间皮瘤（MPM），可作为 MPM 的一线化疗方案，用于非小细胞肺癌，培美曲塞与顺铂等合用，疗效更好。对蒽环类和紫杉类药物治疗失败的乳腺癌也有效。

4. 用法　①单药使用：培美曲塞每次 500mg/m²，用生理盐水 20mL 溶解后，再用生理盐水 100mL 稀释，静脉输注超过 10 分钟，每 3 周给药 1 次。②培美曲塞与 DDP 合用，培美曲塞每次 500mg/m²，静脉滴注超过 10 分钟；DDP 每次 75mg/m²，静脉滴注 2 小时以上，于培美曲塞给药结束 3 小时后开始给 DDP，两药均于第 1 天用药，21 天为 1 周期。

药前用药：①地塞米松，每次 4mg 口服，每日 2 次，在培美曲塞给药前 1 天、当天和之后 1 天给药（共 3 天）。给地塞米松可降低皮肤毒性的发生率和严重程度。②叶酸，每日口服 400～1 000μg，每日 1 次，培美曲塞给药前 7 日起至化疗后的 3 周内。③维生素 B_{12}，每次 1 000μg，肌内注射，在培美曲塞药前 7 日给 1 次，以后于培美曲塞用药同 1 天给药 1 次（即每 3 周给 1 次）。使用培美曲塞治疗时必须给予叶酸和维生素 B_{12}，以减轻培美曲塞的胃肠道反应和骨髓抑制。

剂量调整：当血常规低于正常，而中性粒细胞 $>0.5\times10^9$/L、血小板 $\geq50.0\times10^9$/L 时，培美曲塞和 DDP 的剂量改为前次剂量的 75%；当血小板 $<50.0\times10^9$/L 时，培美曲塞和 DDP 的剂量为前次剂量的 50%。

5. 不良反应　骨髓抑制，中性粒细胞减少为剂量限制性毒性。发热、感染，皮疹和脱屑，男性比女性发生率较高。感觉异常。胃肠道反应有腹泻和恶心呕吐，黏膜炎有口腔炎和咽炎。若出现严重血液学毒性或神经系统不良反应，应及时停药并对症治疗。

6. 注意事项　①本药对 P_{450} 酶没有明显的诱导或抑制作用，顺铂、低中剂量阿司匹林不会改变 MTA 的药代参数。②肾功能正常患者服用布洛芬 400mg，使本药的清除率下降 20%、AUC 增加 20%。

③氨基糖苷类有肾毒性药物会延缓本药的消除，导致毒性增加。④肌酐清除率45mL/min的肾功能不全者需要适当调整剂量，一般老年患者不必调整剂量。⑤培美曲塞只能用生理盐水溶解和稀释，不得与其他任何药物（尤其是含钙的药物）配伍使用。⑥药液接触皮肤或黏膜应立即用水彻底清洗。⑦培美曲塞不合防腐剂，溶解后24小时内使用，剩余部分弃掉。

7. 规格　注射剂：每瓶500mg。

8. 贮存　25℃以下室温保存。

9. 临床应用　2004年2月美国FDA批准培美曲塞与DDP合用一线治疗不能手术的恶性胸膜间皮瘤，2004年8月又批准用于晚期和转移性非小细胞肺癌。

（1）恶性胸膜间皮瘤（MPM）

1）培美曲塞单药：Hanauske AR等采用培美曲塞单药治疗64例未接受化疗的MPM，500mg/m^2，21天为1周期。结果：有效率为14.1%（9例），中位生存期10.7个月，1年生存率47.8%。Taylor P等进行的一项欧洲大型试验，对812例MPM，给予单药培美曲塞（500mg/m^2，第1天，21天为1周期）治疗，并用标准用药补充叶酸和维生素B_{12}。其中319例既往未接受过化疗，493例既往接受过化疗，治疗完成后，可评价疗效643例，其中未接受过化疗者247例，既往接受过化疗者396例。结果：两组有效率分别为10.5%和12.1%，中位疾病进展时间分别为6.0个月和4.9个月，中位生存期分别为14.1个月和未评价。显示单药培美曲塞治疗MPM有效，毒性较轻，不能耐受铂类药患者可以选择。

2）培美曲塞联合铂类药：Vogelzang NJ等进行的多中心Ⅲ期临床研究，对恶性胸膜间皮瘤448例，治疗随机分为培美曲塞+DDP组（226例）和单用DDP组（222例）。治疗方案：培美曲塞每次500mg/m^2，DDP每次75mg/m^2，两药均于第1天给药，21天为1周期。结果：两组的总缓解率分别为41.3%和16.7%（$P<0.0001$），中位生存期分别为12.1个月和9.3个月（$P<0.02$）。显示培美曲塞+DDP组与单用DDP组比较，其有效率高，中位总生存期延长。Santoro A等进行的大型Ⅲ期试验，给予培美曲塞联合顺铂组（843例，培美曲塞每次500mg/m^2，DDP每次75mg/m^2，第1天给药，21天为1周期）和培美曲塞联合卡铂组（861例，培美曲塞同上，卡铂AUC5，21天为1周期）。结果：两组的有效率分别为26.3%和21.7%，中位疾病进展时间为7.0个月和6.9个月，1年生存率为分别为63.1%和64.0%，提示在不适合顺铂患者卡铂可以取代使用。

（2）非小细胞肺癌

1）培美曲塞单药：RusthovenJJ等用培美曲塞单药一线治疗33例ⅢB和Ⅵ期非小细胞肺癌（NSCLC），每次500mg/m^2，3周重复，总有效率为23.3%，中位生存期为9.2个月，中位疾病进展时间3.8个月。Hanna N等进行的Ⅲ期试验，对既往化疗的NSCLC患者随机比较培美曲塞组（每次500mg/m^2，第1天，3周重复，283例）与多西他赛组（每次75mg/m^2，第1天，3周重复，288例）疗效。结果：两组的有效率分别为9.1%和8.8%，稳定率分别为45.8%和46.4%，中位无进展生存时间均为2.9个月，中位生存期分别为8.3个月和8.0个月，1年生存率均为29.7%，两药的缓解率和生存期无明显差别，但培美曲塞的Ⅲ、Ⅳ度血液学毒性比多西他赛明显为轻，中性粒细胞减少分别为5.3%和40.2%（$P<0.001$），粒细胞减少性发热为1.9%和12.7%（$P<0.001$）。狄杰等对55例肺腺癌和大细胞癌患者，随机分为培美曲塞组和多西他赛组。培美曲塞组：培美曲塞500mg/m^2，静脉注射，第1天；多西他赛组：多西他赛75mg/m^2，第1天，静脉滴注2小时。两组均21天为1周期，至少观察2个周期。结果：两组的有效率分别为28.4%和7.6%（$P<0.05$），疾病控制率分别为64.3%和37.0%（$P<0.05$），提示培美曲塞二线治疗肺非鳞癌疗效优于多西他赛。

2）培美曲塞联合化疗：Adjei AA等用培美曲塞联合化疗一线治疗NSCLC，联合的药物有吉西他滨、卡铂、奥沙利铂和顺铂等。采用先给培美曲塞500mg/m^2，第1天，随后给吉西他滨1 250mg/m^2，第1、8天，3周重复。结果：有效率为31%，无进展生存时间为4.9个月，中位生存期为11.4个月。Scaglioi GV等进行的多中心Ⅱ期随机试验，对进展期NSCLC采用培美曲塞500mg/m^2+奥沙利铂120mg/m^2，或培美曲塞500mg/m^2+卡铂，均为21天1周期，治疗6周期。结果：两组的有效率分别为26%和31.6%，中位生存期分别为5.5个月和5.7个月，1年生存率分别为49.9%和43.9%。显示PC

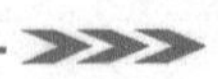

方案和PO方案治疗NSCLC均有效，且两者疗效相似。陆筱灵等用培美曲塞联合奈达铂二线治疗NSCLC 42例，用培美曲塞500mg/m^{2}静脉注射，第1天；奈达铂180mg/m^{2}静脉注射，第2天，21天1周期，平均用3.6周期。结果：PR 8例，SD 18例，PD16例，有效率为19.0%，疾病控制率为61.9%，肿瘤进展时间为3.6个月，中位生存期为8.2个月。认为该方案二线治疗NSCLC有效，可以耐受。

（3）其他肿瘤

1）乳腺癌：Garin A等进行的Ⅱ期研究，对局部进展期或转移性乳腺癌50例，给予培美曲塞联合卡铂一线治疗。结果：PR 27例，有效率为54%，中位肿瘤进展时间为10.3个月，中位生存期为11.1个月。显示培美曲塞联合卡铂方案对乳腺癌有效，可以耐受。Blasinska - Morawiec M等进行的Ⅱ期研究，对既往未用过蒽环类药物治疗的局部进展期或转移性乳腺癌79例，给予培美曲塞500mg/m^{2}静脉注射，第1天；多柔比星50mg/m^{2}静脉注射，第1天，3周为1周期，中位用药6周期。结果：CR 8例，PR 40例，SD 20例，总有效率为60.8%，疾病控制率为86.1%。表明培美曲塞联合多柔比星治疗乳腺癌有效，并可耐受。Ma CX等进行的Ⅱ期试验，对既往用过蒽环类或紫杉类治疗的转移性乳腺癌59例，二线治疗给予培美曲塞500mg/m^2，第1天+吉西他滨1 250mg/m^2，第1、8天，3周为1周期，中位治疗5周期。结果：PR 14例，SD 9例，总有效率为24%，疾病稳定率为39%。

2）胰腺癌

a. 培美曲塞单药：Kukarmi PM等对老年胰腺癌273例用培美曲塞治疗，结果≥65岁和<65岁患者的有效率分别为16.1%和14.9%，中位生存期为6.6个月和5.9个月。Ⅳ度不良反应分别为25.8%和17%（$P<0.05$）。显示年老和年轻胰腺癌患者用培美曲塞治疗有效，且疗效相似，年老者也有较好耐受性。Boeck S等Ⅱ期试验，对吉西他滨化疗失败的进展期胰腺癌54例，用培美曲塞二线治疗，培美曲塞每次500mg/m^2，第1天，每周期增加100mg/m^2，最大用到900mg/m^2，同时补充叶酸和维生素B_{12}以预防不良反应，3周重复。结果：75%患者存活超过3个月，疾病进展时间为7周，中期总生存时间为20周（从用培美曲塞开始计算）和（从发病开始计算），提示对吉西他滨化疗失败后用培美曲塞二线治疗还有一定作用。

b. 培美曲塞联合化疗：Mazzer M等对吉西他滨为主一线治疗失败的胰腺癌，给予培美曲塞500mg/m^{2}联合奥沙利铂120mg/m^2，3周为1周期，用3周期。可评价疗效15例。结果：部分缓解9例，其中43%患者的CA199降低，中位无进展生存时间为99天。初步显示PO方案对一线治疗失败的胰腺癌有效。Oettle H等进行Ⅲ期试验，对不能切除或转移性胰腺癌565例，分为培美曲塞联合吉西他滨组283例和单用吉西他滨组282例。结果：两组的有效率分别为14.8%和7.7%，可延长无病生存时间，提高生活质量，但对生存期无影响。

c. 胃癌：Chen J等用培美曲塞一线治疗晚期胃癌Ⅱ期临床研究，培美曲塞500mg/m^2+奥沙利铂120mg/m^2，均为第1天用药，21天为1周期，用6周期或疾病进展。结果：早期入组13例，CR 3例，PR 2例，SD 3例，有效率为38%。Cellio L等进行Ⅱ期研究，对初治进展期胃癌44例，一线治疗用培美曲塞500mg/m^2+奥沙利铂120mg/m^2，3周为1周期，用6周期。结果：CR 4例，PR 12例，有效率为36.4%，中位疾病进展时间为6.2个月，中位生存期为10.8个月。显示培美曲塞联合奥沙利铂方案对进展期胃癌有一定疗效，耐受良好。

d. 卵巢癌：Matulonis XJA等进行Ⅱ期研究，对复发性卵巢上皮癌44例，用培美曲塞联合卡铂治疗6~8周期。结果：总有效率为51.1%，中位生存期为20.3个月，显示PC方案对卵巢上皮癌有较好疗效。

e. 小细胞肺癌：Socinski M等进行Ⅱ期试验，对广泛期SCLC随机分为培美曲塞联合DDP组（可评价疗效37例）和培美曲塞联合CBP组（可评价疗效35例），方案见上，两组有效率分别为48.6%和48.6%，中位疾病进展时间为4.9个月和4.3个月，中位生存期为7.9个月和10.8个月，1年生存率为28.8%和43.0%。显示PP和PC方案一线治疗广泛期SCLC有一定疗效。

十三、洛拉曲塞（Nolatrexed）

1. 别名　诺拉曲塞、迪奥、Thymitaq。

2. 药理作用　洛拉曲塞抑制胸苷酸合成酶活性，干扰脱氧核糖核酸的合成达到阻碍细胞分裂和增殖的目的，为胸苷酸合成酶抑制剂，属于细胞周期特异性药物。洛拉曲塞的特点是分子中不含谷氨酸以及脂溶性高。脂溶性高则可通过被动扩散以较快速度进入细胞内，同时也因避免了还原叶酸作为载体而产生的耐药性；分子中不含谷氨酸则一方面不被多聚谷氨酰化，减少了细胞中累积导致的毒性，另一方面也不因多聚谷氨酰酶活性或浓度增加导致细胞对药物的耐药性。药代动力学研究显示，静脉注射洛拉曲塞的半衰期较短，为2～6小时，药物主要分布于心脏、肺、肝、脾等组织，与人血浆蛋白结合率超过95%，不能进入脑脊液。体内代谢后分别经尿、便和胆汁排除。临床研究表明洛拉曲塞的抗瘤谱较广，对多种肿瘤有效。

3. 适应证　可用于大肠癌、原发性肝癌、头颈部癌和非小细胞肺癌等。

4. 用法　单药化疗：每天790mg/m^2，用注射用水或5%葡萄糖液2mL溶解，再加5%葡萄糖液250mL稀释，连续静脉滴注120小时（5天），3周后可重复。

5. 不良反应　主要有骨髓抑制及消化道反应。骨髓抑制为剂量限制性毒性，表现为中性粒细胞和血小板减少，其中、Ⅳ度中性粒细胞降低约占30%，Ⅲ、Ⅳ度血小板降低约占15%，一般用药1周降低，2周后可恢复正常。消化道反应包括口腔炎、恶心、呕吐、腹泻、乏力等。其他反应有心悸、皮肤潮红、皮疹、轻度脱发等，一般较轻，恢复较快。外周静脉注射可导致静脉炎和血栓形成。

6. 注意事项　洛拉曲塞治疗期间禁止服用叶酸。为避免静脉炎和血栓形成，连续静脉给药最好以中央静脉置管的方式给药。

7. 规格　注射剂：每支400mg。

8. 贮存　遮光，密闭，室温下保存。

9. 临床应用　临床研究显示洛拉曲塞对晚期大肠癌、原发性肝癌的治疗效果较好；对头颈部癌、非小细胞肺癌也有一定疗效。

十四、雷替曲塞（Raltitrexed）

1. 别名　拓优得、Tomudex。

2. 药理作用　雷替曲塞为喹啉叶酸盐类似物，通过细胞膜外还原型叶酸盐载体系转运到细胞内，并代谢形成多聚谷氨酸类化合物，在细胞内较长时间存在，起到特异性抑制胸苷酸合酶活性、减少脱氧核糖核酸的修复与合成所需要的脱氧三磷酸胸苷、抑制肿瘤细胞增殖的作用。雷替曲塞为叶酸结合型胸苷酸合成酶抑制剂，属于细胞周期特异性药物。静脉注射后半衰期较长，消除半衰期为10～22小时，药物主要以原形经肾排出，肾功能异常影响药物排出。临床研究显示雷替曲塞对多种人体肿瘤有效，与氟尿嘧啶联合用药治疗大肠癌有协同作用。

3. 适应证　用于转移性大肠癌及乳腺癌。

4. 用法　单药剂量：3mg/m^2，用25～250mL生理盐水或5%葡萄糖液稀释，静脉滴注15分钟以上。每3周可重复治疗。

5. 不良反应　常见有骨髓抑制和消化道反应，包括恶心、呕吐、腹泻、中性粒细胞减少、血小板减少等。其他有皮疹、头痛、失眠等。少数患者可出现严重衰弱、Ⅲ/Ⅳ度腹泻及恶心呕吐。

6. 注意事项　对本品过敏者、孕妇及哺乳期妇女禁用。肾功能不全者减量使用或不用。雷替曲塞化疗期间不宜应用亚叶酸钙、叶酸。

7. 规格　雷替曲塞注射剂：每支2mg。

8. 贮存　遮光，密闭保存。

9. 临床应用　雷替曲塞单药治疗大肠癌的有效率（14.3%～19.3%）、疾病进展中位时间（3.6～5.3个月）及平均生存时间（10.2～12.3个月）与氟尿嘧啶/亚叶酸钙治疗效果相当，不良反应相对较轻，用药方便（每3周用药1次即可）。雷替曲塞可以替代不能耐受氟尿嘧啶/亚叶酸钙治疗的大肠癌患者的辅助治疗。雷替曲塞也可以与奥沙利铂或卡培他滨联合治疗转移性大肠癌，疗效较好。此外，雷替曲塞单药对晚期乳腺癌、卵巢癌、非小细胞肺癌的化疗也有一定效果，但雷替曲塞在国内并未得到广泛使用。

十五、卡培他滨（Capecitabine）

1. 别名　商品名为希罗达、Xeloda，简称 Cape。化学名为 N_4 - 五氧羧基 - 5′ - 脱氧 - 5 - 氟胞苷。

2. 药理作用　卡培他滨为一种新型氟尿嘧啶抗肿瘤药物，属于细胞周期特异性药物。口服吸收迅速，直接以药物分子原形进入肝脏，胃肠吸收不受食物干扰。卡培他滨在肝脏经羧基酯酶的转化以及在肝脏、肿瘤组织中的胞苷脱氨酶的作用，最终在肿瘤组织中，经过胸腺磷酸化酶作用转化成5 - 氟尿嘧啶发挥抗肿瘤作用。基础研究显示，口服卡培他滨后在肿瘤组织中的氟尿嘧啶的浓度高于周围正常组织（约3倍以上）和血浆中的浓度（约21倍），因此，肿瘤细胞有选择性地活化了卡培他滨，增加了其对肿瘤细胞的细胞毒作用，同时减低了氟尿嘧啶对正常组织细胞的毒性。

3. 适应证　晚期乳腺癌和结直肠癌的化疗。也用于胃癌等其他晚期胃肠道癌。

4. 用法　1 250mg/m^2（一般每次1 500mg），口服，每日2次，连用2周，休息1周，3周重复。

5. 不良反应　常见不良反应有腹泻，口腔黏膜炎、恶心、呕吐、腹痛、乏力、手足综合征如手掌足底皮肤麻木、感觉异常或疼痛、红肿、水疱、脱皮等。骨髓抑制较轻。其他可有脱发、头痛、失眠、眩晕、下肢皮肤水肿及皮肤毒性等。

6. 注意事项　对卡培他滨或氟尿嘧啶有过敏史者禁用。孕妇禁用。

7. 规格　包衣片：每片500mg，每盒12片。

8. 贮存　密闭，阴凉干燥处，室温保存。

9. 临床应用　卡培他滨口服用于晚期大肠癌的一线治疗，有效率为26%，中位无进展时间为4.6个月，总生存期12.9个月，疗效优于5 - 氟尿嘧啶/亚叶酸钙，毒性更易耐受。卡培他滨口服与奥沙利铂或伊立替康联合治疗晚期大肠癌的疗效，已达成共识。卡培他滨口服与奥沙利铂联合一线治疗晚期大肠癌，有效率为55%，稳定率为32%，中位无进展生存期为7.6个月，中位生存期超过16个月，不良反应较轻，其疗效与FOLFOX4方案相当，而安全性更好。卡培他滨也是治疗晚期乳腺癌有效药物之一，单药治疗蒽环类或紫杉类进展后乳腺癌的有效率为17% ~26%，稳定率为43%，中位缓解期为7.9个月，中位生存期为12.6个月。卡培他滨与多西他赛联合方案作为二线治疗转移性乳腺癌有效率为42%，疾病进展时间为6.1个月，中位生存时间为14.5个月，这一联合方案已广泛作为乳腺癌的二、三线治疗。

十六、吉西他滨（Gemcitabine）

1. 别名　双氟胞苷、健择、择菲（国产药商品名）、誉捷、Gemzar，简称GEM。化学名为双氟脱氧胞嘧啶核苷。

2. 药理作用　吉西他滨化学结构类似于阿糖胞苷，为脱氧胞嘧啶核苷类似物。吉西他滨在体内经脱氧胞嘧啶核苷激酶磷酸化成为具有活性的二磷酸及三磷酸核苷，抑制核苷酸还原酶，干扰脱氧核糖核酸合成，致细胞死亡。因此，吉西他滨属于细胞周期特异性药物。此外，吉西他滨也可抑制核糖核酸的合成。药代动力学研究显示，静脉注射吉西他滨后，与血浆蛋白结合率低，半衰期为0.5 ~1.5小时。药物在体内转变为双氟脱氧尿苷后几乎全部经肾排出。

3. 适应证　晚期胰腺癌、非小细胞肺癌、卵巢癌、乳腺癌和膀胱癌。

4. 用法　单药用于胰腺癌：1 000mg/m^2，加入生理盐水中静脉滴注30分钟，每周1次，连续7周或因为毒性需要减少或停止用药，随后休息1周；此后，每周1次静脉输注，连续3周用药，休息1周为1周期，直至治疗无效或患者不能耐受。联合用药，每次800 ~1 000mg/m^2，每周1次，连用2或3次，3或4周为1周期，一般4 ~6周期。

5. 不良反应　骨髓抑制为剂量限制性毒性，表现为白细胞减少（主要为粒细胞降低）和血小板减少，与剂量高低密切相关，血小板减少明显（可达9%），但出血者很少。可出现一过性发热，体温高达39℃。可见皮疹、皮肤红、瘙痒等皮肤过敏反应以及恶心、呕吐、腹泻、口腔溃疡等消化道反应。可出现一过性转氨酶升高等。可产生轻度蛋白尿和血尿、水肿、脱发、流感样症状等。

6. 注意事项　妊娠和哺乳期妇女禁用。骨髓造血功能异常者慎用或不用。

7. 规格　注射剂：健择或择菲，每支200mg，1 000mg；誉捷，每支200mg。

8. 贮存　室温（15～30℃）保存。

9. 临床应用　吉西他滨是治疗中晚期非小细胞肺癌最有效的化疗药物之一，单药治疗有效率为21%，中位生存期为8～10个月。吉西他滨与顺铂联合化疗方案治疗晚期非小细胞肺癌有效率为41%，中位生存期为8.7个月。为了减少消化道反应，以吉西他滨与卡铂联合化疗方案治疗晚期非小细胞肺癌有效率为41%，无进展生存期为5.4个月，中位生存期为10.2个月，在改善生活质量上明显优于含顺铂的方案。尽管晚期胰腺癌没有更有效的治疗方法，但因吉西他滨在减轻疼痛、改善患者生活质量、控制疾病进展等方面作用突出，已成为晚期胰腺癌的标准治疗方案。吉西他滨对晚期乳腺癌、膀胱癌也有效，单药治疗乳腺癌的有效率为24.2%，临床上常常与紫杉类或顺铂等药物联合治疗晚期乳腺癌，有效率可达40%～60%。吉西他滨单药治疗转移性膀胱癌的有效率为28%，与铂类或紫杉类药物联合有效率达60%～70%，顺铂与吉西他滨联合用药已成晚期膀胱癌的一线治疗方案。

十七、安西他滨（Ancitabine）

1. 别名　环胞苷、环胞啶、Cyclocytidine，简称Cyclo－C。

2. 药理作用　安西他滨为阿糖胞苷衍生物，在体内转化为阿糖胞苷，并磷酸化成三磷酸盐抑制脱氧核糖核酸多聚酶，干扰脱氧核糖核酸的合成，抑制细胞分裂和增生，发挥抗肿瘤作用。属于细胞周期特异性药物。口服可有效吸收。静脉注射后，半衰期较长，消除半衰期6～8小时。与阿糖胞苷相比，毒性小，有效率更高。

3. 适应证　主要用于治疗急性白血病，尤以急性髓性白血病和脑膜白血病的疗效较好。

4. 用法　成人每天1次，剂量4～12mg/kg，用5%葡萄糖液或0.9%氯化钠注射液500mL溶解后静脉滴注，连续5～10天，间隔7～14天为1个疗程。口服或肌内注射，剂量与静脉滴注相同。

5. 不良反应　主要有骨髓抑制和胃肠道反应，偶见低血压、头痛、皮疹、静脉炎等。剂量过大可出现腮腺痛。静脉注射部位可出现静脉炎。罕见一过性肺炎或肝酶升高。

6. 注意事项　用药期间注意检查血常规和肝肾功能。

7. 规格　注射剂：每支100mg。片剂：每片100mg。

8. 贮存　遮光，密闭，阴凉处保存。

9. 临床应用　安西他滨主要用于急性粒细胞白血病的治疗，但临床上大多使用阿糖胞苷。

十八、氟达拉滨（Fludarabine）

1. 别名　商品名为福达华、Fludara。化学名为9－β－D－阿拉伯酸－呋喃糖－2－氟腺嘌呤－5′－磷酸盐。

2. 药理作用　本药为抗病毒药阿糖腺苷的氟化核苷酸类似物，9－β－D－阿拉伯酸－呋喃基腺嘌呤（ara－A）可相对地抵抗腺苷脱氨基酶的脱氨基作用。该药被快速地去磷酸化，成为2F－ara－A，后者可被细胞摄取，然后被细胞内的脱氧胞苷激酶磷酸化后，成为有活性的三磷酸盐2F－ara－ATP。该代谢产物可以通过抑制核苷酸还原酶，DNA聚合酶β、δ和ε，DNA引物酶和DNA连接酶，从而抑制DNA的合成。还可部分抑制RNA聚合酶Ⅱ，从而减少蛋白的合成。推测主要是通过影响DNA、RNA和蛋白质的合成，而抑制细胞生长，其中抑制DNA合成是其主要作用。体外试验显示慢性淋巴细胞性白血病的淋巴细胞用2F－ara－A处理后，出现广泛的DNA断裂和以凋亡为特征的细胞死亡。2F－ara－A平均血浆总清除率为79mL/（min·m^2）［2.2mL/（min·kg）］，平均分布容积为83L/m^2

(2.4L/kg)。2F-ara-A 主要由肾排出。

3. 适应证　用于治疗 B 细胞性慢性淋巴细胞性白血病、B 细胞性淋巴瘤、滤泡性淋巴瘤、黏膜相关性淋巴瘤和套细胞淋巴瘤（MCL）。

4. 用法　每次 $25mg/m^2$，用注射用水 2mL 配置，用 5% 葡萄糖液或生理盐水 100mL 稀释该药，静脉滴注 30 分钟，每日 1 次，连用 5 天，28 天为 1 周期；或每次 $30mg/m^2$，每日 1 次，连用 3 天，28 天为 1 周期，慢性淋巴细胞性白血病一直用药到最佳治疗效果（CR 或 PR），通常需 6 周期，方可停用。

5. 不良反应　骨髓抑制，包括白细胞减少、血小板减少和贫血。用药后粒细胞降至最低的中位时间为第 13 天（3~25 天），血小板为第 16 天（2~32 天），以前用过骨髓抑制药物可见骨髓抑制的累积效应。可见发热、寒战、感染、水肿、疲倦、周围神经病、视力障碍、食欲不振、恶心、呕吐、腹泻、胃炎和皮肤红斑。

6. 注意事项　①如需输血时，只能接受经照射处理的血液。②对疑有肾功能不全或肾功能不全且年龄 70 岁以上患者，应检测肌酐清除率。如肌酐清除率在 30~70mL/min，药物剂量应减半，如小于 30mL/min 应禁用此药。③与喷司他丁（脱氧柯福霉素）合用可出现高发致死性肺毒性。④双嘧达莫及其他腺苷吸收抑制剂可减弱氟达拉滨的疗效。⑤配制磷酸氟达拉滨溶液应谨慎。推荐使用乳胶手套和防护眼镜，以避免因小瓶破损或偶然溢出。如溶液接触到皮肤或黏膜，应该用水和肥皂彻底清洗。如接触到眼睛，应该用大量水彻底清洗。应该避免吸入。⑥任何溢出或废弃物可通过焚烧销毁。⑦妊娠和哺乳期妇女禁用此药。

7. 规格　每瓶 50mg。每盒 1 小瓶和 5 小瓶。

8. 贮存　室温保存（30℃以下）。

9. 临床应用　如下所述。

（1）慢性淋巴细胞性白血病（CLL）：氟达拉滨单药治疗：Rai KR 等用氟达拉滨单药治疗 CLL 与苯丁酸氮芥单药比较其疗效。氟达拉滨 $25mg/m^2$，静脉滴注，第 1~5 天，28 天为 1 周期，治疗 179 例；苯丁酸氮芥 $40mg/m^2$，口服，第 1 天，28 天为 1 周期，治疗 193 例。结果：氟达拉滨 CR 20%，PR 43%；苯丁酸氮芥 CR 4%，PR 33%（$P<0.001$）；氟达拉滨中位缓解期为 25 个月，疾病进展时间为 20 个月；苯丁酸氮芥缓解期为 20 个月，疾病进展时间为 14 个月（$P<0.001$）。Johnson S 等进行多中心随机试验，比较晚期 CLL 患者用氟达拉滨单药与 CAP 方案的疗效，可评价疗效 196 例，其中既往未治疗者 100 例，既往治疗者 96 例。分为两组，氟达拉滨组：氟达拉滨每日 $25mg/m^2$ 静脉注射，每日 1 次，第 1~5 天。CAP 组：环磷酰胺每次 $750mg/m^2$ 静脉注射，第 1 天；阿霉素 $50mg/m^2$ 静脉注射，第 1 天；泼尼松每日 40mg，第 1~5 天，28 天为 1 周期。两组均给 6 周期。结果：两组的缓解期：初治病例中，CAP 组为 208 天，氟达拉滨组为 1 000 天以上（$P<0.001$）；复治病例中，CAP 组为 179 天，氟达拉滨组为 324 天（$P=0.22$）。显示氟达拉滨对 CLL 有良好疗效，初治治疗能显著延长缓解期，改善生存期，二线治疗也有较高的完全缓解和部分缓解。ThomasDA 等对 CLL 患者用氟达拉滨治疗有效者再用氟达拉滨治疗仍有较好疗效，CR 22%，PR 63%。

（2）侵袭性非霍奇金淋巴瘤：包括滤泡性淋巴瘤（Ⅲ级）套细胞淋巴瘤、弥漫大 B 细胞淋巴等。

1）套细胞淋巴瘤（mantle cell lymphoma，MCL）：①氟达拉滨单药治疗，总有效率为 40%~50%，CR 率为 20%~30%，缓解期为 4~8 个月。Foran JM 等进行的Ⅱ期研究，对初治进展期套细胞淋巴瘤 17 例，用氟达拉滨单药治疗，标准方案：每次 $25mg/m^2$，每日 1 次，连用 5 天，28 天为 1 周期。结果：总有效率为 41%（其中 CR 为 29%），中位生存期为 1.9 年。②氟达拉滨联合化疗，FC 方案：Flinn IW 等用氟达拉滨联合 CTX 方案治疗高危 MCL 初治 10 例。结果：总有效率为 80%，CR 为 40%。Cohen BJ 等对复发难治的 MCL 14 例，用 FC 方案治疗。结果：总有效率为 28%，CR 为 14%，无复发生存时间为 3 个月，总生存期为 16 个月；原发难治 MCL 6 例，总有效率为 83%，CR 为 0%，无复发生存时间为 5 个月，总生存期为 18 个月。提示氟达拉滨单药和 FC 方案对初治 ICL 有较好疗效。Forstpointner R 等对 24 例难治复发 MCL，用 FCM（氟达拉滨 + CTX + 米托蒽醌）联合利妥昔单抗治疗，与 FCM 方案比较。结果：总缓解率分别为 57% 和 46%，完全缓解率分别为 29% 和 0%，中位无进展生存时间分别为 8

个月和4个月，中位总生存期分别为65%和35%。提示疗效和生存率均有明显改善。

2）蕈样肉芽肿（mycosis fungoides，MF）：Von Hoff DD 等对31例进展期蕈样肉芽肿，用氟达拉滨单药治疗，部分缓解率为16%。Foss FM 等进行Ⅱ期试验，对35例皮肤T细胞淋巴瘤，用氟达拉滨联合干扰素 α-2a 治疗。结果：总有效率为51%，其中完全缓解率为11%，中位无进展生存时间为5.9个月。

（3）低度非霍奇金淋巴瘤：包括小淋巴细胞淋巴瘤、滤泡性淋巴瘤（Ⅰ、Ⅱ级）、套细胞淋巴瘤等。

1）低度恶性淋巴瘤：吕书晴等对32例低度恶性淋巴瘤，包括小淋巴细胞性淋巴瘤和慢性淋巴性白血病15例、滤泡性淋巴瘤7例、结外边缘区B细胞淋巴瘤4例，淋巴浆细胞淋巴瘤4例、套细胞淋巴瘤2例。采用以氟达拉滨为主的化疗方案：SMD方案（氟达拉滨+米托蒽醌+地塞米松）、FMC方案（氟达拉滨+米托蒽醌+环磷酰胺）和FC方案（氟达拉滨+环磷酰胺）治疗，初治19例，复发难治者13例，平均治疗4.1周期。结果：CR为65.6%，PR为18.8%，总有效率为84.4%，2年总生存率为（93.8±4.2）%，2年疾病无进展生存率为（84.4±6.3）%。显示氟达拉滨为主的化疗对低度恶性淋巴瘤的疗效较好。

2）滤泡性淋巴瘤：氟达拉滨单药治疗：标准方案（见上用法项），有效率一般为50%~90%，利妥昔单抗+CHOP方案为70%~100%。LuminariS 等进行Ⅱ期临床试验，用蒽环类药和氟达拉滨方案加或不加利妥昔单抗治疗晚期滤泡性淋巴瘤238例，本试验分为两组，A组先给2周期BACOP方案治疗（博来霉素+表阿霉素+环磷酰胺+长春新碱+泼尼松），随后给予4周期FND方案（氟达拉滨+米托蒽醌+地塞米松）治疗144例；B组给予3周期BACOP方案治疗，随后给4周期FR方案（氟达拉滨+利妥昔单抗）治疗。结果：A组的完全缓解率为62%，无失败生存率为53%，总生存率为77%；B组的完全缓解率为79%，无失败生存率为56%，总生存率为97%。显示BACOP/FR方案与BACOP/FND方案比较，对滤泡性淋巴瘤均有较好疗效。

十九、羟基脲（Hydroxyurea）

1. 别名　Hydroxycarbamid、Hydrea、Idrossicarbamide、Litalir，简称HU。

2. 药理作用　羟基脲是核糖核苷酸还原酶抑制剂类抗肿瘤药物，作为核苷二磷酸还原酶抑制剂，阻止核糖核酸还原为脱氧核糖核酸，抑制胸腺嘧啶核苷酸掺入DNA，因而选择性地抑制DNA的合成，并直接损伤DNA，但不抑制RNA及蛋白质的合成，选择性杀伤S期细胞，属细胞周期特异性药物。羟基脲可将肿瘤细胞阻滞在G1期达到同步化，与放疗联合可起增敏作用。

该药口服吸收较快，1~2小时后血清浓度已达高峰，故起效较快，半衰期（$t_{1/2}$）为1.5~4小时，可透过血脑屏障。主要在肝、肾中代谢形成尿素由尿中排泄，4小时内排出约60%，12小时内排出约80%，24小时血中已不能测出。但排泄量个体差异大。

3. 适应证　单药常用于治疗慢性粒细胞白血病、真性红细胞增多症、多发性骨髓瘤等。联合用药治疗恶性黑色素瘤、肾癌、头颈部鳞癌、胃癌、肠癌、乳腺癌、膀胱癌、恶性淋巴瘤、原发性肝癌、卵巢癌、急性白血病等。作为放射增敏药物治疗脑瘤等头颈部鳞癌。作为免疫抑制剂治疗银屑病等。

4. 用法　口服，每日20~60mg/kg，每周2次，6周为1个疗程。或40mg/kg，每周2次，连用2周，休息1周为1周期。

5. 不良反应　该药具有明显的骨髓抑制作用，是其剂量限制性毒性。常见全血细胞减少、贫血或红细胞形态异常，停药后1~2周可恢复。消化道反应可见恶心、口腔黏膜炎、腹泻等。皮肤反应有脱发、皮疹、瘙痒、肤色变深等。可发生排尿困难、血尿酸增高或尿酸性肾病，偶见头痛、幻觉、定向力丧失等神经毒性表现及药物性发热、睾丸萎缩等。

6. 注意事项　妊娠及哺乳期妇女、水痘、带状疱疹及各种严重感染者禁用。肾功能不全、消化道溃疡、男青年慎用。长期服用时要嘱患者多饮水以利尿。因羟基脲的排泄量个体差异很大，尤其对老人和小孩用量要个体化，用药期间要定期检查血常规。本药与戊巴比妥类、安定类、麻醉药、吩噻嗪类等药物合用可加强其中枢神经抑制作用。应避免与5-FU联合，因羟基脲会减少后者转变为活性代谢物（Fd-UMP）。

7. 规格　片剂：每片500mg。胶囊：每粒400mg。

8. 贮存　密闭、阴凉干燥处保存。

二十、六甲蜜胺（Hexamethylmelamine）

1. 别名　六甲三聚氰胺、克瘤灵、Altretamine，简称HMM。化学名为甲胺基三氮嗪。

2. 药理作用　六甲蜜胺通过抑制二氢叶酸还原酶，干扰叶酸代谢，阻碍脱氧核糖核酸、核糖核酸和蛋白质的合成，达到抗肿瘤增殖作用。属于嘧啶类抗代谢药物，为细胞周期特异性药物。

六甲蜜胺脂溶性高，口服1~3小时后，血药浓度达高峰，消除半衰期3~10小时，药物主要在肝代谢，由尿排出。

3. 适应证　用于小细胞肺癌、恶性淋巴瘤、卵巢癌的化疗。

4. 用法　每次2~3mg/kg，每日3次，餐后及睡前口服，连用14~21天，休息7~14天后重复。

5. 不良反应　食欲不振、恶心、呕吐、腹痛、腹泻等消化道反应和白细胞和血小板降低等骨髓抑制作用都较轻。可见头晕、乏力、四肢痉挛、定向失常等神经系统反应，停药可恢复。长期用药神经系统症状明显。

6. 注意事项　妊娠和哺乳期妇女、对本药过敏者、严重神经毒性和骨髓抑制的患者禁用。该药与抗抑郁药物及单胺氧化酶抑制剂合用，有发生直立性低血压的危险。与甲氧氯普胺合用可引起肌张力障碍。维生素B_6可减轻本药的周围神经毒性。餐后或睡前服药可减轻胃肠道反应。

7. 规格　六甲蜜胺片：每片50mg，100mg，每瓶100片。六甲蜜胺胶囊：每粒50mg，100mg，200mg。

8. 贮存　避光，密封保存。

9. 临床应用　六甲蜜胺治疗小细胞肺癌单药有效率为25%~30%，卵巢癌单药有效率为39%，治疗淋巴瘤的有效率也很高。为口服化疗药物，使用方便。常以单药用于晚期恶性淋巴瘤、卵巢癌、小细胞肺癌的姑息化疗。

（张凌云）

第三节　抗生素

一、放线菌素D（Actinomycin D）

1. 别名　更生霉素、Dactinomycin、Actinomycin D、Cosmogen，简称ACD。

2. 药理作用　ACD是从放线菌的发酵液中提取的有效成分。分子中含有一个苯氧环结构，其肽链与DNA分子的脱氧鸟嘌呤特异性结合，使ACD嵌入DNA双螺旋小沟中与DNA形成复合体，抑制RNA多聚酶，阻碍RNA的合成，特别是mRNA的合成，属细胞周期非特异性药物。静脉注射给药后迅速从血浆中消除，分布到组织细胞中，可浓集并滞留于有核细胞内，消除半衰期为36小时。不透过血脑屏障。24小时内药物以原形经胆汁排出50%~90%，经尿液排出12%~25%。腹腔积液中的药物浓度与血浆相当。ACD遇光和热不稳定，使用时需避光。

3. 适应证　抗瘤谱较窄。对神经母细胞瘤、肾母细胞瘤、尤文肉瘤、横纹肌肉瘤、霍奇金病、绒毛膜上皮癌、恶性葡萄胎等有效。联合放疗可以提高肿瘤细胞对放射线的敏感性。最近有研究表明：脉冲式放线菌素D可作为治疗低危妊娠滋养细胞疾病的一线治疗。

4. 用法　常用剂量：每日6~8μg/kg（成人300~400μg/d），加入到生理盐水或5%葡萄糖液500mL中溶解，静脉滴注（避光），每日1次，10日为1个疗程，间隔2周重复，总剂量4 000~6 000μg。胸腹腔内注射：每次400~600μg。也可动脉介入治疗。

5. 不良反应　常见胃肠道反应、口腔溃疡、骨髓抑制等，有明显的迟发性骨髓抑制。偶见脱发、发热、静脉炎、精子缺乏、不孕、畸胎、尿酸升高、肝功能损害和严重的皮肤毒性。药液溢出血管外可引起蜂窝织炎。

6. 注意事项　对本药过敏者、近期患过水痘者、妊娠及哺乳期妇女禁用。骨髓抑制、痛风患者、肝功能损害、感染、尿酸盐性肾结石患者慎用。药物应在临用前加灭菌注射用水溶解，避免接触高温物体。与维生素K类药物同期使用会相互影响效价。与磺胺、氨基比林类药物合用会加重骨髓抑制。用药期间应加强口腔护理以减轻口腔黏膜反应，定期检查血常规、肝肾功能。该药有放疗增敏作用，和放疗联合时会加重血常规抑制等放疗毒性反应。

7. 规格　注射剂：每支100μg，200μg。

8. 贮存　干燥、密闭、避光处保存，药物对光线特别敏感。

二、丝裂霉素（Mitomycin C）

1. 别名　自力霉素，简称MMC。

2. 药理作用　丝裂霉素是细胞周期非特异性药物，其分子中的烷化基团与DNA链的鸟嘌呤结合，形成链间交联，抑制DNA复制合成，发挥双重或三重的烷化剂作用，抑制DNA、RNA和蛋白质的合成。对肿瘤细胞G_1期，特别是G_1期末、S期初最敏感。

本药口服后血药浓度是静脉用药的1/20，故不宜口服。静脉给药后迅速分布到组织中，组织浓度依次为肺、皮肤、肾、肌肉、心脏、小肠、脾、胃、肝。极少透过血脑屏障。在肝经微粒体酶代谢后，主要以原形经过肾小球滤过排泄。

3. 适应证　主要用于胃癌、肠癌、肝癌、胰腺癌等消化系统肿瘤，也用于非小细胞肺癌、乳腺癌、子宫颈癌、绒毛膜癌、卵巢癌、膀胱癌、癌性胸腹腔积液、癌性心包腔积液的治疗。最新研究结果表明：丝裂霉素联合氟尿嘧啶和同步放疗仍应作为治疗肛门癌的标准方案。

4. 用法　成人每次6～8mg/m²，静脉推注（或入壶），第1天，3～4周为1周期，疗程剂量总40～60mg，或5mg/m²，静脉冲入每周1次，连用2周，3周为1周期。胸腹腔内注射：尽量抽出积液后每次注入4～6mg，5～7天重复，4～6次为1个疗程。膀胱灌注：每次30～40mg，加入生理盐水50mL，膀胱灌注，每周1次，共6次。动脉介入：每次4mg/m²。

5. 不良反应　常见骨髓抑制尤其是血小板减少、胃肠道反应、局部静脉炎、肝肾功能损害、口腔炎、乏力、脱发等。膀胱内灌注可引起膀胱炎和血尿。偶见间质性肺炎。总量超过60mg时易发生溶血性尿毒症综合征、微血管病性溶血性贫血。

6. 注意事项　对本药过敏者、妊娠及哺乳期妇女、水痘或疱疹患者、严重肝肾功能不全者禁用。育龄妇女、儿童、肝肾损伤者慎用。老年人应适当减量。长期应用可影响生殖功能。渗出血管外可致局部坏死、溃疡。不可肌内注射或皮下注射。用药期间避免口服脊髓灰质炎疫苗、密切随访血常规和肝肾功能。丝裂霉素有延迟性及累积性骨髓抑制，较大剂量时两疗程间的间隔至少6周。本品与多柔比星合用可增加心脏毒性，与维生素C、维生素B，或维生素B_6合用时降低疗效。

7. 规格　注射剂：每支2mg，10mg。

8. 贮存　避光、阴凉处、室温（30℃以下）保存。

9. 临床应用　2012年报道的RTOG9811研究结果证明，FU/MMC联合同期放疗与FU/CDDP联合同期放化疗一线治疗肛管鳞癌比较，5年总生存率和5年无病生存率分别为67.8% vs57.8%，78.3% vs70.7%，氟尿嘧啶加丝裂霉素的同期放化疗是肛管鳞癌的标准治疗。

三、博来霉素（Bleomycin）

1. 别名　博莱霉素、争光霉素、Bleocin、Blenoxane，简称BLM。

2. 药理作用　博来霉素属碱性糖肽类抗癌抗生素。主要抑制胸腺嘧啶核苷嵌入DNA，并与DNA结合使单链DNA断裂，破坏DNA模板，阻抑DNA复制合成。属细胞周期特异性药物，作用于增生细胞周期的S期。对原核和真核细胞的增殖都有抑制作用。本药口服无效，肌内或静脉注射后，在血中消失较快 $t_{1/2\alpha}$ 为24～80分钟，在体内广泛分布，尤以肺和皮肤黏膜的鳞状上皮内药物浓度最高，不在骨髓内积聚，可透过血脑屏障。清除半衰期4～8.9小时，主要经肾排泄。不被血液透析清除。

3. 适应证　用于头颈部、皮肤、食管、肺部、宫颈、阴道的鳞状上皮癌。对睾丸癌、恶性淋巴瘤疗效较好，也用于癌性胸腔积液的治疗。

4. 用法　静脉滴注：每次15～30mg，用生理盐水10mL溶解后再加生理盐水或5%葡萄糖液250mL稀释，每周2～3次，疗程总剂量300～500mg。肌内注射：用生理盐水2～4mL溶解后做深部肌内注射。胸腹腔内注射：每次15～30mg，用生理盐水40mL溶解后腔内给药，7～10日1次。用药前给予吲哚美辛或地塞米松可减少发热等不良反应。

5. 不良反应　无明显骨髓抑制毒性。主要是皮肤黏膜毒性和肺毒性。常见发热、皮肤色素沉着、硬结红斑、指甲变色脱落、脱发、口腔溃疡、恶心呕吐、食欲缺乏等。肺毒性的发生与年龄和剂量有关，70岁以上或总剂量超过400mg时容易发生，主要是间质性肺炎，2%～15%的病例可发展为肺纤维化，甚至死亡。若早期发现并及时停药治疗，肺部继发性间质性病变可在1～4个月消退。偶见过敏性休克、心包炎、肝细胞脂肪浸润伴肝大等。

6. 注意事项　对本药或同类药物过敏者、妊娠及哺乳期妇女禁用。老年人、严重心肾功能不良、慢性肺疾病，尤其曾接受胸部放疗者慎用或禁用。用药期间注意监测肺功能和肝肾功能。初次用药应警惕过敏反应的发生，或先注射1/3剂量观察，无不良反应发生再注射其余药量。

7. 规格　注射剂：每支15mg。

8. 贮存　避光、室温阴凉处保存。

四、平阳霉素（Pingyangmycin）

1. 别名　博来霉素 A_5、平阳星、Bleomycatin，简称PYM。

2. 药理作用　它是博来霉素多种组分中的一个单一组分 A_5，作用同博来霉素。对鳞癌的效果优于博来霉素，肺毒性较低。口服无效，静脉注射或肌内注射30分钟后血中药物浓度达到高峰，随后迅速下降。可分布到全身各个组织器官，但较少进入血脑屏障。在组织中经酰胺酶水解，经肾排泄为主。

3. 适应证　同博来霉素。用于头颈部、皮肤、食管、肺部、宫颈的鳞状上皮癌及睾丸癌、淋巴瘤的治疗，也用于治疗癌性胸腹腔积液。

4. 用法　肌内注射或静脉滴注：每次8～16mg，每周2次，1个疗程的总剂量为200～300mg。亦可胸腹腔内注射，每次8～16mg。

5. 不良反应　同博来霉素。可出现恶心、呕吐等胃肠道反应以及发热、脱发、口腔炎、肢端麻木、皮肤反应、色素沉着、皮疹等，可见肺纤维化和化学性肺炎，偶见过敏性休克。

6. 注意事项　对本药或同类药物过敏者、妊娠和哺乳期妇女、胸部接受放疗者禁用。肺功能不良者慎用。用药期间注意肺功能。初次用药应警惕过敏反应的发生。为防止高热和过敏反应，需要从实验性小剂量开始，逐步达到适宜的剂量。总量不宜超过300mg。

7. 规格　注射剂：每支8mg。

8. 贮存　避光，室温保存。

五、培洛霉素（Peplomycin）

1. 别名　派来霉素、匹来霉素、培普利欧霉素，简称PLM。

2. 药理作用　本药是博来霉素的衍生物，通过抑制DNA合成而发挥抗肿瘤作用。抗肿瘤作用比博来霉素高2倍，起效较快，在胃和淋巴结浓度较高，对淋巴结转移癌有效。药物在其他脏器的浓度也相对较高，对肺的毒性较小。

3. 适应证　用于治疗皮肤癌，头颈部恶性肿瘤（舌癌、口腔癌、咽癌、喉癌等）和恶性淋巴瘤，对肺的鳞状上皮癌、睾丸癌、前列腺癌也有效。

4. 用法 静脉注射：首次5mg，以后每次10mg，溶解于生理盐水或5%葡萄糖液5～20mL中缓慢推注，每周2～3次，1个疗程总量150～200mg。肌内注射：溶解于4mL生理盐水，剂量和用法同上。胸腔注射：每次20mg。亦可动脉灌注或肿瘤局部注射。

5. 不良反应 色素沉着、皮肤增厚、恶心、呕吐、尿频、尿急等。骨髓抑制作用较轻。可引起间质性肺炎和肺纤维化。可能出现皮疹、荨麻疹、发热等过敏反应。过敏性休克罕见。

6. 注意事项 妊娠及哺乳期妇女、对本药过敏、肺功能障碍者禁用。肝肾功能不全者、有肺部慢性肺疾病、曾接受胸部放疗、曾出水痘、老年人和儿童慎用。初次用药应警惕过敏反应的发生，最好从小剂量开始注射，静脉注射不宜过快，肌内注射应每次更换部位。每周的用量不宜超过20～30mg。用药3周后疗效不明显者可考虑更换其他药物。

7. 规格 注射用冻干粉针：每瓶5mg，10mg。

8. 贮存 避光密封，室温保存。本药易吸湿潮解。

六、光辉霉素（Mithramycin）

1. 别名 光神霉素、普卡霉素、Plicamycin、Mitracin、Mitocin，简称MTM。

2. 药理作用 本药可与DNA以非共价键结合，阻碍RNA合成，干扰转录过程。还能阻断甲状旁腺激素对骨钙的代谢作用，对各期增生细胞均有杀伤作用。也用于纠正乳腺癌等所致血钙过高。

3. 适应证 用于治疗睾丸胚胎细胞癌、脑胶质细胞瘤、脑转移瘤、恶性淋巴瘤、绒毛膜上皮癌、乳腺癌、鼻咽癌，以及恶性肿瘤骨溶解所致的高血钙症。

4. 用法 静脉注射或静脉滴注：每次2～6mg；小儿每次50～100μg/kg，每日或隔日1次，7～10次为1个疗程。

5. 不良反应 胃肠道反应如厌食、恶心、呕吐、腹泻、口腔炎等。骨髓抑制表现为白细胞及血小板减少。其他有发热、皮肤色素沉着、皮疹、乏力、肝肾功能的损害等。注射局部可有刺激性疼痛、血栓性静脉炎等。

6. 注意事项 肝肾功能不全者禁用。用药期间应定期检查尿常规、肝功能、血常规。不宜用生理盐水溶解和稀释本药。

7. 规格 注射剂：每支4mg，6mg。

8. 贮存 避光，密封，阴凉处保存。

七、柔红霉素（Daunorubicin）

1. 别名 柔毛霉素、红比霉素、正定霉素、红保霉素、佐柔比星、红比脘、Rubomycin、Daunomycin、Daunoblastin、Rubidomycin、Ondena、Cerubidine，简称DNR、DRB、DM。另有柔红霉素脂质体剂型。

2. 药理作用 柔红霉素是第一代蒽环类抗肿瘤抗生素。通过它的蒽环平面嵌合于DNA碱基对之间并紧密地结合到DNA上，导致DNA空间结构的障碍，抑制DNA及依赖DNA的RNA合成，对RNA的影响尤为明显。同时还选择性作用于嘌呤核苷而杀伤处于各个增生时期的肿瘤细胞，属于细胞周期非特异性药物，但对G_2期作用最显著。本药口服不吸收，静脉注射后分布广泛，以骨髓和肠道的浓度最高，其次是心、肝、脾、肾等器官，不能透过血脑屏障。骨髓内最高浓度可维持8～24小时。药物通过主动转运进入细胞，血浆半衰期为30～50小时。药物主要在肝内代谢后随胆汁排出，伴有肝肠循环，5%～15%的药物经肾排出。给药后3天患者尿呈橘红色。

3. 适应证 主要用于急性粒细胞性白血病和急性淋巴细胞白血病，也用于淋巴瘤、骨肉瘤、其他类型白血病的治疗。柔红霉素脂质体具有与伊达比星相似的抗白血病作用，但治疗相关死亡率更低。

4. 用法 成人每次20～40mg/m^2，用生理盐水250mL溶解后静脉滴注，连用2～3天，3周为1周期。老年人酌情减量。儿童每次20mg/m^2，2岁以下或体表面积小于0.5m^{2}者，每次用量0.5～1mg/kg，连用2～3天，3周为1周期。联合化疗时每次剂量减至常规剂量的2/3。累计总剂量不能超过400～

$500mg/m^2$，2 岁以下幼儿不得超过 $200 \sim 250mg/m^2$。

5. 不良反应　主要是骨髓抑制、心脏毒性、胃肠道反应和脱发。严重骨髓抑制一般在用药后 10 天左右出现。心脏毒性发生率为 2% ~10%，表现为突发心动过速、呼吸困难、心肌酶和心电图异常、急性心力衰竭、肺水肿甚至死亡等，病理可见多灶性心肌退行性变。消化道反应有恶心、呕吐、口腔溃疡、腹痛、肝功能异常等。发生口腔溃疡的患者应立即停药。部分患者可出现过敏。药物渗出血管外可导致局部坏死。

6. 注意事项　心肌损伤、骨髓抑制、孕妇及免疫机能低下者禁用。肝肾功能受损者慎用。滴注速度不宜过快以免引发心律失常。用药期间应加大饮水量，保证每日足够排尿量。定期检查血常规，心脏功能和肝肾功能。停药后 6 个月内不得接种任何病毒疫苗。

7. 规格　注射剂：每支 10mg，20mg。

8. 贮存　密闭．阴凉干燥处，室温下保存。

八、伊达比星（Idarubicin）

1. 别名　去甲氧基柔红霉素、依达霉素、埃得霉素、依达比星，商品名为艾诺宁、善唯达、Zavedos，简称 IDA。

2. 药理作用　伊达比星是柔红霉素类似物，在蒽环第 4 位缺少一个甲氧基，故比柔红霉素的脂溶性高。其作用机制与柔红霉素相同，药物嵌入 DNA 双链的碱基对之间，强烈抑制 DNA 聚合酶和 RNA 聚合酶，阻止 DNA 链的延伸、复制和转录。本品还可影响拓扑异构酶Ⅱ（Topll）的活性，破坏 DNA 的正常空间结构，可诱发 DNA 结构断裂，细胞死亡。本药可静脉注射，口服生物利用度为 28%（4% ~89%），$t_{1/2\beta}$16.6 小时。能够透过血脑屏障，血浆蛋白结合率为 97%。本品经肝脏代谢产生具有相同抗瘤活性的代谢产物——伊达比星醇，伊达比星和伊达比星醇在骨髓和有核血细胞中的峰浓度分别比血浆高 400 和 200 倍，二者的血浆半衰期分别为 22 小时和 45 小时，伊达比星醇在细胞内的终末半衰期长达 72 小时。本品原形或代谢物主要随胆汁排泄，小部分由肾排出。儿童体内的药代动力学与成人相似。

3. 适应证　治疗急性淋巴细胞白血病、急性非淋巴性白血病。对霍奇金淋巴瘤、非霍奇金淋巴瘤、乳腺癌和多发性骨髓瘤也有缓解作用。急性白血病的缓解率约为 36%，非霍奇金淋巴瘤的缓解率约为 45%。

4. 用法　急性非淋巴细胞白血病：每日 $12mg/m^2$，溶解于 10 ~20mL 注射用水中静脉冲入，连用 3 天。或每日 $8mg/m^2$，连用 5 天。急性淋巴细胞白血病：成人每日 $12mg/m^2$，静脉注射，连用 3 天。儿童：每日 $8 \sim 10mg/m^2$，连用 3 天，每 3 周为 1 个疗程。

5. 不良反应　与多柔比星相似，但心脏毒性较小。主要的严重不良反应为严重的骨髓抑制和心脏毒性。骨髓抑制主要表现为白细胞、红细胞和血小板减少。心脏毒性表现为致命性充血性心力衰竭、急性心律失常和心肌病。还可出现胃肠道反应、脱发、皮疹及肝肾功能异常。药液溢出血管可引起局部红肿坏死。

6. 注意事项　妊娠和哺乳期妇女、肝肾功能不全、感染未得到控制者禁用。肝肾功能损害、有心脏病史、曾经接受放疗或化疗的患者慎用。用药期间定期检查血常规、肝肾功能和心电图。出现心脏毒性时可用洋地黄和利尿剂对症处理，限制钠盐摄入并卧床休息。使用本品后的几个月内可能出现迟发性心力衰竭，应密切观察并对症处理。

7. 规格　注射剂：每支 5mg，10mg。胶囊剂：每粒 1mg，5mg，10mg，25mg。

8. 贮存　密闭，干燥，阴凉处保存。

九、多柔比星（Doxorubicin）

1. 别名　阿霉素、阿德里亚霉素、羟柔红霉素、羟正定霉素、Adriamycin，简称 ADM、ADR。

2. 药理作用　ADM 属蒽环类广谱抗肿瘤药，为周期非特异性药物，对处于各增殖周期的肿瘤细胞都有杀灭作用。其作用机制主要是通过蒽环平面嵌入DNA碱基对中，抑制反转录酶和RNA聚合酶，改变DNA的模板，抑制DNA和RNA的合成。还具有形成超氧基自由基的功能，并有特殊的破坏细胞膜结构和功能的作用。本药以多级指数方式迅速消除，蛋白结合率低，分布于心、肾、肝、脾、肺等组织中且有较高浓度，不能透过血脑屏障，主要在肝代谢，50%药物以原形随胆汁排出。

3. 适应证 急性白血病、恶性淋巴瘤、乳腺癌、肺癌（包括小细胞肺癌和非小细胞肺癌）、卵巢癌、软组织肉瘤、成骨肉瘤、横纹肌肉瘤、尤因肉瘤、肾母细胞瘤，神经母细胞瘤、膀胱癌、甲状腺癌、前列腺癌、头颈部鳞癌、睾丸癌、胃癌、肝癌。

4. 用法 单药周期每次剂量50~60mg/m^2，联合用药每次剂量40~50mg/m^2，用5%葡萄糖液溶解后静脉冲入或滴注（常用），3周为1周期。或每次20mg/m^2，1周1次，连用2周，3周为1周期。总量不宜超过450~550mg/m^2，以免发生严重心脏毒性反应。儿童减半使用。本药不能用于肌内注射或者鞘内注射。

5. 不良反应 用药后60%~80%的患者会出现骨髓抑制，均有不同程度的毛发脱落。6%~30%可出现室上性心动过速和迟发性严重心力衰竭，发生概率与使用总剂量有关，特别是总剂量超过400~500mg/m^{2}的患者。其他常见反应有恶心、呕吐、口腔溃疡、乏力、血尿（常2天内自行消失）、转氨酶升高、黄疸、高尿酸血症等。渗出血管外可致局部红肿、疼痛，坏死和溃疡。肝肾功能不全的患者的用量应适当减少。

6. 注意事项 妊娠和哺乳期妇女、水痘和疱疹患者禁用。老年人、2岁以下幼儿和心脏病患者慎用。可进行腔内注射和膀胱灌注，不能做鞘内注射。长期应用可影响生殖功能。用药前进行心电图、超声心动图、心肌酶等心脏相关检查。进行纵隔或胸腔放疗期间禁用本药，曾接受过纵隔或胸腔放疗的患者应减量。痛风患者在使用本药时，宜加大别嘌呤醇的用量，补充液量。用药期间避免服用脊髓灰质炎疫苗，密切随访血常规。任何可能导致肝脏损害的药物与本药合用，可加重肝损害。与大剂量环磷酰胺合用时，本药应分次酌减剂量。

7. 规格 冻干粉剂：10mg，50mg。

8. 贮存 避光，2~8℃保存。

十、多柔比星脂质体（Doxorubiein Liposomal）

1. 别名 阿霉素脂质体、脂质体阿霉素、Evacet、Mycocet，商品名为里葆多、楷莱、多喜、Caelyx、Doxil、Libod。

2. 药理作用 多柔比星脂质体是将多柔比星包裹在聚乙二醇包被的脂质体中，该微球体可通过肿瘤组织中的异常血管，将高浓度的多柔比星送至肿瘤组织，在胞质和胞核中维持较高的浓度，并维持较长的时间，在肝、脾、肺内含量明显增加，具有肺靶向性，提高其抗肿瘤的靶向性和疗效，心脏毒性显著减轻。脂质体经表面亲水性修饰降低了与亲脂性调理蛋白的结合力，避免了单核吞噬系统对其的识别和摄取，以单级指数方式消除，显示长循环特性。药代动力学研究显示，阿霉素脂质体在给药后24小时内，在肿瘤组织和血液中的浓度明显增加，并可使心脏和肺的阿霉素浓度降低。

3. 适应证 同阿霉素。对乳腺癌、妇科肿瘤、肝癌、肺癌、淋巴瘤、多发性骨髓瘤、头颈部肿瘤、软组织肉瘤等多种肿瘤都有着很好的治疗效果。也可用于与艾滋病相关的卡波西肉瘤（AIDS-KS）的一线或二线化疗。

4. 用法 每次40mg/m^2，静脉滴注，第1天，3周或4周为1周期。用5%葡萄糖液250mL稀释，静脉滴注30~60分钟。对于肝功能不全的患者给药量要减少。建议本药滴注管与5%葡萄糖滴注管相连接以进一步稀释并最大限度地减少血栓形成和外渗危险。肾功能不全患者使用本药时剂量无须调整。脾切除患者：目前尚无本药用于脾切除患者的经验，故不推荐使用。

5. 不良反应 发生率较高（≥5%）的不良反应有恶心、无力、脱发、发热、腹泻、与滴注有关的急性反应和口腔炎。白细胞减少是最常见的不良反应，也可见贫血和血小板减少。血红蛋白和血小板减少的发生率较低（<5%），白细胞减少导致感染更为少见（1%）。滴注反应主要有潮红、气短、面部

水肿、头痛、寒战、背痛、胸部和喉部收窄感、低血压。

6. 注意事项　参见多柔比星。

7. 规格　注射剂：每瓶20mg（10mL）。

8. 贮存　低温，阴凉干燥处保存。

9. 临床应用　如下所述。

（1）乳腺癌：Harris L等比较了阿霉素脂质体与阿霉素治疗转移性乳腺癌的疗效和毒性。患者被分为阿霉素脂质体组治疗69例和阿霉素组75例。阿霉素脂质体75mg/m^{2}静脉滴注60分钟，3周重复；阿霉素75mg/m^{2}静脉推注，3周重复，至少6周期。结果：两组CR分别为2例（3%）和1例（1%）；PR分别为21例（30%）和21例（28%）；总有效率分别为33%和29%。毒性：充血性心衰分别为0%和4%；恶心呕吐分别为10%和25%；胃炎、黏膜炎分别为：9%和16%；发热、感染分别为：6%和11%。认为两药疗效相似，而阿霉素脂质体的毒性较低。

（2）胃癌：李燕等对晚期胃癌28例采用COX方案治疗，隐匿性脂质体阿霉素30mg/m^{2}静脉推注，第1天；奥沙利铂135mg/m^{2}静脉滴注，第1天和卡培他滨1 000mg/m^{2}口服，每日2次，3周为1周期，至少用2周期以上。结果：CR 1例，PR 13例，SD 8例，PD6例，总有效率为50.0%，中位无进展生存期为8.5个月，中位生存期为11.4个月，1年生存率为46.4%。显示阿霉素脂质体联合奥沙利铂和卡培他滨治疗复发转移性胃癌有较好疗效。

（3）卵巢癌：赵灵琴将晚期复发性卵巢癌72例分为两组治疗。观察组22例，给予DP方案治疗：阿霉素脂质体30~50mg/m^{2}静脉滴注，第1天；顺铂40~60mg/m^{2}静脉滴注，第1天，21天1周期。对照组50例，PP方案治疗：紫杉醇175mg/m^{2}静脉滴注，第1天；顺铂70~75mg/m^{2}静脉滴注，第1天，21天1周期。2~4周期后评价疗效。结果：观察组CR 2例，PR 6例，NC 12例，PD 2例，总有效率为36.4%。对照组CR 5例，PR 13例，NC 27例，PD 5例，总有效率为36.0%。两组比较差异无统计学意义（$P>0.05$）。不良反应：骨髓抑制、恶心呕吐和神经毒性，两组比较阿霉素脂质体加顺铂组明显低于紫杉醇加顺铂组。提示阿霉素脂质体加顺铂治疗晚期卵巢癌有较好疗效，且不良反应较轻。

（4）前列腺癌：意大利MontanariM等报道对44例曾用多西紫杉醇失败、PSA >20ng/mL、有可测量病灶的晚期前列腺癌患者，应用阿霉素脂质体20mg/m^{2}静脉滴注，每周1次；泼尼松10mg/d口服，直至病情进展。结果：14.8%患者的PSA下降50%以上，中位生存期11.3个月，中位进展时间2.8个月，Ⅲ、Ⅳ度中性粒细胞减少发生率12.9%，其他不良反应均可耐受。

十一、表柔比星（Epirubicin）

1. 别名　表阿霉素，商品名为法玛新、Pharmorubicin，简称EPI、EPB、E-ADM。

2. 药理作用　表柔比星为半合成蒽环类抗肿瘤药物，有较强的抗肿瘤活性。它是多柔比星的异构体，区别在于氨基糖部分4′位的羟基由顺式变成反式，这种立体结构的细微变化明显降低了EPI的心脏和骨髓毒性，而抗肿瘤活性得到提高。EPI的作用机制与阿霉素相同，药物直接嵌入DNA碱基对之间，干扰mRNA的转录过程，抑制DNA和RNA的合成，为细胞周期非特异性药物，EPI可迅速透入细胞，进入细胞核发挥作用，并对拓扑异构酶Ⅱ亦有抑制作用。本品口服无效，静脉滴注后广泛分布到各组织，不能透过血脑屏障。药物在心脏、脾、肾的浓度较ADM低，在体内代谢排出较ADM快，本品主要在肝代谢，经胆管排泄，少部分由尿排出。48小时尿中排出10%，肾功能状态对EPI的药代动力学无明显影响。

3. 适应证　与多柔比星同为广谱抗肿瘤药。治疗乳腺癌、肺癌、恶性淋巴瘤、软组织肉瘤、食管癌、胃癌、肝癌、黑色素瘤、结肠直肠癌、卵巢癌、白血病、胰腺癌、多发性骨髓瘤等多种肿瘤。是乳腺癌、胃癌等化疗方案的基础用药。

4. 用法　单药每次60~100mg/m^2；联合用药国内用每次50~60mg/m^2，用5%葡萄糖液或生理盐水250~500mL溶解后静脉滴注，第1天，3周为1周期。也可用每次25~30mg/m^2，连用2天，或每周1次，连用2周，3周为1周期。大剂量给药时，每次100~120mg/m^2，3周1次。

5. 不良反应　同多柔比星。骨髓抑制、心脏毒性、胃肠道反应均较多柔比星低。

6. 注意事项　参见多柔比星。

7. 规格　注射剂：10mg，50mg。

8. 贮存　避光，室温下阴凉干燥处保存。

十二、吡柔比星（Pirarubicin）

1. 别名　吡喃阿霉素、Perarubicin，简称 THP - ADM、THP。

2. 药理作用　吡柔比星是第二代蒽环类药物，是 ADM 氨基糖部分第4位羟基上的一个异构体。进入细胞核内迅速嵌入 DNA 双螺旋核酸碱基对间，抑制 DNA 聚合酶，阻碍 DNA 复制和转录，干扰 mRNA 的合成，同时抑制 DNA 拓扑异构酶Ⅱ活性，使细胞周期停滞在 DNA 合成后期（G_2 期），抑制肿瘤生长，具有较强的抗肿瘤活性。静脉注射后分布较快，以脾、肺及肾组织中浓度较高，心脏内较低。原形药物及代谢物随胆汁排出。吡柔比星的疗效和安全性优于阿霉素，心脏毒性是阿霉素的1/7。

3. 适应证　与表柔比星相同，抗瘤谱较广。对恶性淋巴瘤、急性白血病、乳腺癌、卵巢癌、膀胱癌有明显疗效，对肾盂癌、输尿管癌、子宫颈癌、胃癌、头颈部癌也有一定疗效。

4. 用法　实体瘤：成人每次 25 ~ 20mg/m^2，用5% 葡萄糖液 10mL 溶解后静脉冲入，每周1次，连用2周，3 ~ 4 周为1周期。或每次 30 ~ 40mg/m^2，静脉冲入，3 ~ 4 周1次为1周期。膀胱灌注：每次 15 ~ 30mg 加入生理盐水 15 ~ 50mL 中，膀胱灌注保留 1 ~ 2 小时，每周3次，用2 ~ 3 周。也可动脉给药。白血病：每次 20 ~ 30mg/m^2，每日1次，第1 ~ 3 天，3 ~ 4 周为1周期。有报道膀胱内灌注 THP 可能降低上尿道上皮癌在输尿管膀胱袖状切除术后膀胱复发概率。

5. 不良反应　骨髓抑制有白细胞和血小板减少、贫血等。胃肠道反应如恶心、呕吐、腹泻、口腔溃疡等。心脏毒性发生率约 3.8%，可出现心动过速、心律失常、心电图异常、心力衰竭等。还有明显脱发（较 ADM 为轻）头痛、头晕、乏力、发热、转氨酶升高、蛋白尿、尿素氮升高、血尿、尿频、尿痛、麻木、色素沉着等。

6. 注意事项　对本药过敏者、妊娠和哺乳期妇女、有心脏病史和心功能异常者禁用。宜用5% 葡萄糖液溶解本药，配制后的药液在室温放置时间不得超过6小时。

7. 规格　注射剂：10mg，20mg。

8. 贮存　室温，阴凉处保存。

十三、阿柔比星（Aelambiein）

1. 别名　阿克拉霉素、阿克拉比星、阿克拉霉素 A、阿拉霉素、安乐霉素、AclacinomyeinA，简称 ACM - A、ACR。

2. 药理作用　本药是第二代蒽环类抗癌药物，属于细胞周期非特异性药物。能迅速转运进入细胞内并维持较高浓度，嵌入 DNA，与 DNA 螺旋链结合，干扰核酸的合成，特别是选择性抑制 RNA 合成，在 G_1 晚期和 S 晚期阻断细胞周期。体外试验中阿柔比星对蛋白质、DNA 多聚酶 I 有较强的抑制作用。静脉注射后血细胞中的浓度高于血浆，在肺、脾、淋巴结中浓度也较高，主要经肝微粒体和胞质中的还原酶作用下代谢，代谢产物随粪和尿排出。

3. 适应证　用于急性白血病、恶性淋巴瘤、肺癌、乳腺癌、胃癌、卵巢癌等。

4. 用法　白血病：每次 ACR 0.4mg/kg，或6mg/m^2，加入生理盐水 10mL 静脉冲入（入壶）或5% 葡萄糖液 250mL 中静脉滴注，每日1次，8天为1个疗程。淋巴瘤或实体瘤：ACR 每次 0.8 ~ 1mg/kg，静脉滴注，每周2次。总量一般不超过 300mg。药物溶解：先加生理盐水 10mL 溶解，再加生理盐水或5% 葡萄糖液 250mL。

5. 不良反应　与多柔比星相似，但程度较轻。主要为心脏毒性、血液系统反应、胃肠道反应，还有头痛、皮疹、脱发、发热等，有时出现肝肾功能异常。

6. 注意事项　对本药过敏者、心功能异常或有心功能不全病史者、妊娠和哺乳期妇女禁用。老年

人、儿童、肝肾功能异常、曾用过其他蒽环类药物者、骨髓功能受损或并发感染者慎用。本品严禁作皮下或肌内注射。静脉滴注溢出血管外可导致静脉炎，应注意。用药期间应监测血常规、心肝肾功能。如果出现严重并发感染，发热或出血、心力衰竭、心电图异常、胃肠道出血，应考虑停药。

7. 规格　注射剂：10mg，20mg。

8. 贮存　避光，阴凉处保存。

十四、氨柔比星（Ammbiein）

1. 别名　商品名为凯德、Calsed。简称 AMR、SM－5887。

2. 药理作用　氨柔比星是第三代蒽环类药物，但作用机制与多柔比星略有不同。氨柔比星是一种嵌入型拓扑异构酶Ⅱ（TopoⅡ）的活性导致 DNA 的断裂，从而抑制肿瘤细胞的增殖。静脉注射后在血浆及血细胞中快速地转变为活性代谢产物氨柔比星醇（amrubicinol），氨柔比星醇在血细胞中的浓度高于血浆中的浓度。氨柔比星在血浆中的半衰期为 1.76～2.30 小时，氨柔比星醇在血浆中的半衰期为 6.75～17.6 小时。药物主要分布于骨髓、消化道壁、皮肤、肾上腺、脾和肺中，以原药和氨柔比星醇的形式经肾排出。本药主要在肝代谢。以 10mg/kg 单剂给药时，72 小时从胆汁中排泄 58.3%，从尿中排泄 17.5%，从粪便中排泄 12.8%。Ⅰ、Ⅱ期临床试验确定本药的最大耐受剂量（MTD）为每天 $50mg/m^2$。

3. 适应证　用于小细胞肺癌和非小细胞肺癌的治疗。

4. 用法　成人推荐剂量为每日 $40mg/m^2$，溶于生理盐水或 5% 葡萄糖液 20mL 中静脉注射，每日 1 次，连用 3 天，3～4 周为 1 周期，下周期可根据患者情况适当降低剂量。每日用 $45mg/m^2$ 时骨髓抑制较重。

5. 不良反应　主要不良反应为血细胞减少（93.9%）、中性粒细胞减少（95%）、血红蛋白减少（81.2%）、血小板减少（47%）、食欲不振（65.7%）、恶心呕吐（58.6%）、脱发（70.4%）、肝功能异常（22.7%）和发热（29.8%）。其他偶发的严重不良反应有间质性肺炎（0.1%～5%）、吐血（0.1%～5%）、心电图异常（>5%）、心律失常（0.1%～5%）和皮疹（0.1%～5%）。

6. 注意事项　骨髓抑制、肝功能异常、伴有感染、水痘者及高龄患者慎用。儿童使用本药时应仔细观察不良反应，慎重用药。对必须用药的儿童和育龄期患者，应注意对生殖功能的影响。对肝肾功能障碍者应该密切监测肝肾功能。

7. 规格　粉针剂：每支 20mg，50mg。

8. 贮存　密闭、避光保存。

9. 临床应用　如下所述。

（1）小细胞肺癌

1）初治病例的治疗。

a. 单药治疗：Yana T 等进行的Ⅱ期研究，初治广泛期 SCLC 入组 35 例，可评价病例 33 例，给予氨柔比星每次 $45mg/m^2$，每日 1 次，第 1、2、3 天，3 周为 1 周期，如第一周期后肿瘤增大 25% 或第二周期肿瘤增大 50%，则行挽救性化疗。结果：CR 3 例，PR 22 例，有效率为 75.8%，中位生存期为 11.7 个月。主要不良反应为血液毒性，Ⅲ度以上非血液毒性有厌食（9.1%）、脱发（3%）。6 例患者进行挽救性化疗。

b. 氨柔比星联合化疗：氨柔比星联合顺铂。Ohe Y 等Ⅱ期研究，对广泛期 SCLC 41 例，一线治疗用氨柔比星每次 $40mg/m^2$，每天 1 次，第 1、2、3 天＋顺铂 $60mg/m^2$，第 1 天，3 周重复。结果：CR4 例，PR 32 例，有效率为 87.8%，1 年生存率为 56.1%，中位生存期为 13.6 个月。Ⅲ度以上毒性为血红蛋白减少 53.7%，白细胞减少 65.9%，中性粒细胞减少 95.1%，血小板减少 24.4%。需给予 G－CSF 支持。

氨柔比星联合卡铂：Fukuda M 等对老年 SCLC 可评价 15 例，一线治疗用氨柔比星分为 3 个剂量水平，$40mg/m^2$，$35mg/m^2$，$30mg/m^2$，每日 1 次，第1、2、3 天＋卡铂均用 AUC 5，第 1 天。结果：CR 2

例，PR 9 例，SD 3 例，PD 1 例，有效率为 73.3%，中位生存期为 13.6 个月。确定氨柔比星最大耐受剂量为 $40mg/m^2$，对老年患者用氨柔比星的推荐剂量为 $35mg/m^2$，每日 1 次，第 1、2、3 天，3 周重复。Inoue A 等的Ⅱ期研究，对老年 SCLC 36 例，一线治疗用氨柔比星 $35mg/m^2$，每天 1 次，第 1、2、3 天 + 卡铂均用 AUC4，第 1 天，3 周为 1 周期。结果：总有效率为 89%，中位生存期为 18.6 个月。提示用此方案治疗老年 SCLC 相当有效，且可耐受。但应注意血液毒性。

2）复发病例的治疗

a. 氨柔比星单药治疗：Kaira K 等进行的Ⅱ期研究，在 SCLC 组 29 例中，二线治疗用氨柔比星 $35mg/m^2$，每日 1 次，第 1、2、3 天，3 周为 1 周期。结果：有效率为 44.8%，生存期为 12.0 个月，1 年生存率为 46.7%。显示氨柔比星单药二线治疗 SCLC 有效，且耐受较好。

b. 氨柔比星与拓扑替康单药治疗比较：Inoue A 等进行的Ⅱ期试验，对复发的 SCLC 可评价病例 59 例，敏感性复发患者 36 例，难治性复发患者 23 例。随机分为两组，氨柔比星组与拓扑替康组。氨柔比星组每次 $40mg/m^2$，每日 1 次，第 1～3 天，拓扑替康组 $1.0mg/m^2$，每日 1 次，第 1～5 天，均为 3 周 1 周期。结果：在敏感性复发患者中氨柔比星组 17 例和拓扑替康组 19 例，两组的有效率分别为 53% 和 21%，中位无进展生存时间分别为 3.9 个月和 3.0 个月，中位生存期分别为 9.9 个月和 11.7 个月；在难治性复发患者中两药的有效率分别为 17% 和 0%，中位无进展生存时间分别为 2.6 个月和 1.5 个月，中位生存期分别为 5.3 个月和 5.4 个月。显示氨柔比星对 SCLC 治疗复发优于拓扑替康。

（2）非小细胞肺癌：氨柔比星单药治疗。在氨柔比星的Ⅰ～Ⅱ期临床试验中，KurateT 等用氨柔比星单药每日 $45mg/m^2$，每日 1 次，连用 3 天，治疗进展期 NSCLC，有效率为 27.9%。另一项用氨柔比星每日 $40mg/m^2$，每日 1 次，连用 3 天，联合顺铂 $60mg/m^2$ 治疗广泛期 NSCLC 42 例，对照用托泊替康组 14 例，每日 $1.5mg/m^2$，每日 1 次，连用 5 天，21 天为 1 周期。结果：氨柔比星组 CR 2 例，PR 9 例，有效率（CR/PR）为 75.8%，CR 率为 9.1%，中位生存期为 11.7 个月。托泊替康组 PR 2 例。不良反应两组相近，未见到蒽环类药物的心肌毒性。对复发难治的 NSCLC，氨柔比星的有效率为 50%，无进展生存期为 2.6 个月，总生存期为 10.3 个月，1 年生存率为 40%。初步结果显示总体生存率氨柔比星优于目前的二线药物托泊替康。Murakami S 等的Ⅰ～Ⅱ期临床试验结果表明，氨柔比星联合 S-1 治疗曾经过其他治疗的无 ECFR 突变的 NSCLC 有效。Ⅱ期临床试验中治疗 NSCLC 患者 20 例，氨柔比星 $30mg/m^2$，每日 1 次静脉滴注，第 1～3 天；S-1：$40mg/m^2$ 口服，第 1～14 天。每 4 周 1 周期，依据情况可每周期递增氨柔比星 $5mg/m^2$。CR 2 例、PR 3 例，总缓解率为 25%，中位无进展生存期为 3.8 个月，中位生存期为 15.6 个月，1 年生存率为 60%。2 例发生中性粒细胞减少性发热，Ⅲ度呕吐、低血压、感染发生各 1 例，无治疗相关死亡。

十五、伊沙匹隆（Ixabepilone）

1. 别名　氮杂埃坡霉素 B，商品名为 Ixempra。

2. 药理作用　伊沙匹隆是一种半合成的埃坡霉素 B 类似物，通过与微管蛋白的 β-亚单位结合，促进微管蛋白聚合形成微管，并对微管具有稳定作用，使细胞周期中止在 M 期，从而抑制肿瘤细胞的生长，导致细胞死亡。伊沙匹隆在 P-糖蛋白、多药耐药相关蛋白-1 中过表达，所导致多药耐药的人类肿瘤异种移植模型中，及 βⅢ-微管蛋白亚单位中过表达，所导致紫杉类耐药的人类肿瘤异种移植模型中，均表现出显著的抗肿瘤活性。伊沙匹隆与卡培他滨联合，在人类肿瘤异种移植模型体内具有协同抗肿瘤作用。

药代动力学研究：患者 15～$57mg/m^2$，其终末消除半衰期为 52 小时，伊沙匹隆大部分在肝代谢，^{14}C标记示踪显示其给药后 7 天内代谢产物经粪便和尿排出的量，分别占所给剂量的 65% 和 21%，伊沙匹隆原形经粪便和尿排出的量分别占所给剂量的 1.6% 和 5.6%。

3. 适应证　与卡培他滨联合治疗紫杉类治疗失败或有蒽环类药物使用禁忌的转移性或局部晚期乳腺癌；单药用于紫杉类、卡培他滨及蒽环类治疗失败或有蒽环类药物使用禁忌的晚期乳腺癌。

4. 用法　单药治疗：每次 $40mg/m^2$，静脉滴注 3 小时以上，每 3 周重复。联合化疗：伊沙匹隆

$40mg/m^2$，静脉滴注3小时以上，第1天；卡培他滨1 000mg/m^2，每日2次口服，第1～14天；21天为1周期。对于体表面积超过2.0m^2的患者可按2.0m^2计算伊沙匹隆用量。

伊沙匹隆用所提供的溶液按2mg/mL溶解（该溶解液在室温及可见光下稳定性可保持1小时），然后以生理盐水或pH范围为6～7.5的乳酸林格注射液稀释，终浓度为0.2～0.6mg/mL，稀释后的伊沙匹隆注射液在室温及可见光下6小时内性质稳定。

预处理用药：伊沙匹隆制剂中含有一定量的蓖麻油，为了防止发生过敏反应，在伊沙匹隆治疗前应给予H1受体拮抗剂扑尔敏或苯海拉明等，或H_2受体拮抗剂雷尼替丁或西咪替丁，进行预处理；既往有伊沙匹隆过敏史者，除前述预处理药物外，还应给予糖皮质激素；伊沙匹隆给药前6～12小时及30～60分钟，静脉注射或口服地塞米松20mg各一次。

5. 不良反应　较常见的不良反应（≥20%）主要有中性粒细胞减少、血小板减少、贫血、周围感觉神经病、疲乏、肌痛、关节痛、脱发、恶心、呕吐、口腔炎、腹泻等。骨髓抑制为剂量限制性毒性，主要表现为中性粒细胞减少，呈剂量依赖性，伊沙匹隆单药治疗及与卡培他滨联合治疗，Ⅳ度中性粒细胞减少（$<0.5\times10^9/L$）的发生率分别为23%和36%。肝功能损害［转氨酶和（或）胆红素增高］患者骨髓抑制更重。周围神经病变是最常见毒性反应，也是常见的减量和停药原因之一，主要表现为烧灼感、感觉过敏、感觉迟钝、麻木不适或神经性疼痛。伊沙匹隆单药治疗及与卡培他滨联合治疗，周围神经病变的发生率分别为62%和67%。伊沙匹隆治疗前预处理后仍有1%的患者发生过敏反应，给予糖皮质激素治疗可缓解。

6. 注意事项　①治疗期间应密切观察毒性反应，出现任何Ⅳ度非血液学毒性或Ⅲ度神经毒性持续超过7天，均应停止伊沙匹隆治疗；出现任何Ⅲ度非血液学毒性或Ⅱ度神经毒性持续超过7天，则减少伊沙匹隆20%治疗剂量，出现中性粒细胞减少伴发热或中性粒细胞$<0.5\times10^9/L$持续超过7天、血小板$<25\times10^9/L$或血小板$<50\times10^9/L$伴出血，则减少伊沙匹隆20%治疗剂量。②患者同时接受CYP3A4抑制剂（如酮康唑、伊曲康唑、伏立康唑、利托那韦、茚地那韦、奈非那韦或地拉韦啶等）治疗时伊沙匹隆初始治疗剂量推荐$20mg/m^2$。③肝功能损害［转氨酶和（或）或胆红素增高］患者伊沙匹隆治疗毒性反应较重，故伊沙匹隆与卡培他滨联合治疗禁用于AST或ALT$>2.5\times$ULN和（或）胆红素$>1\times$ULN者；不建议AST或ALT $>10\times$ULN和（或）胆红素$>3\times$ULN的患者接受伊沙匹隆单药治疗；对于AST或ALT$>2.5\times$ULN但$\leqslant10\times$ULN、胆红素$>1\times$ULN但$\leqslant1.5\times$ULN的患者，伊沙匹隆单药治疗初始剂量推荐$32mg/m^2$；对于AST或ALT$>2.5\times$ULN但$\leqslant10\times$ULN、胆红素$>1.5\times$ULN但$\leqslant3\times$ULN的患者，伊沙匹隆单药治疗初始剂量推荐$20mg/m^2$，如果耐受性良好，在以后的治疗周期中可以增加剂量，但不应超过$30mg/m^2$；由于目前相关资料较少，伊沙匹隆单药治疗在AST或ALT $>5\times$ULN的患者中应用须谨慎。④对于肌酐清除率不低于30mL/min的患者无须调整伊沙匹隆给药剂量，但不建议肌酐清除率<30mL/min的患者接受伊沙匹隆治疗。⑤高龄患者接受伊沙匹隆治疗的初始剂量无须特殊调整，目前尚缺乏儿童患者接受伊沙匹隆治疗的相关资料。

7. 规格　粉针剂：每支15mg，附带1支溶剂8mL；每支45mg，附带1支溶剂23.5mL。

8. 贮存　避光，2～8℃冷藏保存。

9. 临床应用　如下所述。

（1）晚期乳腺癌：Perez EA等报道伊沙匹隆Ⅱ期临床研究结果（081），126例用过蒽环类、紫杉类及卡培他滨耐药（化疗中或化疗结束后8周内进展或蒽环类和紫杉类辅助或新辅助化疗结束后6个月内复发）的转移性乳腺癌患者，其中HER2阳性患者均为曲妥珠单抗治疗失败者，给予单药伊沙匹隆$40mg/m^2$，静脉注射3小时，第1天，21天1周期。患者接受治疗的中位数周期数为4.0（1～16周期），25%的患者接受≥8个周期治疗。可评价疗效的患者113例，客观有效率为11.5%。50%的患者病情稳定（SD）。中位缓解时间和无进展生存期分别为5.7个月和3.1个月。中位总生存期为8.6个月。治疗相关的Ⅲ/Ⅳ度不良反应包括外周神经病变（14%）、疲劳/无力（13%）、肌痛（8%）和黏膜炎（6%）。

Thomas ES等完成的Ⅲ期随机、开放、平行对照国际多中心临床研究（046），入选752例蒽环类及紫杉类耐药（蒽环类耐药是指化疗中或化疗结束后3个月内进展的转移性乳腺癌及蒽环类辅助化疗中或结束后6个月内复发者；紫杉类耐药是指化疗中或化疗结束后4个月内进展的转移性乳腺癌及紫杉类辅助化疗中或结束后12个月内复发者）的转移性乳腺癌患者，随机接受伊沙匹隆40mg/m^2 静脉滴注3小时，第1天联合卡培他滨1 000mg/m^2 口服，每日2次，第1～14天，21天为1周期方案，与单药卡培他滨1 250mg/m^2，每日2次，第1～14天，21天为1周期方案。结果显示与卡培他滨单药相比，伊沙匹隆联合卡培他滨组的无进展生存期（PFS）显著延长（5.8个月和4.2个月，$P=0.000\,3$），客观有效率显著提高（34.7%和14.3%，$P<0.000\,1$）。两组Ⅲ、Ⅳ度不良反应分别为中性粒细胞减少（68%和11%）、外周神经病变（21%和0%）和疲乏（9%和3%），其中外周神经病变中位恢复时间为6周。其他不良反应包括腹泻、肌痛及黏膜炎等。治疗相关的死亡率分别为3%和1%，这些患者均死于中性粒细胞减少继发的感染，值得注意的是这种不良事件多发生于基线肝功能异常的患者。基于这个Ⅲ期研究，美国FDA批准其上市。

（2）非小细胞肺癌：Spigel DR等报道伊沙匹隆治疗非小细胞肺癌Ⅱ期研究结果，入选82例未接受过任何治疗的Ⅲ/Ⅳ期非小细胞肺癌患者，随机分为A、B两组，A组接受伊沙匹隆30mg/m^2 联合卡铂AUC6静脉滴注，第1天，21天为1周期方案，总周期数≤6，B组每周期化疗前一天使用贝伐珠单抗15mg/kg静脉滴注。结果显示，A、B两组的客观有效率（ORR）分别为29%和50%，中位无进展生存期（PFS）分别为5.3个月（95%CI 2.8～8.6）和6.7个月（95%CI 5.1～8.4），中位总生存期（OS）分别为9.3个月（95%I 6.4～16.6）和13.2个月（95%CI 8.9～上限值未达到）。A、B两组不良反应主要为中性粒细胞减少（31%和48%）、血小板减少（19%和20%）、贫血（10%和27%）和疲乏（10%和23%），均可耐受和逆转。此研究表明，伊沙匹隆联合卡铂化疗方案与目前临床上含铂类的常用联合化疗方案疗效基本相当，贝伐珠单抗显著增加了ORR和OS。但仍需更大样本的研究进一步证实。

（3）胰腺癌：Rocha Lima CM等报道伊沙匹隆治疗胰腺癌Ⅱ期研究结果，入选了54例转移性胰腺癌（无法行手术切除），一线接受伊沙匹隆32mg/m^2（静脉注射3小时）21天为1周期，联合西妥昔单抗250mg/m^2（静脉注射1小时）1周1次方案治疗。6个月生存率为57%（95%CI 4.3～7.1），总生存率为7.6个月（95%CI 5.5～12.2）。主要不良反应为中性粒细胞减少（33%）和疲乏（17%），均可耐受和逆转。此研究结果与伊沙匹隆联合吉西他滨方案治疗转移性胰腺癌研究结果相似。

（4）非霍奇金淋巴瘤：Churpek JE等报道多中心Ⅱ期研究结果，入选了51例复发进展的非霍奇金淋巴瘤患者，包括化疗敏感（既往化疗至少一次达部分缓解）和化疗耐药（既往化疗未达部分缓解）者，弥漫型大B细胞淋巴瘤（25例、49%）、套细胞淋巴瘤（16例、31%）、转化滤泡性淋巴瘤（5例、10%）是最常见的组织类型。给予伊沙匹隆20mg/m^2（静脉注射，第1、8、15天），28天为1周期。客观有效率为27%（14/51），14例均为化疗敏感患者，其中12%（5例）获完全缓解，16%（8例）获部分缓解。中位反应时间为2个周期，反应期中位数为9.7个月。主要不良反应为中性粒细胞减少、外周神经病变和疲乏，均可逆转和耐受，表明伊沙匹隆对复发进展且化疗敏感的非霍奇金淋巴瘤有一定的疗效。

十六、比生群（Bisantrene）

1. 别名　Zantrene。

2. 药理作用　比生群是蒽二酮衍生物，系合成的蒽环类抗肿瘤药物，属细胞周期非特异性药物。可嵌入DNA链，干扰DNA和RNA合成而产生细胞毒作用。比生群的抗肿瘤谱类似阿霉素，心脏毒性较小，不透过血脑屏障。口服无效，腹腔注射、静脉注射及皮下给药。静脉注射后，迅速分布在心、肝、肾、胰、脾、淋巴结、骨髓中，而腺体中浓度最高，清除半衰期2天。主要经过肝代谢清除，2.4%～10%由尿中排出。

3. 适应证　可用于复发性或难治性的急性粒细胞白血病，也可用于乳腺癌、肾癌、胰腺癌、卵巢癌和恶性淋巴瘤。

4. 用法　每次150 ~ 300mg/m²，用5%葡萄糖液稀释成浓度为0.5mg/mL液体，静脉滴注，3 ~ 4周1次为1个疗程。治疗非淋巴母细胞白血病时，可每日250mg/m²，连用7日。

5. 不良反应　主要是骨髓抑制，白细胞计数一般在给药后10天左右降至最低，21天左右恢复。可见低血压、心电图异常和心律失常、胃肠道功能紊乱、胃炎、脱发、皮疹、发热、头晕、肌痛、静脉炎、血尿、血肌酐升高、转氨酶升高等。偶见过敏反应。局部反应可见轻度至重度可逆性手臂肿胀、荨麻疹、红肿、疼痛等。

6. 注意事项　肝肾功能不全者慎用。预先给予抗组胺药或者皮质激素可预防过敏反应和胃肠道反应。漏至血管外可引起局部坏死。本药会使尿液呈现橙黄色。

7. 规格　注射剂：每支50mg，250mg，500mg。

8. 贮存　阴凉、干燥处，室温下保存，避免冻结。

十七、链脲霉素（Streptozotocin）

1. 别名　链氮霉素、链佐星，简称STZ、STI。

2. 药理作用　链脲霉素结构上在葡萄糖2位碳原子上连接有甲基亚硝脲基团，对胰岛的β细胞有高亲和力，可引起动物实验性糖尿病。本药能抑制肿瘤细胞DNA合成，并能抑制嘧啶核苷代谢和糖原异生的某些关键酶。本药静脉注射后体内分布广泛，特别是肝、肾、肠和胰，主要在肝内和肾脏代谢，代谢物主要从尿中排出，少量由肺排出。本药绝大多数以衍生物形式排出，只有少量以原形排出。本药不能透过血脑屏障，但其代谢物可见于脑脊液中。

3. 适应证　主要治疗胰岛细胞瘤。可单独使用，也可与其他抗癌药联合应用。与氟尿嘧啶、顺铂联合是治疗神经内分泌肿瘤的有效方案。对转移性类癌、霍奇金淋巴瘤、大肠癌也有一定疗效；还可用于前列腺癌、胰腺癌、肾上腺皮质癌等。

4. 用法　每次1g/m²，缓慢静脉注射，每周1次，连用4周。或每日0.5g/m²，每周1次，连用5周，6周后重复。以5%葡萄糖液或生理盐水9.5mL溶解，配成浓度为100mg/mL的液体，缓慢静脉注射。

5. 不良反应　常见累积性肾毒性、不可逆性肾功能衰竭、恶心、呕吐、肝功能异常，偶见严重肝毒性。轻度骨髓抑制。本药可影响葡萄糖代谢，有致糖尿病作用，外渗可致局部溃疡或坏死。

6. 规格　注射剂：1g，2g。

7. 贮存　密闭、干燥、阴凉处保存。

十八、米托蒽醌（Mitoxantrone）

1. 别名　二羟蒽二酮、Mitozantrone、Novantrone，商品名为诺消灵、米西宁、Militant，简称MIT、MX、NVT。

2. 药理作用　本药是人工合成的蒽环类抗肿瘤药，作用机制与阿霉素类似。一方面与碱基强有力结合而嵌入DNA，引起DNA链间和链内交联，导致DNA单链及双链断裂。一方面与螺旋链外部阴离子发生较弱的静电作用。此外，对RNA聚合酶也有抑制作用。具有很强的抗肿瘤活性。本品对各细胞周期肿瘤细胞均有抑制作用，对S期的作用更为突出。

本药在体内广泛分布，消除半衰期为40 ~ 120小时，腹腔积液等增加药物分布容积因素可使半衰期进一步延长，因此应酌情减量使用。以肝代谢为主，代谢物主要由粪便排出，6% ~ 11%经肾排泄。

3. 适应证　主要用于乳腺癌、恶性淋巴瘤、急性白血病。对肺癌、消化道恶性肿瘤、黑色素瘤、软组织肉瘤、多发性骨髓瘤、肝癌、大肠癌、肾癌、前列腺癌、膀胱癌、子宫内膜癌、睾丸肿瘤、卵巢瘤和头颈部癌也有效。

4. 用法　静脉滴注：单药每次10 ~ 12mg/m²，联合化疗每次8 ~ 10mg/m²，每3 ~ 4周1次。或者在5分钟左右缓慢静脉推注，或用5%葡萄糖液或生理盐水50mL溶解后静脉滴注，30分钟滴完。总剂量超过140 ~ 160mg/m²时应警惕心脏毒性。

5. 不良反应 中度骨髓抑制，用药后8~10天白细胞和血小板减少达最低点，约在22天左右恢复。胃肠道反应表现为恶心、呕吐、口腔炎、腹痛、腹泻、便秘，但程度较轻。心脏毒性明显小于多柔比星，主要表现为心肌肥大和纤维化。还可引起肝肾功能损害、静脉炎、脱发等。

6. 注意事项 对本药过敏、骨髓抑制、肝功能不全、心功能不全、肺功能不良、妊娠及哺乳期妇女禁用。肝肾疾病患者、接受过放射治疗者及老年人慎用。避免将药液溅入眼睛或者溅到皮肤上。鞘内注射可能会引起瘫痪。用药期间定期检查心电图、肝肾功能和血常规。

7. 规格 注射剂：5mg/2mL，10mg，20mg，30mg/10mL。

8. 贮存 避光、密闭、室温下保存，避免冻结。

（马 峰）

第四节 植物药

一、长春新碱（Vincristine）

1. 别名 硫酸醛基长春新碱、Oncovin，简称VCR。化学名为22-氧代长春碱。

2. 药理作用 长春新碱为夹竹桃科植物长春花中提取的有效成分，作用于细胞有丝分裂期的微管蛋白，抑制微管蛋白的聚合，干扰纺锤体微管的形成，使有丝分裂期细胞停止于中期，为细胞周期特异性药物。长春新碱也可以干扰蛋白质代谢及抑制核糖核酸聚合酶的活性，并抑制细胞膜类脂质的合成和氨基酸在细胞膜上的转运。静脉注射长春新碱后迅速、广泛分布各组织，几乎不透过血脑屏障，但神经细胞内浓度较高。蛋白结合率高达75%，代谢半衰期1~2小时，清除半衰期较长，可达85小时。主要在肝脏代谢，经胆汁、粪便排出。

3. 适应证 急性淋巴细胞白血病、恶性淋巴瘤、横纹肌肉瘤、尤文肉瘤、神经母细胞瘤、肾母细胞瘤、多发性骨髓瘤。

4. 用法 长春新碱1.4mg/m^2（每次最大剂量2mg），加生理盐水30mL，静脉注射，每周1次，肝功能不佳者减量使用，联合化疗时，一般连用2周，休息1周，3周为1周期，可用4~8周期；或长春新碱0.4mg/m^2连续静脉注射96小时，每3周重复。

5. 不良反应 外周神经毒性为剂量限制性毒性。表现为手指（趾）麻木、腱反射迟钝或消失、感觉异常，也可为表现为腹痛、腹胀、便秘，有时出现麻痹性肠梗阻或表现为运动神经和脑神经的损害，并产生相应症状。神经毒性与累积剂量相关。药物有局部组织刺激作用，药液外漏可引起局部组织坏死。

6. 注意事项 注意长春新碱的神经毒性，出现明显神经毒性，应及时停用。避免药物漏入组织，可致组织坏死。忌鞘内注射。

7. 规格 注射用硫酸长春新碱：每瓶1mg。

8. 贮存 密封、避光、在冷处保存。

9. 临床应用 长春新碱联合泼尼松作为诱导治疗儿童急性淋巴细胞白血病，完全缓解率可达80%~90%，长春新碱单药治疗非霍奇金淋巴瘤有效率为40%，与环磷酰胺、泼尼松或加阿霉素治疗非霍奇金淋巴瘤有效率在90%以上。长春新碱单药治疗神经母细胞瘤、胚胎型横纹肌肉瘤、尤文肉瘤的有效率为20%~30%，与阿霉素、达卡巴嗪、环磷酰胺联合治疗，有效率为40%~60%。长春新碱因其骨髓抑制轻，因此最常用于骨髓功能脆弱、敏感肿瘤患者的化疗。

二、长春地辛（Vindesine）

1. 别名 长春花碱酰胺、长春地辛、西艾克、Eldisine，简称VDS。化学名为16-甲酰氨基-17-去乙酰基-16-去（甲氧碳酰）长春碱。

2. 药理作用 长春花碱酰胺为半合成长春碱衍生物，抗肿瘤机制与长春新碱相同，作用于细胞增

殖周期的有丝分裂期，属于细胞周期特异性药物。实验研究显示，长春花碱酰胺抑制细胞增殖作用比长春新碱强，与长春新碱相比骨髓抑制作用更明显，而神经毒性减轻。静脉注射后，长春花碱酰胺广泛分布在各组织器官，以脾、肺、肝、周围神经及淋巴结的药物浓度较高，不能进入脑脊液，消除半衰期约24小时，主要由肝、胆系统排泄。

3. 适应证　晚期非小细胞肺癌、恶性淋巴瘤、乳腺癌、头颈部癌、食管癌、卵巢癌和恶性黑色素瘤的化疗。

4. 用法　单药化疗：长春花碱酰胺3mg/m^2，用生理盐水20mL，静脉注射，每周1次，4~6周为1个疗程。联合化疗：长春花碱酰胺3mg/m^2，每周1次，连用2周，休息1周，3周为1周期。

5. 不良反应　主要有骨髓抑制和神经系统毒性。骨髓抑制主要表现为白细胞或中性粒细胞降低，严重时可出现血小板、血红蛋白下降。骨髓抑制为剂量限制性毒性。神经系统毒性主要表现为外周神经毒性，有累积性。一般表现为四肢末端的感觉异常、深腱反射消失或降低、肌肉酸痛、肌无力，停药后可逐渐恢复。可有轻中度食欲不振、恶心、呕吐、便秘等消化道反应以及脱发、肝功能损害、静脉炎等。

6. 注意事项　注意长春花碱酰胺的神经毒性，症状明显的患者应及时停用。肝功能异常患者慎用、少用或不用。避免药物漏入组织，可致组织坏死。忌鞘内注射。

7. 规格　注射用硫酸长春地辛（西艾克）粉针：每瓶1mg和4mg。

8. 贮存　闭光、密闭，在2~8℃下保存。

9. 临床应用　长春花碱酰胺抗瘤谱广，单药治疗非小细胞肺癌、小细胞肺癌、淋巴瘤、乳腺癌、卵巢癌、软组织肉瘤、恶性生殖细胞肿瘤、食管癌、头颈部癌、恶性黑色素瘤都有效，一般有效率在20%~70%。临床上常常与其他化疗药物联合用于上述晚期患者的治疗，有效率为60%~80%。

三、长春瑞滨（Vinorelbine）

1. 别名　去甲长春花碱、去碳长春花碱、盖诺（国产药商品名）、民诺宾、诺维本、Navelbine（进口药商品名），简称NVB。化学名为3′，4′-二脱氢-4′脱氧-C′-去甲长春花碱。

2. 药理作用　长春瑞滨为一种半合成长春碱类化合物，与长春新碱、长春花碱酰胺在结构上的不同主要是长春碱母环的改变。这些药物的抗肿瘤机制基本相同，阻滞微管蛋白聚合成微管并诱导微管解聚，干扰细胞有丝分裂达到抗肿瘤作用，属于细胞周期特异性药物。长春瑞滨对神经轴索微管的亲和力差，高浓度时才对轴索微管产生影响，因而神经毒性较低。静脉注射长春瑞滨消除半衰期约40小时。主要由肝、胆系统排泄。

3. 适应证　非小细胞肺癌、乳腺癌、卵巢癌、头颈部肿瘤、霍奇金淋巴瘤的化疗。

4. 用法　单药化疗：长春瑞滨25~30mg/m^2，加生理盐水80~100mL，静脉注射，每周1次，连用3周或4周为1周期，一般3~4周期。联合化疗：长春瑞滨25~30mg/m^2；每周1次，连用2次，3周为1周期，一般用药4~6周期。每次给药时需在短时间内（10分钟）静脉注射，必要时在给药后，先后使用地塞米松5mg，并用适量生理盐水冲洗静脉，以减轻长春瑞滨对血管的刺激作用。

5. 不良反应　长春瑞滨常引起注射部位的血管静脉炎、疼痛、注射处肢体麻木感，重者局部皮肤红肿、起水泡，药液渗出或漏出血管外，可导致局部组织坏死和溃疡。骨髓抑制为剂量限制性毒性，表现为粒细胞减少，其中Ⅲ/Ⅳ度白细胞下降占11%~51%，与剂量相关，可出现中度贫血、血小板减少。骨髓抑制无蓄积性，可恢复。可出现周围神经毒性，表现为腱反射消失、感觉异常，长期用药更明显。可见胃肠自主神经麻痹所致的便秘，麻痹性肠梗阻罕见。

6. 注意事项　长春瑞滨禁用于妊娠、哺乳期妇女及严重肝功能不全者。长春瑞滨只能静脉给药。本药常可引起严重静脉炎，应特别注意避免或减轻静脉炎的发生。

7. 规格　酒石酸长春瑞滨注射液：每瓶10mg（1mL），每盒1瓶。

8. 贮存　遮光、密闭，在2~8℃下冰箱保存。

9. 临床应用　长春瑞滨是治疗晚期非小细胞肺癌的有效药物之一，单药治疗的有效率约20%，中位生存期7个月，因药物价格比较低廉，尤适用于经济较不富裕的老年患者单药化疗。长春瑞滨联合顺铂治疗晚期非小细胞肺癌的有效率为30%，中位生存期10个月，也是晚期非小细胞肺癌最有效联合化疗方案之一，适用于一般状况较好的患者的治疗。长春瑞滨单药治疗晚期乳腺癌的有效率可达40%～60%，中位疾病进展时间6个月，中位生存时间18个月，与阿霉素联合使用的有效率更高，总有效率达74%，其中完全缓解率为21%，中位缓解期12个月，中位生存期27个月。长春瑞滨对食管癌、头颈部癌及淋巴瘤有效，与其他化疗药物联合使用广泛用于这些晚期肿瘤化疗。

四、依托泊苷注射剂（Etoposide Injection）

1. 别名　鬼臼乙叉苷、足叶乙苷、足叶乙苷表鬼臼毒苷、凡毕士、Vepesid，简称VP－16。化学名为4－去甲基－表鬼臼毒素－B－D－乙叉吡喃葡萄糖苷。

2. 药理作用　依托泊苷系鬼臼脂的半合成衍生物。依托泊苷作用于细胞内脱氧核糖核酸拓扑异构酶Ⅱ，并抑制其功能，使脱氧核糖核酸断裂重新连接的反应受到干扰，抑制细胞的有丝分裂，达到抗肿瘤作用，属于细胞周期特异性药物。依托泊苷抗瘤谱广。静脉注射后半衰期约6个小时。药物与血浆蛋白结合率高（74%～90%）。脑脊液中药物浓度低，约为血浓度的2%～10%。给药后72小时，2/3的药物以原形经尿排泄。

3. 适应证　小细胞肺癌、睾丸癌、霍奇金淋巴瘤、非霍奇金淋巴瘤、急性髓性白血病、绒毛膜上皮癌、恶性葡萄胎。对神经母细胞瘤、横纹肌肉瘤、卵巢癌、非小细胞肺癌、胃癌、乳腺癌等也有一定疗效。

4. 用法　睾丸癌：50～100mg/m^2，加生理盐水500mL，静脉滴注，每天1次，连用4～5天，或100mg/m^2，静脉注射，第1、3、5天用，每3周重复，共用药4～6周期。小细胞肺癌：35～50mg/m^2，静脉滴注，每天1次，连用4～5天。与其他药物联合使用，每3周为1周期，一般用4～6周期。

5. 不良反应　骨髓抑制，为剂量限制性毒性，根据剂量不同，可发生各种程度白细胞和（或）血小板下降。恶心、呕吐、腹泻、食欲下降、腹痛等胃肠道反应常见。脱发明显，可出现皮疹、周围神经毒性，个别患者可发生过敏反应，输注过快可发生低血压等。

6. 注意事项　个别患者对依托泊苷发生过敏反应，表现为心慌、气短或呼吸困难等，应及时停用及对症处理。

7. 规格　依托泊苷注射液：每支100mg（5mL）。

8. 贮存　避光、密闭、阴凉处保存。

9. 临床应用　依托泊苷注射剂的抗瘤谱广，在临床上广泛用于小细胞肺癌、生殖细胞恶性肿瘤及恶性淋巴瘤的一线治疗与复发后的治疗。单药治疗小细胞肺癌的有效率为38%，睾丸癌和淋巴瘤的单药有效率均达36%，治疗横纹肌肉瘤有效率为19%。依托泊苷注射剂（E）联合顺铂（P）或卡铂是小细胞肺癌的标准化治疗方案，PE方案的总有效率为60%～90%，局限期与广泛期患者的肿瘤完全缓解率分别为20%～45%和10%～25%。VP方案（依托泊苷注射剂联合顺铂）及PEB方案（依托泊苷注射剂、顺铂联合博来霉素）分别为睾丸非精原细胞癌的辅助化疗方案与晚期患者的一线治疗方案，治疗后患者长期无病生存率达到61%～83%。主要也可用于软组织肉瘤、卵巢癌及胃癌的联合化疗。依托泊苷注射剂在淋巴瘤的高剂量化疗加自体干细胞移植或自体骨髓移植中广泛使用，既可作为骨髓动员，也可作为主要化疗药物。

五、依托泊苷软胶囊（Etoposide Soft Capsules）

1. 别名　鬼臼乙叉苷、威克、拉司太特、泛必治、Laster、Vepesid。

2. 药理作用　口服依托泊苷的作用机制与静脉用依托泊苷相同，其作用位点是拓扑异构酶Ⅱ，形成药物－酶－脱氧核糖核酸三者之间稳定的可裂性复合物，干扰脱氧核糖核酸损伤后重新修复的作用。口服给药的生物利用度平均约占口服剂量的50%（17%～70%）。口服吸收后，在体内分布和消除动力学与静脉途径给药相似。

3. 适应证　同静脉用依托泊苷，尤其适用于门诊患者、老年体弱者。

4. 用法　每次50mg，口服，每日2次，连用10天，3周为1周期。

5. 不良反应　与静脉注射剂相似，主要为血液学和消化道毒性，但呕吐发生率低。

6. 注意事项　应注意骨髓抑制，密切观察白细胞、血小板。

7. 规格　依托泊苷软胶囊：威克每粒50mg，每盒10；拉司太特每粒25mg，每盒40粒。

8. 贮存　置于阴凉处保存。

9. 临床应用　依托泊苷胶囊可用于年老、一般状况较差的晚期、化疗敏感肿瘤患者的治疗。口服使用方便，疗效较好。也可用于联合化疗。

六、替尼泊苷（Teniposide）

1. 别名　鬼臼噻吩苷、鬼臼甲叉苷，商品名卫萌、邦莱、Vemon，简称VM－26。化学名为9－（4，6）－0－2－噻吩基亚基－B－D－吡喃葡萄糖基－4′－去甲基－表鬼臼毒素。

2. 药理作用　替尼泊苷注射液为表鬼臼毒的半合成衍生物之一。替尼泊苷的抗肿瘤机制与依托泊苷相同，主要作用于脱氧核糖核酸拓扑异构酶Ⅱ，导致脱氧核糖核酸合成受到干扰，抑制肿瘤细胞的增殖和分裂，属于细胞周期特异性药物。替尼泊苷静脉注射后，脑脊液中浓度很低，但在脑原发肿瘤和脑转移瘤中却可测得较高浓度。血浆蛋白结合率高，约99%，血浆半衰期约21小时。经粪排出量略高于尿排出量。

3. 适应证　小细胞肺癌、儿童复发急性淋巴细胞白血病。也可用于霍奇金淋巴瘤、非霍奇金淋巴瘤、膀胱癌、颅内原发恶性或转移性肿瘤的化疗，卵巢癌、软组织肉瘤包括神经母细胞瘤、横纹肌肉瘤、尤文肉瘤的化疗。

4. 用法　急性淋巴细胞白血病治疗：与阿糖胞苷联合应用时，替尼泊苷100mg/m^2，加入生理盐水500mL，静脉缓慢滴注，每周1～2次，或20～60mg/m^2，每天1次，连续5天，21天可重复。单药治疗小细胞肺癌：80～90mg/m^2，每天1次，连续5天，3周重复。根据患者病情决定治疗疗程。

5. 不良反应　骨髓抑制为主要毒性，其次为恶心、呕吐、脱发，输注过快可出现低血压。可致肝酶增加。

6. 注意事项　替尼泊苷注射液静脉输注速度不宜过快，更不能静脉推注。替尼泊苷骨髓抑制明显，应予密切注意。

7. 规格　注射剂：每支50mg（5mL）。

8. 贮存　避光、密闭、室温（25℃以下）下保存。

9. 临床应用　替尼泊苷注射液抗瘤谱广，单药治疗霍奇金淋巴瘤、中高度侵袭性非霍奇金淋巴瘤、急性淋巴细胞白血病、卵巢癌、小细胞肺癌或软组织肉瘤如胚胎型横纹肌肉瘤、神经母细胞瘤均有效，而且使用广泛。临床上多与其他药物联合化疗应用，也可单药用于晚期患者的姑息化疗。替尼泊苷注射液一线治疗小细胞肺癌有效率可达90%，中位缓解期达3～4个月，临床实践中，替尼泊苷注射液可与依托泊苷互换。一般单药有效率可达33%。

七、羟喜树碱（Hydroxyeamptothecine）

1. 别名　10－羟基喜树碱，商品名为拓僖、喜素，简称HCPT。化学名为（S）－4，9－二羟基－4－乙基－1H－吡喃［3′，4′，6，7］氮茚［1，2］喹啉－3－14－（4H，12H）－二酮。

2. 药理作用　羟喜树碱可以选择性地抑制拓扑异构酶Ⅰ（TopoⅠ），因而干扰脱氧核糖核酸的复制，为细胞周期特异性药物。静脉注射后以胆囊浓度最高，其次是小肠、肝、骨髓、胃、肺、肾。主要通过胆管排泄。

3. 适应证　原发性肝癌、胃癌、膀胱癌、晚期大肠癌、头颈部癌、白血病等恶性肿瘤的化疗。

4. 用法　①单一用药：静脉注射，每日4～6mg/m^2，用生理盐水20mL，缓慢注射或加入生理盐水250mL静脉滴注，连用7～14天，或每次10～12mg/m^2，每周2次，连续用药2周，21天可重复；肝动脉给药治疗原发性肝癌：4mg 加生理盐水 20mL 灌注，每天 1 次，15～30 天为 1 个疗程；膀胱内灌注用于治疗膀胱癌：剂量由每次 10mg 缓慢增加至 20mg，每周 2 次，灌注后可加高频透热，②联合化疗：每日 4～6mg/m^2，静脉注射，连用 7～10 天，或每次 10～12mg/m^2，每周 2 次，连续用药 2 周，21 天可重复。根据患者病情决定用药疗程。

5. 不良反应　羟喜树碱不良反应比较轻。白细胞、血小板下降、恶心、呕吐等消化道反应比较轻微。个别患者可出现血尿（<5%）。少数人有嗜睡、乏力、头痛。对肝肾功能无明显影响。

6. 注意事项　对基喜树碱过敏者忌用。羟喜树碱只能用生理盐水稀释。静脉给药避免外渗，否则可能导致化学性炎症和疼痛。孕妇慎用。

7. 规格　注射用羟喜树碱粉针：拓僖每瓶 5mg；喜素粉针：每瓶 5mg。

8. 贮存　遮光、密闭保存。

9. 临床应用　临床上可与其他药物联合用于晚期大肠癌、胃癌、原发性肝癌的化疗。

八、伊立替康（Irinotecan）

1. 别名　Camptosar、开普拓（进口药商品名）、艾力（国产药商品名），简称 CPT－11。化学名为 7－乙基－10－羟基喜树碱 10－［1，4′－二六氢吡啶］－1－羧酸酯，盐酸，三氧化氢。

2. 药理作用　伊立替康为半合成喜树碱衍生物。抗肿瘤机制为抑制脱氧核糖核酸拓扑异构酶Ⅰ，伊立替康与抑制脱氧核糖核酸拓扑异构酶Ⅰ形成稳定复合物，干扰断裂脱氧核糖核酸单链重新修复，阻止脱氧核糖核酸的复制，为细胞周期特异性药。静脉注射药物后，大部分迅速转化成活性代谢产物，主要分布胃肠道、肝脏、肾脏及分泌腺。伊立替康主要经胆管排泄，粪便中排出超过 60%，尿中伊立替康排出量为原药量的 20%。

3. 适应证　晚期结直肠癌、肺癌、卵巢癌、子宫颈癌的化疗。

4. 用法　伊立替康 125mg/m^2，加生理盐水或 5% 葡萄糖液 250mL，静脉滴注 30～90 分钟，每周 1 次，连用 4 周，休息 2 周；或 350mg/m^2，加生理盐水或 5% 葡萄糖液 500mL，静脉滴注 30～90 分钟，每 3 周 1 次；或 150～180mg/m^2，加生理盐水或 5% 葡萄糖液 250mL，静脉滴注 30～90 分钟，每 2 周 1 次。

5. 不良反应　用药期间或用药后 24 小时内可出现胆碱能综合征：表现为多汗、多泪、唾液分泌增多、视物模糊、痉挛性腹痛、“早期”腹泻等。轻度可自行缓解，严重者给予阿托品 0.25mg 皮下注射。用药 24 小时后可出现延迟性腹泻：表现为用药后第 3～5 天，呈水样便腹泻，平均持续约 4 天，同时伴有食欲不振、恶心、呕吐、体重减轻。发生频率和严重程度与用药剂量大小相关，为剂量限制性毒性。一般发生率为 80%～90%，其中严重（Ⅲ、Ⅳ度）者占 39%，大剂量洛哌丁胺（易蒙停）治疗有效，首剂 4mg 口服，以后 2mg，2 小时 1 次，直至末次水样便后继续用药 12 小时，用药最长时间不超过 48 小时。骨髓抑制以中性粒细胞减少为主，一般Ⅲ、Ⅳ度中性粒细胞减少占 39.6%，为剂量限制性毒性。

6. 注意事项　忌用于有慢性肠炎和（或）肠梗阻患者以及对盐酸伊立替康水合物或其辅料有严重过敏史患者。忌用于妊娠、哺乳期妇女。严重骨髓功能衰竭、血胆红素升高超出正常值上限的 1.5 倍、一般状况很差患者忌用。伊立替康使用期间应注意延迟性腹泻，预防和及时处理尤为重要。

7. 规格　注射用伊立替康：每支 100mg（5mL），40mg。

8. 贮存　遮光、室温（25℃以下）保存。

9. 临床应用　伊立替康抗瘤谱广，是治疗晚期大肠癌最有效药物之一。单药伊立替康治疗大肠癌的有效率为 15%～32%，伊立替康联合氟尿嘧啶/亚叶酸钙治疗晚期大肠癌，无论有效率，还是无进展生存率或总生存率都明显优于氟尿嘧啶/亚叶酸钙，已成为治疗晚期大肠癌的标准化疗方案之一。伊立替康治疗晚期胃癌、小细胞肺癌、非小细胞肺癌也有效。

九、拓扑替康（Topotecan）

1. 别名　和美新、金喜素（国产药商品名）、Hycamtin（进口药商品名），简称 TPT。

2. 药理作用　拓扑替康是喜树碱的半合成衍生物之一，作用脱氧核糖核酸拓扑异构酶Ⅰ。拓扑替康发挥其细胞毒性作用，能与脱氧核糖核酸断裂单链、拓扑异构酶Ⅰ，形成稳定复合物，干扰脱氧核糖核酸修复，阻止脱氧核糖核酸合成，属于细胞周期特异性药物。拓扑替康可透过血脑屏障，脑脊液浓度约为血浆浓度的30%。静脉注射24小时内，尿液排出约53%，小部分经胆汁排泄。肾功能损害时应减量或不用。肝功能损害时，代谢和清除无明显影响。

3. 适应证　用于复发小细胞肺癌和复发卵巢癌的治疗。也可用于晚期乳腺癌、神经母细胞瘤等的化疗。

4. 用法　①单药化疗：每次1.5mg/m^2，以注射用水溶解，浓度为1mg/mL，再加生理盐水或5%葡萄糖液150～200mL稀释，静脉滴注30分钟，每日1次，连用5天，21天为1周期。②联合化疗：应减量使用，一般每次2mg，静脉滴注，每日1次，连用3～4次为1周期。

5. 不良反应　以白细胞和血小板减少为主的骨髓抑制，Ⅲ、Ⅳ度中性粒细胞减少占43%～88%，血小板减少占13%～57%。骨髓抑制为剂量限制性毒性。其他有发热、流感样症状、恶心、呕吐。

6. 注意事项　对拓扑替康过敏者忌用；根据用药后血常规，调整用药剂量，骨髓抑制未恢复者慎用或不用。

7. 规格　注射用粉针剂：每瓶2mg，4mg。

8. 贮存　避光、干燥处，室温下保存。

9. 临床应用　单药拓扑替康治疗小细胞肺癌有效率为39.6%，中位缓解期4.8个月，中位生存期10个月。拓扑替康治疗复发小细胞肺癌有效率为24.5%，中位缓解期为3.5个月，中位生存期为6个月。拓扑替康单药治疗铂类复发卵巢癌有效率为43%，不良反应发生率低。临床Ⅲ期随机研究显示拓扑替康与紫杉醇治疗卵巢癌的效果相当，不良反应更低。

十、卢比替康（Rubitecan）

1. 别名　9－硝基—喜树碱，简称9－NC、RFS 2000、RBT。化学名为9－硝基－20（S）－喜树碱。

2. 药理作用　它是半合成的喜树碱，为第2代拓扑异构酶Ⅰ抑制剂。它可与拓扑异构酶Ⅰ－DNA形成可逆复合物，阻断DNA的复制与转录，特异性作用于S期细胞，抑制细胞生长。卢比替康以拓扑异构酶Ⅰ为作用靶点，通过与拓扑异构酶Ⅰ－DNA断裂复合物可逆结合，形成药物——拓扑异构酶Ⅰ－DNA三元复合物，从而稳定可裂解复合物，形成“路障”，使复制不能进行，进而导致细胞死亡。体外试验具有抑制人黑色素细胞和黑色素瘤细胞的生长，使其细胞周期停滞在S期，可触发细胞凋亡。并对卵巢癌细胞亚群SKOY－3有促凋亡作用。体内试验对人卵巢癌、人乳腺癌、U－937白血病和结肠癌有较好的抗肿瘤作用。

3. 适应证　用于乳腺癌、子宫颈癌、结直肠癌、头颈部癌、肝癌、胰腺癌、肺癌、脑瘤、卵巢癌、慢性粒细胞白血病有效。

4. 用法　每次1.5mg口服（空腹或与早餐同服），第1天，每周用5天，休息2天，连用8周。

5. 不良反应　剂量限制性毒性为骨髓抑制和膀胱炎，还有厌食、体重减轻、手部轻微湿疹样皮肤改变、出血性结肠炎等。骨髓抑制和消化道反应，多为Ⅰ～Ⅱ度。

6. 规格　胶囊每粒1.0mg和0.25mg。

7. 临床应用　Burris HA等对既往吉西他滨治疗失败的胰腺癌，用卢比替康治疗，可评价疗效43例，结果：部分缓解（PR）7%，病情稳定（SD）16%，疾病控制（DCR）23%。疾病控制病例的生存期为10个月，总体病例的生存期为3个月。认为口服卢比替康对耐药的胰腺癌有明显疗效，并可耐受。Stehlin JS等对可评价进展期胰腺癌60例，用卢比替康治疗。结果：病情改善31.7%，中位生存期：改善病例为18.6个月。Verschraegen CF等Ⅱ期研究，对难治性上皮型卵巢癌、输卵管癌或腹膜癌用卢比替康治疗，29例可评价疗效。结果：病情改善为7%，中位生存期为8个月。Miller KD等Ⅱ期研究，对既往治疗的转移性乳腺癌，可评价患者17例，用卢比替康治疗。结果：SD 6例。不良反应有恶心、呕吐、腹泻、乏力和泌尿系症状。Raymond E 等Ⅱ期研究，对多形性神经胶质母细胞瘤 15 例用卢比替康治疗，SD 5 例。主要毒性为中性粒细胞减少和血小板减少。Patel SR 等Ⅱ期研究，对晚期软组织肉瘤 39 例（不包括胃肠平滑肌肉瘤），用卢比替康治疗。结果：病情改善 8%，SD 36%。

十一、紫杉醇（Paclitaxel）

1. 别名　泰素、紫素、特素、华素、安素泰、Anzatax、Taxol，简称 PTX、TAX。化学名为 5β，20－环氧－1，2－α，4，7β，10β，13α－六羟基紫杉烷－11－烯－9－酮－4，10－二乙酸酯－2 苯甲酸酯－13［（2′R，3′S）－N－苯甲酰－3－苯基异丝氨酸酯］。

2. 药理作用　紫杉醇的作用机制有别于长春花生物碱类抗微管药物，紫杉醇能特异地结合到小管的 B 位上，导致微管聚合成团块和束状并促使其稳定，这些作用抑制了微管蛋白的正常功能，干扰细胞的分裂和增生，起到抗肿瘤作用，属于细胞周期特异性药物。体外试验显示紫杉醇具有显著的放射增敏作用，可能与使细胞增殖停止于对放射最敏感的 G_2 和 M 期有关。紫杉醇主要在肝代谢，随胆汁进入肠道，经粪便排出体外。经肾清除只占总清除的 1%～8%，肾功能不全者一般不影响紫杉醇的使用。实验研究提示，顺铂的存在可能增加紫杉醇毒性，而先用紫杉醇，后使用顺铂，毒性减小，对肿瘤细胞的杀伤作用较大。1992 年美国 FDA 批准用于临床。

3. 适应证　用于晚期卵巢癌的一线和后续治疗；淋巴结阳性乳腺癌的术后辅助治疗；转移性乳腺癌的一线或二线化疗；非小细胞肺癌患者的一线治疗；艾滋病相关性卡波西肉瘤二线治疗；紫杉醇注射液对头颈部癌、食管癌、胃癌、膀胱癌、精原细胞瘤、恶性黑色素瘤和复发性非霍奇金淋巴瘤等也有效。

4. 用法　①预防用药：为防止发生严重的过敏反应，接受紫杉醇注射液治疗的所有患者应事先进行预防用药，可用地塞米松 20mg 口服，通常在用紫杉醇注射液治疗之前 12 小时及 6 小时给予，苯海拉明 40mg 或其同类药物肌内注射，和西咪替丁 400mg 或雷尼替丁 50mg 静脉注射，在用紫杉醇注射液之前 30～60 分钟给予。为了紫杉醇注射液的安全使用，应当做好预防用药。②单药化疗：紫杉醇注射液 135～200mg/m^2，用生理盐水或 5% 葡萄糖液稀释至终浓度为 0.3～1.2mg/mL（250～500mL）后，静脉滴注 3 小时，每 3 周为 1 次，联合使用粒细胞刺激因子，紫杉醇注射液的剂量可高达 250mg/m^2；或紫杉醇注射液 80mg/m^2，每周用药 1 次。③联合化疗：每次 135～175mg/m^2，每 3 周 1 次。用药疗程由医生根据病情需要决定。

5. 不良反应　④过敏反应：一般过敏反应发生率约为 39%，其中严重过敏反应发生率不足 2%，最常见的表现为支气管痉挛性呼吸困难、心动过速、血压迅速降低，遇这种情况应迅速停止紫杉醇注射液的滴入，给予相应的抗过敏、升压等治疗。其他较轻的症状包括脸红、皮疹和低血压等。这些过敏反应多数为Ⅰ型变态反应，一般发生在第一次用药后最初 1 个小时内，严重反应常发生在用药后 2～10 分钟。②骨髓抑制：骨髓抑制是紫杉醇主要的剂量限制性毒性，具有剂量和时间依赖性，通常也可快速恢复。表现主要为白细胞和中性粒细胞减少，一般在用药后 8～10 日发生，15～21 日恢复。应用粒细胞刺激因子可加速白细胞和中性粒细胞恢复。血小板减少不常见，且不严重。长期化疗患者可出现贫血。③神经毒性：主要为周围神经病变，见于全部病例的 62%，最常见的表现为程度不同的指尖、指腹、手掌、足底的麻木、疼痛等感觉异常，严重的神经症状发生率约为 4%。此外，尚可发生以闪光暗点为特征的视神经障碍。紫杉醇剂量大于 170mg/m^2 时，于用药第 2～5 日后会发生瞬间肌痛；剂量大干 250mg/m^2，且与顺铂（DDP）配伍时多有肌病发生。④肌肉痛与关节痛：肌肉痛与关节痛发生频率和严重程度与紫杉醇注射液治疗的剂量和给药时间无明显相关性，60% 治疗患者存在肌肉痛和（或）关节痛，其中 8% 患者较严重，这一症状通常为一过性，在用药后 2～3 日出现，几天后恢复，在治疗期间骨骼肌症状的发生频率和严重程度保持不变。⑤心血管毒性：可有低血压和无症状的短时间心动过缓，30% 的病例可见心电图异常。⑥胃肠道反应：恶心呕吐、腹泻、黏膜炎的发生率分别为 59%、43%、39%，一般为轻中度。⑦发热：12% 患者可出现中性粒细胞减少性发热或继发感染性发热，1% 患者的感染是致命性的，应予重视。⑧脱发：绝大多数患者（87%）可发生脱发，且随着累积治疗，经常有全身体毛的脱落。⑨肝肾功能异常：肝功能异常发生率和严重程度与紫杉醇注射液剂量和给药时间无明显相关性。泰素治疗卡波西肉瘤患者中，5 例患者发生Ⅲ级或Ⅳ级肾毒性，其中 1 例终止治疗，其他 4 例发生可逆性血肌酐升高的肾功能不全，因此，对基础肾功能异常患者应慎用紫杉醇。⑩继发于药物外渗在内的注射部位的局部反应：这些反应通常比较轻，包括注射部位红斑、压痛、皮肤色素沉着、水肿，也可见静脉炎、皮肤硬化等。既往照射野可能有炎症性皮肤反应。

6. 注意事项　滴注或储存紫杉醇注射液时应采用非聚氯乙烯材料的输液瓶、输液器或存储器；禁止用于对紫杉醇或对聚氧乙基蓖麻油配制的药物有过敏反应的患者；也禁用于中性粒细胞减少（<1 500/mm^3）的实体瘤患者。

7. 规格　注射液：每支 30mg（5mL），150mg（25mL）。注射液内含 50% 聚氧乙烯蓖麻油和 50% 无水酒精。

8. 贮存　遮光、2～8℃冷藏保存。

9. 临床应用　紫杉醇是治疗转移性乳腺癌最有效化疗药物之一，单药一线治疗的有效率为 50%～60%。紫杉醇联合阿霉素治疗的有效率达到 94%，其中完全缓解率为 41%，中位缓解期为 8 个月。紫杉醇联合阿霉素方案也是治疗 1～3 个淋巴结阳性或雌激素受体与孕激素受体阴性乳腺癌的术后辅助化疗方案之一。紫杉醇联合顺铂方案治疗晚期非小细胞肺癌有效率为 25.3%，中位生存期达到 9 个月，成为晚期非小细胞肺癌的标准方案之一。紫杉醇联合卡铂治疗晚期卵巢癌有效率大于 73%，其中完全缓解率为 51%，结合外科综合治疗，20% 患者可长期存活，该方案已成为晚期卵巢癌的标准化疗方案之一。

十二、紫杉醇酯质体（Paclitaxel Liposome）

1. 别名　国产药商品名为力扑素。本药主要成分为紫杉醇，辅料为卵磷脂、胆固醇、苏氨酸和葡萄糖。

2. 药理作用　动物试验中紫杉醇酯质体静脉给药的最大耐受量达 200mg/kg，而紫杉醇注射液仅为 30mg/kg，说明紫杉醇酯质体耐受性较好（Straubinger RM 等）。小鼠急性毒性试验中紫杉醇注射液的动物半数致死量（LD_{50}）为 35mg/kg，而紫杉醇酯质体为 70mg/kg，说明紫杉醇酯质体的毒性较低。

紫杉醇因其高度亲脂，常规使用聚氧乙烯蓖麻油和无水酒精作为助溶剂。但该助溶剂可促使人体释放组胺，而引发过敏反应、中毒性肾损伤、神经毒性、心脏毒性。由于紫杉醇酯质体不含聚氧乙烯蓖麻油和无水酒精，预处理更方便，激素用量小于紫杉醇注射液，过敏反应和肌肉疼痛发生率低，血液毒性、肝毒性和心毒性小于紫杉醇注射液。紫杉醇酯质体具有肿瘤靶向性和淋巴靶向性。动物实验表明肝、脾、肺和淋巴组织等网状内皮系统较发达的脏器中，紫杉醇酯质体比游离紫杉醇的分布高 2～23 倍。这样不仅使药物维持时间长，且其消除半衰期也明显延长。

3. 适应证　用于卵巢癌、乳腺癌、非小细胞肺癌和胃癌。与顺铂合用效果更好。

4. 用法　每次 135～175mg/m^2，先加 5% 葡萄糖液 10mL，震荡 5 分钟，待完全溶解后，再加入 5% 葡萄糖液 500mL 稀释，静脉滴注 3 小时，3 周为 1 个周期。预处理用药：为预防紫杉醇可能发生的过敏反应，在用药前 30 分钟，给予地塞米松 5～10mg，静脉注射，苯海拉明 40mg，肌内注射，西咪替丁 300mg，静脉注射。

5. 不良反应　食欲不振、恶心、呕吐、脱发、肌肉关节痛、面部潮红以及白细胞、中性粒细胞和血小板减少等。

6. 注意事项　本药只能用 5% 葡萄糖液溶解和稀释，不可用生理盐水或其他溶液溶解和稀释，以免发生脂质体聚集。用药期间定期检查血常规和肝功能。肝功能不良患者慎用。紫杉醇类药物过敏者禁用。

7. 规格　西林瓶装，每瓶 30mg。

8. 贮存　避光、密闭，在 2～8℃下保存。本药溶于 5% 葡萄糖液后，在室温（25℃）和室内灯光下，24 小时内稳定。

9. 临床应用 如下所述。

(1)乳腺癌和非小细胞肺癌：陈强等用紫杉醇酯质体与传统紫杉醇的随机对照临床研究，乳腺癌63例和非小细胞肺癌63例入组。用法：试验组，紫杉醇酯质体135mg/m^2，静脉滴注3小时，3周为1个周期；对照组：普通紫杉醇用法同上。均用2个周期。乳腺癌加阿霉素40mg/m^{2}或表阿霉素60mg/m^2；非小细胞肺癌加顺铂100mg/m^{2}或卡铂350mg/m^2，用药前给药预处理。结果：乳腺癌的有效率：试验组为45.5%（15/33），对照组为43.3%（13/30）（$P>0.05$）；非小细胞肺癌组的有效率：试验组为23.3%（7/30），对照组为15.2%（5/33）（$P>0.05$）。试验组和对照组的不良反应分别为：白细胞减少（73.4%和82.8%）、血小板减少（20.3%和18.8%）、丙氨酸转氨酶升高（7.8%和10.9%）、恶心呕吐（64.1%和62.5%）、腹痛（4.7%和7.8%）、关节痛（20.3%和25.0%），两组差异无统计学意义（$P>0.05$）；呼吸困难（1.6%和9.4%）、面部潮红（12.5%和31.3%）、皮疹（4.7%和18.8%）、肌肉痛（20.3%和45.3%），试验组明显低于对照组，两组差异具有统计学意义（$P<0.05$）。

(2)胃癌：鄢俊等采用紫杉醇酯质体175mg/m^2，静脉滴注90分钟，第1天；DDP 75mg/m^2，静脉滴注，第1天；亚叶酸钙（CF）400mg/m^2，静脉滴注2小时，第1天；氟尿嘧啶2.6g/m^2，CF静脉滴注结束后立即泵入氟尿嘧啶46小时，21天为1个周期，用2个周期以上。治疗42例晚期胃癌。结果：CR 3例，PR 20例，SD 12例，PD 7例，总有效率为54.8%，中位肿瘤进展时间为6.3个月，中位总生存期为13.9个月。认为紫杉醇酯质体与顺铂和氟尿嘧啶联合使用对晚期胃癌有效，而不良反应轻。

十三、白蛋白结合型紫杉醇（Nanoparticle Albumin－Bound Paclitaxel）

1. 别名 Abraxane、Capxel、ABI－007，简称nab－P，nab－PTX。

2. 药理作用 此药是紫杉醇与人血白蛋白经高压振动技术制成纳米微粒紫杉醇冻干粉剂。nab－P为纳米颗粒的新型紫杉醇制剂，其颗粒平均直径为10nm。它利用白蛋白作为人体疏水性分子的自然载体的生物特性，增加紫杉醇在肿瘤细胞中的分布。肿瘤分泌的SPARC（富含半胱氨酸的酸性分泌蛋白）能特异性地吸附与白蛋白结合的细胞毒药物，并把它聚集在肿瘤细胞上，从而提高局部药物浓度，增强对肿瘤的杀伤能力。nab－P较相同剂量的溶液型紫杉醇在肿瘤内的紫杉醇浓度提高33%，从而提高疗效。最大耐受剂量MTD为300mg/m^2。研究表明乳腺癌、头颈部癌高表达的肿瘤，对nab－P的治疗效果较好。因而提示SPARC可能成为nab－P治疗有效的生物标志物。2005年美国批准上市，2009年进入中国。

3. 适应证 用于转移性乳腺癌、NSCLC、卵巢癌、前列腺癌、子宫颈癌、胃癌、胰腺癌、头颈部癌、黑色素瘤。

4. 用法 每次260mg/m^2，静脉滴注30分钟，每3周为1个周期，或每次100mg/m^2，静脉滴注30分钟，第1、8、15天，4周1个周期，4～6周期。使用nab－p只需向瓶内注入生理盐水15mL，即可形成直径120～150nm的纳米微粒紫杉醇悬浮液，用于静脉滴注，此药提高PTX剂量，缩短滴注时间，而且用药前不需要预防过敏反应的预处理。

5. 不良反应 ①骨髓抑制：以粒细胞减少为主，Ⅲ期临床研究显示，Ⅱ、Ⅲ度粒细胞减少占80%，而在下次用药前多可恢复，Ⅳ度粒细胞减少仅占9%，血小板减少和血红蛋白降低较少，少于1%。②神经毒性。③过敏反应：不到1%。④其他：恶心呕吐（nab－P为20%）低于传统紫杉醇（38%），骨关节和肌肉酸痛为20%～30%，多为轻中度，用药后1周内出现，下周期前可缓解。

6. 规格 每瓶100mg，30mg。

7. 临床应用 如下所述。

(1)乳腺癌：Gradishar WJ等比较nab－P和传统紫杉醇（PTX）治疗转移性乳腺癌，随机分为nab－P组，每次260mg/m^2，229例；传统PTX组，每次175mg/m^2，225例。结果：两组RR分别为33%和19%（$P=0.001$），其中一线方案的RR为42%和27%；二线以上方案为27%和13%。中位疾病进展时间（mTTP）为23周和16.9周；中位生存时间（mOS）为65个月和55.7个月（$P=0.024$）。

Guan ZZ 等对 210 例中国转移性乳腺癌比较 nab－P 和 PTX，用法同上，RR 为 54% 和 29%（$P<0.001$）；一线治疗的 RR 为 56% 和 29%；在未用过蒽环类药亚组中，RR 为 1% 和 21%；mTTP 为 7.6 个月和 6.2 个月（$P=0.078$）。洪熠等对转移性乳腺癌 75 例，随机分为两组。nab－P 组：37 例，150mg/m^2 静脉滴注 30 分钟，第 1、8、15 天，4 周为 1 个周期，用 4 个周期；传统紫杉醇组：38 例，85mg/m^2 静脉滴注，第 1、8、15 天，4 周为 1 个周期，用 4 个周期。结果：两组的疗效，CR 为 2.7% 和 0%，PR 为 45.95% 和 23.68%，SD 为 32.43% 和 50%，pD 为 18.92% 和 26.32%，RR 为 43.24% 和 23.68%（$P=0.044$）。

（2）非小细胞肺癌：Green MR 等对 43 例晚期 NSCLC 用 nab－P 治疗，260mg/m^2，3 周为 1 周期，无进展生存期（mPFS）为 6 个月，mOS 为 11 个月。Rizvi 等用 nab－P 125mg/m^2，第 1、8、15 天，4 周为 1 个周期，治疗Ⅳ期患者，mPFS 为 4.9 个月，moS 为 11 个月，1 年生存率为 41%。Allerton JP 等用 nab－P 100mg/m^2，第 1、8、15 天＋卡铂（CBP）AEJC 6，第 1 天，4 周为 1 周期，一线治疗晚期 NSCLC，RR 为 50%，mTTP 为 28 周。Socinski MA 等Ⅱ期临床研究，对晚期 NSCLC 166 例进行回顾性分析，给予 nab－P＋CBP 治疗，比较每周方案和 3 周方案，以及对病理类型的分析。每周方案和 3 周方案的总有效率分别为 47.9% 和 31.2%。与 3 周方案相比，对于腺癌的患者来说，nab－P 每周方案的疗效更好，总有效率分别为 59.4% 和 23.5%（$P=0.003$）。接受 nab－P 每周方案腺癌患者的 PFS 和 OS 均较 3 周方案好。与接受每周方案的鳞癌患者相比，接受 3 周方案的鳞癌患者，PFS 显著提高（$P=0.014$），同时 OS 延长，但在 0RR 方面差异无统计学意义（$P=0.727$）。

（3）胃癌：陈凌翔等对不能手术和复发的胃癌 19 例，其中有 6 例既往用过紫杉类药物，用 nab－P 联合替吉奥治疗，nab－P 125mg/m^2 静脉滴注 30 分钟，第 1、8 天＋S－1 30mg/m^2 餐后口服，每日 2 次，第 1～14 天，3 周为 1 个周期，2～4 个周期。结果：PR 为 11 例，SD 为 4 例，PD 为 4 例，缓解率为（RR）为 57.9%，疾病控制率为（DCR）为 78.9%。认为对晚期胃癌有效。

（4）胰腺癌：Hof DV 等用 nab－P 100mg（20 例）、125mg（44 例）、150mg（3 例）静脉滴注 30 分钟＋卡培他滨（GEM）1 000mg/m^2 静脉滴注 30 分钟，第 1、8、15 天，4 周为 1 个周期，治疗晚期胰腺癌 67 例，用 CT 影像检查评价疗效。结果：CR 为 3 例，PR 为 24 例，16 周 SD 为 16 例，RR 为 40%，DCR 为 64%。全组 mPFS 为 6.9 个月，moS 为 10.3 个月。病例中 CA199 下降大于等于 50% 者 42 例，RR 为 24 例（57%），mPFS 为 8.7 个月，moS 为 12.3 个月；CA199 下降小于 50% 者 12 例，RR 为 2 例（17%），mPFS 为 3.6 个月，mOS 为 6.2 个月（$P<0.05$）。

（5）卵巢癌：Teneriello MG 等对复发卵巢癌 37 例、腹膜癌 9 例、输卵管癌 1 例，共 47 例，用 nab－P每次 260mg/m^2 静脉滴注 30 分钟，每 3 周 1 个周期治疗，直至 6 个周期或不能耐受。结果：RR 为 64%（30 例），DCR 为 77%。中位缓解期为 6.5 个月。Ⅲ、Ⅳ度粒细胞减少 23.9%，神经毒性 8.7%。

（6）前列腺癌：Kolevska T 等对 38 例一线治疗激素抵抗的转移性前列腺癌，用 nab－P 100mg/m^2 静脉滴注 30 分钟，第 1、8、15 天，4 周为 1 个周期。以 PSA 水平来评价疗效，PSA 下降大于 50% 为有效，升高大于 25% 为 PD，在两者之间为 SD。结果：35 例 PSA 有显著反应，有效为 9 例（26%），SD 为 15 例（43%），PD 为 11 例（31%），有效率为 26%，临床受益率为 68%。显示 nab－P 一线治疗前列腺癌有效。

十四、多西他赛（Docetaxel）

1. 别名　多西紫杉醇、紫杉特尔、泰索帝、Taxotere（进口药商品名）、艾素、多帕菲（国产药商品名）、希存，简称 TXT、DTX。

2. 药理作用　多西他赛与紫杉醇属于同类药物，作用机制与紫杉醇相同，通过干扰细胞有丝分裂而发挥抗肿瘤作用，多西他赛通过加速游离微管蛋白的聚合，同时也抑制其解聚，致使细胞的有丝分裂不能进行，细胞阻断于有丝分裂期，达到抗肿瘤作用，为细胞周期特异性药。多西他赛促进微管稳定的作用比紫杉醇大 2 倍，与微管的结合不改变原丝的数目，这一点与目前临床应用的大多数纺锤体毒性药物不同。多西他赛抑制增生细胞作用大于非增生细胞。有放射增敏作用。静脉注射多西他赛半衰期约1小时，肝、胆、小肠、胃内容物的药物浓度较高，以肝、胆系统排泄为主。

3. 适应证　局部晚期或转移性乳腺癌的治疗；局部晚期或转移性非小细胞肺癌的治疗。多西他赛对卵巢癌、头颈部癌、小细胞肺癌、胃癌、恶性黑色素瘤、胰腺癌、淋巴瘤等也有效。

4. 用法　多西他赛注射液只能用于静脉滴注，推荐剂量75mg/m^2，静脉滴注1小时，每3周1次。为了减轻体液潴留，除非有禁忌，所有患者在接受多西他赛注射液治疗前均必须预防服用糖皮质激素类药物，如在多西他赛滴注一天前开始服用地塞米松每次8mg，每12小时1次，连用3日。多西他赛注射液应该用所提供的溶液溶解，然后以生理盐水或5%葡萄糖液稀释，终浓度不超过0.9mg/mL。

单药治疗：100mg/m^{2}或75mg/m^2，每3周1次。联合化疗：75mg/m^2，每3周1次。为了患者易于耐受，国内有使用60mg/m^2，每3周1次的用法。

5. 不良反应　①骨髓抑制：中性粒细胞减少是最常见不良反应，为主要剂量限制性毒性，可逆且不蓄积。中性粒细胞减少最低点的中位时间为7天，发生重度中性粒细胞减少（<500/mm^3）持续中位时间为7天。中性粒细胞减少与多西他赛剂量密切相关。可有轻度血小板减少。贫血很常见，但只有极少数患者发生Ⅳ度贫血。②过敏反应：多发生在第一或第二次输注时，特别是输注的最初几分钟内有可能发生过敏反应，应密切观察。症状轻时，如红斑或局部皮肤反应则不需终止治疗。但发生严重过敏反应时，如重度低血压、支气管痉挛或全身皮疹与红斑，则需立即停止输注并进行对症治疗；严重过敏反应（Ⅲ、Ⅳ度）发生率1.2%~5.3%，表现为低血压、恶心、支气管痉挛、弥漫性荨麻疹和血管神经性水肿。③体液潴留：临床表现常为外周水肿，通常开始于下肢并可能发展至全身伴体重增加3kg以上。也有少数报道发生胸腔积液、心包积液、腹腔积液及体重增加。体液潴留的发生率及程度是可蓄积性，多见于接受多西他赛多程治疗的患者。④皮肤毒性：红斑、皮疹、瘙痒、色素沉着、指（趾）改变。⑤胃肠道反应：常见，多为轻中度胃肠道不适。表现为恶心、呕吐、腹泻、口腔炎、咽炎、厌食、味觉错乱等。皮肤毒性：轻至中度可逆转的皮肤反应，常常表现为皮疹，主要见于手、足，或发生在臂部、脸部及胸部的局部皮疹，常伴有瘙痒。皮疹多发生在输注多西他赛后1周内。重度指甲病变，以色素沉着或色素减退为特点，有时发生疼痛和指甲脱落。⑥肌肉骨骼及关节：常见肌痛、关节痛、背痛，一般轻中度。⑦肝胆系统：常见胆红素、碱性磷酸酶、谷丙转氨酶、谷草转氨酶等增高。肝酶增高患者，发生重度不良反应的危险性增加。⑧神经系统毒性：常见外周神经感觉异常、感觉障碍或疼痛包括烧灼痛。运动神经障碍主要为虚弱。⑨其他：常见的有脱发、乏力、头痛、视神经毒性、流泪、中性粒细胞减少性发热、心脏节律异常、呼吸困难、注射部位色素沉着、皮肤发红、静脉炎或渗出及肿胀。

6. 注意事项　对多西他赛或任何一种赋形剂过敏者，中性粒细胞减少（<1 500/mm^3）的患者、妊娠与哺乳期妇女以及严重肝功能异常患者禁用。

7. 规格　注射剂：每瓶20mg（0.5mL），附带1支溶剂2mL。

8. 贮存　在2~25℃避光保存。药物溶解后在室温中（15~25℃）可保存8小时，或在2~8℃保存24小时。推荐在制备好药液后尽可能立即使用。

9. 临床应用　多西他赛与紫杉醇类似，也是治疗晚期乳腺癌、非小细胞肺癌最为有效的化疗药物之一。多西他赛联合阿霉素治疗晚期乳腺癌的有效率高达74%~81%，无进展生存时间为10个月，对乳腺癌的肝转移、多器官转移效果较好，但骨髓抑制较紫杉醇严重，临床上应注意。多西他赛联合希罗达蒽环类药物治疗复发乳腺癌有效率为42%，中位疾病进展时间为6.1个月，中位生存时间为14.5个月，这一方案已成为转移性乳腺癌最有效的二线治疗方案之一。多西他赛与顺铂联合一线治疗晚期非小细胞肺癌，有效率为32%，中位生存期为11.3个月，2年生存率为21%，这些结果都明显优于长春瑞滨联合顺铂方案。多西他赛与铂类药物联合已成为晚期非小细胞肺癌最有效的联合化疗方案之一。多西他赛单药作为二线治疗晚期非小细胞肺癌有效率为10.8%，优于其他长春瑞滨或异环磷酰胺，无进展生存期更长，单药多西他赛已成为晚期非小细胞肺癌的有效二线治疗方案。多西他赛与铂类药物联合也是晚期卵巢癌二线治疗的重要化疗方案之一，有效率可达到50%~60%。

（马　峰）

第六章

干细胞支持下的大剂量化疗

第一节　造血干细胞移植

一、造血干细胞移植的发展

造血干细胞移植（hematopoietic stem cell transplantation，HSCT）是将供者的造血干细胞经静脉输注给受体，完全或部分取代并重建受体造血系统的过程，以达到治疗恶性肿瘤或其他疾病的目的。造血干细胞移植发展初期，干细胞来源于骨髓，称为骨髓移植。目前除了骨髓之外，造血干细胞有多种来源，如外周血和脐血等，因此骨髓移植这一用语已被更为广义的造血干细胞移植取代。造血干细胞移植在良恶性疾病治疗中的作用有：①提供足够数量的造血干细胞重建受体造血系统，使患者（受体）从致死性骨髓抑制中恢复。对于恶性肿瘤，患者可以接受常规条件下所不允许的超大剂量化/放疗，获得更好的疗效。当化疗剂量与肿瘤疗效正相关，而剂量限制性毒性为骨髓抑制时，自体造血干细胞移植是最有效的治疗手段。对于非恶性疾病如先天性或后天性骨髓衰竭、异常造血等，异基因造血干细胞移植为患者提供正常的造血系统，恢复骨髓功能。②重建受体的免疫功能。对于恶性肿瘤患者，异基因供者的免疫细胞以及输注供者淋巴细胞可以发挥移植物抗肿瘤作用，清除化/放疗后患者体内残留的肿瘤细胞。对于非恶性疾病如自身免疫性疾病或先天性免疫缺陷性疾病，自体或异基因移植使患者获得健康的免疫系统。③为受体提供健康的基因。对于基因缺陷的疾病如 Hurler 综合征或其他先天性代谢性疾病，异基因移植使患者获得健康的基因，以减慢或阻断疾病的进展。

造血干细胞移植的临床应用历史可以追溯至20世纪40年代，骨髓输注最初用于研究性治疗原子弹辐射造成的严重骨髓抑制。由于供者和受体之间骨髓配型不相合，早期的骨髓移植动物实验受挫于致死性的移植物排斥反应和移植物抗宿主病（graft - versus - host disease，GVHD）。20世纪60年代末期，人类白细胞抗原（human leukocyte antigen，HLA）以及其在移植物排斥反应中的决定性作用得以发现和认识，HLA 分型技术随之建立，这一关键性进展推动了造血干细胞移植的实验室研究和临床应用。20世纪60年代末至70年代，Thomas 率先将异基因骨髓移植从动物试验应用于临床，成功地采用来自 HLA 配型相合的同胞供者的骨髓移植治愈了部分白血病患者。70年代末，自体骨髓移植支持下的大剂量化疗被应用于治疗淋巴瘤。时至今日，造血干细胞移植的机制研究、动物试验和临床应用均取得显著进展，成为多种良恶性疾病的标准治疗或研究性治疗方案，在全世界范围广泛开展，并组成数个大规模的区域性或国际性数据采集和合作研究中心，如欧洲血液和骨髓移植组（European Group for Blood and Marrow Transplantation，EBMT）、美国血液与骨髓移植学会（American Society for Blood and Marrow Transplantation，ASBMT）和国际血液和骨髓移植研究中心（Center for International Blood and Marrow Transplant Research，CIBMTR）等。造血干细胞移植例数逐年递增。90年代初期，乳腺癌患者成为自体移植的主体，1999年后淋巴系统疾病成为自体移植的主要适应证。随着自体移植患者年龄限制的放宽和更多中心开展这项技术，自体移植在全球的例数持续增长。异基因移植例数在过去30年稳定增长，至21

世纪初期，由于伊马替尼的应用，慢性粒细胞白血病的移植例数减少，异基因移植数年增长缓慢。此后随着无关供者移植、非清髓性移植以及脐血移植的迅速发展，异基因移植例数在最近几年加速增长。目前造血干细胞移植最常见适应证为淋巴系统疾病，2008 年约 60% 的移植患者为浆细胞病或淋巴瘤。自体移植主要用于治疗多发性骨髓瘤和淋巴瘤，异基因移植用于治疗急性白血病。

二、造血干细胞来源

CD34 是临床上用于识别造血干细胞的分子标志物，通过检测表达 CD34 的细胞（$CD34^+$细胞）可以计算造血干细胞含量。自体或异体采集的造血干细胞为含有多种细胞成分的混合物，除了 $CD34^+$细胞外，还混有大量成熟淋巴细胞、粒细胞、红细胞、基质细胞、血小板等，肿瘤患者的自体造血干细胞中还可能混有肿瘤细胞。不同来源的造血干细胞各种细胞成分比例略有差别，造血干细胞来源的选择取决于患者疾病对移植物的要求和供者的意愿。目前用于临床的造血干细胞来源有骨髓、外周血造血干细胞和脐带血。

（一）骨髓

骨髓是移植发展早期的造血干细胞主要来源，目前很大程度上被外周血造血干细胞取代。采集骨髓时，供者需要接受全身麻醉或硬膜外麻醉，采集部位通常为髂后上棘，如果采集量大，还可以从髂前上棘和胸骨采集。成人受体造血功能重建需要的骨髓细胞数为 2×10^8 有核细胞/kg 受体体重，通常需要供者提供 700 ~ 1 500mL 的骨髓。美国骨髓库（National Marrow Donor Program，NMDP）规定骨髓采集量上限为 15mL/kg 供者体重。由于失血量大，采集过程中需要回输预先储存的自体红细胞。采集的骨髓不能长期保存，4℃下保存 24 小时骨髓干细胞活性基本没有下降，保存 72 小时后干细胞活性损失近 1/3。骨髓采集的并发症主要为麻醉相关的不良反应，其中危及生命的并发症发生率为 0.27% ~ 0.40%。由于骨髓采集需要麻醉以及创伤相对较大，骨髓在自体移植中已基本被外周血造血干细胞取代，在成人异基因移植中的使用也明显减少，但仍为儿童移植的造血干细胞主要来源。骨髓干细胞中成熟淋巴细胞含量较外周血干细胞少，GVHD 发生率相对降低。非肿瘤性疾病（如再生障碍性贫血等）不需要移植物抗肿瘤作用，为了减少 GVHD 的发生，骨髓为移植首选的干细胞来源。

（二）外周血造血干细胞

骨髓是造血干细胞增殖分化的场所，正常状态下，少量的造血干细胞进入血液循环，在骨髓和外周血中形成动态平衡。当机体处于稳态时，外周血的 $CD34^+$细胞数量极少，仅占白细胞的 0.01% 左右。一些化疗药物和细胞因子可以改变造血干细胞表面黏附分子表达，造成大量干细胞从骨髓脱落，进入血液循环，这一过程称为造血干细胞动员，此时可以通过血细胞分离机从供体外周血中采集到造血干细胞。外周血造血干细胞采集过程简单、方便、安全，供者创伤和血容量丢失小，移植后造血功能恢复迅速。单次移植需要采集造血干细胞的下限为 $(2 \sim 5) \times 10^6$ $CD34^+$细胞/kg 受体体重。自体移植中，98% 的成人患者和 91% 儿童患者的干细胞来源为外周血造血干细胞。对于异基因移植，外周血干细胞中成熟 T 淋巴细胞含量高，增加了慢性 GVHD 的发生率。经过反复化疗的患者造血干细胞动员不良，需要多次采集，造血干细胞动员失败的比例可高达 30%。

（三）脐血

20 世纪 80 年代末以来，脐血成为造血干细胞的重要来源之一。异基因移植所需的脐血干细胞数量下限为 1.7×10^5 $CD34^+$细胞/kg 受体体重。脐血干细胞在产妇分娩后立即采集储存，其优势为来源广泛，采集方便，对供者没有任何损害。脐血移植重要的优势在于容易获得；采集方便、安全；脐血免疫细胞相对幼稚、不成熟，移植后 GVHD 的发生率低；对供者的 HLA 配型要求相对不严格。单份脐血的缺陷在于造血干细胞数量有限，对体重较大的儿童或成人患者不足以重建造血功能；移植后造血和免疫重建延迟，感染风险增加，移植早期死亡率高。目前新技术的应用如体外脐血扩增和多份脐血移植等一定程度上克服脐血干细胞的缺点，促进了脐血移植的临床应用。

三、造血干细胞移植类型

根据供者的不同，造血干细胞移植分为自体造血干细胞移植、同基因造血干细胞移植和异基因造血干细胞移植。自体造血干细胞移植和异基因造血干细胞移植详见随后的章节。

（一）自体造血干细胞移植

自体造血干细胞移植的干细胞来自患者本人，由于不存在 GVHD，移植并发症较轻，对患者的年龄限制较宽，老年患者也能安全进行自体移植。移植相关死亡率低。自体造血干细胞中可能混有肿瘤细胞，缺乏移植物抗肿瘤作用，移植后肿瘤复发率高于异基因移植患者。

（二）同基因造血干细胞移植

同基因移植的造血干细胞来自同卵孪生同胞。其优势在于不存在 GVHD 或移植物排斥反应，造血干细胞中没有肿瘤细胞污染。缺点在于没有异基因移植的移植物抗肿瘤作用，而且不足 1% 的患者有同卵孪生供者。

（三）异基因造血干细胞移植

异基因移植的造血干细胞来自受体之外的供者。HLA 配型相合的同胞为首选的干细胞供者，但仅不足 30% 的患者有合适的同胞供者，这一比例在中国更低。30% ~40% 的患者可以通过骨髓库找到 HLA 配型相合的无关供者。脐血库的建立提高了儿童患者获得异基因移植的机会。异基因移植的优势在于移植物中没有肿瘤细胞污染，移植物中的 T 淋巴细胞可以介导移植物抗肿瘤作用，移植后患者的复发率低于自体移植和同基因移植。缺陷在于存在 GVHD，移植相关死亡率相对较高。部分患者无法获得合适供者。无关供者的甄选过程长，平均需要 2 ~3 个月（表 6 –1）。

表 6 –1　自体造血干细胞移植和异基因造血干细胞移植比较

	异基因移植	自体移植
患者年龄上限		60 ~70 岁
清髓性移植	40 ~60 岁	
非清髓性移植	65 ~75 岁	
移植物抗肿瘤作用	存在	不存在
移植物肿瘤细胞污染	不存在	存在
主要并发症	GVHD	肿瘤复发
主要适应证	急性白血病	多发性骨髓瘤 淋巴瘤

四、预处理

输注造血干细胞之前（即移植前）受体需要接受大剂量化疗和（或）放疗，这一过程称为预处理。预处理的目的为：①尽可能清除患者体内残留的肿瘤细胞；②清除患者体内导致自身免疫疾病的异常免疫细胞；③清除患者体内免疫细胞，预防移植物排斥反应和 GVHD。根据疾病和移植类型采用的不同预处理方案。例如，肿瘤患者自体移植的预处理方案由该肿瘤敏感的化疗药物和（或）放疗组成，异基因移植的预处理方案通常包含免疫抑制作用强的药物以提高异体干细胞植入成功率。

异基因移植的常规预处理方案强度大，称为清髓性造血干细胞移植，患者的骨髓抑制和非血液毒性均很显著，因此在老年患者和一般状态较差的患者中的应用受到限制。减低预处理强度的异基因造血干细胞移植（reduced – intensity transplant），又称为非清髓性移植（nonmyeloablative transplant）或小移植（mini – transplant），采用免疫抑制药物如氟达拉滨和低剂量全身照射的预处理方案，对患者的免疫系统有很强的抑制作用，从而保证移植物植入。其预处理强度显著低于常规预处理方案，对患者的造血系统抑制较轻，毒性相对较轻，移植相关死亡率降低，可以用于老年患者。但减低强度的预处理方案不足以清除肿瘤细胞，抗肿瘤作用主要依赖于移植物抗肿瘤作用。恶性度高、进展迅速的肿瘤减低强度移植后的复发率增高。

五、造血干细胞移植适应证

造血干细胞移植最常见适应证为淋巴系统肿瘤。60%的成人移植患者的诊断为多发性骨髓瘤或淋巴瘤，异基因移植的成人患者中，急性白血病患者占52%。20岁以下的异基因移植患者中，50%为急性白血病，36%为非肿瘤性疾病。随着新药的出现和新的临床研究结果的应用，造血干细胞移植的适应证也随之改变。例如过去异基因移植是慢性粒细胞白血病的首选治疗，随着伊马替尼的出现并在临床研究证实了对慢性粒细胞白血病的治疗作用，异基因移植已成为二线治疗方案。目前造血干细胞移植的适应证见表6－2。

表6－2 造血干细胞移植适应证

	自体移植		异基因移植
白血病	急性粒细胞性白血病	白血病	急性粒细胞性白血病
	骨髓增生异常综合征		急性淋巴细胞性白血病
	慢性淋巴细胞性白血病		慢性粒细胞性白血病
			骨髓增生异常综合征
			慢性淋巴细胞性白血病
骨髓增生性疾病		骨髓增生性疾病	
淋巴瘤	非霍奇金淋巴瘤	淋巴瘤	非霍奇金淋巴瘤
	霍奇金淋巴瘤		霍奇金淋巴瘤
浆细胞病	多发性骨髓瘤	浆细胞病	多发性骨髓瘤
	原发性淀粉样变性		原发性淀粉样变性
实体瘤	生殖细胞瘤		
	神经母细胞瘤		
其他疾病	自身免疫性血细胞减少症	其他疾病	再生障碍性贫血
	系统性硬化症		阵发性夜间血红蛋白尿
	类风湿关节炎		范可尼贫血
	多发性硬化症		先天性纯红细胞再生障碍性贫血
	系统性红斑狼疮		中型地中海贫血
	克罗恩病		重症联合免疫缺陷
			Wiskott－Aldrich综合征
			先天性代谢缺陷

六、造血干细胞移植并发症

造血干细胞移植并发症来自于预处理方案的毒性、长时间的骨髓抑制和免疫抑制，以及异基因免疫细胞的攻击。移植相关并发症分为感染、GVHD、移植早期非感染性并发症和移植远期非感染性并发症。

（一）感染

移植相关感染与预处理造成的消化道黏膜和皮肤屏障损害、粒细胞缺乏、移植前后免疫抑制剂的使用，以及静脉插管相关。自体移植的感染主要发生于移植后骨髓抑制期，并且较容易控制。异基因抑制患者的感染风险则存在于移植全过程，尤其并发慢性GVHD的患者，感染仍是移植远期相关死亡的主要原因。减低强度移植患者的早期感染率较常规异基因移植低，但远期感染风险相似。

移植早期30%患者发生细菌感染，常见的病原体为来自皮肤和上消化道的革兰氏阳性菌和来自肠道的革兰阴性菌。感染性腹泻患者的最常见的病原体为艰难梭状芽孢杆菌。自体移植和异基因移植后侵袭性真菌感染的发生率约为5%和30%。常规预防性治疗下，卡氏肺囊虫性肺炎的发生率仅占移植相关肺炎的1% ~2%。既往15%的异基因移植患者死于巨细胞病毒（cytomegalovirus，CMV）肺炎，随着对CMV感染早期检测方法的进步，有效的监测和早期治疗使CMV肺炎的发生显著降低。但CMV血清学阳性脐血移植患者移植后CMV再活化风险增高，这类患者除了进行CMV抗原监测外，还应给予CMV预防性用药。

乙型肝炎携带患者接受造血干细胞移植时，由于大剂量化疗严重抑制了患者的免疫功能，导致乙肝病毒在肝细胞内大量复制，移植后随着患者免疫功能恢复，免疫细胞攻击受感染的肝细胞，有可能造成急性重型肝炎。未接受乙肝病毒活化预防治疗的患者自体移植后接近2/3的患者出现肝炎激活。拉米夫啶或其他抗乙肝病毒复制药物可以有效预防乙肝携带移植患者发生肝炎激活。

（二）移植物抗宿主病（graft versus host disease，GVHD）

是异基因移植最重要的并发症，主要的危险因素是HLA配型不相合。根据GVHD发生时间分为急性GVHD和慢性GVHD。发生机制、诊断和治疗详见异基因移植章节。

（三）移植早期非感染性并发症

1. 黏膜炎　是预处理方案和甲氨蝶呤最常见的并发症，患者出现严重的口腔疼痛、恶心、腹痛和腹泻等症，严重时需要肠外全营养支持和使用阿片类镇痛药。接受140mg/m^{2}及以上剂量的美法仑治疗的患者，在美法仑输注前15 ~30分钟开始吸食冰块，用至美法仑输注结束后4 ~6个小时可有效减少和减轻口腔黏膜炎的发生。接受TBI/CY/VP-16预处理的自体移植患者给予重组人角质细胞生长因子palifermin可明显降低口腔黏膜炎的发生率。

2. 肝窦阻塞综合征（sinusoidal obstruction syndrome，SOS）　是预处理相关的肝脏毒性，由肝窦内皮细胞坏死脱落阻塞肝窦流出道所引起的肝内窦性门脉高压症。临床特征为肝脏肿大伴肝区疼痛、体重增加和黄疸。出现症状时间通常在Day -3至Day +20之间，含有环磷酰胺的预处理方案如BuCy、Cy/TBI等，发生SOS的时间早于其他方案。SOS的发生率与预处理强度有关，减低强度的预处理发生率可为0%，环磷酰胺120mg/kg加上TBI >14Gy的方案发生率可高达50%。环磷酰胺和TBI是导致肝窦毒性最常见的因素。有肝脏基础疾病等SOS高危因素的患者尽量避免使用Cy/TBI预处理。目前临床上缺乏可靠的SOS预防性和治疗性药物，去纤苷（defibrotide）在儿童患者中对肝脏具有保护作用，目前仅用于研究性治疗。

3. 移植相关肺损伤　移植后4个月内发生，危险因素有TBI、异基因移植和急性GVHD。供者淋巴细胞、中性粒细胞和肿瘤坏死因子（TNF）等参与肺损伤的发生。移植性肺损伤的死亡率可高达60%，早期采用激素和TNF-α拮抗剂依那西普治疗可以减轻肺损伤，改善症状。

4. 植入综合征　在自体或异基因移植后粒细胞恢复过程中发生。症状包括发热、皮疹和非心源性肺水肿，少数严重者可发生急性肾功能衰竭和弥漫性肺泡出血。发生机制与炎症因子释放、血管内皮细胞损伤、毛细血管通透性增加有关。症状与超急性GVHD难以鉴别，多见于自体移植，激素治疗可迅速缓解症状，尤其是肺部临床表现。

5. 植入失败　原发植入失败是指在移植后受体存活≥28天，ANC不能达到≥0.5×10^9/L。继发植入失败是指初次植入后，ANC又下降到0.5×10^9/L以下。植入失败的患者应进行血液和骨髓检查以鉴别移植物排斥或白血病复发，并排除感染。

6. 其他毒性　预处理化/放疗相关的急性毒性如严重的血液学毒性、恶心、呕吐等消化道反应、心脏毒性、出血性膀胱炎、肾脏毒性、脱发、皮肤毒性等。血栓性微血管病，表现为移植相关的溶血尿毒综合征。

（四）移植远期非感染性并发症

1. 不育　女性患者移植后大多数出现绝经和不育，预处理前以药物去势抑制卵巢功能对卵巢具有保护作用。男性患者移植后通常并发不育，年轻患者有可能恢复生育功能。不同预处理药物对生育功能影响不同，含 TBI 的预处理对生育功能影响最显著。

2. 继发性肿瘤　异基因移植后皮肤、口腔黏膜、甲状腺、骨和脑肿瘤的发生率增高。自体移植患者骨髓增生异常综合征和急性白血病的发生率增高。移植后发生第二肿瘤的时间顺序为移植后淋巴增生性疾病、骨髓增生异常综合征、急性白血病和实体瘤。

3. 儿童生长发育障碍　清髓性预处理方案对儿童生长发育造成影响，生长激素治疗可以促进移植后儿童的身高。

4. 其他　甲状腺功能减退、白内障、无血管性骨坏死等。

七、造血干细胞移植预后

造血干细胞移植预后因肿瘤类型、移植前疾病状态、移植和供者类型，以及患者年龄、体力状态、脏器功能不同而变化。移植后 100 天死亡率通常用于反映移植毒性，但也取决于移植前疾病状态。急性白血病初次完全缓解时移植的早期死亡率低，长期生存率高，移植时未获得完全缓解的患者移植疗效最差。自体移植过程相对安全，移植目的为根治肿瘤或延长生存期，其 100 天死亡率显著低于异基因移植，淋巴瘤自体移植的 100 天死亡率约为 2% ~4%，急性白血病为 6% ~7%。自体移植后原发肿瘤是最常见死因。异基因移植的 100 天死亡率约 10% ~40%，无关供者移植的移植早期死亡率高于 HLA 配型相合的同胞供者移植，主要死因为原发肿瘤、GVHD、感染和重要器官损伤。无关供者移植后肿瘤复发死亡率最低，但脏器功能衰竭和感染的死亡率高于其他类型移植。

（朱　淼）

第二节　自体造血干细胞移植

自体造血干细胞的支持可以克服肿瘤治疗上骨髓抑制对大剂量化疗或放疗的限制，最大程度提高放化疗剂量，以期提高放化疗敏感肿瘤的治愈率。由于有造血干细胞的支持，自体移植患者的骨髓抑制程度和时间与急性白血病的诱导化疗或高强度的淋巴瘤常规化疗相当。经过四十多年的临床研究和应用，自体移植的疗效和安全性取得明显改善，全球总体的移植相关死亡率低于 5%，老年患者已不被排除于自体移植之外。门诊随访体系完善的中心可以在门诊实施自体移植，患者需要住院治疗的时间缩短。自体移植由于缺乏移植物抗肿瘤作用以及存在肿瘤细胞污染干细胞的问题，移植后复发是该治疗的主要缺陷，尤其是肿瘤侵犯骨髓的疾病。目前自体移植已适用于肿瘤以外的非恶性疾病，如自身免疫性疾病。本章节仅介绍自体移植在肿瘤治疗中的应用。

一、造血干细胞动员和采集

目前外周血造血干细胞移植已基本取代骨髓移植。从外周血采集足够数量的造血干细胞是保障移植后造血恢复尤其是血小板恢复的关键因素，从而降低感染风险，减少成分输血。基础状态下，外周血造血干细胞数量极少，需要进行造血干细胞动员促进干细胞从骨髓释放入外周血。造血干细胞和骨髓基质细胞之间通过一系列黏附分子的相互作用使干细胞定居于骨髓微环境，细胞因子如 G－CSF、化疗联合细胞因子，以及一些新药通过下调、降解或抑制黏附分子之间的作用使造血干细胞脱离骨髓基质细胞，大量进入血液循环。细胞因子 G－CSF 和 GM－CSF 是干细胞动员的常规药物，其他因子如 TPO、EPO、干细胞因子等目前用于临床研究，新药普来沙福（Plerixafor）用于既往动员失败或预计动员不良的患者。化疗联合细胞因子较单纯细胞因子明显提高动员效率，减少采集次数，其干细胞采集量可提高达 2.5 倍。淋巴瘤或多发性骨髓瘤最常用的动员化疗方案为环磷酰胺单药或环磷酰胺联合依托泊苷，但目前并没有各种肿瘤的“标准”动员方案，CHOP、ICE、DHAP 等常见方案均可作为动员方案，G－CSF 通常在化疗结束 24 小时后开始使用，剂量 5μg/kg，每日 2 次，用至采集结束。在此基础上加用 GM－CSF，干细胞采集量没有明显改善。

经外周血采集的“造血干细胞”为真正的干细胞和各级造血祖细胞的总称。干细胞和早期祖细胞表面表达 CD34，因此，临床上以 $CD34^+$ 细胞数来监测动员效果、决定采集时机和计算采集量。化疗联合 G－CSF 的动员方案于化疗后 7～10 天白细胞达到最低点，随后外周血 $CD34^+$ 细胞数逐日递增，当外周血 $CD34^+$ 细胞数≥（10～20）$\times 10^6$/L 可以开始采集造血干细胞，通常需要 1～3 次的采集。不同患者的采集时机变化很大并且难以预测。单次自体移植的采集目标为 $CD34^+$ 细胞数≥5×10^6/kg 受体体重，最低可接受的造血干细胞数为 $CD34^+$ 细胞数≥2×10^6/kg 受体体重。更低的造血干细胞数可导致移植后血小板恢复明显延迟，更长的住院天数、更多的抗生素使用和成分输血。一些研究报道淋巴瘤移植后 OS 与 $CD34^+$ 细胞数呈正相关。骨髓侵犯的患者骨髓中的肿瘤细胞可以随造血干细胞动员过程进入血液循环，这类患者动员时机应选择骨髓完全缓解后进行。多发性骨髓瘤难以获得骨髓完全缓解，在于细胞采集前应进行外周血骨髓瘤细胞流式细胞仪检测，避免在外周血骨髓瘤细胞阳性的情况下采集干细胞，以尽量减少肿瘤细胞污染。

总体而言，10%～30% 的患者动员后采集的干细胞数不足 2×10^6 $CD34^+$ 细胞/kg 体重，称为动员失败。动员前接受高强度的反复化疗是动员失败的主要原因，复发性淋巴瘤和多发性骨髓瘤的患者中较多见。年龄和骨髓侵犯也与动员失败相关。主治医师根据动员过程外周血 $CD34^+$ 细胞数的监测情况调整动员方案或尝试第二次动员。挽救措施包括加大 G－CSF 剂量、联合其他细胞因子、联合新药等。临床实验中 Plerixafor 显著提高 G－CSF 的动员效果，在 NHL 患者中动员成功率接近单用 G－CSF 的两倍。Plerixafor 是 CXCR4 抑制剂，可逆性抑制造血干细胞表面的 CXCR4 与骨髓基质细胞表面的基质细胞衍生因子（stromal cell derived factor－1α，SDF－1α）结合，削弱骨髓基质细胞对干细胞的锚定作用，促进干细胞脱离骨髓微环境，释放入血。

二、预处理

自体移植缺乏异基因移植的移植物抗肿瘤功能，治疗肿瘤依靠高强度的预处理对残留肿瘤细胞的杀伤作用，自体移植预处理的目的在于最大限度杀灭肿瘤细胞。自体造血干细胞的支持克服了化放疗的剂量限制性血液学毒性，预处理剂量显著高于常规化疗剂量，但剂量仍受到非血液学毒性限制，如黏膜炎、肺毒性、SOS 等。因此预处理方案选择以主要毒性为骨髓抑制、非骨髓毒性交叉少的不同药物组成，以保证每个组成药物均可用至接近最大剂量。骨髓抑制轻微而非血液学毒性明显的药物如长春新碱、甲氨蝶呤、博来霉素等则不适合用于预处理方案。烷化剂是理想的和最重要的预处理组成药物，其毒性以骨髓抑制为主，非骨髓毒性较小。体外研究显示烷化剂对肿瘤细胞杀伤作用的量效关系曲线呈陡直斜线，因此通过提高剂量或不同类型烷化剂联合使用可以有效克服肿瘤细胞耐药性。现有的预处理方案基本都含有 1～2 个烷化剂或作用类似烷化剂的铂类药物，如卡铂、异环磷酰胺用于生殖细胞瘤，白消安、美法仑、环磷酰胺等用于血液肿瘤、淋巴瘤和实体瘤。除了传统的细胞毒药物外，靶点药物因毒性和作用机制不同，并与化疗药物有协同作用，目前也在临床试验与传统的预处理方案联用，如利妥昔单抗（美罗华）和放射免疫靶向药物等。放疗的作用机制与化疗药物不同，二者联合可以起协同作用，但全身照射受到肺毒性的剂量限制，仅用于对放疗高度敏感肿瘤如白血病、淋巴瘤的预处理方案中。不同肿瘤有各自常用的预处理方案，但没有"标准"方案。临床上根据肿瘤对化疗药物或放疗的敏感性，患者既往治疗情况选择预处理方案。二次自体移植患者的两次预处理方案选择交叉耐药少的药物组成。

耐药性显著的肿瘤细胞和"肿瘤干细胞"对化疗的敏感度低，即使大剂量化疗也无法完全清除所有的肿瘤细胞，由于缺乏异基因移植对肿瘤持续的免疫杀伤作用，自体移植后肿瘤复发是其最大缺陷。但异基因移植严重的并发症和移植相关死亡限制了它的临床应用。减低强度的异基因移植保留了移植物抗肿瘤作用，但缺乏高强度的预处理对肿瘤的杀伤作用，尽管毒性显著降低，但肿瘤复发率增高。将自体移植和减低强度的异基因移植结合似乎是"完美组合"，保留了高强度预处理方案对肿瘤和杀伤作用，患者也获得移植物对微小残留病灶的持续清除作用，同时避免了常规异基因移植的高毒性和移植相关死亡。目前自体移植后加减低强度异基因移植在自体移植无法根治，而多数患者不能耐受常规异基因移植的多发性骨髓瘤中取得较好的疗效。自体移植后预防复发的方法还有应用免疫增强剂如 IL－2 等诱导自体移植物抗肿瘤作用，以及使用毒性低的靶向药物如利妥昔单抗、沙利度胺等维持治疗。

自体移植预处理剂量强度高，毒性相应较常规化疗显著。移植人群一般选择70岁以下，无严重心血管、肝、肾、肺部基础病变或功能损害，以及无活动性感染。患者有严重恶心、呕吐等胃肠道反应，黏膜炎，肝功能损害，心脏及肺部毒性和骨髓抑制等。预处理同时应给予积极的支持治疗和毒性监测。除了常规的止呕、水化、预防性抗感染、成分输血外，还需要针对具体药物的特殊毒性进行预防用药，如环磷酰胺的出血性膀胱炎、美法仑的黏膜炎和白消安的中枢毒性等。干细胞回输后不需要常规给予G－CSF，但G－CSF可以缩短粒细胞恢复时间。随着对并发症防治和支持治疗的进展，自体移植已成为安全的治疗手段，其移植相关死亡率一般低于5%。

三、自体造血干细胞移植在肿瘤中的应用

自体造血干细胞移植适应证见表6－3。

表6－3　自体造血干细胞移植成人适应证

疾病	疾病状态	自体移植	疾病	疾病状态	自体移植
DLBCL	CR 1（aaIPI 2～3）	CO/D	HL	CR1	NR
	PR 1，CR/PR＞1	S		CR＞1，PR	S
	化疗耐药	NR		化疗耐药	CO
MCL	CR/PR 1	S	APL	CR 2	S
	CR/PR＞1	S	AML	CR 1	CO
	化疗耐药	NR		CR 2	CO
LBL	CR 1	CO	CLL	不良预后因素	CO
	敏感复发	CO	MDS	CR 1，2（RAEBt，sAML）	CO
	化疗耐药	NR	EWS/PNET	高危因素	CO
BL	CR 1	CO		CR＞1	CO
	敏感复发	CO	神经母细胞瘤	高危因素	S
	化疗耐药	NR		CR＞1	CO
FL	CR/PR 1	CO	软组织肉瘤	CR 1	CO
	CR/PR＞1	S	生殖细胞瘤	敏感复发	CO
	化疗耐药	NR		三线或以上治疗	S
PTCL	CR/PR 1	CO		顺铂耐药	S
	CR/PR＞1	S	乳腺癌	辅助性（高危）	CO
	化疗耐药	NR		敏感性	D
MM	CR/PR 1	S	卵巢癌	CR/PR	D
	CR/PR＞1	S		化疗耐药	NR
AL		CO	小细胞肺癌	局限期	D

注：S—“standard indication”：指特定疾病状态下，移植被认为优于其他治疗方法，在所有合格的移植中心均可作为常规治疗方法；

CO—“clinical option”：指特定疾病状态下，移植的获益预期大于风险，移植应在经验丰富的专科移植中心进行；

D—“developmental”：指特定疾病状态下，目前缺乏足够的证据支持移植的效果，移植应在设计合理的临床研究中进行；

NR—“generally not recommended”：指特定疾病状态下，其他治疗方法被认为优于移植，不推荐移植治疗；

DLBCL：弥漫大B细胞淋巴瘤；MCL：套细胞淋巴瘤；LBL：淋巴母细胞性淋巴瘤；BL：Burkitt淋巴瘤；FL：滤泡性淋巴瘤；PTCL：外周T细胞淋巴瘤；MM：多发性骨髓瘤；AL：原发性淀粉样变性；HL：霍奇金淋巴瘤；APL：急性早幼粒细胞性白血病；AML：急性髓细胞性白血病；CLL：慢性淋巴细胞性白血病；MDS：骨髓增生异常综合征；EWS/PNET：尤文氏/原始神经外胚叶肿瘤。

（一）弥漫大B细胞淋巴瘤

根据2008年Cochrane database的数据，Greb等对自体移植一线治疗成人侵袭性淋巴瘤进行系统回顾和meta分析，共15个随机对照研究、3 079例患者纳入分析，绝大多数病理类型为DLBCL。结果显示总体上自体移植改善患者的CR率和无复发生存率，但并没有转化为OS和EFS的获益。根据aaIPI评分进行亚组分析，接受自体移植的低危患者OS差于常规化疗患者，对于这类患者自体移植不推荐作为一线巩固治疗；aaIPI高危患者倾向于从自体移植中获益，对于这类患者自体移植可以作为一线治疗选择，但不应作为标准治疗。meta分析结果也显示自体移植的治疗相关死亡率与常规治疗没有差别。由于抗CD20单克隆抗体一线使用显著改善aaIPI低危和高危DLBCL患者的生存，自体移植在高危DLBCL一线治疗中的作用亟须大样本的临床研究来评价。

对于化疗敏感的复发患者，自体移植是标准治疗。前瞻性随机对照研究显示自体移植和常规化疗的5年OS分别为53%和32% ，EFS分别为46%和12%。自体移植前的救援方案中加用利妥昔单抗可以提高化疗疗效，使更多患者得以接受自体移植治疗，提高患者的长期生存。HOVON前瞻性研究结果显示自体移植前救援方案RDHAP有效率75%，DHAP仅54%，两组的2年FFS分别为50%和24%。回顾性研究提示自体移植后以利妥昔单抗维持治疗可能延长OS，但自体移植后利妥昔单抗维持治疗的CORAL随机对照试验中期分析结果显示2年EFS的不良预后因素为早期复发、一线治疗未获得CR、second－IPI大于1和既往使用过利妥昔单抗，自体移植后利妥昔单抗维持的价值还需要等待CORAL的最终结果解答。对化疗抵抗的NHL预后不良，自体移植的作用有限，1年OS仅22%，对这类患者和自体移植后复发患者一般不推荐进行自体移植治疗。

（二）套细胞淋巴瘤

大量Ⅱ期临床试验结果显示自体移植作为MCL的一线巩固治疗可以改善患者的CR率和生存，欧洲多中心Ⅲ期临床研究证实自体移植一线巩固治疗明显延长患者的PFS，诱导化疗获得CR的患者，自体移植倾向于延长患者OS。这项临床研究中常规化疗强度和利妥昔单抗的使用比例较低。近期较大样本的MCL2，临床试验以高强度的R－Maxi－CHOP和R－HD－AraC作为诱导化疗，随后以BEAM或BEAC大剂量化疗和自体移植，患者6年OS和EFS分别为70%和56%，5年后没有再发生MCL复发。M. D. Anderson的R－hyper－CVAD/MTX－HA的高强度化疗一线治疗MCL的3年FFS 64%，但该方案带来5%的毒性死亡和较高的继发性MDS。因此对于化疗敏感的MCL，自体移植巩固治疗推荐作为一线标准治疗。比较MCL2和MCL1的结果，移植前的诱导治疗对于MCL也至关重要，联合利妥昔单抗、高强度诱导化疗（含HD－AraC）和自体移植才能获得较好的长期生存。敏感复发患者的自体移植治疗仍有部分患者获得长期生存，但预后明显差于CR1患者。MD－Anderson中心的回顾性分析结果显示，CR1的患者自体移植的6年OS和PFS为61%和39%，CR2、PR或化疗耐药的患者自体移植的6年OS和PFS仅为35%和10%。

（三）滤泡性淋巴瘤

滤泡性淋巴瘤的GLSG、GOELAMS和GELF－94三个随机对照研究对比一线自体移植治疗FL。三个研究患者的OS常规化疗和自体移植没有差别，GELF－94随访7.5年自体移植组与常规化疗在患者的EFS没有差别，GLSG和GOELAMS的研究中自体移植患者的EFS和PFS显著优于常规化疗。GOELAMS随访9年的结果显示自体移植与常规化疗的EFS分别为64%和39%，自体移植组的PFS曲线在7年后出现平台，提示部分患者受益于自体移植并有可能获得根治。因此，自体移植对于部分患者尤其是一线化疗没有取得临床CR或分子学CR的患者可以作为一线治疗选择。GELF－94的研究自体移植组的诱导化疗仅为4个疗程CHOP方案，常规化疗组接受12个疗程CHVP化疗和18个月IFN治疗，提示诱导化疗不足可能影响自体移植效果。在利妥昔单抗应用时代，需要新的临床研究重新评价自体移植联合利妥昔单抗一线治疗FL的价值。

对于敏感复发的患者，自体移植是标准治疗。欧洲CUP前瞻性随机对照临床试验显示化疗敏感的复发FL患者其OS和PFS都显著优于常规化疗患者。多个回顾性研究同样支持这一结果。对于化疗耐药和自体移植后复发患者不推荐自体移植治疗。

（四）外周T细胞淋巴瘤

自体移植治疗的大量回顾性和前瞻性研究由于样本量小和所包含病理类型不一，结果差异较大。前瞻性研究结果显示自体移植一线治疗PTCL的3年OS 48% ~86%。2009年德国报道了83例自体移植一线治疗PTLC的前瞻性研究，主要病理类型为非特殊性、血管免疫母细胞性和ALK阴性的ALCL。78%患者接受自体移植，ITT分析自体移植治疗CR 56%，3年OS和PFS为48%和36%，移植患者的3年OS 71%。Lee等针对NK/T细胞NHL的对照研究显示CR患者接受自体移植具有生存获益，但Ⅲ/Ⅳ患者的中位无复发生存仅4.2个月。由于常规化疗对PTCL效果差，根据现有的临床证据，自体移植可以作为PTCL一线治疗选择，但由于目前缺乏自体移植一线治疗PTCL的随机对照研究，自体移植不作为一线标准治疗。

目前缺乏自体移植治疗复发PTCL的前瞻性研究，回顾性资料显示自体移植治疗PTCL的疗效在2年OS 35%至5年OS 70%之间。Memorial Sloan Kettering中心报道了24例复发或难治性PTCL（不包括ALK+的ALCL）患者自体移植后的长期随访结果，5年OS和PFS为33%和24%。与同时期接受自体移植的复发或难治性DLBCL患者比较，aaIPI亚组分析对比PTCL和DLBCL，二者的OS和PFS都没有显著差别，提示自体移植有可能改善复发性PTCL的生存。由于常规化疗难以获得长期缓解，自体移植可考虑作为敏感复发的PTCL的标准治疗。对于化疗抵抗的PTCL患者，自体移植的效果差，移植后长期生存的概率几乎为0%，这类患者和自体移植后复发的患者不推荐自体移植治疗。

（五）淋巴母细胞性淋巴瘤和Burkitt淋巴瘤

成人淋巴母细胞性淋巴瘤和Burkitt淋巴瘤为进展迅速的高度恶性淋巴瘤，与儿童相应类型淋巴瘤不同，成人的常规化疗预后很差。由于这两个类型淋巴瘤在成人淋巴瘤中所占比例很小，目前仅有少量小规模的Ⅱ/Ⅲ期临床试验研究自体移植对成人Burkitt和淋巴母细胞淋巴瘤的治疗价值。EBMT的一个小样本多中心随机对照临床试验比较自体移植与常规化疗一线治疗成人淋巴母细胞淋巴瘤的疗效，自体移植明显提高患者的无复发生存，3年无复发生存率移植组为55%，常规化疗组为24%，但移植组患者总生存没有明显改善。对于骨髓侵犯<30%的成人Burkitt或Burkitt样淋巴瘤，Ⅲ期临床试验显示自体移植一线治疗的5年生存率高达81%。基于现有的研究结果，自体移植可以作为对化疗敏感的成人淋巴母细胞性淋巴瘤和Burkitt淋巴瘤的治疗选择。但这两个类型淋巴瘤容易并发骨髓广泛受累，这类患者可能难以从自体移植中获益。

（六）多发性骨髓瘤（multiple myeloma，MM）

数个前瞻性随机对照研究比较常规化疗和自体移植一线治疗MM。法国IFM90研究显示自体移植下MEL+TBI预处理作为常规化疗后巩固治疗提高患者有效率、DFS和OS。Medical Research Council Myeloma Ⅶ Trial的大样本研究同样证实自体移植较常规化疗延长OS和EFS将近1年。未经自体移植的敏感复发患者接受自体移植同样具有OS和PFS获益。因此，自体移植成为MM的一线治疗和挽救治疗标准治疗。尽管自体移植改善患者OS，复发仍然是移植后主要问题，干细胞体外净化并没有解决这一问题。随机对照研究显示，双移植比单次自体移植延长OS约10%，具有生存获益的患者主要为首次自体移植未获得CR的患者。因此，对于首次自体移植未获得CR的患者第二次自体移植可以作为治疗选择。首次自体移植后18个月之后复发的患者可以考虑将第二次自体移植作为挽救方案，但对化疗抵抗的患者不推荐进行自体移植。

（七）霍奇金淋巴瘤

对Strauss-derived system定义的高危初治HL患者的接受随机对照研究显示4疗程ABVD获得CR或PR后以自体移植巩固治疗的10年OS与FFS与继续给予4疗程ABVD的结果相同。目前还没有可靠的证据提示具有哪些高危因素的CR1患者能够从自体移植中获益。因此，对于一线常规治疗获得CR的初治患者，自体移植不推荐作为一线巩固治疗，但对高危患者采用比ABVD更强烈的化疗如BEACOPP可以改善生存。

对于仅接受放疗作为一线治疗的复发患者，80%以上的患者通过常规化疗仍可获得长期生存，这类患者可以不进行自体移植。临床上绝大多数复发患者一线治疗时已经接受过 ABVD 或类似方案化疗，常规的二线救援方案难以获得长期缓解，OS 仅为 17% ~28%。两个随机对照研究（英国的 BNLI 和欧洲 GHSG/EBMT 的研究）均证实自体移植明显提高患者的 FFS，中位随访 83 个月的长期结果仍证实自体移植优于常规化疗，FFS 分别为 49% 和 32%。由于常规化疗组的患者仍可从随后的自体移植挽救治疗中获益，两个临床研究患者的 OS 没有差别。对于预后不良的复发患者，EBMT 的数据显示超过 50% 的双移植患者获得长期生存。对于化疗敏感复发患者，自体移植是标准治疗。

对于化疗耐药的 HL 患者是否进行自体移植仍有争议。西班牙的 GEL - TAMO 回顾性结果显示移植前获得 CR2 的患者 5 年 FFS 为 68%，耐药患者仅为 11%。但 BNLI 和 GHSG/EBMT 的研究显示即使患者在移植前未获得 CR 或 PR，患者仍可从自体移植中获益。加拿大 Seftel 的回顾性研究也显示移植前化疗抵抗的患者 5 年生存与化疗敏感患者相近。因此，对于化疗耐药的患者，自体移植仍可作为治疗选择。但临床上疾病进展迅速、一般状态差、动员或骨髓采集失败的患者通常无法进行自体移植。自体移植后复发的患者一般不推荐再次行自体移植治疗。

（八）急性白血病

异基因移植是急性淋巴细胞白血病患者的首选治疗方案。自体移植对急淋的疗效并不优于常规化疗加维持和强化治疗，目前不推荐用于急淋的治疗。对于高危的急性髓系白血病患者，异基因移植是初次完全缓解后的巩固治疗，或复发后再次获得缓解后的挽救治疗的标准方案。对于没有合适供者的急性髓系白血病，Meta 分析显示，自体移植作为巩固治疗比常规化疗有更好的无病生存，但总生存没有明显改善。自体移植可以作为缺乏供者的急性髓系白血病患者的巩固治疗选择，但不作为标准治疗。

（九）成人实体瘤

除了生殖细胞瘤以外，自体移植对成人实体瘤的应用还处于研究阶段，仅特定亚群的患者有可能从自体移植中获益。生殖细胞瘤对化疗高度敏感，低危、中危和高危患者的治愈率分别为 90% ~95%、75% 和 40% ~50%。中高危患者一线治疗的随机对照临床试验显示，与常规化疗比较，双移植并没有显著改善患者的完全缓解率和生存率，因此自体移植不推荐用于生殖细胞瘤的一线治疗。对于复发或耐药性患者，大剂量卡铂加 VP - 16 的双移植治疗的长期生存率为 63%。对于三线及以上治疗、对顺铂耐药或顺铂加异环磷酰胺治疗失败的患者，双移植可以作为标准治疗，对于初次复发患者，自体移植可以作为治疗选择。

乳腺癌辅助化疗的 15 个临床试验的 meta 分析显示，对于有 4 个及以上腋窝淋巴结转移的高危患者，自体移植延长无病生存期，患者并有乳腺癌特异性生存和总生存获益，年轻患者从自体移植中的获益大于老年患者。但在以紫杉烷类药物和靶向药物辅助化疗的基础上，患者能否从自体移植中获益还没有结论。自体移植可以作为高危乳腺癌患者的辅助治疗选择。对于转移性乳腺癌，2005 年的 Meta 分析显示自体移植改善患者无事件生存，但对总生存没有影响。自体移植不推荐用于临床研究以外的转移性乳腺癌患者。卵巢癌和小细胞肺癌的Ⅲ期随机对照临床试验中，自体移植和常规化疗组的无进展生存和总生存没有显著差别，目前自体移植仅限于临床研究中。

（十）儿童实体瘤

神经母细胞瘤是儿童常见实体瘤，对化疗高度敏感，高危患者是唯一经随机对照研究证实的自体移植适应证。Ⅲ期临床试验显示自体移植可以提高无病生存率 10% ~15%。儿童和青少年实体瘤的化疗敏感性显著高于成人，尽管缺乏随机对照研究证据的支持，根据现有的临床研究结果一，自体移植仍作为多种儿童实体瘤的治疗选择。目前儿童实体瘤自体移植的适应证为：①神经母细胞瘤，高危或 > CR1；②尤文肉瘤，高危或 > CR1；③脑肿瘤：化疗敏感的髓母细胞瘤和高度恶性胶质细胞瘤；④软组织肉瘤，Ⅳ期或化疗敏感复发；⑤生殖细胞瘤：复发或耐药；⑥复发性 Wilms 瘤。

（朱　淼）

第三节 异基因造血干细胞移植

患者（受者）在放/化疗后输注来源于异体健康的造血干细胞（hemopoietic stem cell，HSC）替代患者病态的或已经衰竭的骨髓，达到重建受者造血和免疫系统的治疗方法，称为异基因造血干细胞移植（allogeneic hemopoietic stem cell transplantation，allo－HSCT）。allo－HSCT 的基础是供受者间人类白细胞抗原系统（human leukocyte antigen，HLA）的相合性和 HSC 所具有的特点包括：高度自我复制和分化成为各系成熟血细胞和免疫细胞的能力、从静脉输注后能归巢骨髓等。在 allo－HSCT 中，输入一定数量的供者 HSC 可使受者完全和持久的淋巴和造血系统重建，包括全部红细胞、粒细胞、血小板、B 淋巴细胞和 T 淋巴细胞，以及固定巨噬细胞群如肝的 Kupffer 细胞、肺泡巨噬细胞、破骨细胞、皮肤的朗格汉斯细胞以及脑的小神经胶质细胞等。随着 HLA 配型和 allo－HSCT 技术日趋成熟，现 allo－HSCT 已经成为治疗血液系统疾病和某些非血液系统疾病的重要手段，甚至是治愈某些白血病和遗传性疾病的唯一方法。

一 allo－HSCT 的类型、适应证和移植时机

（一）allo－HSCT 的类型

按照供者来源可分为同卵双生间的同基因（syn－）和同种异基因（allo－）HSCT，后者又分为血缘相关供者（related donor）移植和非血缘相关供者（unrelated donor）移植。根据 HSC 的来源器官可分为骨髓移植（bone marrow transplantation，BMT）、外周造血干细胞移植（peripheral blood stem cell transplantation，PBSCT）和脐血移植（cord blood transplantation，CBT）。在临床实践中，由于供者来源的关系，同基因移植十分罕见。在我国由于独生子女家庭的普及，近年来非血缘关系供者移植和 HLA 不相合移植越来越多。最早 HSCT 大多采用骨髓，随着粒细胞集落刺激因子（G－CSF）在外周造血干细胞（peripheral blood stem cell，PBSC）动员中的应用，且 PBSC 具有采集方便、无须提前备自体血、供者痛苦小及造血重建快等特点，PBSCT 的应用越来越广泛。

（二）allo－HSCT 的适应证

1. 肿瘤性疾病　成人高危急性髓系白血病（AML）及有 HLA 相合同胞供者的儿童 AML 患者应在 CR1 后行 allo－HSCT，而成人中危或低危患者应在 CR2 行 allo－HSCT；对于预后不良的高危白血病、难治/复发白血病，allo－HSCT 是治愈疾病的唯一选择。成人急性淋巴细胞白血病（ALL），特别是 Ph＋ALL，均应在 CR1 行 allo－HSCT。由于酪氨酸激酶抑制剂（如伊马替尼、尼洛替尼等）口服方便，不良反应小，目前已被 NCCN 推荐为 CML 的一线治疗，但在中国由于国情特殊，国内专家共识推荐 allo－HSCT和酪氨酸激酶抑制剂均为 CML 的一线治疗，对于 CIVIL 加速期及急变期患者主张早期行 allo－HSCT。对于慢性淋巴细胞白血病（CLL），对嘌呤类似物治疗无反应或在治疗后 1 年内复发、使用嘌呤类似物联合治疗或自体移植后 2 年复发以及需要治疗的 P53 基因缺失或突变患者均需行 allo－HSCT。预期生存期短的高危骨髓增生异常综合征（MDS）患者如 MDS－RAEB、IPSS 积分中危－Ⅰ以上和需要频繁输血的年轻患者更能从 allo－HSCT 获益，宜尽早进行移植。allo－HSCT 是霍奇金淋巴瘤（HL）自体造血干细胞移植后复发的挽救性治疗措施，非血缘相关移植和 HLA 全合同胞移植的疗效相当。难治复发性非霍奇金淋巴瘤（NHL）或自体造血干细胞移植后复发的 NHL 患者，为取得长期生存，需行allo－HSCT。小于 40 岁且有 HLA 全合同胞供者的多发性骨髓瘤患者，为获得治愈，可行 allo－HSCT。

2. 非肿瘤性疾病　HLA 相合的同胞供者移植治疗重度联合免疫缺陷病（SCID）治愈率可达到 90%，半相合的父母供者成功率也可达到 50%～70%。年龄＜40 岁的重型再障选择 HLA 同胞供者移植治愈率可达 90%。PNH、Fanconi 贫血移植效果明显，但后者往往对烷化剂敏感，预处理宜减轻强度。重型地中海贫血 HLA 相合同胞 HSCT 治愈率 70%～90%，在疾病进展至肝大、门静脉纤维化之前，其 5 年生存率和无病生存（DFS）率分别是 95% 和 90%。镰状细胞性贫血 HLA 相合同胞 HSCT，2 年生存

率和 DFS 分别是 90% 和 80%。从理论上说 HSCT 可以治疗所有先天性淋巴造血系统疾病和部分酶缺乏所致的代谢性疾病。如细胞黏附缺陷、戈谢氏病等，虽然成功率各家报道不一致，但是在疾病早期，病变尚未损害器官功能时，成功率较高。对重度急性放射病，allo - HSCT 是唯一能挽救生命的治疗措施。

（三）allo - HSCT 的禁忌证

有心、肺、肝、肾功能不全，存在其他致命危险的疾病，有不能去除或控制的感染病灶，不能耐受预处理方案，患精神病不能单独生活是 allo - HSCT 的禁忌证。

二、allo - HSCT 供者的选择

（一）HLA 配型

与移植相关的“主要组织相容性复合体（major histocompatibility complex，MHC）”在人类称为 HLA，其抗原决定簇位于 6 号染色体短臂上，HLA 分子可分为Ⅰ、Ⅱ、Ⅲ类，其中Ⅰ和Ⅱ类与移植免疫最为密切。其等位基因为连锁遗传。HLA - Ⅰ类基因位点 HLA - A、HLA - B、HLA - C 等和Ⅱ类基因位点 HLA - DR、HLA - DP、HLA - DQ 等连锁形成单倍型（haplotype），均具有高度多态性。供受者间主要位点 A、B、C、DR、DQ 任一点不合均与植活延迟、移植物抗宿主病（graft versus hostdisease，GVHD）的发生有关，其中 DR 位点最重要。当前 HLA 配型相同主要方法包括血清学发检测抗原和分子生物学发检测等位基因。随着 HLA 配型技术的发展和完善，目前临床上血清学配型已较少应用，主要应用高分辨基因学方法，该方法提高了供受者基因主要特征一致性，减少了 GVHD 的发生，使非血缘供者移植的生存率达到同胞供者移植的水平。HLA 用四位数来表示，如 A＊0101，前两位数是 A 抗原的编码，表示血清抗原的 HLA 免疫特异性，称为低分辨；后两位数是等位基因的编码，表示亚型的 DNA 的不同序列，称为高分辨。目前 HLA 配型主要检测 A、B、C、DR、DP 及 DQ 等共 10 个位点，临床上应尽可能选择与患者 10 个主要位点全相合的供者，尤其在非血缘相关（unrelated donor）移植。

（二）allo - HSCT 供者的选择

HLA 配型相合程度是选择供者的第一要素，此外要求供者健康体检合格，无遗传性、先天性疾病，无严重或未控制的感染。供者年龄一般 8～65 岁，一般认为年轻供者易于植活并较少发生 GVHD，以男性和未曾受孕的女性为优，有妊娠史的女性较易引起 GVHD。HLA 相合的供者中，首选同胞供者（sibling donor），同胞之间 HLA 主要位点相合概率为 0.25，如同胞有 n 个，相合概率为 1 -（3/4）n。高危患者如无相合同胞供者时可选择 1～2 个位点不合的同胞供者。其次可选择 HLA 相合的非血缘相关供者。非血缘供、受者之间 HLA 相配的机会，随患者的 HLA 型的罕见程度，从数千分之一到数十万分之一。我国中华骨髓库已在各省市建立了 30 余个分库，截至 2011 年 4 月底登记在册的捐献者达 128 万余人。无 HLA 相合供者的患者，可考虑单倍型相合的血缘供者、HLA 不全相合的非血缘相关供者及非血缘相关脐血。对于 HLA 不全相合非血缘相关供者，一些研究表明高分辨 8/10 位点相合与 10/10 位点全合移植，其 GVHD 的发生率差异并不明显。每个患者都有不止一个 HLA 单倍型相同的家庭成员，如患者的父母、子女和部分同胞。单倍型移植的免疫排斥较强，易引起严重的 GVHD。如选择非血缘 CBT，除了 HLA 配型外，还应确定胎儿无遗传性疾病。检查自然杀伤细胞免疫球蛋白样受体（KIR）的配体，如 HLA - C 和 HLA - Bw4 的等位基因型。如受者不表达供者 KIR 的配体等位基因，供者的 NK 细胞将会攻击白血病细胞，并抑制免疫排斥和 GVHD。选择单倍型相合供者时，还要考虑母胎微嵌合对免疫耐受的影响，优先选择母亲与子女间的移植，其次是同胞间的半相合移植，最后是父亲作为供者的移植。

血型不影响供者的选择。供受者间血型不合有两种情况，受者血清中无供者红细胞的抗体，称为次要不合，见于供者是 O 型或受者是 AB 型时。除此以外，均称为主要不合。主要不合时因受者血清中有供者红细胞的抗体，可引起输入的供者红细胞破坏，出现移植早期急性溶血，重者可危及生命。植活后残留受者同种抗体可致再生的红细胞破坏，造成慢性溶血或纯红再障。为此可用羟乙基淀粉沉降移去移植物中红细胞，预防急性溶血。用 AB 型的血浆置换受者的血浆，使受者同种抗体下降到原来的 1/8 以下，预防慢性溶血。供受者间血型次要不合不须处理。

三、造血干细胞的采集、动员、保存和纯化

（一）骨髓干细胞采集

骨髓干细胞的采集最早是用于临床。在局部或全身麻醉下从髂后上棘处多点穿刺，抽吸血与骨髓的混合物（2～4）$\times 10^8$ 有核细胞/kg（受者体重），采集量约 20mL/kg。如供、受者间 ABO 血型不合，去除红细胞时常丢失部分骨髓血的有核细胞，因此，采集骨髓的有核细胞数的还应增加。骨髓干细胞采集是很安全的过程，并发症通常与麻醉相关。为保持供者的有效循环血量，需在移植数周前开始自体循环采血，使最后的采血量与骨髓液的采集大致相当。采集骨髓液的同时回输自体血液。一般供者不接受同种异体输血，以免 HLA 不合的异体血液混入干细胞产品中，导致受者致死性 GVHD 的发生。血型不合的骨髓血处理有三种情况：

1. 主血型不合　受者为 A 型或 B 型，供者为 AB 型；或受者 O 型，供者 A 型或 B 型或 AB 型；其处理方法：①沉降法：在采集的骨髓血中加入 6% 羟乙基淀粉（hydroxyethyl starch，HES）沉淀红细胞，两者的体积比为骨髓血：HES 为 4 ：1 混匀后静置约 30 分钟，取其上层富含干细胞的血浆回输给受；②去除受者体内 ABO 系统的凝集素：通过血浆交换法降低受者体内的抗 A 或抗 B 凝集素。

2. 次要血型不合　如受者为 A 型或 B 型，供者为 O 型；或受者 AB 型，供者 O 型。其处理方法：一般供者骨髓血不必特殊处理，可直接输给受者。

3. 供、受者间主次血型均不合（供受者一个为 A 型或 B 型，一个为 B 型或 A 型）　如将供者与受者血进行交叉配血时，主试验和副试验均有凝集反应。需同时采用针对主要和次要不合的措施。

（二）外周血干细胞（PBSC）采集

PBSC 在外周血中量很低，大约是骨髓的 1%，需用动员剂将骨髓中的 HSC 动员（mobilization）到外周血中，经血细胞分离机单采才能得到。常用的动员剂包括：G－CSF、趋化因子相关受体（CXCR4）的拮抗剂如 AMD3100 等。动员机制研究表明，G－CSF 使黏附分子 CD44、CD49d 等在 HSC 表面表达下降，HSC 易脱离骨髓基质动员到外周血。动员可使外周血中干细胞含量提高 20～1 000 倍。对供者而言 PBSC 采集干细胞不需要麻醉和多部位穿刺，较安全，更易被接受；对受者而言移植后造血重建快，因而感染与出血概率减少，所需的血制品、住院天数和费用也减少。我国中华骨髓库的非血缘供者动员采集方案坚持对健康人小剂量短程动员的原则。要求供者年龄小于 45 岁，实行严格的健康检查。rhG－CSF（非格司亭，惠尔血）5μg/（kg·d），皮下注射 4 天。第 5、6 天采集，采集前 2 小时皮下注射 G－CSμg/kg。虽然 PBSC 中所含的 T 细胞比骨髓中显著增多，但是致死性的急性 GVHD 发病情况并无差异。但有研究认为 allo－PBSCT 后慢性 GVHD 发病较比 allo－BMT 高，因此部分移植医院同时采集 PBSC 和 BM 进行混合移植。

（三）脐带血的采集

脐带血采集应在结扎脐带移去胎儿后、胎盘娩出前，于无菌条件下直接从脐静脉采集，每份脐血量 60～100mL 左右。由于脐带血中淋巴细胞的免疫不成熟性较少引起 GVHD，因此对 HLA 配型的要求比较低，即使有两个位点不配也可使用，但单个脐血的干细胞数量有限，一般不适合体重大的受者。近年来为弥补单份脐血干细胞数量的不足，越来越多的单位采用双份脐血移植，但双份脐血移植植入的为单份脐血，另一份主要提供造血支持。在一些国家，把 CB 作为 HLA 全合同胞、全合无关之后的第三供者选择。

四、预处理方案

预处理是指在造血干细胞移植前采用大剂量化疗、放疗和免疫抑制药物清除患病的骨髓或肿瘤克隆，并破坏或抑制对移植物产生的免疫排斥的免疫活性细胞。allo－HSCT 治疗联合免疫缺陷症无须预处理，除非 HLA 不相合。其他 allo－HSCT 前患者必须经过预处理。预处理的目的有以下三点：①最大程度杀灭体内恶性细胞或骨髓中的异常细胞群；②抑制机体的免疫功能以减轻受者对移植物的排斥反

应，使HSC容易植活；③摧毁受者体内原有的造血细胞，给植入的造血干细胞准备生长的空间。根据预处理对骨髓的抑制程度分为：清髓性移植（myeloablative transplantation）、非清髓性移植（non-myeloablative transplantation or mini transplantation）和减低剂量预处理移植（reduced intensity transplantation）。在allo-HSCT中传统标准预处理方案有：①全身照射（TBI）分次照射总剂量为8~12Gy，CTX 60mg/（kg·d）连续2天；②白消安1mg（kg·6h）连用4天及CTX 50mg/（kg·d）连用4天。上述预处理方案分别称为经典TBI+CY或BuCy方案，现广泛为许多BMT中心沿用，以后发展的预处理方案也是以此为基础的。一般根据病种或病情选择包括TBI或非TBI两种预处理方案之一。以上方案可合用免疫抑制药物如抗胸腺球蛋白（ATG），氟达拉滨或细胞毒药物。通常在淋巴细胞肿瘤多选择含TBI的预处理方案，而髓系肿瘤多选择不含TBI预处理方案。allo-HSCT常见的预处理方案见表6-4。

表6-4 allo-HSCT常见的预处理方案

方案	总剂量	每日剂量	用法	时间（天）
经典预处理方案				
Cy/TBI				
Cy	120mg/kg	60mg/kg	IV（1小时）	-6，-5
TBI	12~14.4Gy	2~2.4Gy（2x/d）		-3，-2，-1
Bu/Cy				
Bu	16mg/kg	4mg/kg*	q6h口服	-9，-8，-7，-6
Cy	200mg/kg	50mg/kg	IV（1小时）	-5，-4，-3，-2
BACT				
BCNU	200mg/m²	200mg/m²	IV（2小时）	-6
Ara-C	800mg/m²	200mg/m²	IV（2小时）	-5，-4，-3，-2
Cy	200mg/m²	50mg/m²	IV（1小时）	-5，-4，-3，-2
6-TG	800mg/m²	200mg/m²	口服	-5，-4，-3，-2
改良标准方案				
TBI/VP				
TBI	12~13.2Gy	2~2.5Gy（2x/d）		-7，-6，-5，-4
VP-16	60mg/kg	60mg/kg	IV（2小时）	-3
AC/TBI				
Ara-C	36gm²	3g/m²	IV q12h（2小时）	-9，-8，-7，-6，-5，-4
TBI	12Gy	2Gy（2×/d）		-3，-2，-1
Mel/TBI				
MEL	110~140mg/m²	110~140mg/m²	IV（1小时）	-3
TBI	12Gy	2Gy（×2/d）		-2，-1，0
Bu/Cy				
Bu	16mg/kg	4mg/kg*	q6h口服	-7，-6，-5，-4
Cy	120mg/kg	60mg/kg	IV（1小时）	-3，-2
Bu/MEL				
Bu	16mg/kg	4mg/kg*	q6h口服	-5，-4，-3，-2
MEL	140mg/m²	140mg/m²	IV（1小时）	-1
超强预处理				
Cy/VP/TBI				
Cy	120mg/kg	60mg/kg	IV（1小时）	-6，-5
VP-16	30~60mg/kg	30~60mg/kg	IV（2小时）	-4

续表

方案	总剂量	每日剂量	用法	时间（天）
TBI	12～13.75Gy	2～2.5Gy（2×/d）		-3，-2，-1
TBI/TT/Cy/ATG				
TBI	13.75Gy	1.25Gy（3/d）		-9，-8，-7，-6
TT	10mg/kg	5g/kg	q6h 口服	-5，-4
Cy	120mg/kg	60mg/kg	IV（1 小时）	-3，-2
ATG * *	120mg/kg	3mg/kg	IV（5～6 小时）	-5，-4，-3，-2
Bu/Cy/MEL				
Bu	16mg/kg	4mg/kg *	q6h 口服	-7，-6，-5，-4
Cy	120mg/kg	60mg/kg	IV（1 小时）	-3，-2
MEL	140mg/m²	140mg/m²	IV（1 小时）	-1
减低强度预处理				
TBL/Flu				
TBI	2Gy	2Gy		0
Flu	90mg/m²	30mg/m²	IV（30 分钟）	-4，-3，-2
Flu/Bu/ATG				
Flu	180mg/m²	30mg/m²	IV（30 分钟）	-10～-5
Bu	8mg/kg	4mg/kg *	q6 小时口服	-6，-5
±ATG * *	40mg/kg	10mg/kg	IV（8～10 小时）	-4，-3，-2，-1

五、移植过程

（一）供、受者准备

1. 供者准备　除 HLA 配型外，对供者进行健康体检，对于巨细胞病毒（CMV）、EB 病毒（EBV）血症供者，需进行相应的处理，包括抗病毒治疗等；人类免疫缺陷病毒（HIV）阳性者禁止作为供者；单纯 HBsAg 阳性者原则上不能作为合格供者，但对于高危疾病必须接受 allo－HSCT 的患者，可在知情同意且供者在捐献 HSC 前 2 周开始抗乙肝病毒治疗的条件下，捐献造血干细胞。

2. 受者准备　患结核或肝炎者应作相应的治疗，其他的病灶均应予清除，活动性结核是移植的禁忌证。移植中感染预防是患者度过移植后免疫缺陷状态危险期的重要保证。移植前需进行 CMV 的预防性治疗，复方磺胺甲噁唑及诺氟沙星进行肠道准备，系统地使用广谱抗生素清理体内可能残留的亚临床微小感染病灶。经过全身无菌和胃肠道除菌后进入无菌层流病房。

（二）预处理

根据病情选择适合的预处理方案。

（三）GVHD 预防

HLA 相合同胞移植 GVHD 标准预防方案为：环孢素（Ciclosporin）与短程甲氨蝶呤（methotrexate，MTX）联合使用。MTX 15mg/m² +1d 静脉用，10mg/m² 分别于 +3d、+6d、+11d 静脉用，近年来一些研究表明 +11d 的 MTX 可以不用。CsA2.5mg/（kg·d），分次给药，如无明显 GVHD，则自第 56 天开始逐步减量，当血肌酐 >226.4μmoL/L（2mg%）时必须完全停药，以后逐渐减量，直至 6 个月后完全停药。应用 CsA 治疗中，要定期（每周）监测 CsA 血清浓度，使其维持在 200～400mg/mL。HLA 不合移植 GVHD 的预防：常在 CsA + MTX 的基础上联合 1～2 种免疫抑制剂，包括吗替麦考酚酯（Mycophenolate mofetil，MMF，霉酚酸酯，骁悉）、抗胸腺细胞球蛋白（ATG）、抗 CD25 单抗等。

（四）造血干细胞回输

预处理药物细胞毒作用消失后，可以将采集或保存的造血干细胞回输给受者。骨髓液应在采集后6小时之内回输。每袋的最后10mL应弃去，以避免脂肪栓塞。如骨髓液容量较大，因含肝素较多，要用与肝素等量的鱼精蛋白来中和。采集的外周造血干细胞和脐血可以直接回输。液氮冷冻保存的骨髓、外周造血干细胞或脐血，使用前放在37℃水浴中快速融化后静脉输注。冷冻保存剂二甲亚砜可引起部分受者头痛、心率缓慢、高血压、发热、恶心和呕吐。可减慢滴注速度，缓解症状。

（五）支持治疗

因预处理是超大剂量的放化疗，受者原有的骨髓造血功能已被清除，而移植进去的供者的造血干细胞重建造血需要时间，全血细胞减少会持续一段时间。白细胞可下降到零，机体处于免疫缺陷状态，极易发生各种细菌、病毒和真菌感染。除了靠病室的洁净和无菌护理外，要及时使用广谱抗生素控制感染。此外，还应输血小板预防出血和输红细胞纠正贫血。为防止输血相关的GVHD，血制品均需经15～25Gy照射或进口滤器过滤。如供受者血型不合，应选用供受双方都能接受的血制品，如O型红细胞和AB型血浆。后期选用供者型的红细胞和血浆。使用G－CSF可缩短中性粒细胞缺乏的时间，减少感染的机会和加速造血重建。

（六）造血重建与植活

1. 造血重建标准　造血干细胞输入后，受者外周血中性粒细胞数连续3天大于$0.5\times10^9/L$，为白细胞重建；血小板数连续3天大于$20\times10^9/L$，为血小板重建。

2. allo－HSCT植活的证据　①出现供者的性染色体；②DNA可变数目串联重复（VNRT）、短片段串联重复（STR）或DNA限制片段长度多态性（RFLP）分析与供者一致；③血型转变为供者血型。

六、并发症的防治

移植并发症的有效治疗是提高移植成功率的重要组成部分，主要并发症包括：预处理相关毒性、植入失败、感染、GVHD、疾病复发、移植后淋巴细胞增生性疾病等。

（一）预处理相关毒性及其防治

预处理相关毒性（regimen related toxicity，RRT）可以发生在全身各个器官和系统，发生的类型和程度依不同的预处理方案不同，常见的有：

1. 胃肠道反应　预处理的化放疗损害消化系统，引起恶心、厌食、呕吐、腹泻等几乎不同程度地发生于所有预处理患者，一般延续至移植后7天左右。治疗措施包括预防和对症处理。强效止吐药物的预防应用使严重的恶心呕吐明显减少。口腔黏膜炎一般发生在移植后5～7天，疼痛严重时可用麻醉性止痛药物含漱。患者食物摄入减少，消化功能、吸收功能和肝蛋白合成功能减退均可引起营养不良，易发各种感染，移植前进行中心静脉置管，以便移植后进行完全胃肠道外营养支持（TPN）。TPN应保证患者每天热量30～40caL/kg（126～168J/kg）、脂肪：糖＝1：1；氨基酸1～1.2g/kg；水分1～1.5mL/cal（4.2～6.3mL/J），以及电解质（钠、钾、钙、镁）、各种维生素、微量元素的摄入。

2. 心脏毒性　CTX可导致致死性心脏并发症，CTX的总剂量若超过200mg/kg，出血性心肌病的发生率增加。因为CTX及其代谢产物不溶于脂肪，对于肥胖患者推荐使用理想体重计算CTX的用量，一些单位在理想体重基础上加20%～25%的实际体重。

3. 出血性膀胱炎（HC）　早期HC（30d内）经常发生在预处理后2周内，绝大多数由于大剂量CTX代谢产物——丙烯醛对膀胱黏膜的毒性作用而引起，TBI和白消安也有引起HC的作用。晚期HC发生在移植30天以后，多与GVHD或病毒感染有关。HC的临床表现轻者仅为镜下血尿，重者可为肉眼血尿，出现尿频、尿急、尿痛等膀胱刺激症状，血块阻塞尿道出现排尿困难、尿潴留，甚至出现肾盂积水和尿素氮升高等。治疗以对症、碱化水化及利尿为主。早期HC预防方法：①补液：每日补液5 000～6 000mL为宜，尤其在用环磷酰胺前4小时与最后一次用环磷酰胺后6小时适当增加输液速度更为重要，鼓励患者勤排尿；②利尿；③碱化尿液：使尿液 pH 维持在 7～8；④α－巯基乙基磺酸钠盐（美司钠），可减少环磷酰胺的毒性，用法：在用环磷酰胺后 0、3、6、9 小时各给药 1 次，静脉滴注，总量为环磷酰胺的 1～1.5 倍。晚期 HC 针对病因进行相应的处理。

4. 肝素静脉闭塞综合征（hepatic veno－occlusive diease，HVOD 或 VOD） VOD 是一种以肝内小叶中央静脉及其窦状隙纤维性闭塞并在局部呈现高凝状态的疾病，多发生于移植后 1 个月内。临床特征为：不明原因的体重增加、黄疸、腹痛和腹腔积液。发病率约 10%，危险因素有：①移植前有活动性肝炎或肝功能不正常；②接受 HBV 或 HCV 阳性供者的干细胞；③预处理的强度。在排除由其他肝疾病引起的可能性后，在下列症状中符合两项即可诊断：①黄疸；②肝区疼痛；③腹腔积液或不明原因的体重突然增加 >5%。治疗以支持、对症为主。轻、中度 VOD 可自行缓解且无后遗症；约 25%～30% 的 VOD 为重型，预后恶劣，多死于急性肝衰竭、肝肾综合征和多器官衰竭。应用前列腺素 El（PGE1）、低剂量肝素 100U/（kg·d）持续静脉滴注连用 30 天和熊去氧胆酸预防有效。有报道重组组织纤溶酶原激活物（recombinant tissue plasminogen activator，rh－tPA）联合小剂量肝素治疗有一定疗效。

5. 间质性肺炎 移植中多种因素可引起间质性肺炎的表现，大部分肺炎的原因是移植后感染，尤其是病毒感染，小部分患者由非感染因素所致，如预处理毒性、GVHD 等。临床特点为：高危因素包括 TIB、BU 和 CCNU 的应用，诊断主要依靠临床诊断，支气管肺泡灌洗液的典型表现为弥漫性肺泡出血，活检典型表现为肺泡损伤，有些为间质性肺炎。预防：减低预处理剂量，患者肺基础不好时应避免暴露于高危因素。大量糖皮质激素治疗有效。

6. 晚期的预处理毒性 主要为生长发育延迟及各种腺体功能低下。根据需要可行替代性治疗。白内障的发生率 10%～20%，多发生于 TBI 患者或接受糖皮质激素治疗的患者。

（二）植入失败

植入失败（graft failure，GF）是指移植后患者骨髓功能不能达到稳定、持久植入的情况，发生在早期、造血未达重建，称为原发性植入失败；发生时间较晚，造血重建后又下降，称为继发性植入失败。allo－HSCT 后植入失败的危险因素包括导致骨髓微环境损伤的治疗、HSC 损伤或数量不足、病毒感染（如 CMV 和 HHV6）、移植后的某些药物治疗、移植前致敏的记忆效应或针对骨髓的 GVH 效应造成免疫损伤或宿主的免疫活性细胞导致的排斥。一旦发生植入失败，首先需去除可能的原因，应用 G－CSF 刺激骨髓造血，也可输注第三方间充质干细胞，造血衰竭时还可直接输注 HSC。

植入失败还包括移植排斥（graft rejection，GR），是指在 allo－HSCT 后受者来源的淋巴细胞（通常为 T 淋巴细胞）持续存在或再次出现，伴或不伴受者造血的重新出现。GR 的危险因素为：原发病：如 AA 等；移植前输血、预处理方案免疫抑制较弱、HLA 不合、体外去 T 细胞、MTX 应用、复方磺胺甲噁唑、CMV 感染及其治疗均可诱发 GR。对于 GR 患者，若不再次应用免疫抑制剂而直接输注供者 HSC 进行挽救性治疗往往不能成功，当出现受者造血细胞时可采用二次移植的方法。如果采用原供者行二次移植，原发性植入失败患者成功率为 5%～20%，继发性植入失败患者成功率为 30%～75%。

（三）感染

感染是 allo－HSCT 后最常见的并发症之一，也是最常见的死亡原因之一。其易感因素主要有：①原发病治疗及预处理导致中性粒细胞低下和免疫功能低下；②预处理导致黏膜屏障损害；③中心经脉导管等相关操作所致皮肤、黏膜屏障不完整；④大量广谱抗生素的应用；⑤预防和治疗用免疫抑制剂如 CsA、ATG、糖皮质激素等进一步造成免疫功能低下；⑥并发症如 GVHD 造成免疫重建延迟等。其主要临床特点有：①临床表现常不典型；②感染病原分布有一定的时间规律，如植入前病原菌大部分为革兰阴性杆菌，植入后到移植后 3 月，最常见的致病菌为革兰阳性细菌、真菌、病毒等；③混合感染或多部位感染较为常见；④疾病进展较快；⑤机会性感染多见。allo－HSCT 患者在移植期间经历了三个阶段，第一阶段主要为预处理期间至白细胞重建前，由于患者移植时接受超大剂量化疗及放疗预处理，免疫功能受到严重破坏，粒细胞缺乏，以及口腔肠道黏膜屏障损害，极易发生严重感染，死亡率很高；第二阶段主要为急性 GVHD 发生时期，T 细胞功能受损，这一阶段的感染发生率与 allo－HSCT 的类型有关，

HLA 相合的亲缘供者移植，一般较少发生 GVHD，感染发生率低，而非亲缘供者移植和 HLA 不相合的亲缘供者移植易发生急性 GVHD，感染发生率明显高于 HLA 相和的亲缘供者移植；第三阶段则为慢性 GVHD 发生时期，常有 T 细胞、B 细胞功能异常。以上每一阶段的感染都有一定特征，应根据患者不同时间、不同情况进行处理。

1. 预防措施　①保护性隔离：层流无菌室保护，肠道内除菌，所有接触的物品均经过严格消毒，无菌饮食；②缩短移植后粒细胞缺乏的时间，予 G－CSF 促进粒细胞的恢复；③重视口腔、鼻腔、肛门和会阴的无菌护理；④提高机体体液免疫功能，可定期输注静脉用丙种球蛋白。

2. 细菌感染　移植后早期常见的细菌感染通常是以革兰阴性杆菌为主，危险因素除了粒细胞缺乏外，更主要是由于置管和预处理引起的组织损伤。除了确定感染部位、采集标本送培养和药敏外，迅速联合使用足量广谱抗生素。在感染未明确以前，先给予经验性抗感染治疗，以后根据病原菌检查结果调整抗生素。首选碳青霉烯类、第四代头孢菌素/或联合氨基糖苷类；如 3 天后仍未控制体温，需考虑可能存在革兰氏阳性球菌感染和真菌感染。

3. 真菌感染　移植后真菌感染以曲霉菌和念珠菌感染较为常见，感染的常见部位为肺。可选用伊曲康唑、伏立康唑、卡泊芬净、米卡芬净、脂质体两性霉素 B 等。使用三唑类抗真菌药物时，需注意其与环孢素的相互作用。

4. 病毒感染　怀疑有病毒感染时，应减低免疫抑制剂的剂量，联合使用抗病毒药物如更昔洛韦（Ganciclovir）、膦甲酸钠（Foscarnet Sodium）或大蒜素等。

巨细胞病毒（CMV）引起的疾病是最严重的移植后病毒性感染，多发生于移植后 35～100 天。控制 CMV 疾病最好的办法是预防，即输注 CMV 阴性的供者干细胞，输注去除白细胞的血制品。CMV 血清学阳性的供、受者可预防性应用更昔洛韦等。更昔洛韦在细胞内的半衰期长达 24 小时以上，对巨细胞病毒感染有良好作用，用于 HSCT 患者 CMV 血症的治疗，以预防 CMV 疾病的发生。用法：5～10mg/(kg·d)，分 2 次静脉滴注，疗程 10～21 天。主要不良反应是骨髓抑制，中性粒细胞 $<0.5\times10^9$/L 时需停药。膦甲酸钠为广谱抗病毒药物，作用机制为直接抑制病毒特异的 DNA 多聚酶和逆转录酶。剂量、给药间隔及连续应用时间须根据患者的肾功能与用药的耐受程度予以调节，肾功能不全者需减量用药。CMV 疾病表现为间质性肺炎、CMV 肠炎和 CMV 视网膜炎等。CMV 间质性肺炎起病急、进展快，表现为呼吸困难、低氧血症、发热和血流动力学改变，胸片呈弥漫性间质性改变。必须及早给予高流量面罩或正压给氧，必要时机械辅助通气，同时静脉用免疫球蛋白和更昔洛韦。

由于 allo－HSCT 后 EB 病毒（EBV）再激活/感染可导致包括移植后淋巴细胞增殖性疾病（PTLD）在内的各种 EBV 相关疾病，近年来 EBV 感染越来越受到重视。随着 EBV 检测技术的发展，EBV 再激活的诊断变得越来越快速准确。相关研究报道 allo－HSCT 后 EBV 再激活发生率约为 31%～65%。EBV 由于不表达胸苷激酶，因而目前的抗病毒药物（胸苷激酶抑制剂）不能有效清除该病毒。EBV 再激活/感染所致疾病的防治主要措施在于预防：移植后定期使用实时定量 PCR 技术监测 EBV 水平的变化，若滴度进行性升高，则需采取减量免疫抑制剂、应用 CD20 单抗（美罗华）、输注供者淋巴细胞及 EBV 特异性 CTL 等措施。

（四）移植物抗宿主病（graft versus host disease，GVHD）

GVHD 是 allo－HSCT 植入成功后的最严重并发症，其诊断要依靠活组织检查。其严重程度取决于激活的淋巴细胞数量和 HLA 相合程度，还与下列因素有关：①男性受者接受女性供者，特别是因妊娠或输血后致敏的女性供者骨髓，发生 GVHD 的危险性显著增加；②年龄大者发生 GVHD 的可能性也较大；③预处理的强度和 GVHD 的预防方案；④感染、ABO 血型不合等也与 GVHD 的发生有关。临床上 GVHD 分急性 GVHD（aGVHD）和慢性 GVHD（cGVHD）两种。

传统移植后 100 天内出现的 GVHD 称为 aGVHD，10 天内发生的 GVHD 称为超急性 GVHD。靶器官为皮肤、肝和消化道。临床表现为皮肤红疹、斑丘疹、水疱甚至剥脱性皮炎；黄疸，转氨酶和胆红素升高，AKP 升高，可进展为急性重型肝功能衰竭；严重的腹痛、腹泻。根据累及器官和严重程度分为Ⅰ～Ⅳ度（表 6－5、表 6－6）。Ⅱ～Ⅳ度代表中至重度，与病死率显著相关。如果皮疹面积超过体表的 50% 或胆红素超过 6mg% 或腹泻量超过 1 500mL，提示 GVHD 已进入Ⅲ度以上。

表6-5 急性GVHD靶器官受累分级

分级	皮肤	肝脏	胃肠道
0	无皮疹	胆红素 <2mg/dl	腹泻量 <500mL/d
1+	体表皮疹 <25%	胆红素2~3mg/dl	腹泻量 >500mL/d
2+	体表皮疹25%~50%	胆红素3~6mg/dl	腹泻量 >1 000mL/d
3+	全身皮疹、红斑	胆红素6~15mg/dl	腹泻量 >1 500mL/d
4+	皮肤剥脱、水疱	胆红素 >15mg/dl	腹痛或肠梗阻

表6-6 急性GVHD分度

分度	皮肤	肝脏	肠道	功能损害
Ⅰ（轻度）	1+~2+	0	0	0
Ⅱ（中度）	1+~3+	1+	1+	1+
Ⅲ（重度）	2+~3+	2+~3+	2+~3+	2+
Ⅳ（危及生命）	2+~4+	2+~4+	2+~4+	3+

1. 急性GVHD的治疗 如下所述。

（1）在CsA与MTX联合预防GVHD基础上应用甲泼尼龙是治疗初期GVHD的最常用药物，甲泼尼龙的剂量为1~5mg/（kg·d），对有效的病例应逐渐减量维持。近年来主张一般应用甲泼尼龙1~2mg/（kg·d）治疗初期患者，判断糖皮质激素耐药的标准：①甲泼尼龙治疗3天后病情仍在进展；②甲泼尼龙治疗7天后病情无改善；③甲泼尼龙治疗14天后病情仍未完全控制者。

（2）治疗失败的患者需要接受二线治疗，主要包括以下措施：

1）大剂量甲泼尼龙：5~10mg/（kg·d）。

2）抗胸腺细胞球蛋白（antithymocyte globulin，ATG）：ATG是治疗急性GVHD的常用第二线药物，一般剂量：1mg/（kg·d），连续5~7天，应用ATG后应积极防治感染。

3）各种单抗，如：OKT3，抗IL-2受体单抗（抗CD25），抗TNF单抗。

4）免疫抑制剂：MMF与FK506等。

5）布地奈德，为肠道难吸收的糖皮质激素活性药物，控制肠道GVHD有效。

6）间充质干细胞（MSC）：近年来MSC用于治疗Ⅲ~Ⅳ度重度aGVHD的报道越来越多，其有效率在30%左右。

100天以后发生的GVHD称为慢性GVHD（cGVHD）。可由aGVHD延续而来，亦可开始就呈慢性发作，cGVHD的临床症状类似干燥综合征、红斑狼疮或硬皮病等自身免疫性疾病。根据累及的器官分为局限性和广泛性。局限性cGVHD表现为各种皮肤病和肝功能损害。广泛性cGVHD除局限性cGVHD的临床表现外还有眼、口干燥，全身皮肤和多器官累及。cGVHD经常伴有细胞和体液免疫功能缺陷，经常发生各种感染。

慢性GVHD的分类：

Ⅰ. 局限性cGHVD

具备以下两条或其中之一：

（1）局部皮肤受累。

（2）由cGHVD导致的肝功能异常。

Ⅱ. 广泛性cGVHD

具备以下两条之一：

（1）全身皮肤累及。

（2）局部皮肤累及和（或）由cGVHD导致的肝功能异常。

加：

（3）a. 肝组织学显示为慢性活动性肝炎、桥接坏死或肝硬化，或；

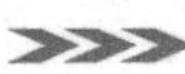

（3）b. 眼受累（Schirmer 试验湿度 <5mm）或；

（3）c. 唾液腺受累或唇活检示口腔黏膜受累；

（3）d. 任何其他靶器官受累。

2. 慢性 GVHD 预防　慢性 GVHD 多为急性 GVHD 发展而来，故预防慢性 GVHD 的主要方法是减少急性 GVHD 的发生和减低其发病程度。

3. 慢性 GVHD 的治疗　局限性慢性 GVHD 的患者通常不需治疗，只需密切观察。广泛性慢性 GVHD 的患者，联合应用泼尼松和 CsA 是目前认为最有效的，泼尼松 1mg/（kg·d），CsA 6mg/（kg·d），q12h，两药交替隔天应用。定期监测 CsA 血药浓度，根据 CsA 血药浓度调整其用量。二线治疗药物包括沙利度胺、利妥昔单抗（美罗华）、间充质干细胞等，上述治疗急性 GVHD 的药物也可合并使用。局限性预后好，而广泛性较差。

（五）移植后疾病复发

复发是 allo－HSCT 治疗恶性血液系统疾病失败的主要原因之一。白血病复发多发生在移植后前 2～3 年内，复发率由高到低排列为：同基因移植 > 去 T 细胞移植 > 无 GVHD 者 > 仅有急性 GVHD 者 > 仅有慢性 GVHD 者 > 兼有急性和慢性 GVHD 者，其复发还与移植时白血病的阶段、细胞遗传学及分子生物学特征等有密切关系。预防：①移植前提高抗白血病治疗质量，积极急取尽早做 allo－HSCT；②过继免疫治疗（adoptive immunotherapy）；如应用 IL－2、LAK 细胞、细胞因子诱导的杀伤细胞（cytokine induced killer，CIK）等；③检测微小残留病（minimal residual disease，MRD），早期防治；④供者淋巴细胞输注（donor lympho－cyte infusion，DLI）。治疗：allo－HSCT 后白血病复发的患者预后差，首先停用免疫抑制剂，应化疗和（或）行 DLI 争取再次达到完全缓解，然后进行第二次 HSCT。

（六）移植后淋巴细胞增殖性疾病（post－transplant lymphoproliferative disorders，PTLD）

PTLD 是指发生在造血干细胞移植或实体器官移植后由于受者免疫抑制所发生的淋巴或浆细胞增殖性疾病。文献报道：allo－HSCT 后 PTLD 的发病率为 1%～2%，瘤细胞通常起源于供者淋巴细胞。大约有 85% 起源于 B 淋巴细胞，10%～15% 起源于 T 淋巴细胞。allo－HSCT 后 PTLD 发生中位时间为 70～90 天。其主要危险包括：T 细胞去除（包括 ATG 的应用），非血缘或 HLA 不合 HSCT，二次移植及氟达拉滨的应用等。WHO2008 血液系统肿瘤分类将 PLTD 分为早期损害、多形性 PTLD、单形性 PTLD 及经典型霍奇金淋巴瘤样 PTLD。主要治疗措施有：减量免疫抑制剂、CD20 单抗（美罗华）的应用、供者淋巴细胞输注以及 EBV 特异性 CTL 的输注等，部分患者还可在以上措施的基础上联合放化疗。大多数早期病变和多形性 PTLD 随着免疫抑制剂的减量可自行消退，而大部分单形性 PTLD 的预后很差，死亡率很高。随着 CD20 单抗及 EBV 特异性 CTL 的应用，部分单形性 PTLD 的预后得以改善。

七、allo－HSCT 的预后

AML 获 CR1 后行 allo－HSCT 的总生存（OS）为 55%～60%，而 CR2 或 CR1 后复发接受 allo－HSCT 患者的 OS 为 30%～35%，而对于原发难治性 AML，allo－HSCT 后的 OS 只有 15%～20%。近年来，随者移植技术的进步，AML 行 allo－HSCT 后的 OS 逐步延长，南方医院采用超强预处理及移植后早期减量免疫抑制剂等措施，使难治性 AML 的 5 年 OS 达 44.6%。ALL－CR2 接受 allo－HSCT 其 OS 为 30%～50%，而 CR1 期为 55%；对于 Ph＋ALL 在 CR1 期行 allo－HSCT 的无病生存（DFS）为 38%～49%，在非 CR1 期的患者 DFS 只有 5%～11%。

对于确诊在 1 年内的 CML－CP 患者，HLA 相合的 allo－HSCT 后 3 年 OS 为 70%，而病程在 1 年以上的慢性期患者，HLA 相合的 allo－HSCT 后 3 年 OS 为 59%。既往 CML－AP 或 BC 期患者经 allo－HSCT 后 5 年 OS 只有 40% 和 15%，近年来随着酪氨酸激酶抑制剂如伊马替尼进行移植前的准备和移植后的预防并结合 DLI 使 AP 和 BC 期 allo－HSCT 的患者预后有明显改善。

allo－HSCT 可治愈 MDS，有 HLA 相合供者的 allo－HSCT，1 年的 DFS 为 60%。

（朱　淼）

第七章

放射生物学基础

第一节　电离辐射生物效应的理化基础

一、电离辐射与非电离辐射

按照与物质作用方式，辐射分为电离辐射和非电离辐射。凡能与物质作用而引起电离的辐射统称为电离辐射，非电离辐射是指不能使物质电离的辐射。电离辐射又分为天然电离辐射和人工电离辐射两类。对于高速的带电粒子，如α粒子、β粒子和质子等，能直接引起被穿透的物质产生电离，属于直接电离粒子；不带电粒子，如光子（X射线和γ射线）及中子等，与物质相互作用时产生带电的次级粒子进而引起物质电离，属于间接电离粒子。

另外，电磁辐射中X射线和γ射线能引起物质电离，为电离辐射；无线电波、微波、红外线、可见光和紫外线不能引起物质电离，只能引起物质分子震动、转动或电子能级状态的改变，属非电离辐射。电离辐射对人类健康的损害远大于非电离辐射。

二、直接作用与间接作用

电离辐射作用于生物体引起生物活性分子的电离和激发是辐射生物效应的基础。组成生物体或细胞的主要分子为生物大分子（如核酸、蛋白质和酶等）以及环境中的水分子（约占生物组织重的60%～70%）。任何处在电离粒子径迹上的原子和分子都有可能发生电离，包括生物大分子和水分子。

1. 直接作用　电离辐射的能量直接沉积于生物大分子上，引起生物大分子的电离和激发，导致机体的核酸、蛋白质和酶类等分子结构的改变和生物活性的丧失，这种直接由射线造成的生物大分子损伤的作用方式称为直接作用。在直接作用的过程中，其生物效应和辐射能量沉积发生于同一分子，即生物大分子。实验证明，DNA分子被电离粒子直接击中，可以发生单链或双链断裂、解聚和黏度下降等，某些酶也可受辐射作用后而降低或丧失其活性。此外，辐射也可直接破坏膜系的分子结构，如线粒体膜、溶酶体膜、内质体膜、核膜和质膜，从而干扰细胞器的正常功能。

2. 间接作用　电离辐射首先直接作用于水，使水分子产生一系列原初辐射分解产物（·OH、H·、$e^-_{水合}$、H_2和H_2O_2等），然后通过水的辐射分解产物再作用于生物大分子，引起后者的物理和化学变化，这种作用方式称为间接作用。发生间接作用时，其生物效应和辐射能量沉积发生于不同分子上，辐射能量沉积于水分子上，生物效应发生在生物大分子上。由于机体细胞内含有大量水分子，间接作用对生物大分子损伤的发生有重要意义。

三、自由基

自由基是指能够独立存在的，带有一个或多个不成对电子的原子、分子、离子或原子团。通常用圆点“·”显示带有未配对电子，但不表示未配对电子的数量。如·CH_3、·OH、$\overline{O_2}$和H·等。自由基的特点包括：

1. 高反应性　自由基有未配对电子，具有强烈的夺取或丧失电子以成为配对电子的趋向。因此，自由基的化学性质异常活泼。

$H\cdot + H\cdot \rightarrow H_2$

$C(C_6H_5)_3^{\cdot} + C(C_6H_5)_3^{\cdot} \rightarrow (C_6H_5)_3C-C(C_6H_5)_3$

高反应性还表现在很容易与生物靶分子发生加成、抽氢和电子转移等反应。

2. 不稳性　绝大多数自由基是不稳定的，其寿命很短。如羟自由基的半寿期为 $10^{-10} \sim 10^{-9}$s。

3. 顺磁性　原子轨道中带有负电荷的电子在做自旋运动时会产生磁场，其自身的“轴”也会有一个相应的磁矩。当电子成对地存在于同一轨道，由于两个电子的自旋方向相反，磁矩相互抵消，对外不显示磁性。自由基由于存在不配对电子，故产生自旋磁矩。若施加外磁场，电子磁体只能取与外磁场相平行或反平行的方向，而不能随意取向，这就是自由基的顺磁性，也是采用电子顺磁技术对自由基检测和分类的基础。

自由基是电离辐射作用时能量传递的重要方式，自由基能够对细胞的核酸和蛋白质等生物大分子产生损伤，引起各种化学反应；DNA 分子中的碱基、核糖和磷酸二酯键都可遭受自由基的攻击，造成碱基与核糖氧化、链断裂及与蛋白质交联等多种类型的损伤；氧自由基攻击生物膜磷脂中的多不饱和脂肪酸，引起脂质过氧化作用，并形成脂氢过氧化物，后者不稳定，分解成一系列复杂产物，包括新的氧自由基。

为了防止在需氧代谢活动中，活性氧和氧自由基对机体的损伤，需氧生物在进化过程中，逐渐形成了一系列抗氧化防御功能，在一定程度上抑制活性氧和自由基的作用。

四、放射敏感性

放射敏感性（radiation sensitivity）是放射生物学的重要主题，可理解为生物系统对电离辐射作用的反应性或灵敏性。当一切照射条件完全严格一致时，机体、器官、组织、细胞或分子对辐射作用反应强弱或速度快慢不同，若反应强，速度快，其敏感性就高，反之则低。需要强调的是，判断标准不同，得出的结论不同甚至可能相反，同一个细胞若以功能变化为指标可被认为是敏感的，若以形态结构改变为指标也可被认为是不敏感的。

体内的细胞群体依据其更新速率不同，可分为 3 类：第 1 类是不断分裂、更新的细胞群体，对电离辐射的敏感性较高，如造血细胞、胃肠黏膜上皮细胞和生殖上皮细胞等。第 2 类是不分裂的细胞群体，对电离辐射有相对的抗性（从形态损伤的角度衡量），如神经细胞、肌肉细胞、成熟粒细胞和红细胞等，均为高度分化的“终末”细胞。第 3 类细胞在一般状态下基本不分裂或分裂的速率很低，因而对辐射相对地不敏感，但在受到刺激后可以迅速分裂，其放射敏感性随之增高。典型的例子是再生肝脏。当肝脏部分切除或受化学损伤而使残留肝细胞分裂活跃时，其放射敏感性高于正常状态下的肝细胞。

随着研究的不断深入，人们认识到放射敏感性差异与细胞氧合状态、细胞周期、增生活性、DNA 损伤修复等密切相关，其本质是与辐射生物效应过程相关的各种基因变异、基因多态性及表观修饰都可造成放射敏感性的差异。

氧效应是指受照射的生物系统或分子的辐射效应随周围递质中氧浓度（即氧含量与氧分压）的升高而增加，称为氧效应。缺氧条件下引起一定效应所需辐射剂量与有氧条件下引起同样效应所需辐射剂量的比值称为氧增强比。许多实体瘤细胞是乏氧的，因而对放射治疗有抗性，应用高压氧舱可以提高肿瘤细胞的氧合量，或者放疗前使用乏氧细胞增敏剂可以增加射线对肿瘤细胞的杀伤能力。肿瘤组织中乏氧细胞平均占到实体肿瘤的 10% ~50%，肿瘤乏氧时对放射治疗抗性一般比正常氧合时强 2.5 ~3 倍。氧对射线的 DNA 损伤有固定作用。另外，肿瘤乏氧诱导多种基因转录及蛋白表达，增加了肿瘤细胞对乏氧的适应能力及存活，直接或间接影响了肿瘤的放射敏感性。

五、电离辐射的生物效应

电离辐射作用于机体后，其能量传递给机体的分子、细胞、组织和器官所造成的形态结构和功能的变化，称为辐射生物效应。电离辐射生物效应包括确定性效应（deterministic effect）和随机性效应（stochastic effect）。在辐射防护的研究和实践中，尽可能降低随机性效应的频度和防止确定性：效应的发生，以达到减少机体损伤的目的。

1. 确定性效应　机体多数器官和组织的功能并不由于损失少量的细胞而受到影响，这是因为机体有强大的代偿功能。在电离辐射作用后，若某一组织中损失的细胞数足够多，而且这些细胞又相当重要，将会造成可观察到的损伤，主要表现为组织或器官功能不同程度的丧失。这种在超过剂量阈值以后损伤的严重程度随剂量的增加而加重的辐射效应称为确定性效应。只要照射剂量达到阈值，这种效应就一定会发生。随着对辐射生物效应认识的不断提高，人们已经意识到，无论是早期组织反应还是晚期组织反应，均可受到不同生物反应修饰因子的影响。国际辐射防护委员会（International Commission on Radiological Protection，ICRP）第1委员会从组织损伤反应的动态过程及整体综合因素考虑，提出了组织反应（tissue reaction）概念，以取代确定性效应。

2. 随机性效应　当机体受到电离辐射照射后，一些细胞受损而死亡，另一些细胞发生了变异而不死亡，有可能形成变异的子细胞克隆。当机体的防御机制不健全时，经过不同的潜伏期，由变异的但仍存活的体细胞生成的这个细胞克隆可能导致恶性病变，即发生癌症。这种发生概率随照射剂量的增加而增大、严重程度与照射剂量无关、不存在阈剂量的效应称为随机性效应。辐射致癌就是典型的随机性效应。如果这种变异发生在生殖细胞（精子或卵子），其基因突变的信息会传给后代，而产生的损伤效应称为遗传效应（genetic effect，hereditary effect）。

六、影响生物效应的主要因素

1. 与辐射有关的因素　如下所述。

（1）辐射种类：不同种类的辐射产生的生物效应不同，从辐射的物理特性上看，电离密度和穿透能力是影响其生物学作用的主要因素。α 射线的电离密度大，但穿透能力很弱，因此体外照射时对机体的损伤作用很小，而在体内照射时对机体的损伤作用很大。β 射线的电离能力小于 α 射线，但穿透能力较大，外照射时可引起皮肤表层的损伤，内照射时亦引起明显的生物效应。γ 射线或高能 X 射线穿透能力很强，外照射时易引起严重的损伤。快中子和各种高能重粒子也都具有很大的穿透力，在组织内其射程的末端发生极高的电离密度，适于深部局限范围内密集的辐射杀伤作用。

（2）辐射剂量：一般而言照射剂量愈大效应愈显著，但并不全呈线性关系。若以机体的死亡率或存活率为判断生物效应的指标，可得出图 7－1 的函数关系。

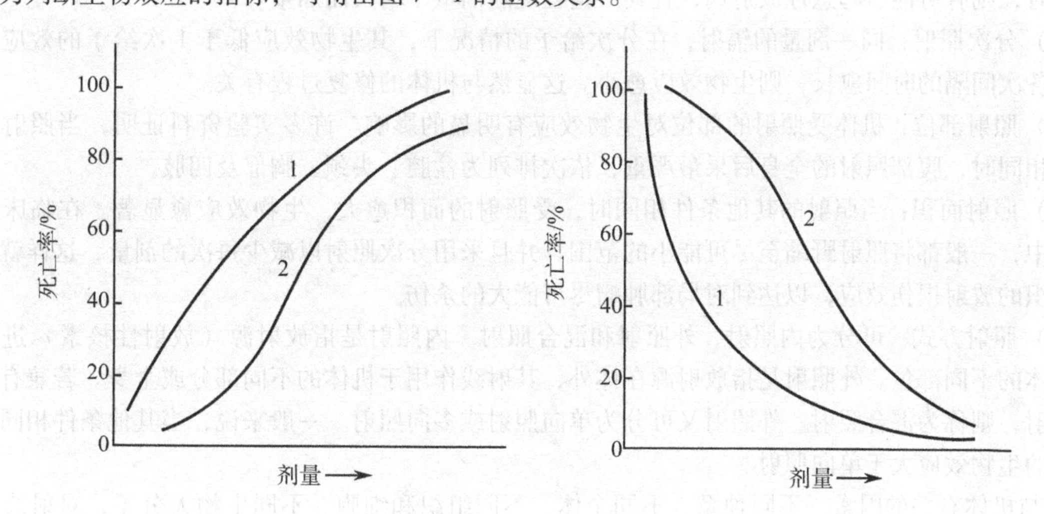

图 7－1　电离辐射引起的典型死亡曲线及存活曲线

1. 指数曲线；2. S 型曲线

将引起被照射机体死亡 50% 时的剂量称为半致死剂量（LD_{50}），作为衡量机体放射敏感性的参数；

LD_{50}数值愈小，机体放射敏感性愈高。若以平均生存时间或死亡时间作为指标，将辐射剂量范围扩大到100Gy以上，即可看出受照射动物的平均生存时间随辐射剂量加大而缩短，但不是完全的直线关系（图7－2）。

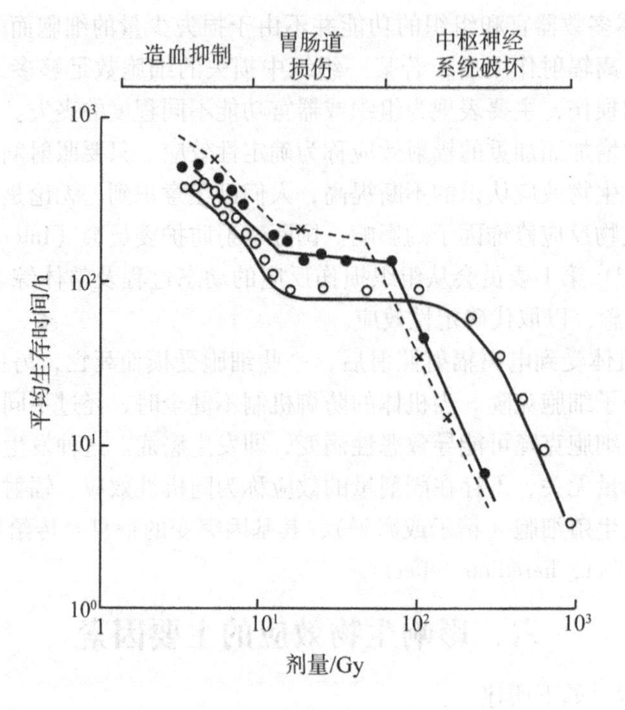

图7－2　急性全身照射时照射剂量与平均生存时间的关系

×人；●猴；○大鼠、小鼠

（3）辐射剂量率：剂量率是指单位时间内机体所接受的照射剂量，常用Gy/d、Gy/h、Gy/min或Gy/s表示。在一般情况下，剂量率越高，生物效应越显著，但当剂量率达到一定范围时，生物效应与剂量率之间则失去比例关系。而且，剂量率对生物效应的影响也随所观察的具体效应不同而异。要引起急性放射损伤，必须要有一定的剂量率阈值。每日0.005～0.05Gy的剂量率，即使长期照射累积很大剂量，也不会产生急性放射病的症状，只能导致慢性放射损伤的发生。若当剂量率达到0.05～0.1Gy/min或更高时，则有可能引起急性放射病，且其严重程度随剂量率增大而加重。

（4）分次照射：同一剂量的辐射，在分次给予的情况下，其生物效应低于1次给予的效应，分次愈多，各次间隔的时间愈长，则生物效应愈小。这显然与机体的修复过程有关。

（5）照射部位：机体受照射的部位对生物效应有明显的影响。许多实验资料证明，当照射剂量和剂量率相同时，腹部照射的全身后果最严重，依次排列为盆腔、头颈、胸部及四肢。

（6）照射面积：当照射的其他条件相同时，受照射的面积愈大，生物效应愈显著。在临床肿瘤放射治疗中，一般都将照射野缩至尽可能小的范围，并且采用分次照射以减少每次的剂量，这样就可降低正常组织的放射损伤效应，以达到对局部肿瘤尽可能大的杀伤。

（7）照射方式：可分为内照射、外照射和混合照射。内照射是指放射源（放射性核素）进入体内作用机体的不同部位。外照射是指放射源在体外，其射线作用于机体的不同部分或全身。若兼有内照射和外照射，则称为混合照射。外照射又可分为单向照射或多向照射。一般来说，当其他条件相同时，多向照射的生物效应大于单向照射。

2. 与机体有关的因素　不同种系、不同个体、不同组织和细胞、不同生物大分子，对射线作用的敏感性可有很大差异。因此，当辐射的各种条件完全相同时，所引起的生物效应却有很大差别。

（1）种系的放射敏感性：随着种系演化越高，机体组织结构越复杂，则放射敏感性越高。总的说来，人、狗和豚鼠等的放射敏感性高于兔和大鼠、小鼠的放射敏感性。在同一类动物中，不同品系之间放射敏感性有时亦有明显的差异。一般对其他有害因子抵抗力较强的品系，其放射抵抗力亦较高。

（2）个体发育的放射敏感性：哺乳动物的放射敏感性因个体发育所处的阶段不同而有很大差别。一般规律是放射敏感性随着个体发育过程而逐渐降低。

关于电离辐射对个体发育影响的研究，对临床医学和卫生防护都有重要的实际意义。有研究者提出了“十日法规”，建议除了医疗指征绝对必须以外，对育龄妇女下腹部的X线检查都应当在月经周期第1天算起的10天内进行，以避免对妊娠子宫的照射。

（3）不同器官、组织和细胞的放射敏感性：一种组织的放射敏感性与其细胞的分裂活动成正比，而与其分化程度成反比。有丝分裂活动旺盛、正常时进行许多次分裂以及在形态和功能上未分化的细胞放射敏感性高。

（4）亚细胞和分子水平的放射敏感性：同一细胞的不同亚细胞结构的放射敏感性有很大差异，细胞核的放射敏感性显著高于胞质。细胞内DNA损伤和细胞放射反应（包括致死效应）之间的相互关系是分子放射生物学的基本问题之一。

（杨艳涛）

第二节　电离辐射在分子与细胞水平的效应

一、靶学说、靶效应与非靶学说

1. 靶学说与靶效应　靶学说认为，电离辐射生物效应是由于电离粒子击中了某些分子或细胞内特定靶的结果。其基本含义是细胞至少含有一个靶或遗传关键位点，被电离辐射击中后致使细胞死亡或产生某种损伤效应。在一个生物靶中发生一次电离或有一个电离粒子穿过，产生某种所期望的生物效应，称为单击效应（single - hit effect），这是靶学说中最基本的假说，也是多击效应的基础。而多击效应（multi - hit effect）是2次或2次以上击中生物靶的电离事件而引起的辐射生物效应，其曲线常呈S形。在靶受击开始时，在一个靶体积中产生两个反应的概率很小，生物分子或细胞失活的速率很低。经过一定剂量照射后，那些受到单击而保持活性的分子或细胞，再被击中时，其失活速率急剧上升。

2. 非靶学说及其他效应　近年来，电离辐射引起的非靶效应（non - target effect）成为放射生物学研究领域的热点，并逐渐形成了较为完整的非靶学说。经典的靶学说理论认为，辐照诱发DNA损伤发生在受照的当代或第二代，也就是照射后的1~2个细胞周期内。实际上，辐照细胞的存活后代表现出持久性的基因组损伤及其细胞学后果，即基因组不稳定性，与辐射旁效应和低剂量辐射诱导的适应性反应共同构成了非靶学说的生物效应基础。

电离辐射旁效应是指受到辐射作用后，未被射线粒子直接贯穿的邻近细胞表现出损伤效应。未照射细胞（旁细胞）的后代也发生基因组不稳定性，其信号的产生与射线之间不存在显著的剂量相应关系，高传能线密度（LET）射线比低LET射线更能诱导旁效应。

电离辐射诱导的适应性反应是指在高剂量电离辐射前给予低剂量辐射，使细胞产生一定的抗辐射性，主要取决于细胞系和细胞模型、实验环境等因素的影响，其机制复杂。

二、DNA的辐射生物效应

DNA是电离辐射作用于生物体的重要靶分子之一，沿电离辐射径迹能量沉积致DNA产生一系列损伤，包括单一位点损伤和区域多位点损伤是电离辐射生物效应的关键原初分子事件。但DNA损伤修复能力的高低也是影响放射敏感性的重要因素。

DNA链断裂：电离辐射作用致DNA双螺旋结构中一条链断裂时，称为单链断裂（SSB），两条互补链于同一对应处或相邻处同时断裂时，称之为双链断裂（DSB）。DNA链断裂可以直接由于脱氧戊糖的破坏或磷酸二酯键的断裂，也可以间接通过碱基的破坏或脱落所致。

DNA交联：在DNA双螺旋结构中，一条链上的碱基与其互补链上的碱基以共价键结合，称为DNA链间交联；DNA分子同一条链上的两个碱基相互以共价键结合，称为DNA链内交联，如嘧啶二聚体就是链内交联的典型例子。DNA 与蛋白质以共价键结合，称为 DNA－蛋白质交联。电离辐射可引起上述各种形式的 DNA 交联。

DNA 二级和三级结构的变化：DNA 双螺旋结构靠 3 种力量保持其稳定性，一是互补碱基对之间的氢键，二是碱基芳香环 π 电子之间相互作用而引起的碱基堆砌力，三是磷酸基上的负电荷与介质中的阳离子之间形成的离子键。电离辐射作用时，DNA 大分子发生变性和降解。DNA 变性系指双螺旋结构解开，氢键断裂，克原子磷消光系数显著升高，出现了增色效应，比旋光性和黏度降低，浮力密度升高，酸碱滴定曲线改变，同时失去生物活性。DNA 降解比变性更为剧烈，伴随着多核苷酸链内共价键的断裂，分子量降低。这些都是由于一级结构中糖基和碱基的损伤以及二级结构稳定性遭到破坏的结果。

DNA 集簇损伤：应用辐射生物物理学和辐射化学理论和方法进一步证实，电离辐射不仅诱导单一的 DNA 损伤，还可在射线的轨迹方向形成 DNA 集簇损伤，其损伤复杂，不易修复。不同 DNA 位点的集簇损伤往往是电离辐射所致生物损伤效应和遗传效应的主要原因，尤其是高 LET 照射。

三、细胞存活的剂量－效应曲线

为便于了解辐射细胞效应的规律，将研究数据概括为细胞存活的剂量－效应数学模型。最常见的曲线有单击曲线、多击或多靶曲线、双相曲线、刺激曲线，均属于指数模型。指数模型的横坐标代表剂量，纵坐标代表存活分数。指数模型的曲线形式为一条指数曲线。

1. 指数“单击”曲线　在指数单击曲线中，细胞（或生物大分子）的存活分数为辐射剂量的简单函数，以半对数作图时呈现一条由高至低的直线。这种情况见于病毒或酶的灭活以及少数哺乳动物细胞的杀灭。其方程式如下：

$$S=e^{-kD}$$

式中，S 为某剂量下细胞的存活分数，D 为所受剂量；k 为常数，与射线性质及细胞敏感性有关；e 为自然对数的底，数值为 2.718。若将存活分数取对数，则上式为：

$$\ln S=-kD$$

纵坐标改为对数坐标，以半对数作图时，lnS 与剂量 D 及 k 便成直线关系。按照靶学说的解释，上述情况属于单击单靶模型，即在细胞或生物大分子内存在着一个敏感的靶区，靶区被辐射击中一次即可引起死亡或灭活。这种曲线称之为单击曲线。

引起细胞（或酶分子）63% 死亡（或灭活）的照射剂量称之为 D_{37} 剂量。在此剂量下有 37% 的细胞（或酶分子）存活。在 D＝0 时，$S=e^0=1$，即 100% 存活。在 D＝1/k 时，$S=e^{-1}=0.37$，所以 $e^{-1}=e^{-kD37}$，$kD^{37}=1$，$k=1/D_{37}$，D_{37}的倒数即为存活曲线的斜率。

2. “多击”或“多靶”曲线　哺乳动物细胞典型的剂量存活曲线如图 7－3。以半对数作图时，纵坐标（对数刻度）为存活分数，横坐标（线性刻度）为剂量。图中剂量存活曲线的起始部分为肩区，当剂量加大时，存活曲线即呈直线。

根据靶学说的解释，这种情况属于多事件曲线，即细胞内必须一个靶区被击中多次，或是多个靶区各被击中一次才引起效应，前者称为多击单靶模型，后者称为单击多靶模型。

剂量存活曲线的直线部分斜率的倒数为 D_0 值，称为细胞的平均致死剂量（mean lethal dose）。D_0 愈小，斜率愈大。D_0 值的大小代表细胞放射敏感性的高低。在剂量存活曲线的直线部分，D_0 值为使细胞的存活分数由 0.1 减少至 0.037 所需要的剂量，或者是使细胞的存活分数由 0.01 减少至 0.003 7 所需要的剂量。由纵坐标 0.1 和 0.037 各作与横坐标相平行的线与存活曲线直线部分相交，两个相交点在横坐标上投影的两个剂量点之差即为 D_0 值。若将直线部分外推与纵坐标相交点的数值称为外推 n 值（extrapolation number，n 值），此图中为 3。n 值代表细胞内靶的个数或所需击中靶的次数。由纵坐标 1.0 处（即细胞存活 100%）作一条与横坐标的平行线，与外推线的交点在横坐标上投影点的剂量即为 D_q 值，称为准阈剂量（quasithreshould dose，D_q）。D_q 代表细胞积累亚致死性损伤的能力，为克服肩区所需的剂量。哺乳动物细胞的 D_0 值多在 1～2Gy。n 值多为 1～3。D_q 值通常较小，一般为 0.5～2.5Gy。

哺乳动物细胞的剂量存活曲线多属于“多击或多靶模型”。可由下式表示：

$S = ne^{-kD}$

式中，S为某剂量下细胞的存活分数，n为外推值，D为照射剂量，k为存活曲线直线部分的斜率，其倒数为D_0值。由于D_q代表细胞累积致死性损伤的能力，在此剂量下细胞尚未出现死亡，故$S=1$，代入上式即得：

$S = 1 = ne^{-kD}$

$Dq = \ln n / k$

当D37为引起63%的细胞死亡（37%细胞存活）的剂量时，

$D_{37} = D_0 + D_q$

如果存活曲线无肩区，则$D_q=0$，则D_{37}与D_0相等。这就是“单击单靶模型”的情况。也可用另外一种方式获得D_0值，即通过存活分数1.0作一条与存活曲线直线部分的平行线，此线与存活率0.37水平线相交点在横坐标上投影点的数值即为D_0值。

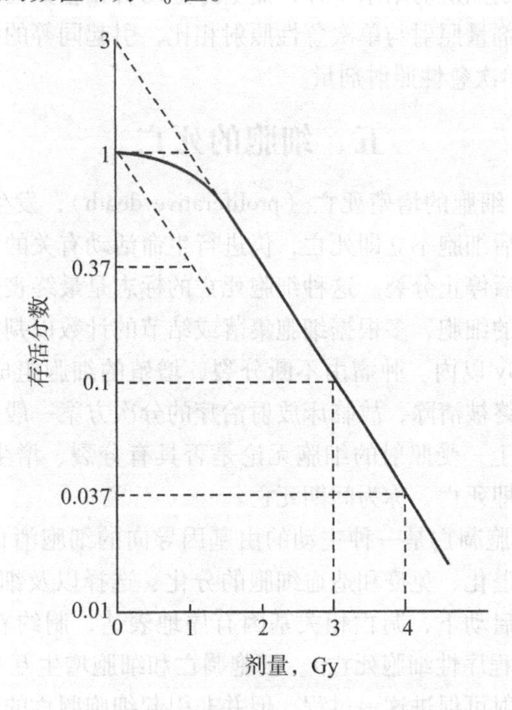

图7-3 增殖的哺乳动物细胞的剂量存活曲线

四、细胞放射损伤及其修复

1. 细胞放射损伤的分类　电离辐射引起的哺乳类细胞损伤分为3类。第一类为致死性损伤（lethal damage，LD），用任何办法都不能使细胞修复的损伤称为致死性损伤；损伤不可修复，不可逆地导致细胞死亡。第二类为亚致死性损伤（sublethal damage，SLD），照射后经过一段充分时间能完全被细胞修复的损伤称为亚致死性损伤；在正常情况下于几小时之内修复，若在未修复时再给予另一亚致死性损伤（如再次照射），可形成致死性损伤。第三类为潜在致死性损伤（potentially lethal damage，PLD），这是一种受照射后环境条件影响的损伤，在一定条件下损伤可以修复。

2. 潜在致死性损伤的修复　潜在致死性损伤是由于细胞所受损伤是致死性的，在通常情况下将引起细胞死亡，但其可通过适宜地控制照射后的环境条件而被改变。受潜在致死性损伤的细胞，如改变其所处的环境条件，使细胞在特定剂量照射后的存活分数增高，称为潜在致死性损伤修复（potentially lethal damage repair，PLDR）。

照射后当细胞处于次佳生长条件时，潜在致死性损伤即被修复，细胞存活分数增高。因为次佳生长条件可使有丝分裂延迟，DNA损伤得以修复。目前认为，细胞潜在致死性损伤的修复与DNA双链断裂的修复有关。潜在致死性损伤的修复在临床放射治疗中有重要意义，在动物移植肿瘤中已得到证实。

3. 亚致死性损伤的修复　哺乳动物细胞受X线照射后，其剂量存活曲线的特点是在低剂量部分有肩区。这种反应特点表明，必须积累损伤才能产生致死效应。从靶学说的观点分析，细胞丧失其增生能力之前，必须有多个靶被损伤（击中），多靶现象可解释存活曲线起始部分的肩区。若细胞群体受到一定剂量照射，群体中的不同细胞可以发生下列3种情况之一：①细胞内没有任何关键靶区被击中，因此细胞未受损伤；②细胞内的全部关键靶区被击中，细胞将在下一代或以后的有丝分裂过程中死亡；③细胞内的某些而不是全部靶区被击中，细胞受到亚致死性损伤，但并不死亡，在供给能量和营养的情况下，经过一定时间（大约1小时），细胞所受损伤能被修复，称为亚致死性损伤修复（sublethal damage repair，SLDR）。如果在修复之前再累积损伤，细胞则可能死亡。

亚致死性损伤的修复只有在分割剂量实验中才能表现出来，此时将1个剂量分割为2个较小剂量，中间相隔几小时，就会出现细胞存活率的增高。如果在第一次照射之后没有损伤修复，第二次照射后所得的细胞存活分数应当与未分割照射的结果一样，而实际上两者相差数倍。从另一个角度可进一步理解亚致死性损伤的修复。将分割剂量照射与单次急性照射相比，引起同等的细胞存活率降低所需的总剂量（即分割剂量之和）明显大于单次急性照射剂量。

五、细胞的死亡

1. 增殖死亡和间期死亡　细胞的增殖死亡（proliferative death），发生于分裂、增生的细胞，又称代谢死亡或延缓死亡，即照射后细胞不立即死亡，仍进行生命活动有关的代谢过程，并可能发生细胞分裂。细胞可分裂一至数次，然后停止分裂。这种细胞死亡的标志是最终丧失继续增生的能力，即生殖完整性的破坏。对于分裂、增殖的细胞，多根据细胞集落或结节的计数以判定其存活率。使细胞丧失增殖能力的平均致死剂量一般在2Gy以内。肿瘤由不断分裂、增殖的细胞组成，肿瘤放射治疗的目的在于使肿瘤细胞丧失增殖能力而最终被清除，故临床放射治疗的分次方案一般每次给予2Gy照射。

当照射剂量达到100Gy以上，受照射的细胞无论是否具有分裂、增生能力，将在有丝分裂的间期内死亡，也就是细胞未经分裂即死亡，称为间期死亡。

2. 凋亡与自噬性死亡　细胞凋亡是一种主动的由基因导向的细胞消亡过程，在维持机体内稳态方面，在胚胎发生、器官发育与退化、免疫和造血细胞的分化、选择以及细胞更新等方面都有重要意义。在生理过程中，在一定的信号启动下，凋亡相关基因有序地表达，制约着对整体无用或有害细胞的清除，即为细胞凋亡（又称Ⅰ型程序性细胞死亡）。细胞凋亡和细胞增生互相协调，彼此消长，维护着机体的正常生长、发育。电离辐射可促进这一过程，但并非引起细胞凋亡的唯一因素。

自噬广泛存在于真核细胞中，是细胞的一种自我保护机制。自噬是细胞在饥饿、缺氧及应激等压力下，被诱导出的选择性或非选择性自我分解细胞组分，以回收部分蛋白，维持细胞所必需的代谢或是清除受损伤组织，维持基因组稳定性的一种方式。细胞可通过自噬清除细胞内过多或异常的蛋白质、细胞器，甚至病原微生物，这不仅有利于维持细胞稳态，也促进氨基酸等物质的循环再利用，为多种生化进程提供底物或原料。电离辐射诱导细胞发生自噬性死亡（又称Ⅱ型程序性细胞死亡），尤其体现在上皮性细胞。

3. 细胞坏死　细胞坏死是指细胞受到环境中的物理或化学刺激时发生的细胞被动死亡，其特征是细胞器肿胀，膜系和细胞器破坏，整个细胞崩解，细胞内容物和炎症因子释放，趋化炎性细胞浸润而引起炎症反应。坏死性细胞死亡通常与病理性死亡过程相关。大剂量电离辐射作用后数分钟到数小时，发生急性细胞坏死，迅速产生膜脂质过氧化作用、起泡和膜破坏等现象。

六、对细胞周期的影响

细胞受照射后有丝分裂周期的进程发生变化，最终表现为有丝分裂的延迟，其特点是具有可逆性和明显的剂量依赖性。

电离辐射照射后使处于周期中的细胞暂时停留在G_1期，称为辐射诱导的G_1期阻滞，其阻滞的程度与时间取决于细胞所受照射的剂量。目前认为并非所有的细胞系在照射后都出现G_1期阻滞，G_1期阻滞的出现取决于细胞系的 p53 状态。也使处于周期中的细胞暂时停留在 G_2 期称为辐射诱导的 G_2 期阻滞，不进入 M 期，因此 G_2 期细胞堆积，经过一定时间后，大量细胞同时进入 M 期。

电离辐射使细胞通过 S 期的进程减慢，称为 S 期延迟，与 DNA 合成速率下降有关。而细胞周期解偶联，是指处于细胞周期中的 G_2 期细胞既不能进入有丝分裂 M 期，也不发生 G_2 期阻滞，而是返回到 S 期，继续进行 DNA 复制，使细胞形成内含数倍 DNA 而不进行分裂的巨细胞，最终导致细胞死亡。

（杨艳涛）

第三节　正常组织的放射损伤

一、组织放射反应的分类

1. 早反应组织　早反应组织（early response tissue）亦称快更新组织，α/β 比值大（10Gy 左右），是指那些分裂、增殖活跃，对射线早期反应强烈的正常组织和大多数肿瘤组织。早反应组织主要表现为急性反应，有些组织内的干细胞在放疗开始 1～2 天内就开始增生，一般为照射后 2 到 3 周开始再生，如黏膜、小肠绒毛细胞、皮肤、骨髓和精原细胞等。

2. 晚反应组织　晚反应组织（late response tissue）亦称慢更新组织，是一些已经分化的缓慢更新器官，无再增殖能力，损伤后仅以修复代偿其正常功能的细胞组织，一般都有纤维细胞和其他结缔组织的过度生长，形成广泛的纤维化。另外，还有内皮细胞的损伤，最终造成血供减少及器官特定功能的缓慢丧失。在晚反应正常组织中，肺脏、脊髓、膀胱、脑、肝脏、肾脏和骨骼组织受照射后的损伤往往由邻近细胞的复制（功能细胞进入分裂周期）来代偿，而不是干细胞分裂分化成终末细胞的结果。

二、放射损伤的类型

1. 急性放射损伤　急性放射损伤是人体一次或短时间（数天）内分次受到大剂量电离辐射照射时引起的全身性损伤，即外照射急性放射病。其病程在临床上可分为初期、假愈期、极期和恢复期四阶段。外照射急性放射病按患者受照射剂量的大小、主要症状、病程特点和严重程度一般分为 3 型，分别为骨髓型（1～10Gy）、肠型（10～25Gy）和脑型（50Gy 以上）。

2. 亚急性放射损伤　人体在较长时间内（数周至数月）连续或间断遭受到较大剂量外照射，其累积剂量大于 1.0Gy，照射量率小于急性放射病而明显大于慢性放射病，并以造血功能再生障碍为主的全身性疾病称外照射亚急性放射病，即亚急性放射损伤。亚急性放射损伤具有较明显的临床特点：①起病缓慢；②造血功能障碍；③外周血淋巴细胞染色体畸变率明显增高；④明显的微循环变化；⑤免疫功能及生殖功能低下，凝血机制障碍。

3. 慢性放射损伤　慢性放射损伤包括外照射慢性放射病、慢性放射性皮肤病和辐射性白内障等。外照射慢性放射病是指放射性工作人员在较长时间内连续或间断受到超当量剂量限值的外照射，累积剂量超过 1.5Sv 以上引起的以造血组织损伤为主并伴有其他系统改变的全身性疾病。慢性放射性皮肤病是指长期受到超过当量剂量限值的照射，累积当量剂量一般大于 1.5Sv，受照射数年后出现的慢性皮肤改变，亦可由急性放射性皮肤损伤绵延而来，包括放射性皮肤癌。慢性放射性皮肤病应结合健康档案分析诊断。放射性皮肤癌指明确的由电离辐射诱发的皮肤恶性肿瘤。辐射性白内障指眼部有长期超过当量剂量限值的外照射历史，累积剂量在 2Gy 以上，引起晶状体的浑浊。

三、放射性肺损伤

1. 急性事故照射的肺损伤　肺部对放射较为敏感。在辐射事故的受害者中，有 50% 出现肺损伤，并伴有多器官衰竭。一般来说，急性放射性肺损伤可以分为 2 个阶段，即急性期的放射性肺炎和晚期的肺纤维化。放射相关性肺炎出现在辐射暴露后的 2 个月内，而肺纤维化则可能出现在数月或数年之后。多项研究中发现，对双肺单次剂量 8Gy 的照射，可以导致约 30% 的患者出现放射性肺炎，增大剂量则

会导致肺纤维化。急性放射损伤时，典型病变可分4期，即初期、假愈期、极期和恢复期。

2. 局部照射肺损伤　肺放射损伤在胸部肿瘤的放疗中较为常见，包括急性放射性肺炎与慢性放射性肺纤维化，其发病与照射剂量、照射方式及照射面积等多因素有关。急性期多为肺渗出性病变，易继发感染，并发展为肺纤维化，肺功能减退，重者导致肺心功能衰竭，后果不良。因此，探讨局部照射所致肺病理形态变化的规律，对临床医生在胸部肿瘤放疗中采取相应措施，以达到肿瘤致死的同时减少肺组织受照剂量、降低肺组织的放射损伤，具有重要的意义。

大剂量胸部照射后，首先出现的是小血管（小动脉、毛细血管和小静脉）和结缔组织的损伤和反应，其过程包括血管内皮细胞肿胀、增生、血栓形成、充血、血管通透性增高、水肿、纤维蛋白液渗出、慢性炎细胞浸润和随之而来的成纤维细胞活跃增生。这是由血液循环障碍开始的，表现为渗出性炎症过程的初始阶段。其次是以血管及支气管变性为中心的全肺的损伤与修复性反应过程，其中有血管与支气管管壁增厚，血浆浸润、玻璃样变或细胞浸润，小血管管腔阻塞，支气管上皮细胞变性、纤毛消失，分泌亢进，结缔组织纤维化以及出现钙化等。肺不张与代偿性肺气肿交叉存在，肺泡壁细胞增多，肺间质充血、水肿，极易并发感染。重症者可累及胸膜，形成纤维素性胸膜炎，最终可发生胸膜增厚、粘连，出现放射性纤维性硬化。若照射剂量及照射野不大，残留损伤不重，则只发生受照区肺组织的纤维化。

四、放射性皮肤损伤

皮肤放射损伤有一个潜伏期，与一般的烧伤不同。当局部皮肤接受到一定辐射剂量后，不会立即出现临床症状，潜伏期的长短主要取决于局部皮肤接受的剂量和辐射的品质。辐射剂量越大，潜伏期越短。皮肤及其附属器都是放射敏感组织，其中最敏感的是皮脂腺，以下依次是毛囊 > 表皮 > 汗腺。不同照射剂量的射线作用于皮肤后，也可发生程度不同的皮肤放射损伤。一般，可分为4度：Ⅰ度为毛囊性丘疹与脱毛，Ⅱ度为红斑反应，Ⅲ度为水泡，Ⅳ度为坏死溃疡。

五、放射性甲状腺损伤

临床上，广泛应用放射性碘（^{131}I 和^{125}I）进行诊断、治疗和因其他疾病对头颈部进行放射治疗者可使甲状腺受到较大剂量的辐射作用。在核与辐射事故中，可有大量放射性碘（^{125}I、^{131}I、^{132}I、^{133}I 和^{135}I）污染环境，通过呼吸道和消化道进入人体，蓄积于甲状腺，引起甲状腺的放射损伤。

1. 甲状腺的辐射敏感性　甲状腺对电离辐射直接作用敏感性较低，但增殖的甲状腺或幼年发育中的甲状腺对其作用比较敏感。正常甲状腺实质细胞分裂不活跃，故照射后不出现早期增殖死亡，但局部^{131}I 照射累积达 50～100Gy 时发生间期死亡，出现于照射后第2周；以后腺体发生进行性萎缩，小血管和滤泡间质呈片状变性和纤维化，滤泡上皮变性，甲状腺功能低下；在受累较轻的区域有增生反应，出现萎缩性结节，内含胶体很少。

2. 损伤的分类与特点　如下所述。

（1）甲状腺功能低下：甲状腺的功能反应对放射损伤的恢复有重要的调节作用。切除甲状腺或用药物抑制甲状腺功能，均不利于放射损伤的恢复。例如，大鼠甲状腺摘除后，放射损伤所致造血抑制的恢复发生障碍，再生过程迟缓。急性全身照射后，甲状腺功能变化也比较明显。中等致死剂量作用后，早期一般出现甲状腺功能增强，到极期其功能下降。功能增强发生在照射后头1天内，持续时间长短可能与照射剂量有关。在致死剂量（如大鼠 8Gy）照射后 24 小时即出现功能抑制，亚致死剂量照射后则功能增高可持续较久。甲状腺功能的变化与垂体调节功能的相应变化有关。长期接触低剂量电离辐射可能对放射性工作人员的甲状腺功能产生一定的影响。

（2）甲状腺癌变：电离辐射也可诱发甲状腺肿和甲状腺癌。^{131}I 诱发甲状腺异常（包括结节性甲状腺肿和甲状腺癌）的剂量阈值约为 0.5Sv，诱发结节性甲状腺肿的危险系数估算为 0.5 例/10^4 人/a · Sv^{-1}，诱发甲状腺癌的危险值则为 0.06 例/10^4 人/a · Sv^{-1}。根据 UNSCEAR 报告，接受体外辐照的群体甲状腺癌的发病率超过正常值；辐射诱发甲状腺癌的危险值，儿童比成年人约高2倍，女性的敏感性比男性约大2～3倍。

六、放射性肠损伤

1. 急性照射的影响　急性照射初期，十二指肠变化最为明显。照射后30分钟，可见肠隐窝上皮细胞有丝分裂停止，DNA合成受抑制，出现病理性分裂，如多极或不完全分裂等。在此时期，肠黏膜分泌增多，消化淀粉的能力增高。肠道吸收葡萄糖、果糖、甘露糖和氨基酸等物质的能力减弱，脂肪的吸收率一般也降低。小肠微血管明显扩张，血流量增加。小肠发生强收缩现象，蠕动增强，甚或出现痉挛等肠运动的功能紊乱症。

极期时，小肠变化较为复杂。肉眼即可见肠黏膜明显水肿，以及单发或多发的小出血灶。出血灶小者为出血点、出血斑，大者可为大片状，或发生黏膜下血肿。广泛的黏膜下出血，出血部位的黏膜常发生渐进性坏死，继而形成溃疡。溃疡底部及边缘因被胆汁浸染而呈污绿色，其周围组织水肿。一般很少出现肠穿孔，播散全身，引起感染并发症。肠蠕动功能也明显减慢，常有气体和液体滞留在肠腔内。此外，分次照射后，小肠也可能不出现早期反应，仅发生晚期反应。

恢复期时，细胞DNA合成能力增强，分裂活动旺盛，肠黏膜、黏膜下结构均可恢复正常。但应当指出，在存活的病例中，一般均不发生上述极其严重的肠黏膜溃疡、出血和坏死等病变，即或发生，其范围也较小，程度也较轻。

2. 慢性照射的变化　慢性照射时小肠在短期内不出现明显变化。晚期，绒毛常变粗短，上皮细胞变扁平、空泡化、核固缩，杯状细胞稀少，浆膜常因胶原增多而增厚，其纤维细胞可呈畸形。此时，肠消化功能也常发生障碍，出现腹胀、消化不良、慢性腹泻及食欲不振等症状，也可并发感染，或发生肠腔狭窄，出现肠梗阻等严重的症状。

肠型放射病与放射损伤时的肠道病理改变是两个概念，前者是一种以急剧肠黏膜损伤为其特征的极重度全身性放射病。该型放射病由于受到超过骨髓型放射病的剂量（10Gy以上剂量）全身照射，虽然也存在造血组织的损伤，但辐射造血综合征被急剧发展的肠道症状所掩盖，或未出现造血综合征时机体便已死亡。肠型放射病早期开始迅猛的出现肠上皮变性、坏死和脱落，以及在数日后可见微弱的上皮再生；同时，也有肠壁小血管成分的严重变性、坏死、管腔阻塞及管周围结缔组织纤维化。因此，采取一系列措施减轻肠上皮及小血管的放射损伤，扶植与发展已有微弱的肠上皮再生能力，是救治肠型放射病最有希望的途径之一。

（杨艳涛）

第四节　临床工作中的几个放射生物学问题

一、放射治疗中的剂量－效应关系

在精确治疗技术条件下，放射治疗的实施仍不可避免地使部分正常组织、器官受到照射。这是因为恶性肿瘤浸润、具有无明确边界的特性，使得肿瘤起源的器官及其周边的部分正常组织被考虑为亚临床病灶而包括在治疗范围内，而且在射线经过的路径上也有一些正常组织会受到不同剂量的照射。因此，在设计与评价放疗方案时，应将获取满意的肿瘤控制效果与有效地降低不良反应同时考虑在内。

用于量化放疗剂量与受照射组织特定效应发生率关系的剂量－效应曲线，肿瘤与正常组织呈现出相似的“S”形，都表现为随着剂量的增加放射效应的发生逐渐上升（图7－4）。该曲线一般分为三段，在较小与较高剂量区域曲线较为平坦，说明此范围内剂量对效应的影响不太明显，高剂量段常被称为“坪区”。曲线的中段是一个直线上升的“斜坡”，它可以用斜率来量化。该段直线越陡峭、其斜率越大，说明剂量的增加会有放射效应较明显的提升。低剂量段与“斜坡”的过渡区则被称为剂量阈值。曲线的位置反映出不同组织放射反应的差异，一般情况下肿瘤的曲线都会位于正常组织的左侧，因为多数肿瘤比正常组织的放射敏感性高。在肿瘤剂量一效应曲线的“斜坡”段，较小范围的剂量增加就可以使肿瘤局部控制率有显著的升高，从A点（50Gy）到B点（65Gy）肿瘤控制率从25%提高到85%。

但剂量继续增加进入其“坪区”段时，要使控制率从85%增高到95%，剂量则要从B点（65Gy）增加到C点（80Gy），但65~80Gy已经进入了位于右侧正常组织曲线的“斜坡”段，其放射损伤的发生风险将从15%增加至60%的水平。因此在根治性放疗的条件下，给予75Gy以上的剂量往往也是不能接受的。以姑息为目的的治疗，在使肿瘤有一定反应性的同时，不发生较严重的急性毒性作用也是非常重要，此时应给予较低的剂量，一般选择在正常组织毒性反应剂量阈值的附近。

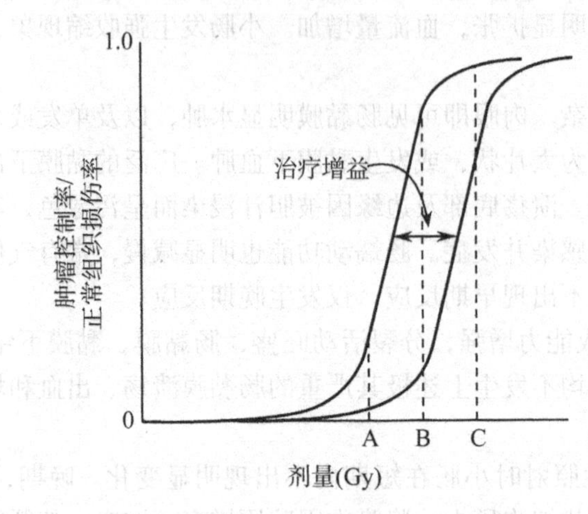

图7-4 肿瘤与正常组织剂量-效应曲线

对于比较控制肿瘤与正常组织损伤的剂量-效应关系时，临床上使用治疗比（therapeutic ratio，TR）的概念来量化某治疗剂量下可能产生的疗效。TR等于靶区内正常组织耐受剂量与肿瘤组织致死剂量的比值。当TR≥1时，放疗可获得肿瘤的局部控制；TR<1时，即使达到肿瘤消退，正常组织也可能受到不可接受的损伤。一些药物联合治疗的目的也是为了提高TR，或者分开肿瘤与正常组织剂量-效应曲线之间的距离。放射增敏剂一般可以使肿瘤的曲线往左移，而正常组织放射保护药物是为了使正常组织曲线向右移。化疗与放疗联合后，肿瘤的控制曲线往左移，但毒性曲线也会左移，表现为正常组织损伤的增加。

二、线性二次方程的临床应用

关于照射剂量与细胞存活、组织反应相关性的数学量化研究，线性二次方程（linear-quadratic，LQ）是目前被广泛使用的拟合模型。它不但可以较准确地反映照射剂量—细胞存活间的量效关系，而且可以用来描述分次照射条件下，单次剂量与等效总剂量的关系。由于有丰富的放射生物学研究作为基础，目前的临床应用表明，该模型既较为简单易行、又基本安全可靠。α/β值作为LQ公式中最重要的参数，在细胞存活曲线（图7-5）中，它表示在该剂量水平射线单击和双击所产生的生物效应相等。

在分次照射条件下，某一组织的α/β值可用来描述其放射反应的特征（图7-6）。α/β值较低（大多在0.5~6Gy的范围）的晚反应组织，随着分次剂量的降低，总剂量增加较为显著。这是由于该组织中射线双击所产生的生物效应所占份额较大，其靶细胞存活曲线的弯曲度较大。对于高α/β值（一般在7~20Gy）的早反应组织及肿瘤组织，随着分次剂量的降低总剂量增加缓慢，分次剂量对其反应性的影响较小。其细胞存活曲线的弯曲度也较小，射线单击所产生效应的比重较大。

由LQ模型推导出来的生物效应剂量（biological effective dose，BED）和2-Gy等效剂量（equivalent total dose in 2-Gy fraction，EQD_2）公式如下。其中n为分次数，d为分次剂量，nxd实际上是总剂量（D），而不同组织的α/β值可查表获得。BED被用于比较不同分次剂量治疗条件下某组织产生特定生物效应所需要的总剂量，而EQD_2则是把非常规分割方式换算成单次2Gy常规治疗时的剂量。它们对于正常组织（器官）与肿瘤组织都适用。在临床上常用于设计与比较非常规分割治疗时肿瘤生物效应剂量的差异、分次治疗意外发生时治疗方案的修正以及正常组织（主要是晚反应组织）剂量限值的确定等。

$BED = n \times d \times [1 + d/\alpha/\beta]$

$$EQD_2 = n \times d \times \frac{d + \alpha/\beta}{2 + \alpha/\beta}$$

LQ 模型是一个对剂量 - 效应关系进行了简化的数学公式，在此基础上所得出的 α/β、BED 和 EQD_2 等数值，与影响因素众多的临床实际情况存在不少的差别。首先需要注意的是，该模型只有在一个有限的剂量范围（单次 2 ~ 8Gy）内才较为适用。超出这个范围，它的有效性和精确性均有待验证与修正。因此，对于近距离放射治疗、立体定向放射外科/治疗等情况，使用 LQ 模型应该十分小心。而且，还有以下情况使得它们的临床应用应该持谨慎的态度。该模型对分割治疗中的实际情况进行了简化，没有考虑治疗过程中细胞的增生与修复等非常重要的因素，虽然现在有多个新的参数、公式对它进行校正与修改。在计算各类组织、器官效应时，其 α/β 值要尽可能使用来自临床资料的估值，来自动物实验的数值仅作参考。因为患者有明显的个体差异性，各类组织的 α/β 值存在很大的变动范围。

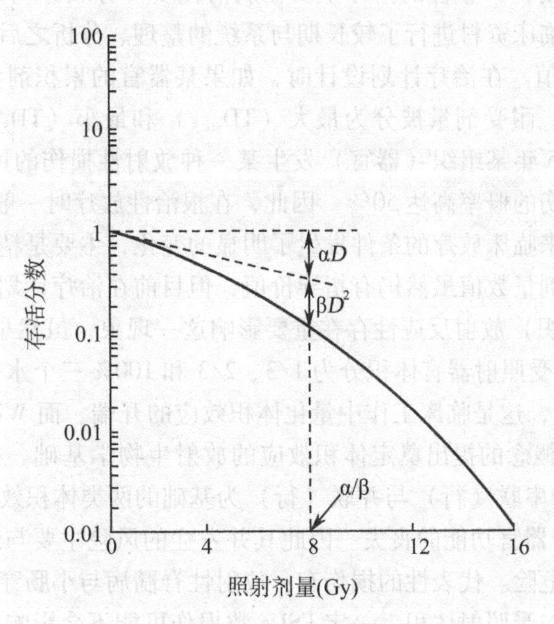

图 7－5 线性二次方程的细胞存活曲线

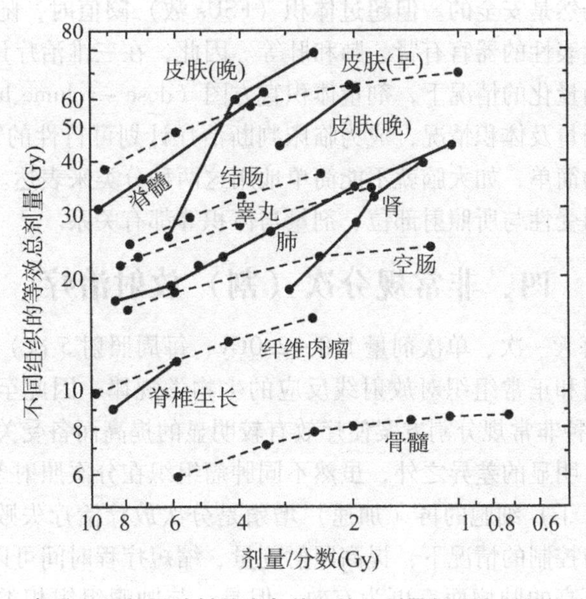

图 7－6 部分组织相同放射效应条件下的总剂量与分次剂量相关性曲线

三、正常组织放射性副反应的剂量与体积效应

根据电离辐射后细胞水平反应和临床表现的不同，正常组织被分为早反应和晚反应组织两种。由于

多数器官都同时包含有这两类组织，临床上大多可以观察急性（早期）和（或）晚期（慢性）放射性毒副反应。对于放疗副反应，目前公认的分类是按治疗开始 90 天的前、后分为早期与晚期两类。由于早反应组织在照射后数日至数周内就会有反应的表达，临床上表现出相应的症状与体征。在常规分割剂量下较易于发现、便于及时处理，因此多数急性副反应在放疗结束后可逐渐缓解。晚期放射性不良反应（损伤）可以发生在所有受照射的器官中，其发病机制比急性反应复杂，随着时间的延长发生概率增大，其严重程度不一，而且可以变成渐进性的、不可逆的病症。早期和晚期放射性反应多数情况下是相互独立的，一般不能用早期反应的严重程度来推断晚期损伤的危险度。因此，在根治性放疗计划设计中，较重视对晚反应组织（器官）的保护。

由于组织结构的不同，各种器官放射副反应的临床特点不一，而且不同患者间也有明显的个体差异。评价放射性并发症（损伤）严重性的指标主要在病情程度（分级）与发生概率（发病率）两个方面。在对常规分次方案放疗临床资料进行了较长期与系统的整理、分析之后，已经建立起一些常见正常组织（器官）的耐受剂量限值。在治疗计划设计时，如果某器官的累积剂量超出该剂量限值，就有发生不可逆性放射损伤的可能。耐受剂量被分为最大（$TD_{50/5}$）和最小（$TD_{5/5}$）两种。$TD_{5/5}$表示在标准治疗条件下，该剂量治疗后 5 年某组织（器官）发生某一种放射性损伤的可能性有 5%。而 $TD_{50/5}$则表示在该剂量下发生放射性损伤的概率高达 50%。因此，在根治性放疗时一般把重要器官的 $TD_{50/5}$设定为剂量限值。但是，近三十年来临床放疗的条件发生了明显的变化，主要是精确放疗技术与多学科综合治疗已经成为常规，上述耐受剂量数值虽然仍有指导价值，但目前在治疗计划时要考虑的因素明显增加。

受照射体积对器官（组织）放射反应性存在重要影响这一现象，虽然早就在实验和临床中被证实。Emami B 等在 1991 年首次将受照射器官体积分为 1/3、2/3 和 100% 三个水平的情况下，较系统地报告了 26 类器官的耐受剂量限值，这是临床工作中量化体积效应的开端。而 Withers HR 等组织功能亚单位（functional subunits，FSUs）概念的提出奠定体积效应的放射生物学基础。在此基础上，正常组织、器官按照其 FSUs 的排列被分为串联（行）与并联（行）为基础的两类体积效应模型。在串联结构中，一个 FSUs 的失活便可导致整个器官功能的丧失。因此其并发症的风险主要与最高剂量有关，超过限定剂量就有发生正常组织损伤的危险。代表性的损伤有：放射性脊髓病与小肠穿孔。对于并行组织结构的器官来说，则要同时限定剂量与受照射体积。一定 FSUs 数损伤可能不会影响器官的功能，或者其损伤不会表现出来，因而临床上仍然是安全的。但超过体积（FSUs 数）阈值时，随着照射剂量的增大放射损伤的严重性将显著增加。代表性的器官有肾、肺和肝等。因此，在三维治疗计划系统可以正常组织、器官受照剂量与体积进行精确量化的情况下，剂量体积直方图（dose - volume histogram，DVH）能够直观地反映受照射器官的照射剂量及体积情况，成为临床判断治疗计划可行性的重要依据。值得注意的是，组织器官的构造没有如此的简单，如大脑就不能简单地用这两种分类来表达。它适合用中间型器官结构来描述，因为大脑的放射耐受性与所照射部位、剂量与体积等都有关系。

四、非常规分次（割）放射治疗

常规分割治疗方案（每天一次、单次剂量 1.8 ~ 2.0Gy、每周照射 5 次）是以临床经验为基础建立的，由于它基本上符合肿瘤和正常组织对放射线反应的生物学规律，因此至今仍然被广泛地使用。但 20 世纪 80 年代以来，有多种非常规分割方案使疗效有较明显的提高而备受关注。

除了内在放射敏感性有明显的差异之外，虽然不同肿瘤组织在分次照射条件下的放射反应性还存在其他方面的不同，但肿瘤（干）细胞的再（加速）增殖是分次放疗治疗失败的重要原因。因此，在正常组织毒性反应可以耐受与控制的情况下，提高照射剂量、缩短疗程时间可以提高杀灭肿瘤的效果，对于增殖快速、α/β 值相对更高的肿瘤而言更为有效。但是，与肿瘤组织相类似的早反应正常组织，缩短总疗程时间与增加剂量却使早期毒性反应程度加重、发生率增加、持续时间延长。因此，如果明显缩短了总疗程时间，总剂量则不能提高得过多。与肿瘤组织相比，早反应正常组织中存在更多的有增殖与修复能力的（干）细胞，它们发生加速增殖的潜伏期短、速率快，在目前常用照射剂量范围内，早期毒副反应的潜伏期与单次剂量关系不大，并且通常可以得到较完全的恢复。与早反应组织明显不同的是，在分次照射疗程时间中，晚反应正常组织没有或者有较低的组织增殖能力，它主要靠对亚致死性损伤的修复来抵御放射性损伤。因此，靶区内有重要的晚反应正常组织时，一般不宜过多地提高单次剂量；为了提高肿瘤剂量采用每日一次以上照射时，分次间也必须有足够长的时间间隔，使得亚致死性损伤得到充分的修复。缩短总疗程时间能增加对肿瘤的杀灭，但一般不会加重晚反应组织的损伤。由于晚期放射性损伤（后遗症）是渐进性的、不可逆的，在设计非常规分割方案时，相对早期毒性反应而言，要更多地考虑晚反应正常组织的耐受性。

目前常用的非常规分割方案有：

（1）超分割放疗（每次剂量低于1.8～2.0Gy，每天照射2～3次，次间间隔大于6小时，总治疗时间相近），通过15%～20%总剂量的增加来提高肿瘤的控制效果，但每日剂量的提高会增加早期毒性反应的发生率与严重程度。而单次剂量的减少，晚反应组织的耐受性会有所增加，晚期放射性损伤可能减少、至少不会增加。

（2）加速分割（增加每周的治疗次数，缩短总疗程时间），其目的是减少肿瘤细胞的再增殖，从而提高疗效。

（3）加速超分割放疗（以超分割为基础，既增加每日或每周治疗次数，又缩短总疗程时间，但总剂量有所降低），主要目的是克服疗程中肿瘤细胞的加速再增殖，同时正常组织急性损伤控制在可以接受的水平。

（4）低（大）分割放疗（每次剂量高于2.0Gy，减少照射次数和/或缩短总治疗时间，降低总剂量），它适合于一些α/β值低、亚致死损伤修复能力强肿瘤的放疗，姑息性治疗多采用此方案。

五、放疗与手术、化疗的联合

放疗与手术都是局部—区域性治疗手段，两者的结合分为术前、术后和术中三种方式。术前放疗目的主要是，通过一定剂量照射使肿瘤细胞的活性降低，使肿瘤瘤体缩小，杀灭周围亚临床病灶和转移淋巴结，使部分不能切除的病灶能够进行根治性切除，降低临床分期；防止手术引起肿瘤细胞的种植和播散；减少术中出血、提高手术的切除率，等等。放疗与手术的间隔一般以2～4周为宜。可使组织有充足的修复时间，此时急性副反应已经减退、慢性反应还未发生。剂量的给予以不增加手术的难度、不干扰组织的正常愈合为原则，一般是根治量的三分之二左右。术后放疗对手术后残留肿瘤病灶、包括亚临床病灶和转移淋巴结肯定有效，可以提高肿瘤的控制率与患者的存活率。放疗时间一般不要超过手术后2～4周，这样可以在手术纤维瘢痕形成之前，而且避免残留肿瘤细胞的再增殖。对于亚临床病灶一般给45～50Gy，而对于手术中放置了标记的残留病灶则要给予根治剂量。手术中对准局部病灶一次性大剂量照射被称为术中放射治疗。其优点是可以充分暴露肿瘤，在直视下确定照射范围，同时把肿瘤以外的组织、器官机械性地推置到射野之外，使得受照射靶区有相对高的生物效应而正常组织损伤可减低到最小限度。但一次性照射的剂量比较难以决定，并且没有分次照射的生物学优势。

放疗与化疗的结合在临床上非常常用，它集放疗局部和化疗全身的作用于一体，希望能够达到既提高肿瘤局控、又降低远处转移，同时减少治疗不良反应的目的。临床使用方法常分为序贯（交替）治疗与同步放、化疗两种。其生物学原理除了要发挥放疗和化疗分别在不同病变部位的（空间联合）作用以外，利用化疗药物抑制亚致死性和（或）潜在致死性损伤修复、干扰细胞周期分布、引起乏氧细胞再氧合等作用来增加肿瘤的放射敏感性，以及药物和射线相互独立的抗肿瘤效应来提高治疗指数。而且，由于化疗的加入使肿瘤细胞减少，可能能降低肿瘤放疗剂量，由此减少对正常组织的损伤；或者由于药物与射线对正常组织不同的作用机制，也有减少毒性反应的可能。虽然，目前在一些局部晚期肿瘤的治疗中，同步放、化疗被推荐为标准方案。但是，放、化疗的联合大多数都增加了治疗的不良反应，尤其是早反应组织（骨髓、消化道黏膜）的损伤。而且，要尽量避免使用对放疗靶区内器官毒性较强的化疗药物，例如：引起心脏毒性的阿霉素、造成肺纤维化的博来霉素等。近年来，放疗与分子靶向药物联合的疗效与生物学机制的研究值得关注。

（杨艳涛）

第八章

肿瘤的靶向治疗

第一节 肿瘤靶向治疗概述

世界卫生组织（WHO）GLOBOCAN 2012 统计结果显示，与 2008 年统计所得的 1 270 万新发病例和 760 万癌症相关死亡病例相比，2012 年新增 1 410 万例癌症患者，与癌症相关死亡 820 万例，截止到 2012 年，在过去 5 年里全球约有 3 260 万患者被诊断为癌症，最常见的癌症类型是肺癌（180 万，占 13%）、乳腺癌（170 万，占 11.9%）和结直肠癌（140 万，占 9.7%）；最主要的癌症致死原因为肺癌（160 万，占 19.4%）、肝癌（80 万，占 9.1%）和胃癌（70 万，占 8.8%）。根据现有数据预计，随着全球人口增长和老龄化，到 2025 年，全球每年新增癌症病例数将高达 1 930 万。2012 年，全球新增癌症病例和癌症死亡病例总数的一半以上发生在不发达地区，分别为 56.8% 和 64.9%，而这一比例将在 2025 年后进一步增加。报告还显示，非洲、亚洲和中南美洲的发展中国家癌症发病形势最为严峻。

GLOBOCAN 2012 统计显示中国有 307 万新增癌症患者及 220 万癌症死亡病例，分别占全球总量的 21.9% 和 26.8%。最常见的癌症依次为肺癌、胃癌、肝癌、直肠癌和食道癌。由于我国目前环境污染、吸烟等问题仍较严重，在 2025 年前癌症发病率下降的可能性不大。肿瘤已成为严重威胁我国居民健康和社会发展的重大疾病，必须采取有效措施加强预防和管理。随着现代医学发展和分子生物学技术的提高，人们已经充分认识到化学药物结合生物治疗在恶性肿瘤多学科综合治疗中的重要性，发现能够指导放、化疗的生物标志物将有助于提高放、化疗的效果并减少其不良反应，高效的生物分子靶向治疗在肿瘤的治疗中也占有越来越重要的地位。

肿瘤的靶向治疗（targeted cancer therapies）是指能够与肿瘤生长、进展和扩散相关的特异性分子（分子靶标，molecular targets）相互作用的药物或其他物质，通过特异性地干预这些靶点而阻止肿瘤生长和扩散。肿瘤的靶向治疗有时被称为“分子靶向药物（molecular targeted drugs）”“分子靶向治疗（molecularly targeted therapies）”“个体化医学（precision medicines）”等。

靶向治疗与标准的化疗（chemotherapy）不同：①靶向治疗作用于与肿瘤相关的特异性分子靶标，而绝大部分的化疗针对增生、分裂较快的正常细胞和肿瘤细胞；②靶向治疗是根据与其相互作用的靶标准确地选择和设计的，而许多化疗方案则是以杀死细胞为目的；③靶向治疗常常是抑制细胞生长（阻滞细胞增生），而化疗药物则是产生细胞毒性（杀死肿瘤细胞）。

目前靶向治疗主要集中在抗肿瘤药物的研制方面，它是个体化医学的基础，其特点是利用患者的基因组、核酸和蛋白的相关信息来预防、诊断和治疗疾病。

肿瘤在发生、发展过程中获得了 6 种生物学功能，包括持续的增生信号、逃避生长抑制、对细胞死亡的抵抗能力、永生化的复制、诱导血管生成及促进侵袭和转移。这些生物学特性导致基因组的不稳定性。过去 10 年的研究发现肿瘤细胞能够进行能量代谢的重编程和免疫逃逸；除肿瘤细胞的上述特性外，肿瘤间质（肿瘤微环境）对肿瘤的发生和发展也起着非常重要的作用。

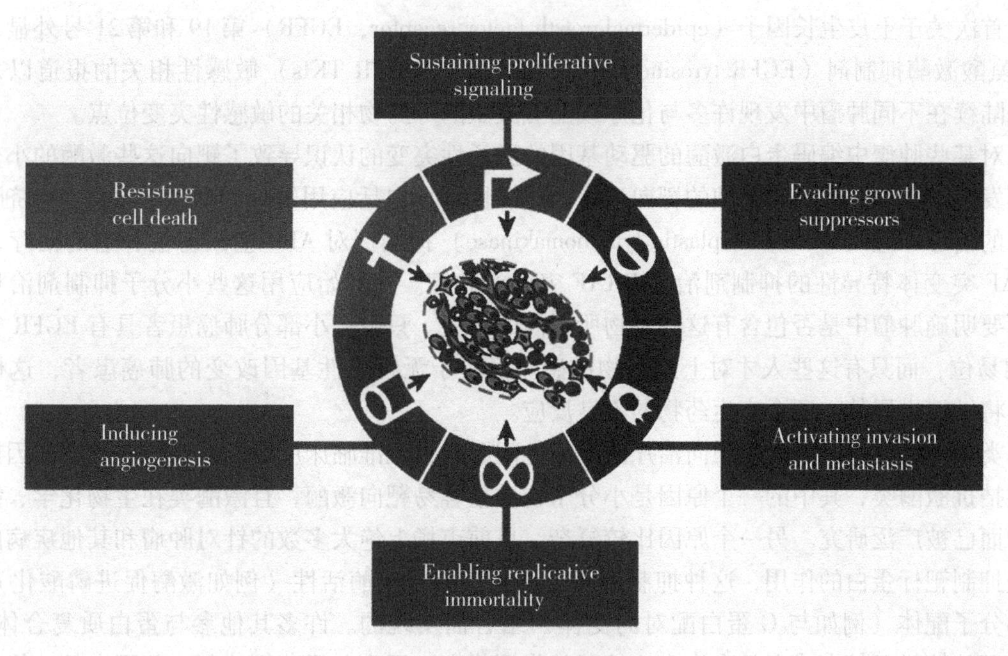

图 8-1 肿瘤的生物学功能

（余昌文）

第二节 以人类基因组为基础的肿瘤靶向治疗

大量的研究显示人类肿瘤发生的分子过程由特定的基因结构或功能异常所致，而这些基因的正常功能是调控细胞的增生、凋亡和分化等过程，其中对细胞增生和生长起正调节作用的为癌基因（oncogene），而抑制细胞增生、生长，促进细胞分化的基因为抑癌基因（tumor suppressor gene）。这些基因发生突变、扩增和染色体重排会导致癌基因的激活或抑癌基因的失活或丢失，二者失去平衡，导致细胞发生持续性增生和恶变。在过去 10 年中对人类肿瘤全基因组测序的综合分析发现，对大多数肿瘤只有少数的基因发生高频率突变，而多数基因仅发生偶发性突变。到目前为止共计发现仅 138 个“突变驱动基因”（Mut - driver geneS）。这些突变驱动基因涉及 12 个与肿瘤相关的信号通路（STAT、MAPK、TGF - β、DNA damage control、Transcriptional regulation、Chromatin modification、APC、HH、NOTCH、Cell cycle/apoptosis、RAS、PI3K）。而这 12 个信号通路调控着 3 种重要细胞程序，包括细胞命运、细胞生存和基因组稳定性的维护。而每一种类型的肿瘤仅包含 2 ~ 8 个“驱动突变”。

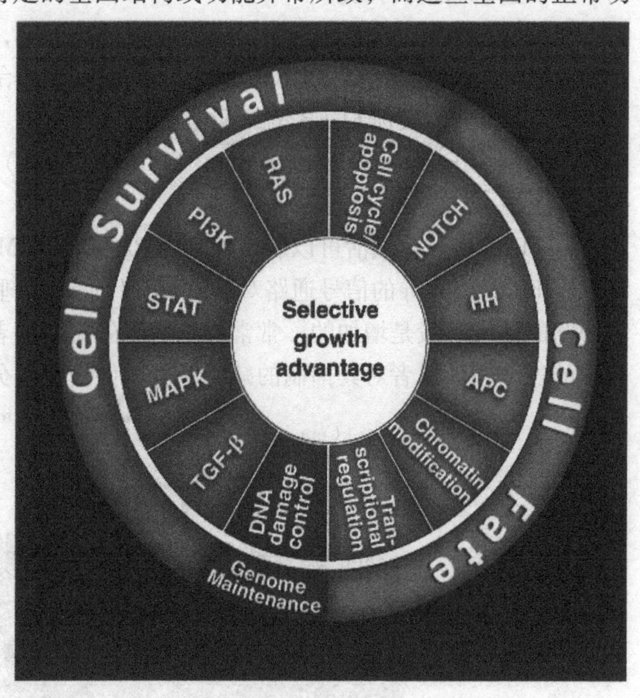

图 8-2 肿瘤细胞信号通路及其所调控的细胞进程

肿瘤治疗所面临的唯一挑战就是发现一种药物能够选择性地只杀死肿瘤细胞而不影响正常细胞。随着基因组时代的到来，人们对肿瘤生物学和肿瘤发生过程中的基因突变的认识不断加深，针对性地作用于某一特定的肿瘤相关基因的治疗，即所谓的“肿瘤分子靶向治疗”的时代已经来临。

自从首次关于上皮生长因子（epidermalgrowth factor receptor，EGFR）第19和第21号外显子突变与EGFR酪氨酸激酶抑制剂（EGFR tyrosine kinase inhibitors，EGFR TKIs）敏感性相关的报道以来，在过去数年中陆续在不同肿瘤中发现许多与化疗或酪氨酸激酶等药物相关的敏感性突变位点。

人们对某些肿瘤中编码蛋白激酶的驱动基因的激活性突变的认识导致了靶向这些激酶的小分子抑制药物的研发。这类以基因组为基础的靶向治疗的代表性例子包括应用EGFR酪氨酸激酶抑制剂对EGFR突变肿瘤的治疗，应用ALK（anaplastic lymphomakinase）抑制剂对ALK基因易位肿瘤的治疗，以及应用对BRAF突变体特异性的抑制剂治疗BRAF突变的肿瘤。在开始应用这些小分子抑制剂治疗肿瘤之前，必须要明确肿瘤中是否包含有这些药物所靶向的突变。只有一小部分肺癌患者具有EGFR突变或者ALK基因易位，而只有这些人才对上述药物敏感。而对于无特异性基因改变的肺癌患者，这样的治疗除了肿瘤将继续进展外，还会产生药物的不良反应。

以人类基因组为基础的肿瘤靶向治疗的挑战性问题是，批准临床应用的所有靶向突变基因产物的药物均直接拮抗激酶类，其中的一个原因是小分子物质很容易靶向激酶，且激酶类在生物化学、结构和生理功能方面已被广泛研究。另一个原因比较复杂，目前市场上绝大多数的针对肿瘤和其他疾病的靶向药物主要是抑制靶标蛋白的作用，这种抑制作用是通过药物干扰酶活性（例如激酶促进磷酸化）或者与蛋白上小分子配体（例如与G蛋白配对的受体）结合而实现的。许多其他参与蛋白质复合体的蛋白，其相互作用的接触面较大或者具有许多比较弱的作用位点，用小分子药物抑制这些蛋白的功能是非常困难的，因为小分子化合物只能抑制一个这样的作用位点。

尽管人们想象能够研发针对非酶活性蛋白质功能的靶向药物，其面临的挑战更大，大多数的驱动突变基因编码肿瘤抑制蛋白，一般来说，药物常常干扰蛋白质的功能，而不能替代缺失基因蛋白的功能，不幸的是，在实体瘤中抑癌基因的灭活性突变与癌基因的激活性突变相比占主要地位，很少有肿瘤包含两个或以上的癌基因突变。

以酪氨酸激酶抑制剂（tyrosine kinase inhibitors，TKIs））靶向治疗EGFR突变的非小细胞肺癌（non - small cell lung cancer，NSCLC）为例分析靶向治疗的原理。

EGFR家族，又称EGFR酪氨酸激酶家族，由4个不同的受体酪氨酸激酶（receporkinases，RTK）组成，分别为EGFR（HERl/ErbBl）、ErbB2（HER2）、ErbB3（HER3）和ErbB4（HER4）。这些受体表达于上皮、间质和神经组织。

EGFR的磷酸化激活可以刺激细胞内Ras - Raf - MAPK、PI3K/AKT和JAK/STAT信号通路的级联激活。EGFR家族介导的信号通路对于发育、代谢和生理功能的调控等非常重要，在许多肿瘤中EGFR信号通路的活性一般是增加的，常常由于基因的突变或者EGFR的过度表达所致。由于它的配体或者辅活因子的过度激活或者对其抑制的减弱，可以促使有丝分裂、抗凋亡、血管生成和细胞的侵袭行为。

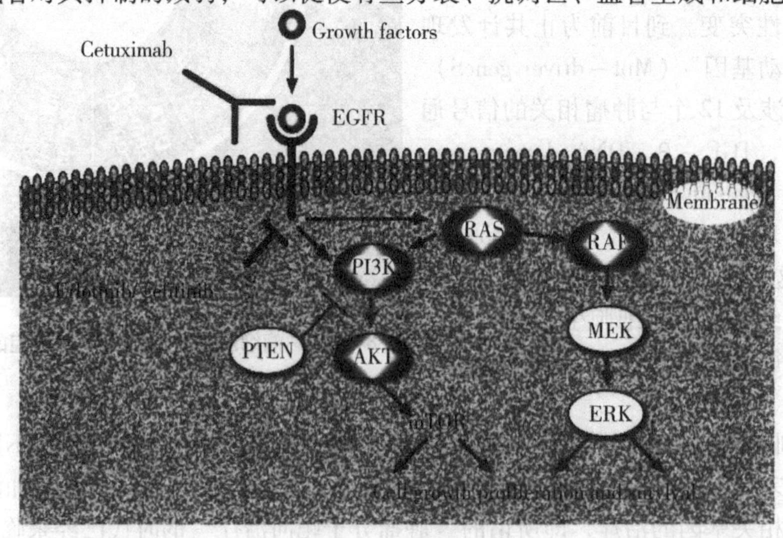

图8-3　上皮生长因子（EGFR）信号通路及临床中抗-EGFR治疗

针对 EGFR 的靶向治疗药物包括酪氨酸激酶抑制剂吉非替尼（gefitinib）和厄洛替尼（erlotinib）最初用于肺癌的治疗并取得了明显的效果，最近作为一线药物治疗肺癌，对 EGFR 突变患者的有效率达到70%临床上抗－EGFR 治疗作用位点见图 8－3。

在肺癌中，激酶区的突变与 EGFR 抑制剂的敏感性相关，如 EGFR 酪氨酸激酶抑制剂 EGFR 突变与性别、种族、吸烟以及病理类型有关，在东方人群、女性、非吸烟、腺癌的患者中突变发生率较高，EGFR 突变很少在肺鳞癌、小细胞肺癌或者其他上皮恶性肿瘤中发现，最为常见的 EGFR 突变包括 19 号外显子保守的 LREA 区的小片段缺失（residues747～750）和 21 号外显子上的点突变（L858R），二者占所有 EGFR 激酶突变的90%以上。18 号外显子的点突变（G719）占 EGFR 突变的5%。20 号外显子上的片段插入和点突变占总突变的5%，如 CL－387，785。

目前吉非替尼（gefitinib）和厄洛替尼（erlotinib）已应用于肺癌、头颈部癌、结肠癌、胰腺癌、乳腺癌、卵巢癌、膀胱癌、肾癌和胶质瘤等肿瘤的治疗，并取得一定的疗效。

多种 EGFR 突变与最初的对 EGFR TKIs 耐药性相关，如 EGFR 20 号外显子的插入突变阻止吉非替尼或厄洛替尼与 EGFR TK 片段的结合，从而导致耐药。NSCLC 中 20 号外显子的插入突变同样存在于 ErbB2，类似的导致对吉非替尼或厄洛替尼的耐药。

K－RAS 属于癌基因 RAS 家族并且在 NSCLC 患者中占 RAS 总突变的90%，K－RAS 突变在 15%～30%的 NSCLC 患者中被检测到，主要发生在 12 号和 13 号密码子，尤其是 12 号密码子（>90%）。该突变导致受损的 GTP 酶的活化，并随后持续地激活 EGFR 的下游 RAS 信号，导致增殖以及抗凋亡通路如 ERK 信号通路的激活。K－RAS 突变在包括肺癌等多种肿瘤中被证实是 EGFR TKIs 耐药的主要原因。有效的 K－RAS 抑制剂的研发依然是目前肿瘤治疗的挑战。

另外，还有很多基因的突变与化疗药物的敏感性相关的例子，微卫星不稳定性常常是肿瘤发生及其肿瘤耐药的原因，DNA 错配修复基因（DNA mismatch repair，MMR）MSH2 和 MLH1 在多种对顺铂耐药的肿瘤细胞中的表达缺失达90%。胸苷酸合成合酶（thymidylate synthase，TS）的过表达和（或）MMR 缺陷与氟尿嘧啶（5－fluorouracil，5－氟尿嘧啶）的耐药性相关。另外 BAX 基因功能缺乏的细胞能拮抗氟尿嘧啶所诱导的细胞凋亡。

p53 缺陷细胞对 DNA 损伤药物阿霉素（adriamycin）的敏感是由于不能诱导周期依赖激酶抑制剂 p21 的表达所在，而 p53 缺陷细胞对抗代谢药物氟尿嘧啶则是耐药的。BRAF 抑制剂对黑色素瘤的治疗效果非常明显，最早发现的 Raf 抑制剂索拉非尼（sorafenib）可以抑制 VEGFR、PDGFR、Raf 等多个靶标，目前已被批准应用于肝癌的治疗。厄洛替尼（erlotinib）是人类 HER1 和 EGFR 酪氨酸激酶的可逆抑制剂，厄洛替尼与吉西他滨（gemcitabine）结合应用于无法切除的进展期或者转移的胰腺癌治疗正在进行临床试验。伊马替尼（imatinib）为多激酶抑制剂，已被批准应用于不可切除/转移的胃肠道间质瘤（GIST）的治疗。而舒尼替尼（sunitinib）同样为多激酶抑制剂，被批准应用于伊马替尼治疗失败的 GIST 患者。

（余昌文）

第三节 基于核酸的靶向治疗

人类基因组中只有不到20%的序列可以编码蛋白，但70%～90%人类基因组 DNA 是被转录的，其转录产物过去被认为是“垃圾”或“暗物质”，近年来人们发现这些转录产物有着重要的生物学功能，参与细胞的分裂、分化、凋亡等生命活动。非编码 RNA 包括 rRNA、tRNA、snRNA、snoRNA、microRNA 以及长链非编码 RNA 等许多类型（图 8－4），根据长度可以分为三类：①短非编码 RNA：这些 RNA 长度在 17～30nt，包括 miRNAs（microRNAs）、piRNAs（piwi－interacting RNAs）以及 tiRNAs（transcription initiation RNAs）等；②中等长度非编码 RNAs：长度介于 20～200nts，snoRNA（small nucleolar RNAs）即属于此类；③长链非编码 RNA（long ncRNAs，lncRNAs）：长度大于 200nt，如已经被广泛研究的 lncRNAMALAT1 和 HOTAIR 等。ncRNA 具有多种功能，在多个水平上调节着基因的表达，

如对染色体结构的影响、对 RNA 加工修饰及稳定性的影响、对转录和翻译的影响，甚至对蛋白质的稳定性和转运都有影响，这些 RNA 的共同特点是都是从基因组上转录而来，但是不翻译成蛋白，在 RNA 水平上就能行使各自的生物学功能。目前受到广泛关注的与肿瘤相关的非编码 RNA 主要包括 miRNA、siRNA 以及 lncRNA。

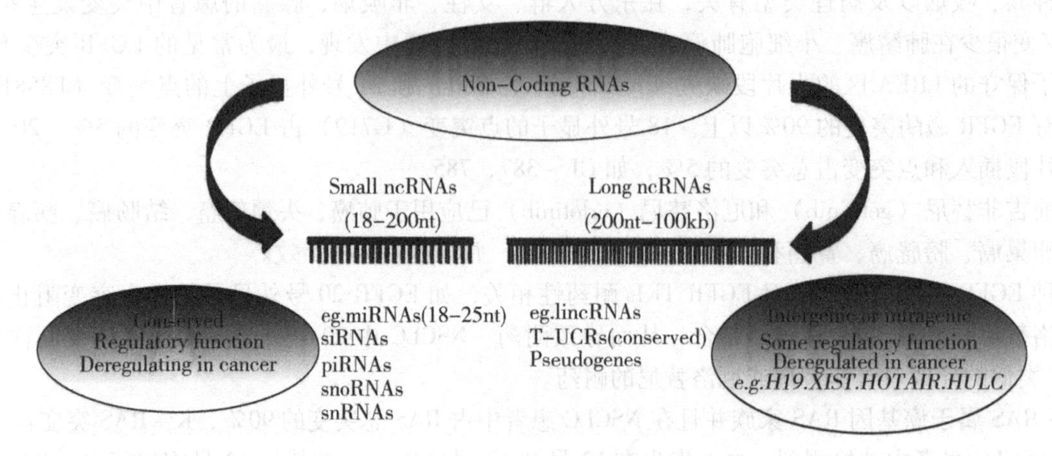

图 8-4　非编码 RNA 概览

miRNAs（microRNAs），siRNAs（small interfering RNAs），piRNAs（piwi - interactingRNAs），snoRNAs（small nucleolar RNAs），snRNA（small nuclear RNAs），llncRNAs（longintergenic RNAs），T - LJCRs（transcr ibed ultraconserved regions）

（一）miRNA 与肿瘤靶向治疗

微小 RNA（mlcroRNA）是一类由内源基因编码的长度约为 18～25nt 的非编码单链 RNA 分子，可以导致 mRNA 的降解。miRNA 由核内 RNA 聚合酶Ⅱ作用于初级转录物（primarytranscripts，primiRNAs）产生。与编码蛋白基因的转录本类似，pri - miRNAs 包括有 5，帽子结构以及 poly（A）尾，有时候会有内含子序列。每个 pri - miRNA 会由部分互补序列形成一个茎环结构，在核内核糖核酸酶的作用下，DROSHA 和它的分子伴侣 DGCR8 一起识别该茎环结构并进一步介导 pri - miRNA 形成 pre - miRNA 中间体，在 exportin - 5/Ran - GTP 作用下 pre - miRNA 进入胞质后，在另一个核糖核酸酶 DICER1 作用下形成双链 miRNA 分子。两条链均可产生成熟 miRNAs，但也可能仅有一条链（引导链，guide strand）变成有功能的 miRNA，而另一条链（过路链，passenger strand）将很快降解。成熟 miRNA 可以与 argonaute 蛋白联合形成一个 RNA 诱导的沉默复合体（RNA - induced silencing complex，RISC），从而由 miRNA 引导该复合体到靶 mRNA 的 3'UTR 区阻断其翻译和（或）诱导其降解。目前根据 Sanger 研究所 miRNA 数据库（miRBase）的统计已有大于 2 500 个人类 miRNA 被定义，生物信息学分析提示 miRNAs 可能调控超过 5 300 个人类基因，约占人类基因的 30%，并且每个 miRNA 调控大约 200 个基因。因此肿瘤中 miRNA 表达的改变可以导致显著的基因表达的改变，并对肿瘤的发生和发展具有重要作用。

许多 miRNAs 参与调控细胞的生命活动，与肿瘤发生相关的 miRNAs 又被称为“oncomlrS”。依据其主要的靶标是抑癌基因或癌基因，被分为促癌和抑癌的 miRNAs。靶向 miRNAs 的治疗主要分为 miRNA 的减少以及 miRNA 的替代。miRNA 的减少治疗主要针对肿瘤中上调或者过表达的促癌 miRNAs，而 miRNAs 替代疗法主要应用于肿瘤中表达下调或者缺失的抑癌 miRNAs。对于促癌性的 miRNA 主要治疗手段有抗 - miRNA 的寡聚核苷酸、miRNA 海绵（miRNA sponges）、miRNA masking 以及小分子抑制剂等。而对于抑癌的 miRNAs，通过恢复这些 miRNAs 的表达将是有效的治疗手段。

1. 抗 - miRNA 的寡聚核苷酸　MiRNAs 与它对应的靶标的结合遵循 Watson - Crick 碱基配对原则。MiRNA 的显著抑制分子即抗 - miRNA 寡聚核苷酸（anti - miRNA oligonucleotides，AMOs），可以竞争性地抑制 miRNA 与其靶 mRNAs 的结合。通过不同方式的化学修饰增加 AMOs 的稳定性，如锁定核酸（locked nucleic acid，LNA），常被称为难接近的 RNAs（1naccessilble RNAS）。LNA 可与 RNAase 共存并在体内具有很好的水溶性，低毒性。另一种寡聚核苷酸类似物，如2’-O-甲基化（2’-O-methyl）以及2’-O-甲氧乙基修饰（2’-O-methoxyethyl-modified，2’-MOE）寡聚核苷酸同样被证明可有效抑制miRNAS。除了化学修饰外，增加AMOs的长度也可以提高其抑制活性。综上，有效的AMO需要与最优的序列、结构及化学修饰相结合。

靶向mir-21的研究是通过下调促癌miRNA表达来抑制肿瘤发展的最早的具有代表性的例子。Mir-21在多种不同肿瘤中过表达，研究发现mir-21可以通过下调肿瘤抑制基因Tpml和PTEN在细胞增生过程中发挥重要作用。在荷瘤裸鼠模型中，Si等通过注射有瞬转抗-mir-21的2’-O-甲基化寡聚核苷酸的MCF-7细胞到裸鼠体内，发现瞬转抗-mir-21组裸鼠体内肿瘤在体积上比对照组小50%。在恶性胶质瘤细胞系中，体外敲降mir-21可以诱导细胞凋亡。这些研究提示AMOs可成为通过抑制促癌miRNAs治疗肿瘤的有效药物。

2. MiRNA海绵（microRNA sponges） MiRNA海绵被定义为包含有多个内源性miRNA结合位点的合成mRNA，从而阻止miRNA与其内源性靶标的相互作用。Ebert等在miRNA结合位点之间可以被Argonaute 2切开的位置插入一个突起部分，增加miRNA海绵与沉默复合体（microribonucleoprotein，miRNP）结合的稳定性，另外，他们设计了特异性的海绵（the specifically designecsponges with complementary heptamerlc seed），使单个海绵可以有效地抑制整个miRNA科子家族。体外实验中，这些“海绵”使miRNA失去抑制的能力与化学修饰的AMOs相当。然而这些稳定表达的“海绵”在体内的功效有待进一步研究。

3. miRNA罩（miRNA masking） 每个miRNA可以调控上百个基因，每个基因可以被多个miRNAs调控，与内源性miRNA相似，AMOs只是序列特异性而并非基因特异性。因此AMOs可能会导致脱靶不良反应以及毒性。Xiao等设计了“miR罩”，即可以与内源性miRNA完全互补的一段序列，“miR罩”与靶mRNA具有较高的亲和性并可形成二聚体，从而阻断miRNA与其结合位点的结合，并避免了AMOs介导mRNA降解时的潜在不良反应。这种基因特异性的miRNA干扰手段被应用到斑马鱼的mir、-430调控TGF-β中。“miR罩”可以与mir-430在靶mRNA上的结合位点互补配对进而破坏特异性的mir-430-mRNA的结合，从而放大或者减弱节点信号通路。值得注意的是“miR罩”的效果主要取决于靶基因的选择，在肿瘤治疗应用中，关键肿瘤抑制基因或者癌基因的选择则尤为重要。

对miRNA特异性的小分子抑制剂的研究正在进行中，Gumireddy等鉴定出偶氮苯（azobenzene）为mir-21的特异性有效抑制剂。这样的特异性miRNA抑制剂不仅为miRNA的功能研究提供了条件，而且为肿瘤患者对特异性药物的反应提供了条件。该类小分子抑制剂在体内的作用有待探讨。

4. 恢复具有抑癌作用miRNAs的表达 人们设想恢复具有抑癌作用miRNAs的表达可能像恢复蛋白编码抑癌基因表达一样具有抑癌作用。体外实验显示在肺癌细胞中过表达Let-7可以抑制细胞的生长，以Let-7稳定表达的BT-IC细胞建立的裸鼠成瘤模型，其成瘤能力受到抑制。Lin28可以阻抑Let-7加工的进程并可以导致Let-7前体的降解，因此，通过抑制Lin28而恢复Let-7的表达可能抑制肿瘤的生长。另一个miRNA替代治疗的例子是mir-15和mir-16，其表达常常在CLL患者中缺失，它们能靶向BCL2，转染mir-15/16表达载体可以抑制BCL2的表达并诱导肿瘤细胞的凋亡，提示mir-15a和mir-16-1可能用于BCL2，过表达肿瘤的治疗。MiR-26a在肝癌中被证实为抑癌miRNA，在肝癌的动物模型中，恢复缺失miR-26a的表达可以抑制肿瘤细胞的增生，诱导肿瘤细胞的凋亡。AAV（adeno-associatedvirus）载体不会整合到宿主基因组中，以AAV为载体的miRNA可能用于人类肿瘤的治疗。

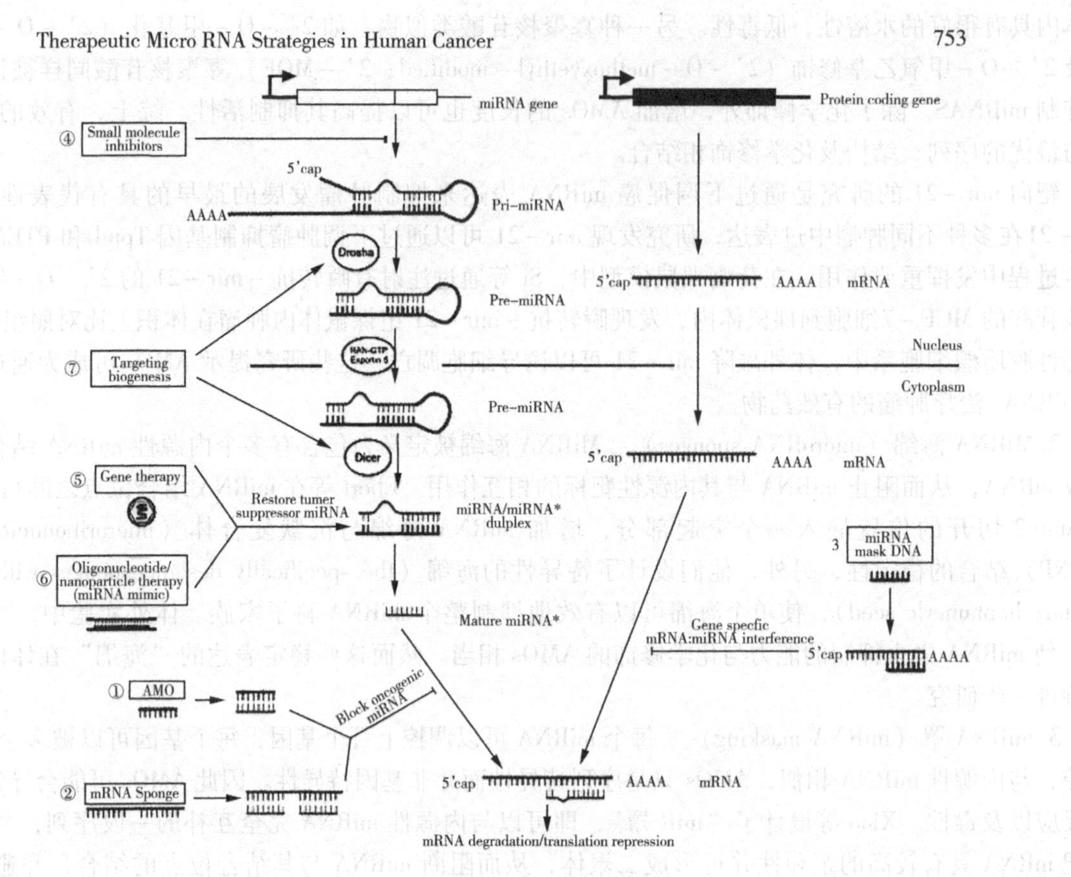

图 8-5 基于 miRNA 的肿瘤治疗

除了病毒载体为基础的基因恢复表达，miRNA mimics 同样被应用于功能获得性实验（gain - of - function experiments），这些 miRNA mimics 是小的、化学修饰的模仿内源性成熟 miRNA 的双链 RNA 分子。很多基因的 miRNA mimics 如 pre - miRTM miRNA 前体（dmbion）。miRI - DIANrM microRNAmimics (thermo sclentific dharmacon) 已上市。为了使这些寡聚核苷酸在体内达到良好的治疗效果，已启动了应用脂质体及聚合物形式的纳米颗粒（polymer - based nanoparticles）的体内给药方式，并取得了可喜的结果。由于 miRNAmimics 没有载体相关的毒性，有望成为肿瘤治疗的有效手段。

（二）siRNA 与肿瘤靶向治疗

RNAi 治疗是指应用 RNA 分子在转录后水平调节基因表达。SiRNA 是长 21 ~ 25nt 的双链 RNA 序列，在胞质中 siRNA 与 RNA - 诱导沉默复合体（RNA - induced silencing complex，RISC）相互作用诱导 mRNA 的降解，从而调控基因的表达。RNAi 的序列选择的特异性以及有效抑制基因表达的能力，在真核生物体内、体外实验中均得到了证实。在肿瘤治疗方面，RNAi 已被用来抑制 K - ras 等基因突变诱导的肿瘤。

RNAi 可以抑制染色体易位、点突变等所导致的癌基因的高表达。如慢性粒细胞白血病中的 bcr/abl。bcr/abl 断点特异性的 siRNAs 可以抑制 Bcr/Abl 蛋白的表达及活性，重要的是同样的 siRNAs 可以加强 Ab1 激酶竞争性抑制剂效果（Abl - kinase - specific competitive inhibitor），如影响伊马替尼的药效。这些研究证实 RNAi 单独治疗或者联合其他药物可以增加疾病对一线治疗药物的敏感性。

对化疗药物耐药是肿瘤治疗复发的主要原因，MDR1 编码的 p - 糖蛋白在多种药物耐药中起着重要的作用。在胰腺癌和胃癌中靶向 MDR1 的 RNAi 可敲降 90% MDR1 的表达，在体外可降低 89% 的胰腺癌细胞及 58% 的胃癌细胞对道诺霉素（daunorubicin）的耐药。

RNAi 具有可以沉默任何已知序列的基因的特性，并且 RNAi 只靶向沉默与其 100% 互补配对的靶基因，已成为基因功能研究的有力手段，同时也为肿瘤的靶向治疗提供了契机。Thijin Brummelkamp 及其同事收集了抑制人类 50 个去泛素化酶的 RNAi 载体，并研究它们与肿瘤相关信号通路的联系。其中

CYLD 可以增加 NF－KB 的活性，敲降后可以增加细胞对凋亡的耐受性。RNAi 治疗的主要目标是通过下调与肿瘤恶性转化和血管生成等相关的基因的表达进而抑制肿瘤的生长。目前已有大量的编码转录因子、抗凋亡蛋白、GTPases、RTKs 以及黏附因子等的基因被 RNAi 靶向应用于基因治疗。基于 RNAi 药物研发所面临的挑战是如何有效地将 siRNA 运输到哺乳动物细胞内。RNA 纳米颗粒的研发则为 RNAi 药物的临床应用提供了条件，并受到广泛关注。RNA 纳米颗粒可以设计成不同的形式：①siRNAs 靶向基因的某一个位点；②不同的 siRNAs 靶向同一基因的不同位点；③不同的 siRNAs 靶向不同的基因，从而调节多个信号通路产生协同或者加强的治疗效应。并且 RNA 纳米技术有很多优势：①纳米颗粒的大小及其呈现分支状、棘齿状外形使得 RNA 纳米颗粒容易被动靶向于肿瘤并产生高通透性和滞留效应（enhanced permeability and retention effect，EPR）；②RNA 纳米颗粒可以根据设定的大小、结构及化学计算来合成；③RNA 的多聚阳离子趋向特性防止了 RNA 纳米颗粒与带负电荷细胞膜的非特异性结合；④RNA纳米颗粒是高水溶性的而且在正常的生理条件下不容易聚合；⑤RNA 纳米颗粒与其他异质纳米颗粒相比免疫原性低（如抗体嵌合的纳米颗粒），因为 RNA 纳米颗粒由多核苷酸组成，具有生物相容性，从而避免了异质纳米颗粒带来的不良反应；⑥RNA 纳米颗粒的多价特性允许靶向分子、治疗分子以及成像分子等在同一纳米颗粒整合这些结构，从而达到协同或者增强效应，而不会发生交叉联结；⑦RNA纳米结构（RNA nano－scaffold）在体内具有良好的药代动力学及药效，并在小鼠体内是无毒的；⑧RNA纳米颗粒的特异性转运以及长时间的潴留减少了用药的剂量及相关的不良反应，特异性转运通过 EPR 效应以及与肿瘤标志物特异性配体的靶向结合而实现；⑨RNA 是化学试剂，它的调控过程将优于基于蛋白质的临床药物。目前 RNA 纳米颗粒应用于临床的主要挑战就是 RNA 产品的产量及成本。

（三）lncRNA 与肿瘤靶向治疗

长链非编码 RNA（Long noncoding RNA，lncRNA）的概念是指其长度大于 200nt 且缺乏开放阅读框的 RNA，大多数的长链非编码 RNA 具有 polyA 尾。根据 lncRNA 在基因组的位置可分为：①正义和反义长链非编码 RNA。正义 lncRNA 是从编码基因的正义链转录生成，可包含编码基因的外显子，它们可能和蛋白编码基因的一部分重叠或者覆盖编码基因的整个序列；反义 lncRNA 是从编码基因的反义链转录而来。②基因间和基因内 lncRNA。基因间 lncRNA 是从基因组上位于基因间的区域转录生成的 lncRNA；基因内 lncRNA 是从编码基因的内含子区域转录生成的 lncRNA。③双向 lncRNA（bidirectional）。双向 lncRNA 是指在邻近的蛋白编码 RNA 的 1 000bp 内与其呈头对头的方向，它们共享同样的转录调控元件。lncRNA 可以在转录、翻译和转录后水平对基因的表达进行调控。

近年来随着高通量测序技术的发展和 RNA 芯片技术的成熟，越来越多的 lncRNA 被发现，但是大部分的 lncRNA 的功能并不明确。已有报道 lncRNA 在增生、细胞周期、凋亡、分化、侵袭迁移等生理和病理过程中发挥重要作用。在肿瘤中研究比较成熟的 lncRNA 主要有 HOTAIR、MALAT1、PANDA、PCAT－1。MALAT1（metastasis－associated lung adenocarcinoma transcript 1）最先在转移相关基因分析中被发现并定义。MALAT1 在多种恶性肿瘤如肺癌、子宫内膜间质肉瘤及肝癌中均表达上调，在转移的肺癌中 MALAT1 的表达量是非转移肺癌的 3 倍，是评估早期肺腺癌生存时间的独立预后指标。另外 MALAT1 在大部分人类正常组织中广泛表达，包括胰腺和肺，但是在皮肤、胃、骨髓以及子宫等组织中表达缺乏，提示 MALAT1 可能具有组织特异性功能。MALAT1 在子宫内膜间质肉瘤、宫颈癌以及肝癌中高表达，而在相对应的正常组织中表达低甚至检测不到。Hox transcript antisense RNA（HOTAIR）是从 HOXC 基因位点转录生成，通过反式调控方式抑制跨越 40kD 的 HOXD 基因位点的染色质的活性从而导致 HOXD 基因的转录抑制。HOTAIR 与乳腺癌、结肠癌、胰腺癌、肝癌等多种肿瘤的增生和转移相关。HOTAIR 通过与 PRC2 复合体相互作用促进 H3K27 三甲基化，从而导致多个基因的转录抑制，特别是与转移相关的基因。PTEN（phosphatase and tensin homolog）是具有磷酸酶活性、被诠释得较全面的肿瘤抑制基因，近期研究发现 PTEN 的表达受其假基因（pseudogene）PTENP1（又称为 PTH2 或 ψPTEN）的调控。假基因是指与其同源基因有相似序列但无蛋白编码能力的基因，由于过早出现停止密码子、插入/缺失或者移码突变等，导致其不能翻译成有功能的蛋白质。PTEN 的假基因 PTENP1 在一些组织中高表达，提示其存在具有生物功能的可能性。Poliseno 等发现 PTENP1 通过扮演 PTEN－靶向 miRNA 的“分

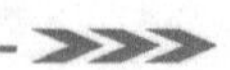

子海绵”（molecular sponge for PTEN - targeting miRNA）在转录后水平调节内源性 PTEN 的生成。PANDA 由 p53 依赖的方法诱导表达，DNA 损伤后 p53 直接与 CDKNIA 结合，进而活化 PANDA，PANDA 可以直接与转录因子 NF - YA 结合使 NF - YA 从基因启动子区脱靶而抑制凋亡基因的表达。PANDA 在人类乳腺癌中高表达，而且 PANDA 是乳腺癌化疗耐药的标志。PCAT - 1（prostate cancer associated transcript - 1）是从前列腺癌患者中通过高通量 RNA 测序技术获得的在前列腺癌组织中特异性高表达的 lncRNA。lncRNA PCA3（theprostate cancer antigen - 3gene）已经美国食品和药品管理局（FDA）于 2012 年批准用于前列腺癌的早期检测和预后评估。

lncRNA 在肿瘤的发生、发展中起到重要作用，对 lncRNA 功能的研究有望为肿瘤的治疗奠定基础。基于 lncRNA 的肿瘤治疗受到人们的广泛关注。针对 lncRNA 的靶向治疗策略主要有：小干扰 RNA（siRNA）、反义寡核苷酸（antisense oligonucleotide，ASO）、核糖酶（ribozyme）、适配体（aptamer）、小分子化合物、转录后加工通路以及靶向 lncRNAs 的 miRNAs 等（图 8 - 6）。

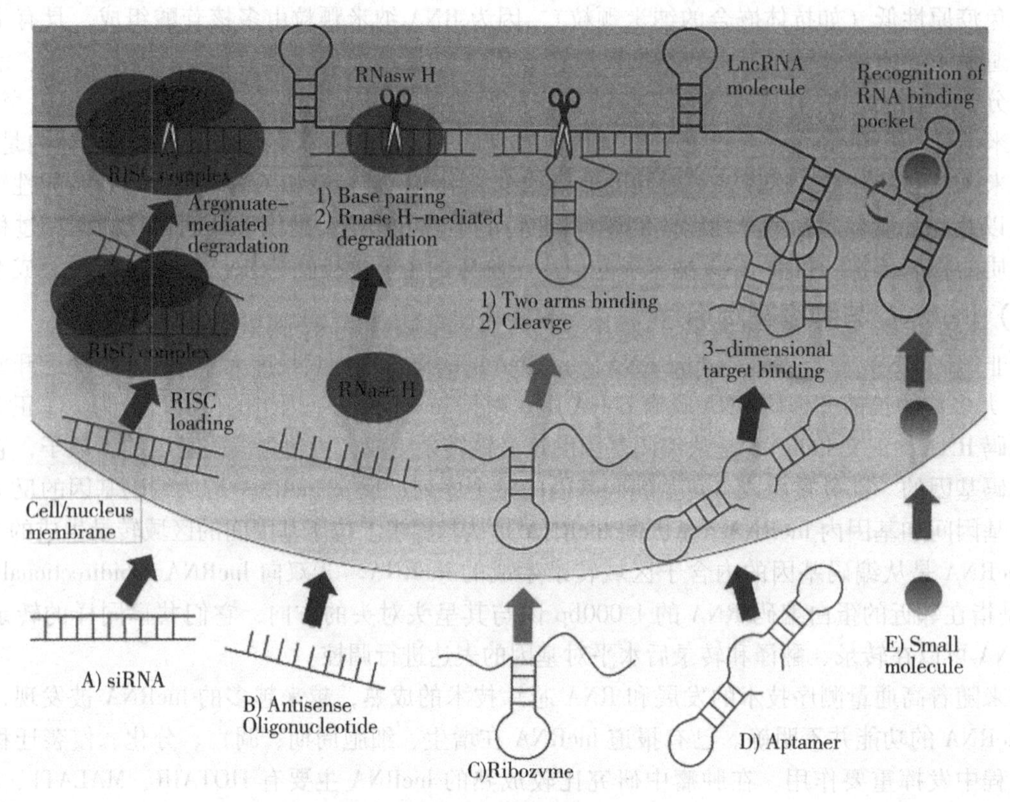

图 8 - 6　靶向 lncRNA 因子作用机制

1. siRNA　siRNA 可介导目标 RNA 的转录后沉默，近期研究显示，应用 siRNA 敲降 HOTAIR 可以抑制乳腺癌细胞的侵袭能力，也可以抑制胰腺癌移植瘤的生长。Ren 等在前列腺癌中通过应用 siRNA 下调 lncRNA MALAT 的表达，进而抑制了前列腺癌细胞的生长、侵袭迁移，同时诱导去势抵抗性前列腺癌细胞周期阻滞在 G_0/G_1 期。瘤内给予靶向 MALAT - 1 的治疗性 siRNA 可以延缓去势荷瘤裸鼠模型肿瘤的生长以及转移，同时延长荷瘤裸鼠的生存期，因此 MALAT - 1 有成为去势抵抗性前列腺癌潜在的治疗靶标。虽然应用 siRNA 抑制 lncRNAs 的治疗仍处于初级阶段，但是通过抑制肿瘤相关关键基因治疗肿瘤的 siRNA 已处于不同的临床试验阶段，靶向 lncRNAs 的治疗将很快成为现实。

2. 反义寡核苷酸（antisense oligonucleotide，ASO）　ASOs 是针对目标 RNAs 设计的长度在 8 ~ 50nt 的短的单链 DNAs 或者 RNAs，大量研究显示 ASOs 具有较高的靶向特异性并能够识别单个碱基的错配。ASOs 主要通过碱基配对与 lncRNA 结合并被内源性 RNase H1 识别导致 lncRNA 分子的降解。有研究显示 ASO 介导 HeLa 细胞以及 HUVEC 细胞中 MALAT1 的降解进而破坏 MALAT1 的功能。ASO 抑制 MALAT1 可以诱导宫颈癌细胞周期的阻滞，荷瘤裸鼠皮下肺癌移植瘤注射 ASO 可以显著抑制 MALAT1 的表达并抑制肺癌的转移。

3. 核糖酶（ribozyme） 核糖酶在细胞内 RNA 的合成过程中起催化作用，它的分子功能之一是降解 RNA 分子。其中锤头状核酶（hammerhead ribozyme，HamRz）因具有良好的靶向抑制效果而受到青睐。已有研究证实核糖酶具有抑癌作用，另外核糖酶的应用可能弥补 siRNAs 设计中的不足。

4. 适配体（aptamer） 适配体是短的 DNA 或者 RNA 寡核苷酸链或者多肽，在体内具有稳定的三维结构，并且可以依据 lncRNA 的三维结构特异性地结合到相应的靶标。适配体的靶标包括蛋白、RNA 以及小分子。理论上将适配体融合到肿瘤细胞的基因组中可以产生功能性 RNA 适配体从而靶向核内以及胞质中的 lncRNAs。

5. 小分子化合物 小分子化合物可特异性地结合到目标 lncRNAs 的 RNA 结合带，与蛋白因子或者细胞内小的配体竞争性与 lncRNAs 结合，特异性阻断 lncRlNA 的功能途径。另外小分子与 lncRNA 的结合可导致 lncRNAs 分子构象改变或者阻碍重要的 lncRNA 结构的形成，从而阻抑 lncRNAs 功能的发挥。

lncRNA 在肿瘤发生、发展中的作用受到了人们广泛的关注，基于 lncRNA 的靶向治疗有望成为肿瘤治疗的有效手段。

（四）核酸适配体（Aptamer）与肿瘤靶向治疗

Aptamer 是碱基数为 20 ~ 80 的单链核酸，既可以是 DNA 也可以是 RNA。因为 Aptamer 可以与靶标特异性结合，其结合强度与结合特异性与传统抗体相当，故又称为化学抗体。核酸适配体技术与传统抗体技术相比具有独特优势，在肿瘤的基础研究与临床治疗上逐渐为大家所认知。目前核酸适配体已经成功应用到肿瘤标志物发现、肿瘤诊断、肿瘤成像以及肿瘤治疗中，成为非常有应用前景的核酸类化合物。

1. 以肿瘤细胞作为靶标分离肿瘤标志物 目前以细胞作为靶标的 SELEX（systematic evolution of ligants by exponential enrichment）技术分离肿瘤标志物的研究很多，该方法发现的肿瘤标志物在未来肿瘤的靶向治疗上具有重要意义。Yang 等筛选特异性识别急性髓性白血病 NB4 细胞的核酸适配体，应用其核酸序列中的 K19 结构富集、鉴定出与其结合的蛋白 siglec - 5，作为急性髓性白血病的标志物，并且通过检测 siglec - 5 可以检测骨髓提取物中极低丰度的 AML 细胞，在肿瘤的治疗中具有一定的应用前景。Shangguan 等以 T 细胞标记的淋巴细胞白血病细胞作为正筛靶进行 SELEX 筛选后得到特异性的核酸序列。随后以其中的一条序列 Sgc8 在 T 细胞急性淋巴细胞白血病细胞蛋白中进行靶蛋白纯化、质谱鉴定发现了靶标 PTK7 蛋白，PTK7 蛋白已被证实在血液系统肿瘤及结肠癌中高表达，是白血病治疗的一个潜在的靶标。

2. 以肿瘤蛋白质组为靶标应用 SELEX 筛选核酸 aptamers 的方法分离和鉴定肿瘤标志物 考虑到肿瘤的发生、发展是一个多基因共同参与的过程，单蛋白、单靶标的研究方法不能很好地满足实际需要，以肿瘤患者的血清或者肿瘤细胞的蛋白质组作为 SELEX 的筛选靶标对发现诊断标志物具有重要意义。Partha Ray 等用胰腺癌细胞的分泌蛋白组作为正筛靶，使用正常胰腺细胞的分泌蛋白质组作为反筛靶，筛选到特异性与胰腺癌细胞分泌蛋白结合的核酸序列，用筛选到的核酸序列分离出在胰腺癌细胞高表达的分泌蛋白 CypB，在胰腺癌患者的血清中表达增加。Ostroff R. M. I. 等通过大规模筛选针对多个蛋白质的 aptamers，并在肺癌患者和健康人的血清找到 44 个差异表达的蛋白，对其中的 cadherin - 1、CD30 ligand、endostain、HSP90α、LRIG3、MIP - 4、pleiotrophin、PRKCI、RGM - C、SCF - sR、sL - selectin 等 14 种蛋白的组合进行检测可能成为肺癌诊断手段。

3. Aptamer 与肿瘤治疗 Aptamer 的许多特性与抗体相似，如亲和性及特异性。同时，Aptamer 与蛋白质的结合多在其活性区域，因此与抗体一样，Aptamer 也可以用于肿瘤的靶向治疗。Aptamer 与抗体相比，在治疗上具有自己独特的优势，首先就是自身的免疫原性。由于 Aptamer 序列较小，免疫原性低，不会引起人体的免疫反应；而单克隆抗体多源于小鼠，容易产生机体的免疫反应。且核酸可以反复冻融易于保存，而抗体要求一定的保存条件，因此 Aptamer 用于肿瘤治疗可能更方便。现已有多个 aptamer 分子应用于临床或正在进行临床前期试验。针对老年性黄斑病变的 aptamer（macugen）已经上市，但是在肿瘤治疗中应用较少。AS1411 已进入肿瘤治疗的临床试验。Zamay 等人发现 vimentin 蛋白的核酸适配体 NAS - 24 对小鼠腹腔积液中腺癌细胞生长具有明显的抑制作用，并诱导肿瘤细胞凋亡。

Aptamer 还可作为化疗药物的靶向载体，由于 aptamer 易于被修饰，通过化学方法在 aptamer 上耦联具有杀伤肿瘤细胞的药物能够显著提高治疗的特异性而降低其不良反应。阿霉素 - aptamer 复合物对其靶细胞具有较好的特异性，并且能够被靶细胞内吞，在细胞内受酸性溶酶体作用释放阿霉素，能有效杀伤肿瘤细胞。Wang J. 等应用 SELEX 筛选获得的能特异性识别前列腺癌细胞的 aptamer CSC13，与金纳米棒耦联后增加对肿瘤干细胞的特异性杀伤效果。Aptamer 与化疗药物耦联治疗将成为肿瘤靶向治疗的一个新方向。

（余昌文）

第四节　基于蛋白水平（抗体）的靶向治疗

自从 1975 年 Georges Kohler 和 Cesarlilstein 发明杂交瘤细胞技术后，单克隆抗体（monoclonal antibodies，mAbs）已经成为人类疾病诊断和治疗的不可或缺的工具，Georges Kohler 和 Cesar Milstein 在 1984 年与在免疫学方面做出其他贡献的 Niels Jerne 共同获得了诺贝尔医学生理学奖。单克隆抗体主要用于：①激活针对肿瘤细胞的免疫系统；②阻断肿瘤细胞自身的信号通路；③携带毒性物质到达肿瘤部位以及干扰肿瘤细胞和间质之间的相互作用。目前人们主要致力于研发免疫刺激的单克隆抗体，这些单克隆抗体不仅可以增强肿瘤相关的免疫反应，而且可以限制肿瘤或者药物所引起的免疫抑制。单克隆抗体技术很大程度上改进了许多诊断技术，包括表位特异性免疫印迹、免疫荧光以及免疫组化等。

另外单克隆抗体在以下几方面已经成功应用于体内（在疾病的动物模型中或者患者体内）：①中和循环中的致病因子；②激活针对维持疾病发生的细胞群的免疫应答效应器；③抵抗疾病特异性致病分子或者分子级联反应；④交联血浆膜受体并激活治疗性的信号通路（疾病细胞自发或非自发）；⑤携带放射性核素、药物前体、毒物或者药物包裹囊泡到达靶细胞（器官）。肿瘤治疗相关的单克隆抗体至少有 6 种：

（1）直接抑制肿瘤细胞自身生存所依赖的信号通路：如西妥昔单抗（cetuxlmab）和帕尼单抗（panitumumab）可以抑制表皮生长因子受体（EGFR），并已批准用于结直肠癌的治疗。西妥昔单抗与 EGFR 胞外区的亲和力比内源性配体更高，可竞争性抑制内源性配体与 EGFR 的结合而阻断 EGFR 介导的信号转导通路，从而抑制肿瘤细胞生长，诱导细胞凋亡。也有研究发现西妥昔单抗可以介导抗体依赖的针对肿瘤细胞的细胞毒性。西妥昔单抗已经被证实对 KRAS 野生型的转移性结直肠癌有效（metastatic colorectal cancer，mCRC），KRAS 编码的小 G 蛋白可连接胞内 EGFR 信号通路的配体依赖性受体的活化的关键位置，常见的密码子 12 和 13 的突变可导致 KRAS 相关信号的持续激活，越来越多的证据表明肿瘤 KRAS 突变与西妥昔单抗和帕尼单抗的耐药性相关。西妥昔单抗联合伊立替康（irinotecan）作为一线治疗方案与单用伊立替康相比可明显延缓转移性结直肠癌的病程。其疗效仅限于 KRAS 野生型的肿瘤患者。

（2）干扰肿瘤与间质的相互作用，从而间接抑制肿瘤生长：如贝伐单抗（bevacizumab）可以抑制血管内皮生长因子（vascular endothelial growth factor，VEGF），用于结直肠癌、乳腺癌、肾癌以及肺癌的治疗；贝伐单抗早在 2004 年和 2006 年即由美国 FDA（US Food and Drug Administration）批准作为治疗转移性结直肠癌的一线和二线的干预性治疗。

（3）单克隆抗体通过与肿瘤细胞表面的抗原结合并通过选择性激活 ADCC/ADCP 和 CDC 而发挥作用，如利妥昔单抗（rituximab）通过识别带有 CD20 标记的恶性 B 细胞和正常 B 细胞而发挥特异性的杀伤作用，对其他细胞无作用。利妥昔单抗是第一个被批准用于肿瘤治疗的单克隆抗体，也可应用于标准化疗后复发的非霍奇金淋巴瘤（NHL）患者。

（4）具有三种（或两种）特异性功能的单克隆抗体，可以与两个不同的抗原结合并且保持其免疫效应机制。如卡妥索单抗（catumaxomab），是一种抗 - CD3、抗 - EpCAM 的嵌合性单克隆抗体，用来治疗 EpCAM 阳性的恶性腹腔积液的肿瘤患者。

（5）免疫交联物：如替伊莫单抗（Y - ibritumomab tiuxetan）和托西莫单抗（I - tositumomab），与

放射性核素耦合的抗 - CD20 单克隆抗体，用于淋巴瘤的治疗。

（6）免疫刺激单克隆抗体：通过同时交叉结合靶向的肿瘤细胞和免疫系统而激活所诱导的信号通路达到肿瘤特异性免疫反应的效果。一个有趣的例子就是，将推定的肿瘤抗原和靶向树突状细胞表面受体的抗体（如 CLEC9A、DC - SIGN、DEC205）交联，这些分子通过抗原递呈促使 $CD4^+$ 和 $CD8^+$ 细胞建立肿瘤特异性的免疫反应而起到肿瘤疫苗的作用，这一方法在感染领域也取得了一些进展。

（王　珏）

第五节　基于表观遗传修饰的肿瘤靶向治疗

过去的二十余年，是人类基因组技术高速发展的时代，对恶性肿瘤细胞编码基因及其蛋白质产物的研究也达到了白热化的程度。在过去 10 年中对人类肿瘤全基因组测序的综合分析发现，大多数肿瘤只有少数的几个关键的驱动基因发生高频率突变（driver mutation），而多数基因仅发生偶发性伴随（passenger mutation）突变。到目前为止共计发现 138 个基因的突变属于“驱动基因突变”（drivergene mutation，这种突变能够促进肿瘤的发生），每一种典型的肿瘤仅包含 2 ~ 8 个“驱动突变”。近些年来越来越多的研究显示肿瘤的发生、发展不仅受遗传学的调控，同时与表观遗传学（eplgenetics）的累加性改变密切相关。表观遗传学是一门研究基因表达的新兴学科，表观遗传学改变可能成为肿瘤的诊断、预后、化疗敏感性标志物，对于表观遗传调控机制的研究为表观遗传治疗奠定了基础。

表观遗传学是指不依赖于 DNA 序列改变的可遗传的基因表达调控。遗传学的改变，如基因突变通常是不可逆转的，而表观遗传学的改变在一定条件下可以逆转，表观遗传学的这一特性为肿瘤的临床治疗提供了新的机遇。表观遗传学改变具有组织特异性和肿瘤特异性，在肿瘤早期诊断、预后评估及化疗敏感性等方面的应用已成为目前的研究热点。表观遗传学主要包括 DNA 甲基化、组蛋白修饰以及非编码 RNA 等。

肿瘤癌变过程中最为常见的表观遗传学改变为抑癌基因启动子区域 CpG 岛发生甲基化，甲基化相关基因的灭活影响到许多细胞信号通路的转导，包括 Wnt/beta - catenin、TGF - β、Estrogen receptor、JNK、MAPK、DNA damage repair、cell cycle、p53、ATM 等信号通路。本研究组之前的工作证明了 DNA 甲基化在肿瘤发生、发展中的重要作用，如 SOXr7 的甲基化沉默在食管癌、肺癌和肝癌的发生、发展起到重要作用，CXCL14 在结直肠癌频发甲基化并可诱导结直肠癌细胞的侵袭迁移。组蛋白（histone）是真核生物染色体的基本结构蛋白，与带负电荷的双螺旋 DNA 结合成 DNA - 组蛋白复合物，共有五种类型组蛋白：H1，H2A，H2B，H3，H40 在哺乳动物基因组中，组蛋白可以有很多修饰形式，包括组蛋白末端的乙酰化、甲基化、磷酸化、泛素化、ADP 核糖基化等，这些修饰都会影响基因的转录活性。

（一）DNA 甲基化与肿瘤靶向治疗

DNA 甲基化是指生物体在 DNA 甲基转移酶（DNA methyl transferase，DNMT）的催化下，以 S - 腺苷甲硫氨酸（SAM）为甲基供体，将甲基转移到特定的碱基上的过程。甲基化是基因组 DNA 的一种主要表观遗传学修饰形式，是调节基因组功能的重要方式。在脊椎动物中，DNA 甲基化主要发生在 CpG 二核苷酸位点。CpG 岛常位于转录调控区附近。CpG 岛覆盖约一半的人类基因的启动子区，包括活跃表达的基因以及处于转录静止期的基因，抑癌基因的表观沉默在肿瘤的发生、发展中起着重要作用（图 8 - 7）。

DNA 甲基化主要是通过 DNA 甲基转移酶家族（DNA methyl transferase，Dnmt）来催化。DNA 甲基转移酶分两种：一种是维持 DNA 甲基化的酶，如 Dnmd、另一种是从头（启动）甲基化的酶（de novo），如 Dnmt 3a 和 Dnmt 3b。DNA 的甲基化由 Dnmt 3a 和 Dnmt 3b 催化，并由 Dnmtl 维持其甲基化状态。在细胞分化的过程中，基因的甲基化状态将遗传给后代细胞。但在哺乳动物的生殖细胞发育时期和植入前胚胎期，其基因组范围内的甲基化模式通过大规模的去甲基化和接下来的再甲基化过程发生重编程，从而产生具有发育潜能的细胞。

甲基化 CpG 结合蛋白家族是一类与甲基化 CpG 二核苷酸结合的核蛋白，该家族成员含有能够阅读

DNA 甲基化的结构域 MBD。甲基化的 DNA 能够被甲基 - CpG 结构域（methyl - CpG binding domain，MBD）或 C2H2 锌指结构（C2H2 zinc fingers）所识别。包含 MBD 结构域能够阅读 DNA 甲基化的蛋白有 MeCP2、MBD1、MBD2、MBD3 及 MBD4。而 Kaiso（ZBTB33）、ZBTB4 和 ZBTB38 蛋白是应用锌指结构结合甲基化的 DNA 的。MBDs 和 Kaiso 被认为是通过参与肿瘤抑制基因启动子区 DNA 甲基化而调控基因转录的。MBD2 作为甲基化 CpG 结合蛋白家族成员，能有机地将 DNA 甲基化和组蛋白修饰耦联起来，在表观遗传中发挥着纽带作用，并与细胞调控、组织发育及肿瘤生成有着密切的关系。

DNA 甲基化所致基因表观遗传学转录失活已经成为肿瘤表观基因组学研究的重点内容。基因组水平上研究 DNA 甲基化模式对于肿瘤及其他疾病的诊断、治疗和预后判断具有重要的应用价值。1996 年 James G. Herman 等人发明的甲基化特异性 PCR（mcthylation - specific polymerase chain reaction）可以用来检测少量 DNA 的甲基化，对于某个位点 CpG 岛的甲基化，其敏感度可达到 1/1 000。MSP 还可用于检测石蜡包埋的组织中的 DNA 甲基化状态。

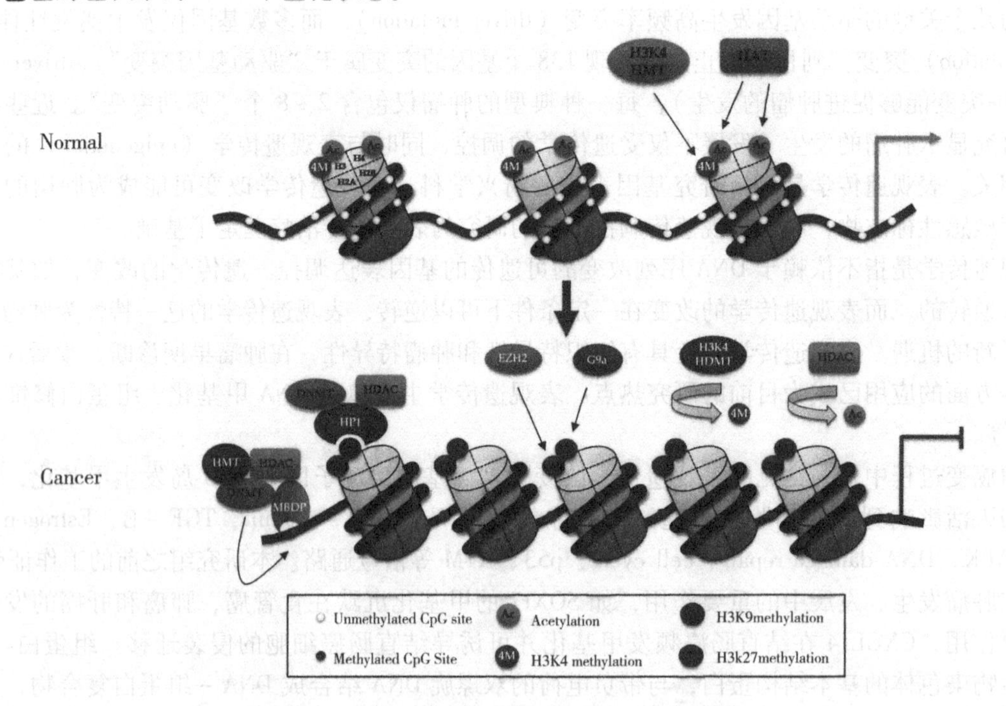

图 8-7　肿瘤发生中抑癌基因表观遗传沉默机制

阿扎胞苷（azacitidine，5 - azacitidine，AZA）和地西他宾（decitabine，5 - aza - 2’ - deoxycytidine，DAC）是两个主要的 DNA 甲基化抑制剂。低剂量应用阿扎胞苷和地西他宾对血液病具有疗效且很少有不良反应，高剂量应用 DNA 甲基化抑制剂则会导致急性 DNA 损伤及细胞毒性。近年来阿扎胞苷和地西他宾已被应用于白血病前期（pre - leukemichematological disease）、骨髓增生异常综合征（myelodysplastic syndrome，MDS）以及确诊的白血病的治疗，具有良好的疗效，经美国 FDA 批准应用于 MDS 患者的治疗。地西他宾在肺癌、食管癌等多种实体瘤中的治疗处于临床试验阶段。Tsai 等研究发现将白血病细胞以及上皮来源的肿瘤细胞短期暴露于临床低剂量的甲基化抑制剂，并不引起急性细胞毒性，而产生抗肿瘤“记忆”反应，包括抑制肿瘤干细胞的亚群。这些效果的产生是伴随着维持全基因组基因启动子区甲基化的减低、基因表达的恢复以及关键信号调控通路抗肿瘤作用的变化。最近完成的一个临床试验表明，采用过去治疗 MDS 的甲基化抑制剂的有效剂量，应用于联合多种化疗药治疗失败的进展期肺癌患者，获得了较长时间稳定的完全或部分反应。低剂量的阿扎胞苷及地西他宾可诱导持续的抗肿瘤作用，因此，低剂量的阿扎胞苷及地西他宾在肿瘤治疗中具有广泛的应用前景。

由于 DNA 甲基化的检测方法比较稳定可靠，将 DNA 甲基化作为肿瘤标志物具有一定的临床应用价值，DNA 甲基化对抑癌基因的调控作用为肿瘤的个体化治疗奠定了基础，而对化疗药物敏感性标志物的发现在个体化化疗的实施中显得尤为重要。本节我们将主要从 DNA 甲基化及与 DNA 修复、解毒、程序性细胞死亡和信号转导等相关的酶来探讨 DNA 中基化、基因调控以及药物敏感性之间的联系。

（二）DNA 修复机制

最典型的启动子区甲基化调控基因表达抑制和耐药的例子是 DNA 损伤修复基因 06 - 甲基鸟嘌呤 - DNA 甲基转移酶（06 - methylguanine - DNA methyltransferase，MGMT）。MGMT 基因定位于10q26，含有5 个外显子和4 个内含子，其第4 外显子编码一个由5 个氨基酸残基（ - Pro - Cys - His - Arg - Val - ）组成的高度保守区。其中的半胱氨酸残基（ - Cys - ）为烷基受体，也是蛋白酶的活性部位，存在于包括细菌及哺乳动物等几乎所有的生物中，MGMT 基因和大多数管家基因一样，启动子区缺少 TATA 框和 CAAT 框，但存在富含 GC 的区域。MGMT 在多种肿瘤中存在启动子区高甲基化。烷化剂能使 DNA 鸟嘌呤 06 位发生烷基化，MGMT 基因自身半胱氨酸可作为烷基受体，将鸟嘌呤 06 位上的烷基转移到自身的半胱氨酸残基上，结果在受体蛋白分子中形成 S - 烷基半胱氨酸，DNA 分子中烷基鸟嘌呤去烷基后得以修复，同时 MGMT 失去活性。烷化剂是一种致癌剂，同时也是一种广泛应用于肿瘤治疗的化疗药物，如亚硝脲类化疗药物卡氮芥［1，3 - Bis（2 - chlorethyl） - 1 - Ni - trosourea，BCNU，carmustine］，治疗高分化的脑肿瘤以及小细胞肺癌、乳腺癌、淋巴瘤等效果显著，其主要作用机制是在肿瘤细胞 DNA 06 位形成具有毒性的加合物，并进一步导致 DNA 交联，产生细胞毒性作用，导致肿瘤细胞死亡。但其耐药现象也很常见，研究发现该现象与肿瘤细胞中 MGMT 蛋白含量高低有关。MGMT 可以修复烷化剂化疗药造成的这种 DNA 损伤，使肿瘤细胞对烷化剂化疗药产生耐药，MGMT 基因是目前公认的烷化剂化疗药耐药基因。MGMT 基因启动子区高甲基化造成的基因沉默，是肿瘤发生的一种机制，也是肿瘤对烷化剂化疗药如卡氮芥和替莫唑胺（temozolomide）化疗敏感性评估的标志物。

DNA 修复也影响肿瘤对铂类（例如顺铂）化疗的敏感性。错配修复基因 MLH1 的甲基化与卵巢癌细胞系对顺铂的化疗耐药性相关，而去甲基化药物可以恢复修复基因的表达并增加卵巢癌细胞系对化疗的敏感性，在体内实验小鼠模型中，该去甲基化药物同样可以增加对铂类化疗药物的敏感性。同时 MLH1 甲基化在原位卵巢癌标本中是频发事件，更加提示了上述发现的临床价值。随着全基因组分析技术的应用，ARMCX2、COLIA1、MDK、MEST、BMP4 和 IGFBP3 等基因被认为可以作为 DNA 甲基化介导的对顺铂耐药性的标志物。

BRCA1 通过对 DNA 修复的影响及其在乳腺癌和卵巢癌中频发高甲基化失活，成为肿瘤对 DNA 损伤药物的敏感性评估的另一个生物标志物，BRCA1 的高甲基化与乳腺癌及卵巢癌对顺铂的化疗敏感性相关，然而 BRCA1 甲基化对铂类化疗敏感性的影响尚存在争论，不同的研究小组得出了不同的结论，因此，需要进一步的研究。BRCA1 相关的 DNA 损伤修复通路中的 FANCF 的高甲基化与顺铂的化疗敏感性相关。BRCA1 的表观遗传学沉默同时可作为 PARP 抑制剂敏感性的生物标志物。不同于 BRCA1，PARP 通过切除碱基发挥其 DNA 修复作用。在 BRCA1 缺陷细胞中针对 PARP 功能的化疗可以导致 DNA 损伤和细胞死亡，该作用最先发现于 BRCA1 突变的细胞中。但是 BRCA1 突变仅存在于少数的散发性乳腺癌和卵巢癌中，而 BRCA1 的表观遗传学改变在这些患者中占到了20%，可以作为一个潜在的预测对 PARP 抑制剂敏感的标志物。

另外，WRN、ERCC1 和 ERCC5 等 DNA 修复基因的高甲基化同样与药物的有效性相关。WRN 为 DNA 解旋酶（3’ - 5’核酸外切酶活性）参与到 DNA 复制、重组和 DNA 修复中。WRN 表达的抑制可以增加对拓扑异构酶抑制剂如伊立替康的化疗敏感性。这一点在临床实践中也得到了证实，伊立替康治疗的患者中 WRN 甲基化的患者的预后要比非甲基化的患者的预后好。类似的 ERCC1 DNA 甲基化与神经胶质瘤对顺铂的敏感性相关。相反的另一个核苷酸切除修复基因 ERCC5 的甲基化则与拓扑异构酶抑制剂奈莫柔比星（nemorubicin）的耐药性相关，ERCC5 的甲基化存在于大量的原发性卵巢癌中，并且可以由去甲基化剂恢复表达，化疗与去甲基化治疗的联合应用可能成为肿瘤治疗的一个方向。

综上，DNA 损伤修复基因的甲基化改变可能成为个体化治疗的一个标志。

（三）外源性物质的解毒

外源性物质的解毒指的是代谢通路和清除非机体本身产生或者存在的化学物质的排除，解毒酶通过

去除致癌物对癌症的预防显得尤为重要。而在肿瘤的治疗中，解毒过程则通过去除治疗药物而引发对药物的耐受。在细胞解毒过程中，GSTP1 甲基化作为潜在的生物标志物，最早被认为是前列腺癌的诊断标志物。该基因的甲基化在肿瘤中频发，并作为候选的诊断标志物。鉴于 GSTP1 的对外源性物质和致癌物的解毒作用，GSTP1 对健康细胞是有益的，但是，在化疗过程中，它会排除治疗性外源物质而有益于肿瘤细胞的存活。研究显示 GSTP1 的甲基化及表达抑制与肿瘤对多柔比星（doxorubicin）的敏感性相关，在多柔比星治疗的乳腺癌患者中，GSTP1 甲基化患者的生存期更长一些。另一个异源物质运输基因 ABCB1 在乳腺癌患者对多柔比星化疗有效性中起着类似的作用。

（四）程序性细胞死亡

细胞凋亡被认为是某些类型的细胞对 DNA 损伤所做出的应激反应，该过程依赖于野生型 p53 的存在，细胞 DNA 损伤后，p53 首先诱导细胞周期阻滞和 DNA 修复，如果损伤不能被修复，p53 就活化诱导细胞凋亡通路下游基因的转录，导致细胞发生程序性死亡，即细胞凋亡。TP53 的失活多为基因突变导致而非甲基化所致，但是 TP53 相关基因 TP73 和 APAF1 在肿瘤细胞中常常发生甲基化改变。应用 NCI60 肿瘤细胞组合筛选多种药物，发现 TP73 的甲基化可以预测肿瘤对包括顺铂等烷化剂的敏感性。

APAF1 是与细胞色素 C 的释放以及 caspase 的活性相关的细胞死亡效应器。它的甲基化及转录抑制在黑色素瘤细胞中可以阻止阿霉素介导的肿瘤细胞死亡。去甲基化药物可逆转 TP73 和 APAF1 的甲基化状态，恢复肿瘤细胞对药物的敏感性。DNA 损伤药物所诱导的细胞凋亡可能与表观遗传沉默有密切关系，因此，细胞凋亡相关基因的甲基化不仅是有效的生物标志物，而且也是非常有前景的治疗靶标，结合常规化疗和去甲基化治疗将会成为新的治疗手段。

（五）信号转导

到目前为止，主要的表观遗传学生物标志物与 DNA 损伤类药物相关，但是受体介导的网络同样为代表性的有潜力的治疗靶标并且与表观遗传沉默相关。特别是成功用于抗雌激素治疗的生物标志物呈现出较强的临床转化潜能。抑制 CDK10 基因可激活 MAPK 而驱动有丝分裂信号通路，与乳腺癌细胞对抗雌激素治疗的耐药性相关。与其一致，甲基化所致 CDK10 表达抑制的 ER - α 阳性的乳腺癌患者，在他莫昔芬（tamoxifen）治疗后出现早期复发现象。

激素受体阳性的患者经他莫昔芬化疗后可依据表观遗传学标志物 PITX2 的启动子区甲基化状态而分为低风险和高风险组，86% 的 PITX2 低甲基化患者无转移生存期长达 10 年，而 PITX2 高甲基化患者的 10 年无转移生存期的比例为 69%。

另一个可以将 DNA 甲基化作为标志物具有预测潜能的信号通路是 EGFR 通路，是靶向治疗的代表性模式。CHFR 基因可诱导蛋白酶体依赖的大量蛋白的降解，有人提出 CHFR 可能泛素化 EGFR。有趣的是 CHFR 的高甲基化与 EGFR 突变事件互为排除。CHFR 非甲基化的非小细胞肺癌患者在 EGFR 抑制剂（gefinitib 或 erlotinib）作为二线治疗后其生存期延长。近期的综合的基因组学方法发现，DNA 甲基化标志物可用来分类非小细胞肺癌的上皮及间质表型，上述情况可能作为 EGFR 拮抗剂敏感性的替代标志物，因为间质表型与多种化疗药，包括埃罗替尼（erlotinib）的化疗耐药相关。

（六）组蛋白修饰与肿瘤靶向治疗

组蛋白（histones）是真核生物染色质的基本结构蛋白，约 1/4 的氨基酸残基为精氨酸和赖氨酸等碱性氨基酸，组蛋白与带负电荷的双螺旋 DNA 结合成 DNA - 组蛋白复合物。有五种类型：H1、H2A、H2B、H3、H40 组蛋白的修饰包括乙酰化、甲基化、磷酸化及泛素化等，主要是通过组蛋白甲基转移酶（histone methyltransferases，HMTs）和去甲基酶（histone demethylases）如 KDMs、组蛋白乙酰转移酶（histone acetyltransferases，HATs）和去乙酰化酶（histone deacetylase，HDACs）等的相互协调平衡来调控的。这些修饰会影响染色质结构、基因的转录及活性。其中组蛋白 H3 赖氨酸修饰的作用比较明确（图 8 - 8）。

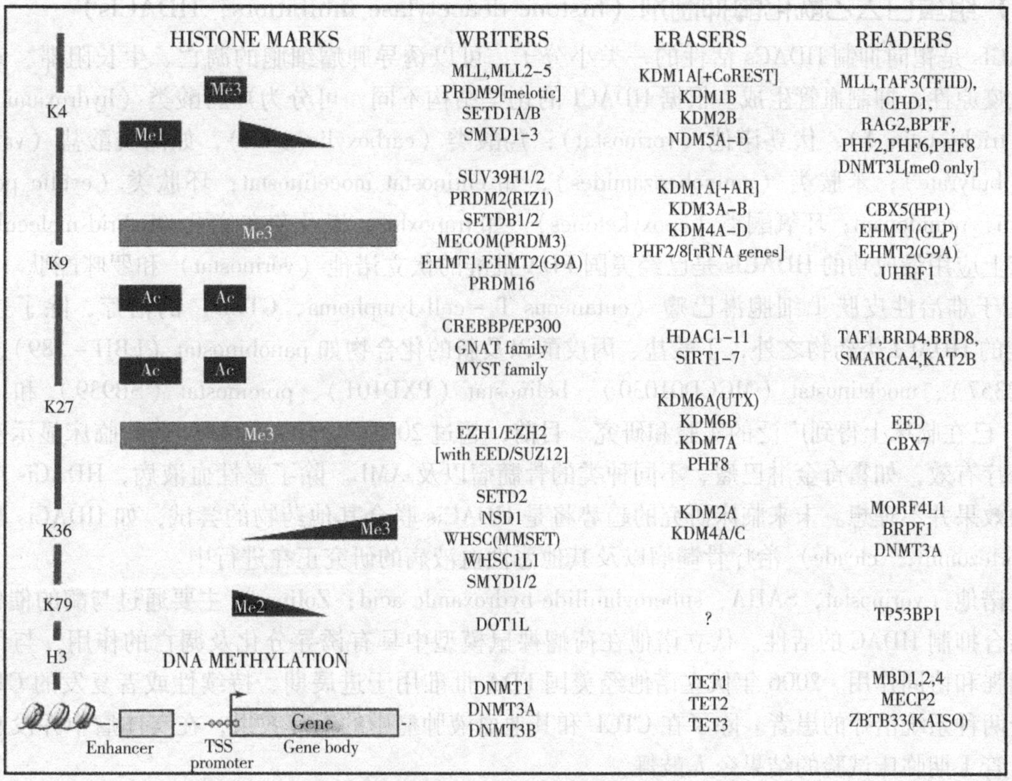

图 8-8 组蛋白 H3 赖氨酸——"写者""橡皮擦""阅读者"

（Ac：乙酰化；mel：单甲基化；me3：三甲基化；红色：抑制标志；蓝色：活化标志）不同赖氨酸的乙酰化共用"写者"和"橡皮擦"，而甲基化则有专用的酶，"阅读者"（同时可以作为"写者"和"橡皮擦"）识别不同的染色体位点并通过不同途径转导信号，包括自我强化、交互作用、转录的激活和抑制，或 DNA 修复。交互作用可以发生在组蛋白修饰和 DNA 甲基化之间，是因为 DNMT3A、DNMT3L 和 UHRF1 均含有染色质的阅读域

（七）组蛋白乙酰化

组蛋白乙酰化是基因表达的一个重要因素，乙酰化主要与表达的激活相关，而组蛋白的去乙酰化与基因的表达抑制相关。组蛋白去乙酰化酶（histone deacetylases，HDACs）通过移除组蛋白上的乙酰基调控基因的表达。HDACs 在非组蛋白蛋白如在细胞增生、凋亡相关的 p53、E2F1 及 NF－κB 等表达的调控中起着关键作用。经典的 HDACs 包含 11 个成员，根据其与酵母蛋白的同源性、亚细胞定位以及酶活性分为三类（Ⅰ，Ⅱ，和Ⅳ），Ⅰ类包括 HDAC1、HDAC2、HDAC3 和 HDAC8，Ⅱa 类包括 HDAC4、HDAC5、HDAC7 和 HDAC9，Ⅱb类包括 HDAC6 和 HDAC10，HDAC11 属于Ⅳ类。第Ⅲ类 HDACs，即 sirtuins，具有 NAD－依赖的催化部位并与经典的 HDACs 具有交叉作用。但是 sirtuins 不会被传统的 HDAC 抑制剂（HDACis）所抑制。

有研究发现肿瘤细胞中存在广泛的组蛋白 H4 的单乙酰化及三甲基化的缺失，提示基因组范围内的组蛋白乙酰化的改变可能与肿瘤的发生及进程相关。大量的研究显示人类肿瘤中存在 HDACs 表达的改变，而且 HDAC1、－5 和－7 的表达可以作为肿瘤的生物标志物。有趣的是在前列腺癌、结直肠癌、乳腺癌、肺癌、肝癌以及胃癌等多种肿瘤中，单个 HDACs 的过表达与无病生存期及总的生存期的下降显著相关，可作为预后差的标志，且与肿瘤的类型及疾病的进程无关。HDACs 的过表达与肿瘤发生中的关键基因，如抑癌基因 CDKN1A 以及编码 DNA 损伤修复酶的 BRCA1、ATR 基因的表观遗传沉默相关。然而 HDAC 过表达并不总是预后差的标志，HDAC6 的表达增加则是 ER 阳性的乳腺癌患者预后好的标志。HDACs 活性的改变常常与关键致癌事件相关，在结肠癌、乳腺癌、肺癌以及急性早幼粒细胞白血病等多种肿瘤中，敲降单个 HDAC，尤其是 HDAC1、－2、－3 和－6，可以诱导细胞凋亡和细胞周期阻滞。

（八）组蛋白去乙酰化酶抑制剂（histone deacetylase inhibitiors，HDACIs）

HDACIs是靶向抑制HDACs活性的一类小分子，可以诱导肿瘤细胞的凋亡、生长阻滞、衰老、分化以及免疫原性，抑制血管生成。根据HDACI的化学结构不同，可分为羟肟酸类（hydroxamic acids），如TSA（trichostatin A）、伏立诺他（vorinostat）；羟酸类（carboxylic acids），如丙戊酸盐（valproate）、丁酸盐（butyrate）；苯胺类（aminobenzamides），如entinostat mocetinostat；环肽类（cyclic peptides），如apicidin，romidepsin；环氧酮类（epoxyketones），如trapoxlns，以及杂交分子（hybrid molecules）等。

临床上应用最成功的HDACIs是已经美国FDA批准的伏立诺他（vorinostat）和罗咪酯肽（romidepsin）应用于难治性皮肤T细胞淋巴瘤（cutaneous T－cell lymphoma，CTCL）的治疗，除了这两个经FDA批准的HDACI类药物之外，丁酸盐、丙戊酸以及新的化合物如panobinostat（LBH－589）、givinostat（ITF2357）、mocetinostat（MGCD01030）、belinostat（PXD101）、pracinostat（SB939）和entinostat（MS275）已在临床上得到广泛的实验和研究。目前，超过20种不同的HDACis药物临床显示对恶性血液病的治疗有效，如霍奇金淋巴瘤、不同种类的骨髓瘤以及AML。除了恶性血液病，HDACis单药治疗实体瘤的效果并不理想。未来临床研究的趋势将是HDACis联合其他药物的尝试，如HDACis联合硼替佐米（bortezomib，velcade）治疗骨髓瘤以及其他恶性血液病的研究正在进行中。

伏立诺他（vorinostat，SAHA，suberoylanilide hydroxamlc acid；Zolinza）主要通过与酶的催化区的锌离子相结合抑制HDAC的活性。伏立诺他在荷瘤裸鼠模型中具有诱导分化及凋亡的作用，与化疗药联合具有加强和协同作用。2006年伏立诺他经美国FDA批准用于进展期、持续性或者复发的CTCL患者或已接受两种系统治疗的患者。除了在CTCL和其他血液肿瘤中的治疗效果，在实体瘤中并没有如此的疗效，尽管Ⅰ期临床试验的结果令人鼓舞。

罗咪酯肽（romidepsin，depsipeptide；Istodax）作为具有二硫键的前体药物在细胞内释放锌结合巯基通过与锌依赖HDAC结合袋处的锌原子结合从而抑制HDAC的活性。罗咪酯肽于2009年经美国FDA批准应用于CTCL的治疗，主要根据两个共计有167个复发的、耐药的或者进展期的CTCL患者的Ⅱ期临床试验。2011年罗咪酯肽由美国FDA批准用于治疗周围T细胞淋巴瘤（peripheral T－cell lymphoma，PTCL），基于两项研究的结果：一个针对于至少一个系统性治疗失败的PTCL患者多中心、国际化、非盲、无对照Ⅱ期临床试验；另一个针对之前治疗失败的PTCL患者的无对照临床研究。很多罗咪酯肽应用于实体瘤患者的Ⅰ期和Ⅱ期临床试验均为令人失望的结果。

第二代基于临床有效药物如异羟肟酸、伏立诺他和苯甲酰胺（entinostat，mocetinostat）的化学结构设计的可口服的HDACIs已得到研发，其中一些已进入临床，包括Ⅰ类HDAC特异性药物CHR－3996，西达苯胺（chidamide，CS055/HBI－8000），Ⅰ类和Ⅱ类HDAC特异性的AR－42、hydroxamides quisinostat（JNJ－26481585）及abexinostat（PCI－24781）等。临床前期研究显示这些药物比父代（本）化合物（parental compounds）更加有效，具有改进的药效和药代动力学，且可能具有更少的不良反应。鉴于这些药物与已应用于临床的HDACIs具有同样的作用位点，其临床疗效尚待观察。这些药物的有效性及可以接受的毒性表明可能作为新一代药物应用于联合治疗。

（王　珏）

第六节　靶向治疗药物

靶向制剂指一类能使药物浓集于靶器官、靶组织、靶细胞且疗效高、不良反应小的靶向给药系统，为第四代药物剂型，且被认为是抗癌药的适宜剂型。此类药物有非细胞毒性和靶向性的特点，主要对肿瘤细胞起调节作用和稳定作用。目前已在临床上广为应用并已取得一定成效的分子靶向治疗药物，有四大类：①表皮生长因子单靶点信号传导抑制剂：如伊马替尼、吉非替尼、厄洛替尼等。②抗肿瘤单克隆抗体：如利妥昔单抗、曲妥珠单抗、西妥昔单抗、尼妥珠单抗等。③新生血管抑制剂：如贝伐珠单抗、重组人血管内皮抑素等，见第五节。④多靶点抗肿瘤靶向治疗药：如索拉非尼（多吉美）、凡德他尼等。

【药物名称】利妥昔单抗

【英文名称】rituximab

【制剂】利妥昔单抗注射液：10mL（100mg）；50mL（500mg）。

【药理作用】利妥昔单抗是一种嵌合鼠/人的单克隆抗体，该抗体与纵贯细胞膜的CD20抗原特异性结合。此抗原位于前B细胞和成熟B淋巴细胞，但在造血干细胞、后B细胞、正常血浆细胞或其他正常组织中不存在。该抗原表达于95%以上的B淋巴细胞型的非霍奇金淋巴瘤。在与抗体结合后，CD20不被内在化或从细胞膜上脱落。CD20不以游离抗原形式在血浆中循环，因此，也就不会与抗体竞争性结合。利妥昔单抗与B淋巴细胞上的CD20结合，并引发B细胞溶解的免疫反应。细胞溶解的可能机制包括补体依赖性细胞毒性（CDC）和抗体依赖性细胞的细胞毒性作用（ADCC）。此外，体外研究证明，利妥昔单抗可使药物抵抗性的人体淋巴细胞对一些化疗药的细胞毒性敏感。

【适应证】复发或耐药的滤泡性中央型淋巴瘤（国际工作分类B、C和D亚型的B细胞非霍奇金淋巴瘤）。未经治疗的CD20阳性Ⅲ~Ⅳ期滤泡性非霍奇金淋巴瘤，应与标准CVP化疗（环磷酰胺、长春新碱和泼尼松）8个周期联合治疗。CD20阳性弥散大B细胞性非霍奇金淋巴瘤（DLBCL），应与标准CHOP化疗（环磷酰胺、多柔比星、长春新碱、泼尼松）8个周期联合治疗。

【用法用量】需稀释后静脉滴注。无菌条件下，用氯化钠注射液或5%葡萄糖注射液稀释到浓度为1mg/mL，通过专用输液管给药。初次滴注，起始滴注速度50mg/h；最初60分钟过后，可每30分钟增加50mg/h，直至最大速度400mg/h。以后的滴注，起始滴注速度可为100mg/h，每30min增加100mg/h，直至最大速度400mg/h。

用于滤泡性非霍奇金淋巴瘤，单药治疗，成人一次375mg/m^2，每周1次，22天疗程内共给药4次。首次治疗后复发患者，一次375mg/m^2，每周1次，连续4周。

弥散大B细胞性非霍奇金淋巴瘤联合CHOP，一次375mg/m^2，每个化疗周期的第1天使用，化疗的其他组分应在本品应用后使用。

不推荐本品在治疗期间减量使用，与标准化疗合用时，标准化疗药剂量可以减少。

【注意事项】

（1）细胞因子释放综合征或肿瘤溶解综合征。出现严重细胞因子释放综合征的患者应立即停止滴注，并予对症治疗，严密监护至症状和体征消失。

（2）超敏反应。

（3）约50%的患者会出现输液相关不良反应，约10%的患者较严重，出现低血压、呼吸困难和支气管痉挛。

（4）滴注期间可能出现一过性低血压，滴注前12h及滴注期间应考虑停用抗高血压药。有心脏病史的患者在滴注过程中应严密监护。

（5）可能导致严重的皮肤黏膜反应。

（6）定期检查全血细胞计数。骨髓功能差的患者慎用。

【不良反应】疼痛，不适，腹胀，高血压，心动过缓，心动过速，直立性低血压，心律失常，腹泻，消化不良，厌食症，淋巴结病，高血糖，外周水肿，乳酸脱氢酶（LDH）增高，低血钙，肌张力增高，头晕，焦虑，感觉异常，感觉过敏，易激惹，失眠，神经质，咳嗽，鼻窦炎，支气管炎，呼吸道疾病，阻塞性细支气管炎，盗汗，出汗，单纯疱疹，带状疱疹，泪液分泌疾病，结膜炎，味觉障碍。

【禁忌证】对本品的任何组分和鼠蛋白过敏者，妊娠及哺乳期妇女。

【药物的相互作用】目前尚未见本药与其他药物相互作用的报道。当患者存在人抗鼠抗体（HAMA）或人抗嵌合抗体（HACA）滴度时，若使用其他诊断或治疗性单克隆抗体，会产生过敏或高敏反应。

【药物名称】曲妥珠单抗

【英文名称】trastuzumab

【制剂】注射用曲妥珠单抗：440mg。

【药理作用】曲妥珠单抗是一种重组 DNA 衍生的人源化单克隆抗体，选择性地作用于人表皮生长因子受体－2（HER2）的细胞外部位。此抗体属 IgG1 型，含人的框架区，及能与 HER2 结合的鼠抗－p185 HER2 抗体的互补决定区。人源化的抗 HER2 抗体是由悬养于无菌培养基中的哺乳动物细胞（中国仓鼠卵巢细胞 CHO）产生的，用亲和色谱法和离子交换法纯化，包括特殊的病毒灭活的去除程序。

HER2 原癌基因或 C－erbB2 编码单一的受体样跨膜蛋白，分子量 185kD，其结构上与表皮生长因子受体相关。在原发性乳腺癌患者中观察到有 25%～30% 的患者 HER2 过度表达。HER2 基因扩增的结果是这些肿瘤细胞表面 HER2 蛋白表达增加，导致 HER2 受体活化。

研究表明，HER2 过度表达的肿瘤患者较无过度表达的无病生存期短。HER2 的过度表达可通过以下方法诊断：对肿瘤组织块以免疫组化为基础的评价法，组织或血浆样品的 ELISA 法或荧光原位杂交法（FISH）。

曲妥珠单抗是抗体依赖的细胞介导的细胞毒性作用（ADCC）的潜在递质。在体外研究中，曲妥珠单抗介导的 ADCC 被证明在 HER2 过度表达的癌细胞中比 HER2 非过度表达的癌细胞中更优先产生。

【适应证】HER2 过度表达的转移性乳腺癌，已接受过 1 个或多个化疗方案的转移性乳腺癌，联合紫杉类药物治疗未接受过化疗的转移性乳腺癌。

【用法用量】静脉滴注：初次剂量一次 4mg/kg，90min 内输入。

维持剂量，一次 2mg/kg，每周 1 次，如初次剂量可耐受，则维持剂量可于 30min 内输完。治疗持续到疾病进展为止。

【注意事项】

（1）需在有经验的医师监测下用药。

（2）观察到有心脏功能症状和体征：与蒽环类药物和环磷酰胺合用时心脏不良事件风险增加。治疗前应进行全面的基础心脏评价，治疗中应评估左室功能，若出现显著的左室功能减退应考虑停药。监测并不能发现全部将发生心功能减退的患者。

（3）在灭菌注射水中，苯甲醇作为防腐剂，它对新生儿和 3 岁以下的儿童有毒性。用于对苯甲醇过敏的患者，应用注射用水重新配制。

（4）不能使用 5% 葡萄糖注射液为溶剂，因其可使蛋白凝固，不可与其他药物混合输注。

【不良反应】疼痛，乏力，寒战，发热，感冒样症状，感染，白细胞减少，血小板减少，贫血，肝毒性，心功能不全，血管扩张，低血压，畏食，便秘，腹泻，消化不良，腹胀，呕吐，恶心，周围水肿，关节痛，肌肉疼痛，焦虑，抑郁，眩晕，失眠，感觉异常，嗜睡，哮喘，咳嗽增多，呼吸困难，鼻出血，肺部疾病，胸腔积液，咽炎，鼻炎，鼻窦炎，瘙痒，皮疹。

【禁忌证】对本品或其他成分过敏者，妊娠及哺乳期妇女。

【药物的相互作用】正式的本药在人体内与其他药物相互作用的研究，未观察到临床试验中与其共同使用的药物有临床明显的相互作用。

【药物名称】西妥昔单抗

【英文名称】cetuximab，C225

【制剂】西妥昔单抗注射液：50mL（100mg）。

【药理作用】本品可与表达于正常细胞和多种癌细胞表面的 EGF 受体特异性结合，并竞争性阻断 EGF 和其他配体，如 α 转化生长因子（TGF－α）的结合。本品是针对 EGF 受体的 IgG_1 单克隆抗体，两者特异性结合后，通过对与 EGF 受体结合的酪氨酸激酶（TK）的抑制作用，阻断细胞内信号转导途径，从而抑制癌细胞的增殖，诱导癌细胞的凋亡，减少基质金属蛋白酶和血管内皮生长因子的产生。

本品单剂治疗或与化疗、放疗联合治疗时的药动学呈非线性特征。当剂量从 $20mg/m^2$ 增加到 $400mg/m^2$ 时，药物曲线下面积（AUC）的增加程度超过剂量的增长倍数。当剂量从 $20mg/m^2$ 增加到 $200mg/m^2$ 时，清除率（CL）从 $0.08L/(m^2 \cdot h)$ 下降至 $0.02L/(m^2 \cdot h)$，当剂量 $>200mg/m^2$ 时，CL 不变。表观分布容积（Vd）与剂量无关，接近 $2 \sim 3Lm^2$。本品 $400mg/m^2$ 滴注 2h 后，平均最大血药浓度（Gmax）为 184μg/mL（92～327μg/mL），平均消除半衰期（$t_{1/2}$）为 97h（41～213h）。按

$250mg/m^2$ 滴注 1h 后，平均 Cmax 为 140μg/mL（120～170μg/mL）。在推荐剂量下（初始 $400mg/m^2$，以后每周 $250mg/m^2$）到第 3 周时，本品达到稳态血药浓度，峰值、谷值波动范围分别为 168～235μg/mL 和 41～85μg/mL。平均 $t_{1/2}$ 为 114h（75～188h）。

【适应证】与伊立替康联用治疗表达 EGFR、经伊立替康治疗失败的转移性结直肠癌。

【用法用量】静脉滴注：初始剂量一次 $400mg/m^2$，滴注 120min，之后每周给药 1 次 $250mg/m^2$，滴注 60min，最大滴注速率不得超过 5mL/min。治疗持续至病情进展。

【注意事项】

（1）如出现轻中度超敏反应，应减慢本品的滴注速率，一旦发生严重超敏反应，应立即并永久停用，并进行紧急处理。

（2）给药时发生呼吸困难可能与本品相关。老年患者、体能状况低下或伴有肺部疾病的患者可能存在更高的与呼吸困难相关的风险。

（3）发生严重（3 级）皮肤反应，需中断治疗。

（4）体能状况低下或伴有心肺疾病的患者慎用。

（5）注意监测血清中镁的水平，需要时应补充镁。

（6）用药过程中及用药结束后 1h 内，需密切监测患者的状况，并需配备复苏设备。

（7）首次滴注本品之前，患者须接受抗组胺药物治疗，建议在一次使用本品前都进行这种治疗。

（8）伊立替康须在本品滴注结束 1h 后开始使用。

（9）本品须在有经验的医师指导下使用。建议检测 EGFR。

【不良反应】急性气管阻塞，支气管痉挛，喘鸣，嘶哑，说话困难，风疹，低血压，发热，寒战，恶心，皮疹，结膜炎，呼吸困难，粉刺样皮疹，指甲病，甲床炎，低血镁症。

【禁忌证】已知对本品有严重超敏反应（3 级或 4 级）者，妊娠及哺乳期妇女。

【药物的相互作用】伊立替康不会影响西妥昔单抗的安全性，反之亦然。一项正式的药物相互作用研究显示，单剂量（$350mg/m^2$ 体表面积）伊立替康不会影响本品的药代动力学性质。同样，本品也不会影响伊立替康的药代动力学性质。尚未进行本品与其他药物相互作用的人体研究。

【药物名称】吉非替尼

【英文名称】gefitinib

【制剂】吉非替尼片：0.25g。

【药理作用】吉非替尼是一种选择性表皮生长因子受体（EGFR）酪氨酸激酶抑制剂，该酶通常表达于上皮来源的实体瘤。对于 EGFR 酪氨酸激酶活性的抑制可妨碍肿瘤的生长，转移和血管生成，并增加肿瘤细胞的凋亡。在体内，吉非替尼广泛抑制异种移植于裸鼠的人肿瘤细胞衍生系的肿瘤生长，并提高化疗、放疗及激素治疗的抗肿瘤活性。在临床实验中已证实吉非替尼对局部晚期或转移性非小细胞肺癌具客观的抗肿瘤反应并可改善疾病相关的症状。

【适应证】既往接受过铂化合物和多西他赛治疗或不适于化疗的晚期或转移性非小细胞肺癌。

【用法用量】口服：一次 250mg，每日 1 次，空腹或与食物同服。

【注意事项】

（1）接受本品治疗的患者，偶尔可发生急性间质性肺病，部分患者可因此死亡。伴有先天性肺纤维化、间质性肺炎、肺尘病、放射性肺炎、药物诱发性肺炎的患者出现这种情况时死亡率增加。若患者气短，咳嗽和发热等呼吸道症状加重，应中断治疗，及时查明原因。当证实有间质性肺病时，应停药并进行相应治疗。

（2）应告诫患者有眼部症状、严重或持续的腹泻、恶心、呕吐或畏食加重时应立即就医。

（3）定期检查肝功能，氨基转移酶轻中度升高者慎用，严重升高者停药。

（4）治疗期间可出现乏力症状，影响驾驶及操纵机器能力。

（5）不推荐用于儿童或青少年。

【不良反应】腹泻，消化道反应，口腔黏膜炎，脱水，口腔溃疡，胰腺炎，脓疱性皮疹，指甲异常，多形红斑，血管性水肿，荨麻疹，皮肤干燥，瘙痒，痤疮，肝功能异常，氨基转移酶升高，乏力，脱发，体重下降，外周性水肿，结膜炎，眼睑炎，睫毛生长异常，弱视，角膜糜烂，角膜脱落，眼部缺血/出血，鼻出血，血尿，INR 升高，出血性膀胱炎，胰腺炎，呼吸困难，间质性肺病。

【禁忌证】对本品或赋形剂有严重过敏反应者，妊娠及哺乳期妇女。

【药物的相互作用】体外试验证实吉非替尼通过 CYP 3A4 代谢。在健康志愿者中将吉非替尼与利福平同时给药，吉非替尼的平均 AUC 降低 83%，在健康志愿者中将吉非替尼与伊曲康唑（itraconazole，一种 CYP 3A4 抑制剂）合用，吉非替尼的平均 AUC 增加 80%。由于药物不良反应与剂量及作用时间相关，该结果可能有临床意义。与能引起胃 pH 持续升高≥5 的药物合用，可使吉非替尼的平均 AUC 减低 47%。

【药物名称】厄洛替尼

【英文名称】erlotinib

【制剂】盐酸厄洛替尼片：25mg；100mg；150mg。

【药理作用】厄洛替尼的临床抗肿瘤作用机制尚未完全明确。厄洛替尼能抑制与表皮生长因子受体（EGFR）相关的细胞内酪氨酸激酶的磷酸化。对其他酪氨酸激酶受体是否有特异性抑制作用尚未完全明确。EGFR 表达于正常细胞和肿瘤细胞的表面。在临床前研究中没有观察到潜在致癌性的证据。

【适应证】两个或两个以上化疗方案失败的局部晚期或转移的非小细胞肺癌。

【用法用量】口服：一次 150mg，每日 1 次，进食前 1h 或进食后 2h 服用。

【注意事项】同服华法林或其他双香豆素类抗凝药的患者应定期监测凝血因子时间或 INR。

【不良反应】可见皮疹，腹泻，腹痛，食欲下降，乏力，呼吸困难，咳嗽，恶心，呕吐，感染，口腔黏膜炎，荨麻疹，皮肤干燥，结膜炎，干燥性角结膜炎，肝功能异常，ALT、AST 和胆红素升高。

【禁忌证】妊娠及哺乳期妇女。

【药物的相互作用】尚不明确。

【药物名称】索拉非尼

【英文名称】sorafenib

【制剂】甲苯磺酸索拉非尼片：0.2g。

【药理作用】索拉非尼是一种新颖的二芳基尿素，化学名 4－4－［3－（4－氯－3－三氟甲基－苯基）－酰脲］－苯氧基－吡啶－2－羧酸甲胺，临床使用的是索拉非尼的甲苯磺酸盐。索拉非尼是一种口服多激酶抑制剂，具有靶向抑制肿瘤细胞增殖和肿瘤血管生成的作用。索拉非尼采取“多靶点”方式攻击肿瘤细胞，对 Raf－1 激酶、B－Raf、血管内皮生长因子受体－2、血小板源性生长因子受体、Fms 样酪氨酸激酶－3（Flt－3）和干细胞生长因子（c－KIT）均具有抑制作用。它一方面可以通过上游抑制受体酪氨酸激酶 KIT 和 FLT－3，以及下游抑制 RAFIMEK/ERK 途径中丝氨酸－苏氨酸激酶，减少肿瘤细胞增生；另一方面，通过上游抑制受体酪氨酸激酶 VEGFR 和 PDGFR，以及下游抑制 RAF/MEK/ERK 途径中丝氨酸－苏氨酸激酶，减少肿瘤血管生成。

【适应证】不能手术的晚期肾细胞癌。

【用法用量】口服，一次 0.4g，每日 2 次，空腹或伴低脂、中脂饮食服用，治疗持续至患者不能临床受益或出现不可耐受的不良反应。出现不良反应时，剂量可减为 0.4g，每日 1 次或隔日 1 次，必要时停药。

【注意事项】

（1）注意治疗期间血压变化、出血风险、骨髓抑制。

（2）合用华法林的患者应定期进行相关检查。

（3）有活动性出血倾向的患者应慎用，且不宜进行肌内注射，因本品可能诱发血小板减少，使患者易出现出血、碰伤或血肿等情况。

（4）既往进行过骨髓抑制治疗（包括放疗和化疗）的患者慎用。

（5）活动性感染（包括真菌感染或病毒感染）患者在应用本品前宜先进行相关治疗，曾感染过带状疱疹、单纯疱疹等疱疹病毒或有其他病毒感染既往史的患者，化疗后感染可能复发。

（6）本品在儿童患者中的安全性和有效性尚未得到验证。

（7）肝病、黄疸或肾病患者慎用。

【不良反应】淋巴细胞减少，白细胞减少，中性粒细胞减少，血小板减少，贫血，低磷血症，低钠血症，脱水，腹泻，皮疹，脱屑、瘙痒、红斑，皮肤干燥，脱发，手足综合征，血压升高，疲劳、虚弱，发热，恶心，呕吐，吞咽困难，食欲减退，口腔炎，头痛，面部潮红，便秘，肢体疼痛，关节炎，脂肪酶升高，淀粉酶升高，胰腺炎，勃起功能障碍，男性乳房发育，声嘶，耳鸣，抑郁。

【禁忌证】对本品或非活性成分严重过敏者，妊娠及哺乳期妇女。

【药物的相互作用】索拉非尼与多柔比星或伊立替康合用时，后两者的药时曲线下面积（AUC）将分别增加21%和26%~42%，目前尚不清楚上述现象是否具有临床意义，但一般建议索拉非尼与上述两种药物合用时应注意密切观察。索拉非尼与酮康唑合用时较安全。从理论上说，任何能够诱导 CYP 3A4 的药物均能加快索拉非尼的代谢，降低其血药浓度和临床疗效。索拉非尼是 CYP 2C9 的竞争性抑制剂，因此，它有可能会升高其他经 CYP 2C9 代谢的药物的血药浓度。当索拉非尼与其他治疗范围较窄的 CYP 2C9 底物［如塞来昔布、双氯芬酸、屈大麻酚、四氢大麻酚（THC）、苯妥英或磷苯妥英、吡罗昔康、舍曲林、甲苯磺丁脲、托吡酯和华法林等］合用时应注意观察，以防出现严重不良反应。

【药物名称】舒尼替尼

【英文名称】sunitinib

【制剂】苹果酸舒尼替尼胶囊：12.5mg；25mg；50mg。

【药理作用】苹果酸舒尼替尼是一种能抑制多个受体酪氨酸激酶的小分子，可抑制血小板衍生生长因子受体（PDGFRa 和 PDGFRβ）、血管内皮生长因子受体（VEGFR1、VEG－FR2 和 VEGFR3）、干细胞因子受体（KIT）、Fms 样酪氨酸激酶－3（FLT3）、1 型集落刺激因子受体（CSF－1R）和神经胶质细胞系衍生的神经营养因子受体（RET）。在表达受体酪氨酸激酶靶点的肿瘤模型的体内实验中，舒尼替尼能抑制多个受体酪氨酸激酶（PDGFRβ、VEGFR2、KIT）的磷酸化进程；在某些动物肿瘤模型中显示出抑制肿瘤生长或导致肿瘤消退和/（或）抑制肿瘤转移的作用。体外实验结果表明舒尼替尼能抑制靶向受体酪氨酸激酶（PDGFR、RET 或 KIT）表达失调的肿瘤细胞生长，体内实验结果表明其能抑制 PDGFRp 和 VEGFR2 依赖的肿瘤血管形成。

【适应证】伊马替尼治疗失败或不能耐受的胃肠道间质瘤（GIST），不能手术的晚期肾细胞癌（RCC）。

【用法用量】口服：一次 50mg，每日 1 次，服药 4 周，停药 2 周（4/2 给药方案）。与食物同服或不同服均可。

【注意事项】

（1）若出现充血性心力衰竭的临床表现应停药。无充血性心力衰竭临床证据但射血分数 <50% 以及射血分数低于基线 20% 的患者也应停药或减量。

（2）本品可延长心电图 QT 间期，且呈剂量依赖性，应慎用于已知有心电图 QT 间期延长病史、服用抗心律失常药物或有相应基础心脏疾病、心动过缓和电解质紊乱的患者。

（3）用药期间如果发生严重高血压，应暂停使用，直至高血压得到控制。

（4）育龄妇女用药时应避孕；哺乳期妇女用药时应停止哺乳。

【不良反应】食欲减退，恶心，腹泻，腹痛，便秘，乏力，味觉改变，畏食，呕吐，黏膜炎/口腔炎，消化不良，发热，高血压，皮疹，手足综合征，皮肤变色，外周性水肿，出血，左心室功能障碍，心电图 QT 间期延长，静脉血栓事件，可逆性后脑白质脑病综合征（RPLS），头晕，头痛，背痛，关节痛，肢痛，体重改变，灵敏性下降，精神功能改变，视力丧失，结膜炎，嗜睡，呼吸困难，AST/ALT、脂肪酶、碱性磷酸酶、淀粉酶、总胆红素、间接胆红素、肌酐升高；低血钾，高血钠，左室射血分数下降，血小板减少，白细胞减少，淋巴细胞减少，甲状腺功能减低。

【禁忌证】对本品或非活性成分严重过敏者。

【药物的相互作用】尚不明确。

【药物名称】伊马替尼

【英文名称】imatinib

【制剂】甲磺酸伊马替尼胶囊：100mg。

【药理作用】甲磺酸伊马替尼在体内、外均可在细胞水平上抑制 bcr - abl 酪氨酸激酶，能选择性抑制 bcr - abl 阳性细胞系细胞、Ph 染色体阳性的慢性粒细胞白血病和急性淋巴细胞白血病患者的新鲜细胞的增殖和诱导其凋亡。此外，甲磺酸伊马替尼还可抑制血小板衍化生长因子（PDGF）受体、干细胞因子（SCF），c - Kit 受体的酪氨酸激酶，从而抑制由 PDGF 和干细胞因子介导的细胞行为。

【适应证】慢性髓性白血病急变期、加速期或 INF - a 治疗失败后的慢性期患者，不能切除和/（或）发生转移的恶性胃肠道间质肿瘤（GIST）的成人患者。

【用法用量】口服：成人每日 1 次，儿童和青少年每日 1 次或分两次服用，宜在进餐时服用，并饮一大杯水，不能吞咽胶囊的患者（儿童），可将胶囊内药物分散于水或苹果汁中。

CML 患者慢性期，一日 400mg；急变期和加速期，一日 600mg，只要有效，就应持续服用。不能切除和/（或）转移的恶性 GIST：一日 400mg，治疗后如未获得满意效果，若无药品不良反应，可考虑增加剂量至一日 600mg。治疗剂量应依据出现的不良反应作调整。

【注意事项】

（1）儿童患者水潴留可能不出现可以识别的水肿，水潴留可以加重或导致心力衰竭，严重心力衰竭者、青光眼的患者应慎用。

（2）可能出现胃肠道出血和肿瘤内出血，在治疗初始应监测患者的胃肠道症状。

（3）有肝功能损害者慎用。

（4）定期检查血常规、肝功能。

【不良反应】恶心，呕吐，腹泻，腹胀，消化不良，便秘，食管反流，口腔溃疡，肌痛，肌痉挛，关节肿胀，水潴留，疲劳，发热，畏寒，胃肠道出血，肿瘤内出血，败血症，肺炎，性功能障碍，肝坏死，单纯疱疹，带状疱疹，上呼吸道感染，胃肠炎，骨髓抑制，中性粒细胞减少，血小板减少，食欲减退，体重增加，脱水，高尿酸血症，低钾血症，低钠血症，抑郁，焦虑，性欲降低，意识模糊，头痛，头晕，味觉障碍，失眠，感觉异常，嗜睡，周围神经病变，记忆损害，结膜炎，流泪增多，视力模糊，视网膜出血，青光眼，心力衰竭，心动过速，高血压，低血压，潮红，四肢发冷，呼吸困难，肝酶升高，皮肤干燥，毛发稀少，色素沉着。

【禁忌证】对本品活性物质或任何赋形剂过敏者，妊娠及哺乳期妇女。

【药物的相互作用】

（1）CYP 3A4 抑制剂：健康志愿者同时服用单剂酮康唑（CYP 3A4 抑制剂）后，甲磺酸伊马替尼的药物暴露量大大增加（平均最高血浆浓度和曲线下面积可分别增加 26% 和 40%），因此同时服用甲磺酸伊马替尼和 CYP 3A4 抑制剂（如酮康唑、伊曲康唑、红霉素和克拉霉素）时必须谨慎。

（2）CYP 3A4 诱导剂：在临床研究中发现，同时给予苯妥英药物后，甲磺酸伊马替尼的血浆浓度降低，疗效减低。其他诱导剂如地塞米松、卡他咪嗪、利福平、苯巴比妥和含有 St John 麦汁浸膏制剂等，可能有类似问题，但尚未进行专门研究，因此同时服用这些药物时须谨慎。

（3）甲磺酸伊马替尼可使下列药物改变血浆浓度甲磺酸伊马替尼使辛伐他汀（CYP3A4 底物）的平均 Cmax 和 AUC 分别增加 2 倍和 3.5 倍。当同时服用本药和治疗窗狭窄的 CYP 3A4 底物（如环孢素、匹莫齐特）时应谨慎。甲磺酸伊马替尼可增加经 CYP 3A4 代谢的其他药物（如苯二氮䓬类、双氢吡啶、钙离子拮抗剂和 HMG - CoA 还原酶抑制剂等）的血浆浓度。

（4）在与抑制 CYP 3A4 活性相似的浓度下，甲磺酸伊马替尼还可在体外抑制细胞色素 P450 异构酶 CYP 2D6 的活性，因此在与甲磺酸伊马替尼同时服用时，有可能增加全身与 CYP 2D6 底物的接触量，尽管尚未作专项研究，用药时仍应谨慎。

（5）甲磺酸伊马替尼在体外还可抑制 CYP 2C9 和 CYP 2C19 的活性，同时服用华法林后可见到凝血酶原时间延长。因此在甲磺酸伊马替尼治疗的始末或更改剂量时，若同时在用双香豆素，宜短期监测凝血因子时间。

（6）应告知患者避免使用含有对乙酰氨基酚的非处方药和处方药。

（王 珏）

第九章

肿瘤副综合征

肿瘤副综合征（paraneoplastic syndrome）是指由肿瘤产生的异常生物活性物质引起的，与原发肿瘤或转移病灶无直接关系的其他全身性表现，也称为副瘤综合征。这些症状和体征常常发生在远离原发及转移肿瘤的解剖部位，可出现在肿瘤早期，甚至在肿瘤本身所引起的症状之前出现。肺癌和胃肠道肿瘤是最常见的引起肿瘤副综合征的恶性肿瘤。

肿瘤副综合征的临床表现多样且缺乏特异性，可涉及内分泌、神经系统、血液系统、皮肤、骨骼、肌肉、胃肠道及其他组织器官。肿瘤副综合征的表现常平行于肿瘤的发展，针对肿瘤的手术、放疗或化疗等治疗可以缓解或消除肿瘤副综合征。当肿瘤复发或发生远处转移时，副综合征症状可随之再现，或先于复发、转移的症状出现。

因此，熟悉和重视肿瘤副综合征的临床表现，利于肿瘤的早期诊断，亦可以判断肿瘤治疗疗效，监测肿瘤的复发或进展。对肿瘤副综合征的积极治疗常常可以达到缓解肿瘤患者临床症状，改善患者的生活质量的目的。

第一节　肿瘤副综合征的发病机制

肿瘤副综合征的发病机制尚未完全阐明，目前认为可能与以下多种因素有关。

（1）肿瘤可产生一些具有生物活性的蛋白质或多肽，包括多肽类激素及其前体，如促肾上腺皮质激素（ACTH）、促性腺激素、胰岛素样肽类物质等，这些活性物质均可通过血液循环作用于靶器官，引起相应的症状和体征；此外肿瘤细胞还可以分泌生长因子、细胞因子、白细胞介素、前列腺素、癌胚抗原、甲胎蛋白、免疫球蛋白等引起肿瘤副综合征。

（2）非内分泌来源肿瘤产生的异位激素或释放的激素样产物通过血液循环到达靶细胞，竞争性抑制正常激素的作用。

（3）肿瘤自身免疫反应，或免疫复合物及免疫抑制可以引起肿瘤副综合征。

（4）由于肿瘤破坏正常组织基底膜或异常肿瘤血管的存在，使一些正常情况下不能进入血流的抗原物质、酶等进入血循环，导致正常的生理功能紊乱或产生毒性反应。

（蔡　君）

第二节　内分泌系统的肿瘤副综合征

许多非内分泌腺体来源的肿瘤产生过量多肽类激素或激素样物质，通过血液循环到达靶器官，产生相应的临床症状和体征，称为异位激素分泌综合征。常见的内分泌系统副综合征包括：库欣综合征，抗利尿激素不适当分泌综合征，高钙血症，低血糖症，促性腺激素综合征等。

一、库欣综合征

库欣综合征（Cushing's syndrome）是由多种病因引起的以高皮质醇血症为特征的一组临床表现。男性多于女性，儿童罕见，是最常见的异位内分泌综合征。

（一）病因与发病机制

垂体以外的肿瘤产生 ACTH 或 ACTH 样物质，所引起的异源性促肾上腺皮质激素综合征，约占全部库欣综合征的 15%。

引起库欣综合征的最常见肿瘤是肺癌（尤其是小细胞型肺癌，约占 50%），其次是其他神经内分泌肿瘤如胸腺瘤和胸腺类癌、胰腺胰岛细胞瘤、支气管类癌、甲状腺髓样癌，嗜铬细胞瘤等，而乳腺癌、胃肠道肿瘤、子宫颈癌、卵巢癌和血液系统肿瘤罕见。

（二）临床表现

库欣综合征主要表现为长期血皮质醇浓度升高引起的蛋白质、脂肪、糖、电解质代谢严重紊乱。其临床特征与潜在肿瘤的生物学特点相关。SCLC 患者的症状进展快速，以近端肌病、周围水肿、低钾和葡萄糖耐受为主，偶有色素沉着。而类癌患者表现出更典型的经典库欣综合征的表型特征。

（三）辅助检查

实验室检查有血皮质醇 >35μg/dl，RIA 测定 24 小时尿游离皮质醇超过 304mmol/24h，地塞米松抑制试验（0.5mg 每 6 小时一次，持续 48 小时）阴性。

（四）诊断

在临床上，恶性肿瘤患者尤其是肺癌患者，除肿瘤症状外，如有补钾不易纠正的低血钾伴碱中毒、水肿、精神症状、色素沉着、多毛、高血压、糖耐量异常或高血糖、骨质疏松、显著的肌肉无力和萎缩等，应高度怀疑异源 ACTH 综合征。对疑为异源性 ACTH 综合征的患者，应努力寻找原发肿瘤。

（五）治疗

以原发肿瘤治疗为主，根治肿瘤能缓解症状；如不能根治，皮质醇合成抑制药物可以减轻临床症状。

二、抗利尿激素不适当分泌综合征

抗利尿激素不适当分泌综合征（the syndrome of inappropriate secretion of antidiuretic hormone，SIADH）是指由于各种原因引起抗利尿激素分泌过多，导致水钠潴留，尿钠排出增多以及稀释性低钠血症等水盐代谢紊乱表现，是第 2 种常见的副内分泌综合征。

（一）病因与发病机制

SIADH 最常见于小细胞支气管癌（15%）和其他部位的神经内分泌肿瘤，包括子宫颈癌和前列腺癌。此外，SIADH 分泌综合征还见于头颈部肿瘤、非小细胞肺癌、子宫颈癌和卵巢癌、乳腺癌和软组织肿瘤。非恶性肿瘤的 SIADH 原因中包括中枢神经系统疾病、肺部疾病、正压通气和条件性左心房压力降低、药物等。肿瘤细胞通过分泌过量抗利尿激素，从而引起类似 ADH 分泌过多的临床表现。

（二）临床表现

SIADH 起病隐匿，症状和体征无特异性，其临床表现取决于低血钠、低血浆渗透压的严重程度及其进展速度。主要临床表现包括：

（1）低钠血症：通常血钠 >120mmol/L 时，临床上无明显症状和体征，仅表现为少尿、体重增加。血钠下降到 120mmol/L 以下，可以出现食欲减退、恶心、呕吐、易激惹、性格改变、意识改变等；当血钠下降到 110mmol/L 以下时，可出现神经系统症状，肌无力、腱反射减弱或消失、延髓麻痹、抽搐，当血钠继续下降，可出现昏迷等。SIADH 的重要临床特征是水潴留而不伴有组织间隙水肿，血压一般正常。

（2）血液稀释：因为体内大量水潴留，临床上表现为低肌酐、低尿素氮、低尿酸血症。

（3）原发疾病的表现。

（三）辅助检查

血钠、血氯降低，血浆渗透压＜270mmol/L；血清尿素氮、肌酐、尿酸、白蛋白常降低；血浆ADH＞1.5pg/mL；尿钠排出增加，＞20mmol/L 尿渗透压/血渗透压＞1；尿 ADH 升高。

（四）SIADH 的主要诊断依据

（1）有关原发病史。

（2）低钠血症。

（3）低渗透压血症。

（4）尿钠增加不受水负荷的影响。

（5）高渗尿。

（6）水负荷 ADH 活性不受抑制。

（7）肾功能、甲状腺及肾上腺皮质功能正常。

需排除其他原因引起的低钠血症如低血容量、甲状腺和肾上腺皮质功能减退、慢性充血性心力衰竭、肝硬化腹腔积液、肾病综合征等。

（五）治疗

主要包括病因治疗，纠正水负荷过多和低钠血症和抑制异常 ADH 的分泌。

（1）病因治疗：原发肿瘤的手术及有效放化疗可以使低钠血症缓解或消失。

（2）纠正水负荷过多和低钠血症：轻度的 ADH 分泌过多，严格限制水摄入（每日给水 800～1 000mL）即可使症状消除。略重者可在限水利尿的同时口服补钠，可同时予呋塞米静滴。对于重症患者可予等渗或高渗盐水滴注和呋塞米等袢利尿剂以有效地提高血钠水平和控制中枢神经系统症状。当患者出现如意识模糊、抽搐、昏迷症状，或血钠＜115mmol/L 时可静脉输给 3%～5% 氯化钠 200～300mL，以便迅速提高血钠浓度至 120mmol/L 血钠浓度的提高应每小时不超过 0.5mmol/L，否则可导致脑损害。

（3）抑制异常 ADH 的分泌：地美环素（去甲金霉素）可以拮抗 ADH 对肾小管上皮细胞受体中腺苷酸环化酶的作用，抑制异源 ADH 的分泌，剂量为 600～1 200mg/d，分 3 次口服，5～14 天内可以缓解低钠血症。因其影响骨骼发育，故不宜应用于小于 8 岁的儿童；可诱发氮质血症，应定期复查肾功能。碳酸锂也有类似的拮抗 ADH 对肾小管的作用，但疗效不持久，苯妥英钠可抑制下丘脑分泌 ADH，但作用短暂，临床已少用。

三、高钙血症

高钙血症（hypercalcinemia，HC）是最常见的肿瘤副内分泌综合征。晚期肿瘤患者约 10% 可有此并发症。恶性肿瘤是住院患者 HC 的最常见原因，其中肺癌、乳腺癌和多发性骨髓瘤三者约占 50%。肺癌中鳞癌最常见，其次为大细胞癌和腺癌，而小细胞癌肺癌、胃肠道肿瘤与肉瘤极少出现 HC。

（一）病因与发病机制

HC 的主要发病机制包括：

（1）激素性 HC：约 80% 的 HC 属于激素性 HC。肿瘤细胞分泌甲状旁腺素相关蛋白（PTHRP），这种肿瘤源性 PTHRP 与人甲状旁腺素（PTH）同源，与 PTH 受体结合后产生 PTH 相同的作用，刺激破骨细胞的活性，增加肾脏对钙的重吸收，尿钙排出减少。

（2）溶骨性 HC：约见于 20% 的患者，常常发生在有骨转移的乳腺癌、淋巴瘤和骨髓瘤。肿瘤释放破骨细胞激活因子如淋巴毒素、IL－1、TGF－α、TGF－β、TNF－β、IL－6 等，促进局部的破骨细胞反应导致溶骨性 HC。

(3) 其他：某些T细胞淋巴瘤可产生1，25－（OH）$_2$维生素D_3而引起高血钙。乳腺癌可分泌前列腺素E促进骨吸收。

（二）临床表现

临床上除了原发肿瘤的表现，病情较轻者症状常常不明显，在血液生化测定时偶然发现。病情较重者可出现程度不同的疲倦乏力、厌食、恶心、呕吐、便秘、腹胀、口渴、多饮多尿、心律失常以及抑郁、嗜睡、视力障碍、昏迷等精神症状，但无神经系统的定位体征。

（三）辅助检查

血生化检查除血钙增高外，碱性磷酸酶也升高，尿钙常增加，血磷正常或降低。免疫性检查血PTH正常或升高。骨扫描提示骨吸收增加。

（四）诊断

结合临床表现和血钙水平可以诊断，本综合征应与原发性甲状旁腺功能亢进症相鉴别。

（五）治疗

HC是肿瘤急症。治疗上除了尽可能停止抑制尿钙排泄或减少肾血流的药物、避免高钙饮食等一般处理外，大量补充生理盐水并静脉注射呋塞米可以减少钙重吸收，避免使用噻嗪类利尿剂。双膦酸盐类药物是目前治疗HC的主要药物，可以与骨基质中的羟磷灰石结合，强力抑制破骨细胞的骨吸收作用，减少和预防骨相关事件的发生。降钙素可以迅速抑制破骨细胞的骨吸收作用，有快速降低血钙作用。糖皮质激素可以直接抑制骨吸收，减少肠道钙的吸收，同时促使钙的排泄。大剂量糖皮质激素静脉滴注对血液系统肿瘤如淋巴瘤、多发性骨髓瘤、白血病等引起的HC有较好的疗效，常与降钙素连用。HC是肿瘤不良预后因子，不足半数患者生存期超过3个月。

四、低血糖症

（一）病因与发病机制

许多非胰岛细胞肿瘤可引起低血糖症（hypoglycemia）。引起低血糖的肿瘤约一半为来源于腹膜后位或胸腹腔的间质细胞肿瘤，最常见的是纤维肉瘤、横纹肌肉瘤等。此外，肝癌、类癌、肾上腺癌、神经纤维肉瘤、假黏液瘤、白血病、淋巴瘤等也可引起低血糖症。而肺癌、卵巢癌和肾癌等引起的低血糖症少见。

肿瘤组织产生的胰岛素样物质——胰岛素样生长因子2（IGF－2）可使肿瘤组织大量利用葡萄糖，与此同时抑制肝糖的输出。放射受体分析时发现，大部分肿瘤相关性低血糖症患者血清中的IGF－2水平升高。IGF－2不受低血糖的抑制。

（二）临床表现

副肿瘤低血糖症的临床表现包括心悸、出汗等交感神经兴奋症状，可伴有行为异常、反应迟钝、抽搐、昏睡甚至昏迷等精神症状。多数患者症状隐匿，发作频率不等，偶可间歇数月至数年才发作一次。发作多见于饥饿时或为自发性，病情常较严重，不易以多次进食防止其发作。

（三）诊断

主要根据上述临床特征和血糖检测。一般空腹血糖<2.8mmol/L可以诊断低血糖症。临床上需要与其他病因低血糖症鉴别，包括严重的肝肾疾病、垂体功能减退、肾上腺皮质功能减退、甲状腺功能减退等。副肿瘤低血糖的显著特征是发作时不伴有胰岛素活性增加，可与胰岛素瘤鉴别。在此基础上，应积极寻找引起低血糖症的原发肿瘤。

（四）治疗

对症输注葡萄糖为主，情况危急时可静脉滴注胰高血糖素或糖皮质激素，也可使用生长激素。原发性疾病治疗是最重要的治疗方法。根治有赖于切除肿瘤，不能切除者，化疗可使低血糖发作缓解。

五、促性腺激素综合征

促性腺激素包括卵泡刺激素（FSH），黄体生成素（LH）和绒毛膜促性腺激素（HCG）。垂体肿瘤、生殖滋养层肿瘤、睾丸和卵巢的生殖细胞肿瘤均可出现异常的促性腺激素分泌。此外，生殖腺外的肿瘤分泌的促性腺激素称为异源性促性腺激素。

（一）病因与发病机制

异源分泌促性腺激素的肿瘤以肺癌最多见，多为大细胞癌或巨细胞未分化癌，肝癌次之，少见的肿瘤有胃癌、膀胱癌、肾癌、食道癌、肾上腺癌、子宫颈癌、恶性黑色素瘤、畸胎瘤、纵隔肿瘤等。异源分泌激素在生物学上、免疫学上与HCG极为相似。

（二）临床表现

促性腺激素综合征主要表现为儿童性早熟、杵状指和骨骼生长提前。成年男性乳腺发育，乳腺发育可为单侧或双侧性，伴疼痛，但无溢乳，一般无其他女性化改变。成年女性可以无症状或出现闭经、月经失调。

（三）辅助检查

血、尿中促性腺激素水平升高，以LH、HCG升高为主，且不被性激素所抑制。

（四）诊断

男孩出现性早熟或成年男子出现乳腺发育时应考虑本病，确诊有赖于RIA或免疫组织化学方法测定肿瘤中的HCG。需行胸部检查明确肿瘤部位。

（五）治疗与预后

治疗主要是针对原发肿瘤，尽可能手术切除肿瘤，必要时行放化疗及生物治疗。如肿瘤得到根治，则疾病已造成的性腺功能紊乱症状可以消失。

（蔡　君）

第三节　神经肌肉系统副综合征

神经系统副肿瘤综合征（paraneoplastic neurological syndrome，PNS）是恶性肿瘤的远隔效应引起的中枢神经系统、周围神经、神经－肌肉接头处或肌肉的病变。这些综合征发生在少于1%的肿瘤患者，但常发生于某些类型的肿瘤，如SCLC、神经母细胞瘤和胸腺瘤等。50%～80%的PNS病例先于肿瘤诊断。目前认为，大多数PNS是免疫介导的。肿瘤细胞可以表达通常仅限于神经系统的蛋白质，靶向这些蛋白质的免疫反应可以与表达同样蛋白质的神经细胞交叉反应。

PNS主要是临床诊断，在排除神经综合征的其他可能的原因后，结合以下情况通常可以作出诊断：①在过去5年内诊断肿瘤的患者出现典型进展的副肿瘤神经综合征；②非典型的副肿瘤神经综合征伴有阳性癌神经抗体；③神经综合征在肿瘤治疗后而不是免疫抑制治疗后得到改善；④在肿瘤诊断时发现神经综合征伴有阳性癌神经抗体。

PNS的主要治疗方法包括治疗原发肿瘤以消除抗原的来源和抑制免疫反应。对那些涉及中枢神经系统的病变，癌症的治疗对副肿瘤综合征的进程没有影响。

一、副肿瘤性小脑变性

副肿瘤性小脑变性（paraneoplastic cerebellar degeneration，PCD）是临床上最常见的累及中枢神经系统的PNS。

（一）病因及发病机制

PCD主要见于妇科和乳腺肿瘤，小细胞肺癌以及霍奇金淋巴瘤等恶性肿瘤。病因机制研究显示针对肿瘤细胞抗原的抗体与小脑浦肯野细胞有交叉免疫反应。乳腺癌或卵巢恶性肿瘤患者可检测到抗 Yo 浦肯野细胞抗体-1（PCD-1）。霍奇金淋巴瘤患者的血清和（或）脑脊液中可以找到抗 Tr 抗体。小细胞肺癌患者可能存在多个与 PCD 相关的免疫反应。高达 41% 的患者可出现抗 VGCCs 抗体，23% 的患者有抗神经细胞核抗体抗 Hu 抗体和少数其他抗体，如抗 CV2 抗体，抗 amphiphysin 抗体，抗 PCA2 或 ANNA3 抗体等。

（二）病理

PCD 主要病理特征是小脑浦肯野细胞的广泛脱失，弥漫性影响小脑蚓部和小脑半球，伴广泛的血管周围淋巴细胞浸润和神经纤维脱髓鞘。

（三）临床表现

多见于成年人，女性多于男性，表现为迅速发展的小脑功能障碍。步态和四肢共济失调是特征性表现，构音障碍见于大多数病例。肢体受累可以是对称或非对称性的。部分患者有复视，视物模糊，眼球震颤等。神经系统的其他区域受累可能出现相关的吞咽困难、痴呆、记忆障碍、锥体症状或神经病变。20% 的患者有情感不稳定和记忆障碍。上运动神经元 Babinski 反射见于 50% 的患者，少数有下运动神经元运动感觉缺失。症状持续发展数周，一般进展到生活功能障碍。只有 30% 的患者能够无支撑行走，许多人不能书写，自己喂食或吞咽。

（四）辅助检查

早期 MRI 多无异常，偶尔显示小脑半球肿胀和信号活动增强。后期 MRI 通常有小脑萎缩。部分患者血清中检测到抗浦肯野细胞抗体，如抗 Yo 抗体（卵巢癌和乳腺癌），或抗神经元抗体，如抗 Hu（SCLC）和抗 Ri（乳腺癌）。脑脊液检查可以出现轻度 T 淋巴细胞增多或蛋白、IgG 升高。

（五）诊断

肿瘤患者伴有小脑性共济失调等临床表现，排除小脑转移性肿瘤后应考虑 PCD 诊断。如果神经症状先于肿瘤诊断时，PCD 的诊断是最困难，应结合急性或亚急性病程、症状等考虑 PCD 可能。构音障碍和吞咽困难有助于区别慢性酒精中毒或甲状腺功能减退症的小脑症状。CT 及 MRI 检查及血清特异性抗体检查有助于鉴别诊断。

（六）治疗

目前没有有效的治疗方案。有尝试使用免疫治疗如类固醇，血浆置换术，IVIG 等。原发肿瘤的治疗可以改善部分患者的症状。临床上有急性或亚急性小脑症状的妇女都应检查抗 Yo 抗体及反复影像学检查排除卵巢癌和乳腺癌。

二、副肿瘤性脑脊髓炎

副肿瘤性脑脊髓炎（paraneoplastic encephalomyelitis，PEM）的特征是表现为多种神经系统症状，可能涉及中枢神经系统，背根神经节和自主神经的任何部分。病变主要累及边缘叶结构的称为边缘性脑炎。病变累及延髓下橄榄核及前庭神经核等结构的称为脑干脑炎，累及脊髓的称为脊髓炎。神经症状通常先于肿瘤诊断。大多数情况下，肿瘤发现在神经症状出现 4~12 个月后。

（一）病因与发病机制

病因不明确，发病机制可能与抗神经元抗体有关。小细胞肺癌是最常见的与 PEM 相关的恶性肿瘤，胸腺瘤、淋巴瘤、食管癌、乳腺癌、卵巢癌、胰腺癌等也有报道。多数患者血清和脑脊液中可以检测到多克隆 IgG 的抗 Hu 抗体。其他常见抗神经元抗体包括抗 Ma2，抗 CV2，抗 NMDAR 和抗 GAD 等。

（二）病理

主要病理改变为多个区域神经系统的神经元丧失，小胶质细胞增生和血管周围淋巴细胞浸润。

（三）临床表现

该疾病通常是在几周或几月内演化为伴有感觉和自主神经缺陷的广泛的脑脊髓病。边缘性脑炎表现为遗忘综合征，以近期记忆障碍为主，远期记忆损害稍轻，伴抑郁，情感和睡眠障碍。在许多病例，遗忘症状进展为全面性痴呆。颞叶额叶炎症可能引起癫痫。脑干脑炎可以出现步态异常和眼球震颤，中脑病变可以引起运动障碍。自主神经功能异常可导致阳痿、心律失常、直立性低血压和心源性猝死。

（四）辅助检查

脑脊液检查可能出现中度的淋巴细胞增多和轻微升高的蛋白。边缘性脑炎 EEG 检查提示双颞侧的慢波，MRI 可能提示颞叶内侧异常信号强度。多数患者血清中可以检出抗 Hu 抗体。

（五）诊断

结合肿瘤病史、临床症状一般可以得到诊断。

（六）治疗

治疗潜在肿瘤不影响 PEM 感觉神经病的病程，但肿瘤的治疗可以改善或稳定 PEM 病变。免疫抑制剂、IVIG 等治疗一般无效。偶见 PEM 的自发性缓解。

三、眼阵挛 - 肌阵挛综合征

（一）病因与发病机制

眼阵挛 - 肌阵挛综合征（opsoclonus - myoclonus syndrome，OMS）是一种少见的小脑综合征，病因仍不清楚，在成人和儿童的 OIS 中均可见到自身抗体，提示本病可能是自身免疫起源。SCLC 是目前最常见的原发肿瘤。SCLC 的成年 OMS 患者常常抗 Hu 抗体或抗 amphiphysin 抗体阳性。乳腺癌或卵巢癌患者抗 Ri 和抗 Yo 抗体阳性，而抗 Ma2 见于睾丸癌。该综合征可见于 2% ~5% 的儿童神经母细胞瘤，而 10% 的儿童 OMS 患者存在潜在的神经母细胞瘤。

（二）病理

病理改变为浦肯野细胞数目正常或轻微下降，小胶质细胞增加，神经胶质增生，软脑膜和蛛网膜下隙炎症。

（三）临床表现

表现为快速的、自发性的、共轭性眼球运动障碍，伴水平、垂直和扭转摆动，通常伴随四肢和躯干的肌阵挛、小脑共济失调、震颤和脑病等。

（四）辅助检查

脑 CT 和 MRI 一般正常，EEG 可能显示慢波。脑脊液检查轻度淋巴细胞增多和轻度蛋白升高。血清中可以发现抗 Ri、抗 Hu 和抗 Yo 抗体。

（五）治疗

副癌 OMS 对免疫治疗缓解低，针对肿瘤的治疗可以缓解症状。

四、感觉运动多发性神经病

（一）病因与发病机制

感觉运动多发性神经病（sensorimotor polyneuropathies）最常见于淋巴瘤。在外周多神经病患者中发现抗髓鞘相关糖蛋白（NIAG），抗 Hu 和抗 CV2 抗体，支持本病是免疫介导的。慢性外周神经病常常发生在肺癌和淋巴瘤。伴有 POEMS 综合征（P 为多发性周围神经病，O 为脏器肿大，E 为内分泌异常，M 为 M 蛋白，S 为皮肤改变）的神经病通常发生在骨硬化型黑色素瘤，溶骨性骨髓瘤或 MGUS。

（二）病理

主要病理改变是周围神经轴索变性和脱髓鞘。

（三）临床表现

可以急性或慢性起病，表现为渐进性四肢远端肌肉无力，肌萎缩，腱反射减弱或消失，末梢型感觉障碍。有时是非对称性的，可能伴随显著的疼痛。运动受累在后期，自主神经功能障碍不常见。

（四）辅助检查

电生理检查有感觉、运动神经传导速度均减慢。脑脊液检查可能有炎性成分。

（五）诊断

注意与 Guillain - Barre 和前角细胞病鉴别。

（六）治疗

即使是对原发肿瘤的治疗，通常是无效的。化疗可以改善 MGUS 相关的神经病变。在恶性黑色素瘤患者，骨病变的放疗可以改善 POEMS 神经病。

五、亚急性感觉神经元病

（一）病因与发病机制

亚急性感觉神经元病（subacute sensor neuronopathy，SSN）往往与小细胞肺癌和抗 Hu 或抗 CV2 抗体相关。

（二）病理

病变主要在脊髓背根神经节，主要病理变化为神经元变性，神经纤维变性和髓鞘脱失，伴血管周围淋巴细胞浸润和脊髓继发性 Wallerian 变性。

（三）临床表现

多见于女性，呈亚急性起病。大多数病例表现为对称或不对称的感觉异常和感觉减退，影响四肢、躯干和面部。以深感觉受损最为明显，患者有时可出现感觉性共济失调。感觉障碍较难恢复，但可保持在稳定状态。

（四）辅助检查

多数患者的脑脊液检查有淋巴细胞和蛋白质的升高。肌电图检查感觉神经电位降低或消失，而运动神经传导速度正常或接近正常。血清和脑脊液可以检出抗 Hu 抗体。

（五）治疗

治疗原发肿瘤很少能改善副肿瘤 SN。部分患者用 IVIG 可能稳定症状或有轻微的改善作用。

六、LEMS 肌无力综合征

（一）病因及发病机制

LEMS 肌无力综合征（lambert - eaton myasthenic syndrome，LEMS）是一种影响神经肌肉接头传导的自身免疫性疾病，由电压门控钙通道抗体（VGCC）介导。针对肿瘤细胞抗原的自身抗体作用于突触前膜的钙通道蛋白，导致神经肌肉接头处乙酰胆碱释放减少，从而引起神经肌肉接头传导功能障碍。约半数伴有恶性肿瘤，其中 80% 为 SCLC。

（二）临床表现

LEMS 可发生于任何年龄，与肿瘤相关者多见于 40 岁以上。主要表现为进行性近端肢体无力和易疲劳现象，下肢重于上肢。脑神经支配肌肉也可受累，但症状轻且短暂，极少出现呼吸肌无力。部分患者有肌疼。往往伴有自主神经功能障碍，包括口干、眼干、便秘、阳痿、体位性低血压以及膀胱功能障碍等，腱反射常常减低或消失。

（三）辅助检查

常规实验室检查正常，约 90% 的患者血清中可检测到 P/Q 型 VGCCs 抗体。脑和脊髓的影像学检查正常。重复神经电刺激可见高频刺激时出现 CMAP 波幅递增现象。

（四）诊断

当中年及以上患者出现以近端肢体为主的无力时，应考虑是否为 LEMS。本病确诊依赖于肌电图的特征性表现。神经传导检查、肌电图和 VGCC 抗体可辅助明确诊断。在确诊 LEMS 后，必须定期筛查肿瘤。初诊时往往会误诊为肌病，但肌电图无肌源性损害的特点，且肌酸激酶正常。重症肌无力是需要与 LEMS 进行鉴别的主要疾病之一。MG 也可出现无力和重复神经电刺激的异常，但异常表现的类型不同，且 MG 和 LEMS 的血清学抗体检查结果不同。

（五）治疗

首先应寻找可能伴发的恶性肿瘤，并作相应的治疗。3，4－二氨基吡啶可以易化突触前 Ach 释放缓解症状。免疫抑制剂、血浆置换及丙种球蛋白等可用于本病。LEMS 是一种慢性发展疾病，需要长期持续的治疗。

七、多发性肌炎

与肿瘤副神经综合征相关的肌病主要有多发性肌炎（polymyositis，PM）、皮肌炎和急性坏死性肌病。多发性肌炎是一种以特发性炎性肌病为特征的自身免疫性疾病。男女发病比例 1 ∶ 2。

（一）病因及发病机制

确切病因及发病机制尚不清楚，可能与机体免疫异常、病毒感染和遗传因素等有关。90% 的患者血清抗肌球蛋白抗体阳性，半数患者抗核抗体阳性。伴发肿瘤的患者血清中检测到肿瘤的补体结合抗体。PM 诊断时，9% ~18% 的患者有潜在的恶性疾病。NHL、肺癌和膀胱癌等是易出现 PM 的肿瘤。

（二）病理

表现为骨骼肌炎性改变，肌纤维肿胀、分离、断裂甚至坏死。根据病情严重程度不同，肌纤维坏死程度轻重不一。血管扩张，周围淋巴细胞浸润。血管壁有免疫球蛋白和补体沉积。

（三）临床表现

临床上多呈亚急性起病，常表现为进行性四肢无力或双上肢无力，以近端受损明显，肩胛带和骨盆带肌通常最早受累，表现为举臂、提物吃力，下蹲后站起困难和梳头困难等，逐步发展为不能行走站立，甚至抬头困难、口齿不清、吞咽困难、呼吸困难等症状。

（四）辅助检查

血常规一般无显著改变，血清中可以找到特异性抗体。95% 的患者血清肌酸激酶增高，酶的升高与肌肉病变消长平行。24 小时尿肌酸排出增加。肌电图呈肌源性损害。

（五）诊断

根据典型的四肢近端肌肉无力症状，结合血清肌酸激酶测定和肌电图改变可以诊断，必要时肌肉活检。需与重症肌无力等鉴别。

（六）治疗

皮质类固醇激素是首选药物。免疫抑制剂、血浆置换和静脉免疫球蛋白等可以改善症状。40 岁以上患者需排除恶性肿瘤。

（蔡　君）

第四节　皮肤副综合征

在约 1% 的肿瘤患者，皮肤表现可能是提示肿瘤诊断的第一个征兆。皮肤副肿瘤综合征包括肌肉疾患（皮肌炎和多中心网状组织细胞增生症），红斑反应（匐形性回状红斑和坏死性游走性红斑），丘疹鳞屑病（黑棘皮病，手掌角化过度，圆形糠疹，bazex 综合征，乳腺外 Paget 病），血管性皮肤病

(Trousseau 综合征)。这些皮肤病变表现可能发生在癌症诊断之前、同时或之后。皮肤副肿瘤综合征的存在往往与预后较差相关。

一、皮肌炎

皮肌炎(dermatomyositis, DM)是一种近端肌病。皮肌炎可以发生在恶性肿瘤诊断之前,同时或之后。

(一)病因与发病机制

DM 几乎可以并发于任何类型的恶性肿瘤,最常见是卵巢癌。皮肌炎被诊断后,卵巢癌风险增加 10.5 倍,肺癌风险增加 6 倍,而 NHL 和 GI(胰腺,胃和结肠)风险增加 3.5 倍。皮肌炎患者的恶性肿瘤并发率为 29% 其中 40 岁以上的皮肌炎患者并发恶性肿瘤的高达 40%,而这个比例在男性患者更高,可达 66%。

(二)病理

肌肉活检提示显著的肌肉炎症。

(三)临床表现

面部特别是上眼睑紫红色斑和掌指(趾)关节伸侧的紫红色丘疹(Gottron 丘疹),为皮肌炎特异性皮肤损害。还有甲根皱襞僵直扩张性毛细血管性红斑,面部皮肤异色症和红色鳞屑性瘙痒皮疹和(或)光敏感。对称性近端肌肉无力有或无压疼是肌炎的主要表现;肌肉侵犯往往与皮疹部位无关。

(四)辅助检查

实验室检查肌酸激酶和醛缩酶常常升高,且值的改变与肌病病变的消长平行。肌电图有肌病的异常改变。

(五)诊断

根据对称性肌无力伴特征性皮肤损害,结合血清肌酶检查可以确诊。临床上需要与系统性红斑狼疮、硬皮病等鉴别。

(六)治疗

恶性肿瘤切除或有效治疗后可以改善皮肌炎症状和体征,恶化可能预示肿瘤复发。

二、黑棘皮病

黑棘皮病(acanthosis nigricans, AN)是一种少见皮肤病。儿童黑棘皮病通常是一种良性病变,而成人黑棘皮病常常与恶性肿瘤相关。约 61% 的黑棘皮病是和肿瘤同时出现的,但两者之间的发生可以先于或后续数月到数年。

(一)病因与发病机制

80% ~99% 的恶性 AN 有腹部腺癌,其中最常见的是胃癌(60%)。恶性 AN 还见于肺癌、肝癌、乳腺癌,淋巴瘤、卵巢癌、子宫颈癌等。目前发病机制不明,高胰岛素血症和胰岛素抵抗可能是病因。由于胰岛素与胰岛素样生长因子具有广泛的同源性,高胰岛素水平激活胰岛素样生长因子受体,因此促进细胞增殖。

(二)病理

光镜下可以看到表皮角化过度和乳头状瘤样增生,棘层肥厚。

(三)临床表现

病变主要好发于颈部,腹股沟,腋下和乳房等皮肤皱褶部位,表现为皮肤色素沉着和苔藓状或天鹅绒般增厚,伴瘙痒。多达 39% 病例有黏膜受累(乳突状瘤的增厚)。皮疹较良性黑棘皮病严重。

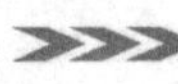

（四）诊断

根据特征性病变一般容易诊断。

（五）治疗

一般无有效治疗手段。治疗相关的恶性肿瘤可以改善皮肤变化。肿瘤复发或转移，皮肤病变可以再次出现。

三、Sweet 综合征

（一）病因与发病机制

Sweet 综合征又名急性发热性嗜中性皮病，病因尚不明确，可能与对肿瘤抗原的超敏反应有关。高达 20% 的 Sweet 综合征同时或随后发展成为恶性肿瘤，其中大多数于血液系统疾病（85%），其中急性髓性白血病是最常见的，其次是淋巴瘤、MDS、MPD 和 CML。少数见于实体瘤，如泌尿生殖道癌，乳腺癌，胃肠道肿瘤等。

（二）病理

病理学检查真皮中主要是中性粒细胞的浸润，无白细胞破碎性血管炎表现。

（三）临床表现

患者主要表现为发热，疼痛性红斑或结节，中性粒细胞增多。与特发性 Sweet 综合征比较，副肿瘤 Sweet 综合征皮肤病变更严重，常常伴有水疱、大疱或溃疡，中性粒细胞浸润主要发生在下肢、躯干、背部，经常累及口腔黏膜，且皮肤外受累如肌肉骨骼症状、结膜炎和表层巩膜炎、肾炎，常有蛋白尿，肺浸润，黏膜受累如口腔溃疡等更常见。

（四）辅助检查

中性粒细胞升高少见。

（五）诊断

根据本病特有临床表现结合组织病理学变化可以得到诊断。临床上应与变应性皮肤血管炎、多形红斑等鉴别。

（六）治疗

对糖皮质激素治疗敏感。

四、红斑性肢痛症

红斑性肢痛症（erthromelalgia）是一种罕见的、慢性的临床综合征，以肢端皮肤阵发性皮温升高、皮肤红肿疼痛为特征。

（一）病因与发病机制

病因及发病机制尚不清。约 20% 的红斑性肢痛症病例与血液系统恶性肿瘤如血小板或红细胞增多症相关。疾病发生和肿瘤的诊断之间相隔估计为 2.5 年。血小板破坏产物和富血小板微血栓可能是疾病的基础。

（二）临床表现

多数患者以双侧肢端发病，反复发作的患处皮肤血管扩张、发红伴烧灼痛。温热、行动及长时间站立可引起疼痛加重。

（三）诊断

结合患者反复发作的肢端皮肤血管扩张、红肿疼痛等症状及疼痛缓解特点一般能诊断本病。注意与雷诺病、闭塞性脉管炎等鉴别。

（四）治疗

卧床休息，抬高患肢，镇痛和使用阿司匹林可以迅速缓解症状，同时积极治疗潜在疾病。

五、游走性血栓性静脉炎

游走性血栓性静脉炎又称为Trousseau's syndromeo Armand Trousseau 1865年首次描述游走性血栓性静脉炎并发胃癌，以后的研究证实血栓性静脉炎是隐匿性内脏肿瘤的一个标志。

（一）病因及发病机制

病因不明。大多数报道的恶性肿瘤是产生黏蛋白的腺癌，多起源于肺、消化道和胰腺。胰腺癌被认为是主要的出现Trousseau综合征的肿瘤。

（二）病理

真皮和皮下组织之间边界外大静脉有血栓形成，常阻塞整个管腔，炎细胞浸润管壁全层。

（三）临床表现

本病多发于男性，病变可侵犯全身大小静脉，损害此起彼伏和呈游走性是本病特点。一般位于下肢、腹壁、臂及其他部位，一条或多条浅静脉节段性血栓形成，也可成批发生，可扪及皮下肿块或条索，伴疼痛和压痛，相邻皮肤有红肿，单个损害消退后留有色素沉着。极少数患者有肢体深静脉和内脏静脉的血栓形成，如脑、肝、肾、肠系膜和肺等，并出现相应症状。

（四）诊断

静脉炎损害呈游走性和反复性，易于诊断。

（五）治疗

游走性血栓性静脉炎一旦确诊，应仔细检查排除可能的恶性肿瘤。最好的治疗办法是根除恶性肿瘤。低分子量肝素抗凝治疗有效。

六、副肿瘤性天疱疮

1990年Anhalt首先提出本病的命名，副肿瘤性天疱疮（paraneoplastic pemphigus，PNP）是一种以表皮内棘细胞松解为特点的重症大疱性皮肤病。

（一）病因与发病机制

病因不清。患者血清中有抗表皮棘细胞间物质抗体，表明发病与自身免疫有关。大多数PNP发生在淋巴增生性疾病患者。约2/3的病例，皮损出现前已发现肿瘤。非霍奇金淋巴瘤和慢性淋巴细胞性白血病分别见于42%和29%的PNP病例。Castleman病和胸腺瘤也是常见相关肿瘤。

（二）病理

组织病理学检查提示表皮内水疱形成，疱内有棘层松解细胞。

（三）临床表现

临床特点是难治性疼性口腔炎和多形性皮损。肺部受侵几乎见于所有患者，患者表现为闭塞性细支气管炎症状。

（四）诊断

伴随肿瘤的皮肤大疱性损害，结合病理可以诊断PNP。

（五）治疗

PNP的治疗取决于原发肿瘤的治疗。良性肿瘤手术切除后，绝大多数患者的皮损改善或完全消除。PNP死亡率高，死亡原因一般继发于败血症、出血、多器官衰竭和呼吸衰竭。

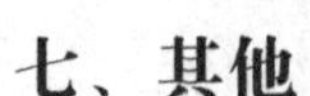

七、其他

圆形糠疹是一种病因不明且罕见的皮肤异常。约6%的病例发现恶性肿瘤，其中肝癌和胃癌最常见。组织学病变类似寻常性鱼鳞病，主要表现为躯干、臀部和大腿的鳞片状、圆形，色素沉着病变。基础肿瘤的成功治疗可使皮损迅速好转或消失。

坏死松解性游走性红斑是胰高血糖素瘤综合征的皮肤表现，病因与胰岛 α 细胞肿瘤分泌过量胰高血糖素有关。患者表现为反复发生的游走坏死松解性环状或弓形红斑和丘疹，皮疹好发于面部、下腹部、会阴部、腹股沟、臀部和大腿等处。还可伴有糖耐量异常、体重减轻、贫血、头发指甲改变、精神症状、静脉血栓等其他表现。有效的肿瘤治疗如手术或化疗可以减轻皮肤损害。

副肿瘤肢端角化症又称为 Bazex's syndrome。多见于40岁以上男性，发病机制不清楚。特征性皮肤损害为肢端红斑角化，呈对称性，主要累及手、足、鼻和耳部，较少见于面颈部。伴发的恶性肿瘤多为头颈部、肺部和上消化道鳞癌。皮肤损害与肿瘤往往呈平行演变。

坏疽性脓皮病是一种少见的非感染性嗜中性皮病，大约7%PG伴有恶性血液病，最常见于急慢性髓性白血病和多发性骨髓瘤。大疱型PG常常与骨髓增生性疾病相关。病理学发现包括皮损中央表皮坏死和溃疡周围中性粒细胞浸润。主要表现为皮肤复发性疼痛性坏死性溃疡。

（严红霞）

第五节 骨骼系统副综合征

累及骨骼肌肉的副肿瘤综合征在临床上常常表现为与肿瘤密切相关的快速发展的风湿性表现，病因不清，部分可能与肿瘤相关的免疫机制有关。

一、肥大性骨关节病

（一）病因与发病机制

肥大性骨关节病（hypertrophic osteoarthropathy，HPO）是由长骨骨膜增生、杵状指和滑膜炎组成的一组综合征。继发的HPO往往与恶性肿瘤或传染性疾病相关。90%以上的成人HPO发生在恶性肿瘤患者，少数见于慢性肺部疾病或肝脏疾病。最常见是胸腔内肿瘤如肺癌或淋巴瘤。副肿瘤HPO男性多于女性。多数HPO是伴随肿瘤发展，但HPO的临床表现先于原发肿瘤。

（二）临床表现

副肿瘤HPO表现为双侧对称，迅速进展，与原发性HPO比较更严重。特别严重的腿痛，可以通过抬高患肢缓解。

（三）治疗

非甾体类抗炎药物或糖皮质激素药物可能有效，原发性肿瘤的切除或有效化疗往往可以迅速缓解症状。

二、杵状指

（一）病因与发病机制

病因尚不清楚，一般认为与肢体末端慢性缺氧、代谢障碍、中毒性损伤等因素有关。杵状指主要见于心肺疾病、肝硬化等。在肺部疾病中，杵状指最常见于肺部肿瘤和慢性肺部疾病（如支气管扩张症和肺脓肿等）。最常见的相关肿瘤是肺癌，胸腺瘤和间皮瘤也有报道。杵状指可以出现在肿瘤的诊断之前，同时或之后。

（二）临床表现

杵状指表现为指甲凸度增加和继发于局部软组织增生的远端指骨增厚。10%～20%的杵状指患者同时有肥大性骨关节病。

（三）治疗

主要是抗肿瘤治疗。

三、其他

掌筋膜炎和多发性关节炎表现为以多发性关节炎和快速屈曲挛缩的双手为特点的一组综合征。本病往往见于不能手术的晚期或转移性癌症患者。女性多于男性，约1/3的肿瘤是卵巢癌，其次是肺癌、胰腺癌和结肠癌等。部分患者免疫球蛋白在筋膜组织沉积，或血清可溶性白细胞介素-2受体水平升高说明发病机制可能与肿瘤免疫关联。

类风湿关节炎样综合征与肺癌、结肠癌、乳腺癌、卵巢癌、胃和血液系统肿瘤等相关，其迅速发病的关节炎可能是隐匿性恶性肿瘤的早期表现。RA-like综合征通常出现在肿瘤之前8~12个月。临床表现为急慢性起病的对称性多发性关节炎、滑膜炎，伴关节摄片正常，常常缺乏类风湿因子。其临床病程一般与肿瘤发展平行。对抗风湿治疗反应差，而原发肿瘤的治疗通常可以缓解症状。

（严红霞）

第六节　血液系统的副综合征

血液系统的常见肿瘤副综合征包括各种血细胞数量和质量的改变以及凝血系统的改变引起的各种疾病，包括最常见的癌性贫血到少见的获得性von Willebrand病。白细胞和血小板的数量异常常见，但不常引起症状，而DIC是最常见且令人头痛的副肿瘤综合征。

一、静脉血栓栓塞

与恶性疾病相关的血栓形成是最早被描述的血液系统副肿瘤综合征之一。静脉血栓栓塞（VTE）在肿瘤患者中发生率为4%~20%，大约10%的特发性或自发性VTE患者在1~2年后诊断出肿瘤。约一半胰腺癌患者可以出现VTE。其他发生率高的肿瘤还有脑恶性肿瘤、血液系统肿瘤和胃肠道肿瘤、卵巢癌、结肠癌、肾癌、肺癌、前列腺癌等实体瘤。

（一）病因与发病机制

VTE的发病机制十分复杂，目前未完全明确。目前认为肿瘤细胞直接或间接释放的促凝介质在血栓形成中起促进作用。肿瘤通过释放组织因子（TF），分泌蛋白酶和相关细胞因子、生长因子如TNF-α，IL-1，VEGF等激活凝血系统。肿瘤细胞还可以与血管内皮，上皮细胞，淋巴细胞和单核细胞等直接相互作用。以上这些都可以直接或间接激活凝血系统，增加凝血酶生成，最终导致高凝状态。

（二）临床表现

下肢深静脉血栓（DVT）和肺栓塞（PE）是包括肿瘤高凝状态的最常见的临床后果。DTV的患者可以表现为腿疼，肿胀，压痛，皮肤苍白，静脉扩张等。PE的症状包括呼吸困难、呼吸急促、心动过速、胸痛、咳嗽、喘息、咯血、低血压、晕厥、昏迷、胸腔积液等。这些临床表现可以与其他心脏或肺部疾病如肺炎和心力衰竭的表现混淆，从而使PE诊断困难。

（三）诊断

因为症状体征的多变性和非特异性，副肿瘤VTE的诊断比较困难。如果临床怀疑VTE，常见的检查是D-二聚体。如果D-二聚体阳性，应该考虑进行另外的诊断性检查。超声静脉显像（US）是诊断DVT最常用的办法。如果US不能得到结果，通常需要作下肢的MRI。如果怀疑PE，应进行CT、MRI和肺放射性核素扫描。

（四）治疗

急性VTE的治疗主要是抗凝，低分子肝素（LMWH）是常用药物。其他治疗包括溶栓治疗等。溶

栓药物有组织纤溶酶原激活物（T－PA），尿激酶和链激酶。最常用的是 T－PA，100mg 静脉输注 2 小时，一般配合肝素使用。肿瘤患者出现 VTE 常常是远处转移和低生存率的标志。

二、弥散性血管内凝血

当凝血因子和血小板被进行性消耗时，血液系统的异常激活可以表现为出血。弥散性血管内凝血（DIC）是最常见的临床病理综合征，以全身性血管内凝血系统激活为特征，可以同时表现为血栓形成和出血。

（一）病因与发病机制

多种血液系统肿瘤如急慢性白血病和淋巴瘤，还有实体瘤（如前列腺癌，胰腺癌，肺癌，胃癌，结肠癌和乳癌等）可能伴发 DIC。血液系统肿瘤还常常表现出无血栓形成和（或）出血的慢性 DIC 状态。转移性肿瘤也是慢性 DIC 的常见病因，约 25% 的转移性肿瘤最后会发展成血栓栓塞。急性早幼粒细胞白血病（APL）是副肿瘤 DIC 最突出的例子。它几乎发生在所有确诊的 APL，或在诊断时或是治疗后发生。大多数研究支持肿瘤细胞本身促凝物质的释放引起凝血和纤溶系统的激活而诱发了 DIC。APL 细胞表面表达的异常高水平的膜联蛋白 A2，可以连接纤溶酶原和它的激活物 tPA 激活纤溶。肿瘤细胞还可以通过释放 TF 激活 FVⅡ因子或释放促凝因子直接激活 FX。肿瘤细胞还能激活单核巨噬细胞系统产生包括 TF 和 FX 激活剂的促凝因子。

（二）临床表现

DIC 主要表现为出血、休克、溶血、栓塞和多脏器功能障碍其中最常见的为出血。慢性 DIC 常常仅有实验室检查的异常而无任何临床表现。

（三）辅助检查

血小板计数，活化部分凝血活酶时间（APTT），凝血因子时间（PT），D－二聚体是常用的实验室检查。血小板计数小于 $100\times10^9/L$ 或进行性下降；50% ～60% 的 DIC 有 PT 和 APTT 的延长；血浆中有纤维蛋白降解产物和 D－二聚体。在非常严重的 DIC，可以出现低纤维蛋白原血症。

（四）诊断

在 DIC 相关疾病背景下，临床表现结合多项实验室检查综合分析和动态观察可以诊断 DIC。

（五）治疗

大多数伴有恶性疾病的 DIC 的治疗中心在于肿瘤本身治疗，对活动性出血有时输注新鲜冰冻血浆补充凝血因子和血小板。肝素治疗有效。

三、贫血

（一）病因与发病机制

贫血是一种常见的肿瘤副综合征，其程度可以从轻微到严重。肿瘤患者贫血的发病机制往往是多因素的，包括：

1. 红细胞生成减少　肿瘤骨髓侵犯常见于淋巴瘤，多发性骨髓瘤，白血病和实体瘤；放化疗引起的骨髓抑制可以降低骨髓功能：纯红细胞再生障碍性贫血和白血病可以出现造血干细胞的功能异常或受损；肿瘤患者营养障碍引起的造血物质缺乏；内源性血清红细胞生成素（EPO）水平下降；肿瘤细胞刺激或分泌产生的细胞因子如 IL－1、IL－6、TNF－α 和 TGF－β 等对造血功能的抑制，这些都可以引起红细胞生成减少。

2. 红细胞破坏增加　免疫溶血性贫血常常见于 B 细胞淋巴增生性疾病，如慢性淋巴细胞白血病和非霍奇金淋巴瘤。

3. 肿瘤性的慢性失血　常见于胃肠道肿瘤和生殖系统肿瘤。在慢性贫血进程中，有铁代谢和储存的降低，伴随红细胞寿命缩短以及对低红血细胞计数的骨髓反应减少，促进贫血发生。

(二)临床表现

贫血症状的轻重与原发肿瘤、贫血程度和发生速度以及患者的心肺代偿能力有关。常见的症状体征包括:疲倦乏力,头昏耳鸣,记忆力减退,活动后气促,食欲减退,恶心呕吐,皮肤黏膜苍白等。

(三)辅助检查

血细胞计数,骨髓象检查一般可以诊断贫血以及贫血的类型。

(四)诊断

国内标准按单位容积血液中血红蛋白量低于正常参考值95%下限作为贫血诊断依据。诊断贫血需要明确贫血及贫血的程度,贫血的类型和病因。

(五)治疗

副肿瘤贫血的治疗必须个体化。首先是针对原发肿瘤的治疗。肿瘤化疗后的骨髓抑制可能暂时会使贫血状况恶化,但有效的肿瘤治疗常常可以逆转贫血。重组人EPO对慢性贫血有一定效果。如果血红蛋白低于100g/L或血红蛋白在100~120g/L但有症状的患者可以使用EPO治疗,用法为10 000U每周3次,Hb高于120g/L停药。对肿瘤诱导的免疫性溶血性贫血,在处理肿瘤基础上单独用泼尼松或泼尼松结合硫唑嘌呤、环磷酰胺或环孢素治疗可能有效。急性失血以及严重、难治性贫血可以考虑输血,但只能取得暂时疗效。

四、其他

副肿瘤红细胞增多症(erythrocytosis)最常见于肾细胞癌(约50%),其他相关的肿瘤包括小脑血管母细胞瘤、肉瘤和嗜铬细胞瘤等。90%以上患者有促红细胞生成素(erythropoietin,EPO)增高,而肿瘤介导的EPO分泌增加导致红细胞的过度生成为主要病因。患者一般无自觉症状,可见多血质面容(口唇暗红、肢端发绀)。血细胞计数有红细胞数目和血红蛋白的增高,不伴白细胞和血小板增多。副癌红细胞增多症除了针对原发肿瘤的治疗,一般不需要特殊治疗。

外周血白细胞计数在肿瘤患者通常是正常的,白细胞增多症(leukocytosis)常与肿瘤细胞分泌TNF-α、G-CSF、IL-1等有关,在进展期肿瘤并不常见。单核细胞增加可见于许多实体瘤。嗜酸粒细胞增多有时在许多肿瘤的进程晚期可以见到,常见于霍奇金淋巴瘤和骨髓增生异常。嗜碱粒细胞增多常见于骨髓增生性疾病。白细胞增多症应与类白血病反应和骨髓增生异常相鉴别。

(严红霞)

参考文献

[1] 于世英，胡国清．肿瘤临床诊疗指南［M］．北京：科学出版社，2017.
[2] 万德森．临床肿瘤学［M］．北京：科学出版社，2016.
[3] 李少林，周琦．实用临床肿瘤学［M］．北京：科学出版社，2016.
[4] 强福林，杨俐萍，葛艺东．临床肿瘤学概论［M］．北京：科学出版社，2016.
[5] 李少林，吴永忠．肿瘤放射治疗学［M］．北京：科学出版社，2016.
[6] 林桐榆．恶性肿瘤靶向治疗［M］．北京：人民卫生出版社，2016.
[7] 李进．肿瘤内科诊治策略［M］．上海：上海科学技术出版社，2016.
[8] 郑和艳，吕翠红，边兴花．肿瘤科疾病临床诊疗技术［M］．北京：中国医药科技出版社，2016.
[9] 韩俊庆．临床肿瘤学指南［M］．济南：山东科学技术出版社，2016.
[10] 高社干，冯笑山．肿瘤分子靶向治疗新进展［M］．北京：科学出版社，2016.
[11] 周际昌．实用肿瘤内科治疗［M］．北京：北京科学技术出版社，2016.
[12] 王俊杰，张福君．肿瘤放射性粒子规范［M］．北京：人民卫生出版社，2016.
[13] 赫捷．临床肿瘤学［M］．北京：人民卫生出版社，2016.
[14] 蔡晶，季斌．临床肿瘤放射治疗学［M］．北京：科学出版社，2016.
[15] 张一心，孙礼侠，火旭东．临床肿瘤外科学［M］．北京：科学出版社，2016.
[16] 王绿化．肿瘤放射治疗学［M］．北京：人民卫生出版社，2016.
[17] 茅国新，徐小红，周勤．临床肿瘤内科学［M］．北京：科学出版社，2016.
[18] 李桂源．现代肿瘤学基础［M］．北京：科学出版社，2015.
[19] 苏敏，马春蕾．血液与肿瘤［M］．北京：人民卫生出版社，2015.
[20] 张贺龙，刘文超．临床肿瘤学［M］．西安：第四军医大学出版社，2016.
[21] 罗荣城，李爱民．肿瘤生物治疗学［M］．北京：人民卫生出版社，2015.
[22] 张玉泉，王华．临床肿瘤妇科学［M］．北京：科学出版社，2016.
[23] 魏少忠．结直肠癌多学科综合诊疗［M］．北京：人民卫生出版社，2016.
[24] 马丁，沈铿，崔恒．常见妇科恶性肿瘤诊治指南［M］．北京：人民卫生出版社，2016.